JN271618

専門医のための
眼科診療クオリファイ

シリーズ総編集
大鹿哲郎
筑波大学
大橋裕一
愛媛大学

20

眼内レンズの使いかた

編集
大鹿哲郎
筑波大学

中山書店

シリーズ刊行にあたって

　21世紀はquality of life（生活の質）の時代といわれるが，生活の質を維持するためには，感覚器を健康に保つことが非常に重要である．なかでも，人間は外界の情報の80％を視覚から得ているとされるし，ゲーテは「視覚は最も高尚な感覚である」（ゲーテ格言集）との言葉を残している．視覚を通じての情報収集の重要性は，現代文明社会・情報社会においてますます大きくなっている．

　眼科学は最も早くに専門分化した医学領域の一つであるが，近年，そのなかでも専門領域がさらに細分化し，新しいサブスペシャリティを加えてより多様化している．一方で，この数年間でもメディカル・エンジニアリング（医用工学）や眼光学・眼生理学・眼生化学研究の発展に伴って，新しい診断・測定器機や手術装置が次々に開発されたり，種々のレーザー治療，再生医療，分子標的療法など最新の技術を生かした治療法が導入されたりしている．まさにさまざまな叡智が結集してこそ，いまの眼科診療が成り立つといえる．

　こういった背景を踏まえて，眼科診療を担うこれからの医師のために，新シリーズ『専門医のための眼科診療クオリファイ』を企画した．増え続ける眼科学の知識を効率よく整理し，実際の日常診療に役立ててもらうことを目的としている．眼科専門医が知っておくべき知識をベースとして解説し，さらに関連した日本眼科学会専門医認定試験の過去問題を"カコモン読解"で解説している．専門医を目指す諸君には学習ツールとして，専門医や指導医には知識の確認とブラッシュアップのために，活用いただきたい．

大鹿　哲郎
大橋　裕一

序

　1949年に英国のHarold Ridleyが初めて使用した眼内レンズは，水晶体の形状を模した単純なディスク状のpolymethylmethacrylate（PMMA）製レンズで，直径8.5 mm，中心厚2.4 mm，23ジオプトリーのものがECCE後に挿入された．当時の眼内レンズは現在よりも8倍も重いものであり，前囊やZinn小帯の支えも十分でなかったことから，硝子体中に落下したものが少なくなかったという．しかし，Ridleyのこの草分け的な仕事を契機とし，世界中で眼内レンズの開発が進められ，今日ではさまざまな機能・付加価値をもった眼内レンズが利用可能となり，完成度の高い白内障手術が行われるようになっている．

　シリーズ20冊目となる本巻では，『眼内レンズの使いかた』をとりあげた．わが国だけでも年間120万枚が使用される眼内レンズについて，その最新の情報を提供するとともに，日常的な疑問に答えたいというのが本巻の趣旨である．

　まず，眼内レンズの素材や物性，度数計算方法など，基礎的な事柄について説明したあと，最近問題になっているLASIK後眼や角膜形状異常眼における度数計算というトピックスについて解説した．

　次に各論として，現在わが国で市販されている主な眼内レンズについて，それぞれ解説と実際の挿入法を詳しく解説した．続いての章は，眼内レンズの付加価値をまとめたもので，具体的には紫外線吸収，着色，非球面，トーリック，多焦点，調節機能などである．また，海外での状況についても，最新の話題について触れてもらった．

　次章では術中合併症について，また後段に術後視機能や，術後管理と合併症という章を設け，これまでの成書にない細かな問題点にも焦点をあてた．

　特殊な使用法として，眼内レンズ二次挿入と強膜縫着，また近年話題になっている眼内レンズ強膜内固定術，ピギーバック法，モノビジョン，眼内レンズ交換，人工虹彩についてとりあげた．有水晶体眼内レンズは，わが国ではいまだ広く行われている方法とはいいがたいが，LASIKの適応とならない強度近視の矯正法として一部で行われていることから，その実際を解説していただいた．

　眼内レンズが初めてヒト眼に使用されてから65年，眼内レンズは本当に身近なものとなった．現時点における眼内レンズ手術・診療の実際をまとめた本書が，忙しい眼科医の臨床の一助になれば幸いである．

2014年1月

筑波大学医学医療系眼科／教授
大鹿　哲郎

専門医のための眼科診療クオリファイ
20 ■ 眼内レンズの使いかた
目次

1 眼内レンズの基礎

眼内レンズの素材	永田豊文	2
眼内レンズの製造法	三友規久夫	7
眼内レンズの滅菌法	三友規久夫	11
素材の物理的特性	永田豊文	14
眼内レンズの光学特性 カコモン読解 22-一般55 22-一般56	川守田拓志,魚里 博	21

2 眼内レンズと検査

眼内レンズ度数計算	福山 誠	30
SQ 光線追跡法について教えてください	禰津直久	41
CQ 強度近視眼では,どのくらいの度数を目標にすればよいですか？	禰津直久	46
CQ 左右の不同視は何Dまで許されますか？ カコモン読解 19-一般96	不二門 尚	48
角膜形状異常眼での眼内レンズ度数計算 カコモン読解 23臨床44	高 静花	50
角膜形状と眼内レンズ選択	植木亮太郎	55

3 各社眼内レンズと挿入法

AF-1™, iSert®, iMics1®, iSert® Micro251（HOYA）	松島博之	64
アクリソフ®（Alcon）：シングルピース,スリーピース	江口秀一郎	73
テクニス ワンピース,その他（Abbott Medical Optics）	黒坂大次郎	82
エタニティー®（参天製薬）	常岡 寛	90

カコモン読解 過去の日本眼科学会専門医認定試験から,項目に関連した問題を抽出し解説する"カコモン読解"がついています.（凡例：21臨床30→第21回臨床実地問題30問,19一般73→第19回一般問題73問）
　試験問題は,日本眼科学会の許諾を得て引用転載しています.本書に掲載された模範解答は,実際の認定試験において正解とされたものとは異なる場合があります.ご了承ください.

SQ "サイエンティフィック・クエスチョン"は,臨床に直結する基礎知見を,ポイントを押さえて解説する項目です.

CQ "クリニカル・クエスチョン"は,診断や治療を進めていくうえでの疑問や悩みについて,解決や決断に至るまでの考え方,アドバイスを解説する項目です.

| アバンシィ™（興和） ……………………………………… 太田一郎 98
| Nex-Acri® AA（ニデック） ………………………………… 藤田善史 103
| KS-Ni（AQ-Ni），KS-SP（NS-60YG）／（スター・ジャパン） …………… 清水公也 108

4 眼内レンズの付加機能

| 紫外線吸収機能 ………………………………………………… 市川一夫 114
| 着色眼内レンズ ………………………………………………… 市川一夫 117
| [SQ] 着色眼内レンズによる網膜保護効果はあるのでしょうか？ ……… 柳　靖雄 124
| 非球面眼内レンズ ……………………………………………… 大谷伸一郎 127
| [CQ] レンズの収差について教えてください [カコモン読解] 20一般15 23一般3 …… 大沼一彦 132
| トーリック眼内レンズ [カコモン読解] 23一般89 ………………………… 小川智一郎 139
| [CQ] 乱視眼の視機能について教えてください ……………………… 長谷川優実 150
| [CQ] トーリック眼内レンズとLRIの効果はどう違いますか？ ……… 大内雅之 154
| 多焦点眼内レンズ [カコモン読解] 22一般93 23一般90 ………………… 鳥居秀成 158
| [CQ] 多焦点眼内レンズが不満となる症例を教えてください ……… 柴　琢也 172
| [CQ] 多焦点眼内レンズの＋3.0Dと＋4.0Dの使い分けを教えてください …… 藤澤邦俊 174
| [CQ] 多焦点眼内レンズとLRIの併用手術について教えてください …… 大内雅之 177
| 海外で発売されている多焦点眼内レンズ ……………………… 荒井宏幸 181
| [CQ] 追加型多焦点眼内レンズ（Add-On）について教えてください …… 杉田　達 190
| 調節眼内レンズ ………………………………………………… 根岸一乃 193

5 術中合併症

| 光学部と支持部の固着 ……………………………… 葛城良昌，松浦豊明 198
| 眼内レンズの破損 ……………………………………………… 石井　清 203
| 後嚢破損眼への眼内レンズ挿入 ……………………………… 須藤史子 208
| [CQ] 嚢外固定となる場合，嚢内固定用レンズの度数を何D変更すればよいですか？ [カコモン読解] 18一般66 ……………………………… 須藤史子 216

6 眼内レンズの特殊な使用法

| 眼内レンズ二次挿入 …………………………………………… 松島博之 220
| 眼内レンズ強膜縫着術 [カコモン読解] 18一般96 21一般93 …………… 井上　康 225
| 眼内レンズ強膜内固定術 ……………………………………… 太田俊彦 233
| ピギーバック法（primary, secondary） ……………………… 稲村幹夫 240

モノビジョン法	天野理恵	246
眼内レンズ交換	江口秀一郎	252
[CQ] スパイラルカットによる眼内レンズ摘出法について教えてください	郡司久人	257
人工虹彩	永本敏之	260

7 有水晶体眼内レンズ

後房型有水晶体眼内レンズ	稗田 牧	266
[CQ] 円錐角膜眼は有水晶体眼内レンズの適応になりますか？	山村 陽	273
虹彩支持型有水晶体眼内レンズ	福岡佐知子	277

8 術後視機能

色覚異常	三戸岡克哉	288
コントラスト感度，グレア	戸田良太郎, 木内良明	293
偽調節	大鹿哲郎	298

9 術後管理と合併症

屈折誤差	坪井俊児	302
眼内レンズ傾斜 [カコモン読解] 21一般58 24一般90	竹谷 太	308
眼内レンズ偏位・脱臼 [カコモン読解] 22一般92	國方彦志	314
小児眼内レンズ挿入眼の術後管理	黒坂大次郎	320
後発白内障 [カコモン読解] 23一般37 23臨床45	永田万由美	324
[SQ] 眼内レンズ挿入眼における水晶体上皮細胞の挙動について教えてください [カコモン読解] 20臨床45	永田万由美, 松島博之	330
液状後発白内障 [カコモン読解] 18臨床41 22臨床18	太田一郎	333
眼内レンズへのピット	柴 琢也	338
[CQ] 前房眼内レンズの合併症について教えてください [カコモン読解] 22一般94	木村 亘, 木村 格	340
虹彩捕捉 [カコモン読解] 18臨床47	池田恒彦	345
前嚢収縮 [カコモン読解] 20一般92 21臨床43	瀧本峰洋	349
眼内レンズ挿入眼の眼底観察	野田 徹	355
眼内レンズ挿入眼の硝子体手術	井上 真	362
グリスニング	宮田 章	367
表面散乱（SSNG）	松永次郎, 宮田和典	371
カルシウム沈着	小早川信一郎	375

10 眼内レンズ定数一覧

眼内レンズ定数一覧 ·· 須藤史子，渡辺逸美　382

文献* 　385
索引 　403

* "文献"は，各項目でとりあげられる引用文献，参考文献の一覧です．

編集者と執筆者の紹介

シリーズ総編集		大鹿　哲郎	筑波大学医学医療系眼科
		大橋　裕一	愛媛大学大学院医学系研究科視機能外科学分野（眼科学講座）
編集		大鹿　哲郎	筑波大学医学医療系眼科
執筆者 (執筆順)		永田　豊文	永田眼科
		三友規久夫	HOYA株式会社メディカル事業部日本統括本部
		川守田拓志	北里大学医療衛生学部視覚機能療法学
		魚里　博	北里大学医療衛生学部視覚機能療法学
		福山　誠	ふくやま眼科医院
		襧津　直久	等々力眼科
		不二門　尚	大阪大学大学院医学系研究科感覚機能形成学
		高　静花	大阪大学大学院医学系研究科眼科学講座
		植木亮太郎	長崎大学大学院医歯薬学総合研究科眼科・視覚科学教室
		松島　博之	獨協医科大学眼科学教室
		江口秀一郎	江口眼科病院
		黒坂大次郎	岩手医科大学医学部眼科学講座
		常岡　寛	東京慈恵会医科大学眼科学講座
		太田　一郎	眼科三宅病院
		藤田　善史	藤田眼科
		清水　公也	北里大学医学部眼科学教室
		市川　一夫	社会保険中京病院眼科
		柳　靖雄	東京大学大学院医学系研究科眼科学
		大谷伸一郎	鹿児島宮田眼科
		大沼　一彦	千葉大学フロンティア医工学センター
		小川智一郎	東京慈恵会医科大学眼科学講座
		長谷川優実	筑波大学医学医療系眼科
		大内　雅之	大内眼科
		鳥居　秀成	慶應義塾大学医学部眼科学教室
		柴　琢也	東京慈恵会医科大学眼科学教室
		藤澤　邦俊	城西眼科
		荒井　宏幸	みなとみらいアイクリニック
		杉田　達	杉田眼科
		根岸　一乃	慶應義塾大学医学部眼科学教室
		葛城　良昌	奈良県立医科大学附属病院眼科
		松浦　豊明	奈良県立医科大学附属病院眼科
		石井　清	さいたま赤十字病院眼科
		須藤　史子	東京女子医科大学眼科学教室／埼玉県済生会栗橋病院眼科
		井上　康	井上眼科
		太田　俊彦	順天堂大学医学部附属静岡病院眼科
		稲村　幹夫	稲村眼科クリニック
		天野　理恵	北里大学医学部眼科学教室
		郡司　久人	東京慈恵会医科大学附属柏病院眼科
		永本　敏之	永本アイクリニック
		稗田　牧	京都府立医科大学眼科学教室

山村　　陽	バプテスト眼科クリニック
福岡佐知子	多根記念眼科病院
三戸岡克哉	東京慈恵会医科大学附属第三病院眼科
戸田良太郎	広島大学大学院医歯薬学保健学研究院視覚病態学
木内　良明	広島大学大学院医歯薬学保健学研究院視覚病態学
大鹿　哲郎	筑波大学医学医療系眼科
坪井　俊児	坪井眼科
竹谷　　太	奈良県立奈良病院眼科
國方　彦志	東北大学大学院医学系研究科神経感覚器病態学講座眼科学分野
永田万由美	獨協医科大学眼科学
木村　　亘	木村眼科内科病院
木村　　格	木村眼科内科病院
池田　恒彦	大阪医科大学眼科学教室
瀧本　峰洋	林眼科病院
野田　　徹	国立病院機構東京医療センター眼科／東京医療保健大学大学院看護研究科
井上　　真	杏林アイセンター
宮田　　章	みやた眼科
松永　次郎	宮田眼科病院
宮田　和典	宮田眼科病院
小早川信一郎	東邦大学医学部眼科学教室
渡辺　逸美	埼玉県済生会栗橋病院眼科

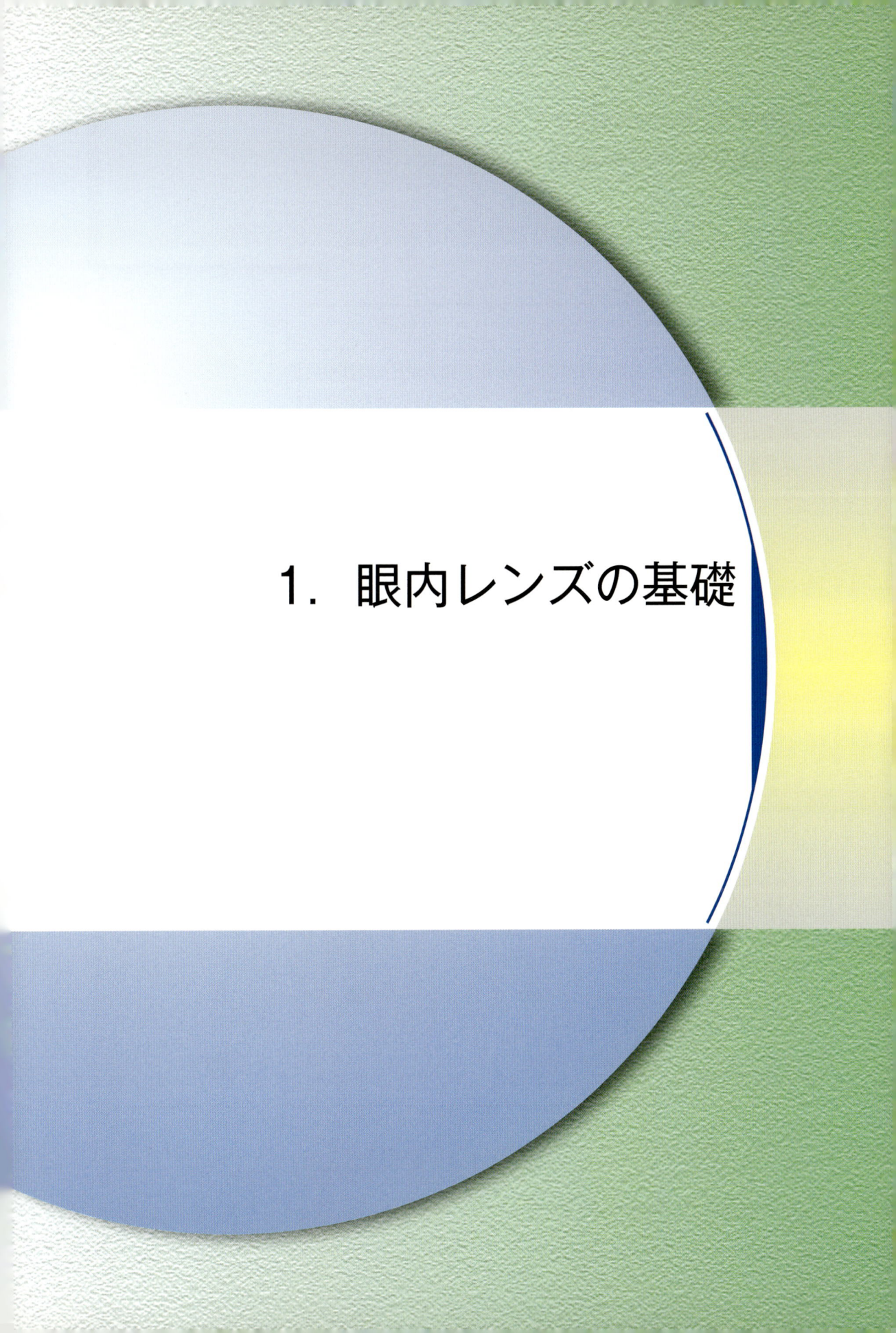

1．眼内レンズの基礎

眼内レンズの素材

素材の変遷

　眼内レンズは光学部と支持部からなるが，光学部と支持部が同じ素材からなるワンピースレンズが主流となりつつある昨今の状況を踏まえ，本項では光学部の素材について述べる．眼内レンズの素材はプラスティックであり，どの素材も分子構造は基本的に同じである．すなわち，モノマー（単量体）と呼ばれる単位分子が鎖状に連

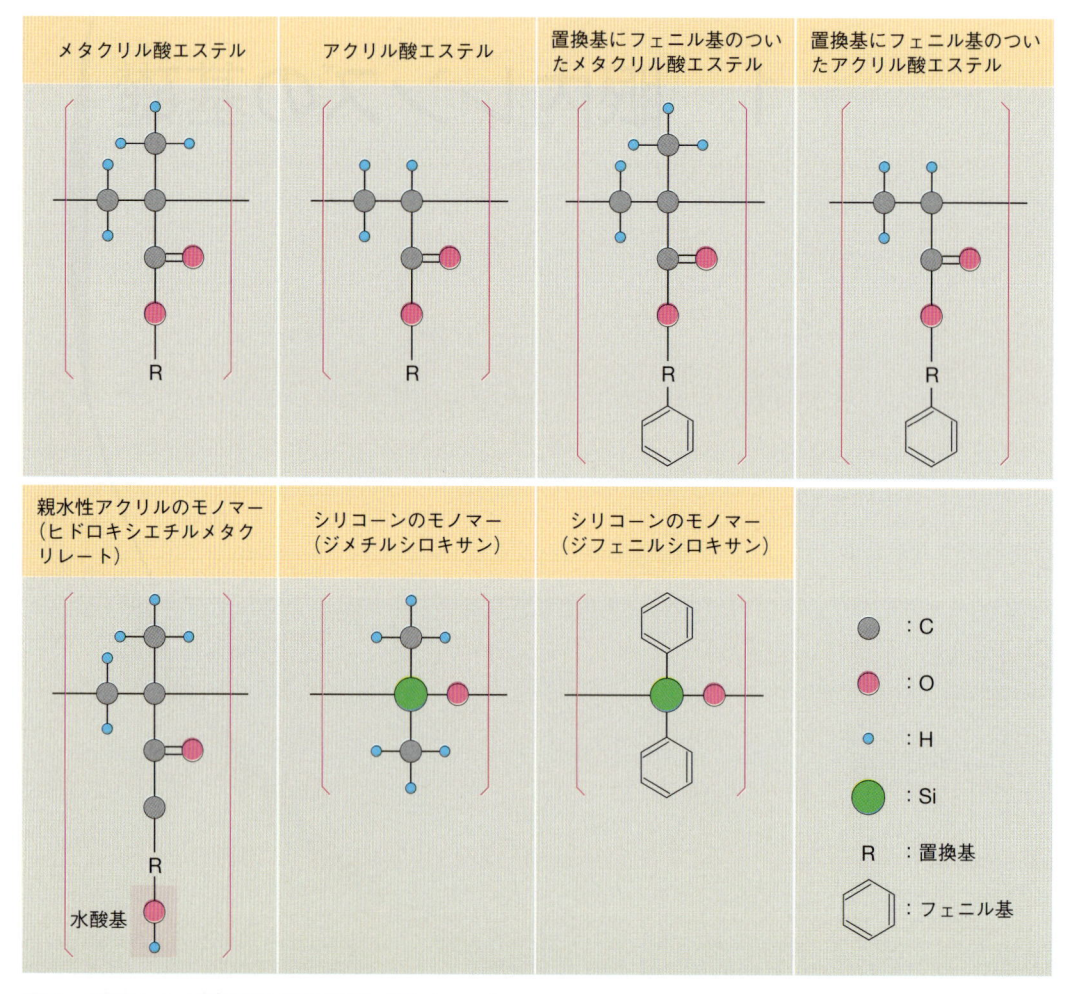

図1　眼内レンズ素材の単位分子（モノマー）

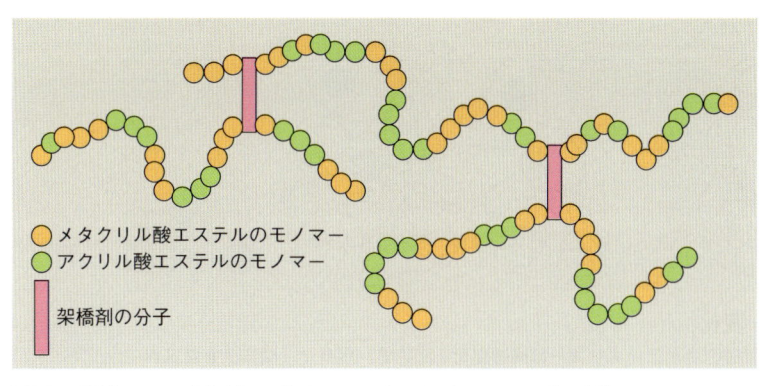

図2 眼内レンズ素材のポリマー（アクリルレンズの例）
アクリルはメタクリル酸エステルとアクリル酸エステルの共重合体である．それぞれの単位分子（モノマー）が糸状に配列して（重合して），ポリマーと呼ばれる長い糸状の分子が形成される．これらのポリマーは架橋分子により結合する．

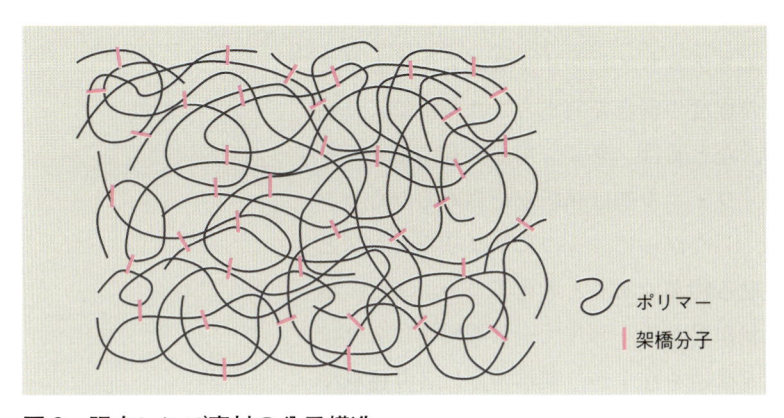

図3 眼内レンズ素材の分子構造
眼内レンズ素材は糸状のポリマーが非晶性に絡まりあった構造をとる．ポリマーは架橋分子により三次元的につながった構造を形成するが，ポリマーの長さ，配向，架橋密度により物性が異なる．

なりポリマーと呼ばれる糸状高分子を形成している．多数の糸状高分子が絡まりあいレンズ素材となるが，結晶を形成しない非晶状態であり，これにより透明性を維持している（図1～3）．しかし，モノマーの選択とその割合，重合度，架橋密度などにより素材の性状は多様であり，各メーカー独自の素材が続々と開発されている．PMMA（polymethylmethacrylate；ポリメチルメタクリレート）とシリコーンしかなかった一昔前と比べ眼内レンズの選択肢は格段に広がったが，術者にとっては選択に悩む時代が到来している．

アクリル

日曜大工に用いられるアクリル板はPMMA（メチルメタクリレートの単独重合体）のことであるが，眼内レンズの素材であるアクリ

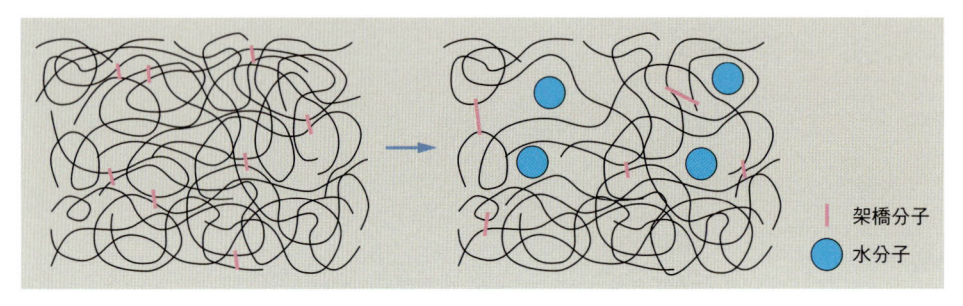

図4 アクリルの分子構造の変化
温度など外的環境が変化すると，架橋密度が低いポリマーは構造変化を起こす．ポリマー間に大きなスペースを生じるとグリスニングなど水滴を生じる．

ルは，アクリル酸エステルとメタクリル酸エステルの共重合体である（**図2**）．アクリル酸エステルのアクリル基により軟らかさと粘着性が発生する．アクリル酸エステルもメタクリル酸エステルもさまざまな種類があり，何をどの程度の割合で共重合させるかにより粘弾性や屈折率などが異なる．たとえば，フェニル基をもつモノマーを含有するレンズが多いが，フェニル基は屈折率を高めるためレンズを薄くすることができる．したがって，一口にアクリルレンズといってもメーカーごとに異なる物質であると考えてよい．また，ポリマーの状態によっても性状が異なる．ポリマーは架橋剤によりほかのポリマーと結合し三次元構造をなすが，架橋密度により硬軟や形状回復性などに差が生じる．よく問題視されるグリスニングは架橋不足が主な原因であろう．架橋が少ないと軟らかいが，ポリマー骨格は不安定であり，温度変化によりポリマー間に大きな隙間ができてしまう．一般的なアクリルレンズのポリマーは疎水性であるため，ポリマー間に存在している水の相分離が成長し水滴を形成する（**図4**）．架橋密度が高いと，水滴はできにくいが硬くなる．ところで，アクリルレンズには表面にプラズマ処理が施されているものがあり，AcrySof® が代表的である．アクリルの表面は反応性が高いポリマー端部が飛び出しているため粘着性が強い（**図5a**）．ここにプラズマ処理を加えるとポリマー端部が架橋され，反応性が低下して粘着性が少なくなる．このように，同じメーカーのアクリルでも架橋密度やプラズマ処理により性状が変化する．AcrySof® が製造年代によって粘着性やグリスニング発生率が異なるのは，このためと思われる．

親水性アクリル：アクリルレンズのなかには，モノマーとして水酸基をもつ HEMA（hydroxyethyl methacrylate；ヒドロキシエチルメ

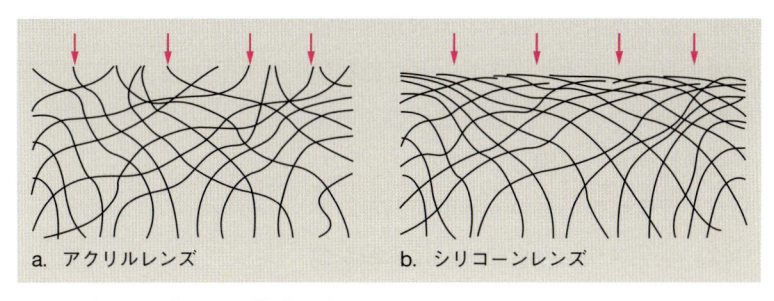

図5 表面のポリマー構造のちがい
ポリマーの端部は結合エネルギーが強いが，アクリルレンズに比べ，シリコーンレンズは架橋が密で端部が表面に出ないためエネルギーが低く，粘着性が低い．

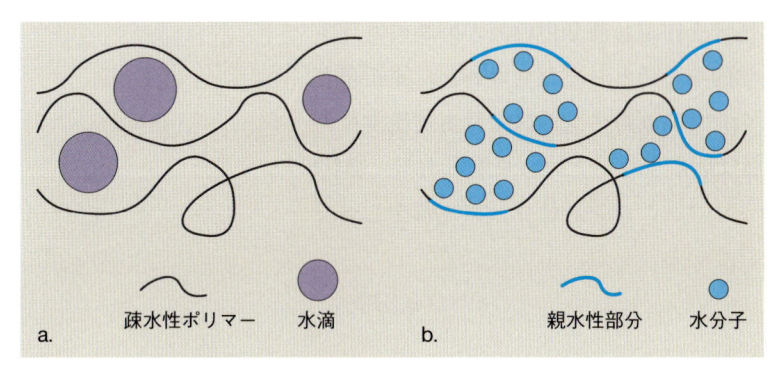

図6 アクリル素材における相分離
疎水性ポリマーのみのアクリルではポリマー間に相分離による水滴が形成される（左）が，ポリマーに親水性モノマーが共重合されると相分離が成長しない．

タクリレート）を含んでいるものがあり親水性を示す．現在，国内で使用されているアクリルレンズには親水性アクリルと表記されているものはないが，エタニティー®はHEMAを含んでいる．HEMAを含んだポリマーには親水性があるため，ポリマー間に存在する水の相分離が成長せず水滴ができにくい（図6）．また，水に濡れた表面は粘着性がない．しかし，脱水した状態ではポリマー間で水酸基同士が水素結合により引き合い，ポリマーの動きが制限され硬くなる．

シリコーン

　眼内レンズ素材としてのシリコーンは，アクリルと同様にモノマーが糸状に長くつながったポリマーで，架橋されて三次元構造となりゴム状を呈する．しかし，その性状はアクリルとは大いに異なる．まず，表面に粘着性がまったくない[1]．アクリルはそのモノマーであるアクリル酸エステルが粘着性をもち，さらに表面に結合エネルギーの高いポリマー端部が飛び出しているために粘着性が高い[2]．

文献はp.385参照．

これに対し，ジメチルシロキサンからなるシリコーンのポリマーはエネルギーの低いメチル基に囲まれていること（**図1**），さらに架橋密度が高くポリマー端部が表面に出にくいため，総合的に表面の結合エネルギーがきわめて低く粘着性がない（**図5**）．

　また，シリコーンは弾性変形が非常に強いという特徴がある．すなわち形状回復が速い．これは，シリコーンのポリマーは主鎖が強固なシロキサン結合（Si–O結合）で連結していること，らせん状を呈して伸縮性があること，ポリマー自体は低エネルギーでポリマー同士が近寄りにくいことなどによる．弾性変形の強さは形状回復の早さだけでなく，持続的に後嚢を圧迫し後発白内障の抑制に寄与する可能性がある．また，光学的な特徴としてシリコーンは屈折率が低い．このためレンズが厚くなり高度数のレンズでは有効光学径が狭くなる欠点があるが，表面反射が少ないという長所もある．AMO（Abbott Medical Optics）のシリコーンレンズはフェニル基をもつモノマーを含み，屈折率を上げている．

（永田豊文）

眼内レンズの製造法

製造の法的要件

製造販売：眼内レンズはクラスIII[*1]（高度管理医療機器）の医療機器であり，製造所は第1種の医療機器製造販売業許可が必要である．クラスIIIの医療機器の製造（輸入）販売は厚生労働大臣の承認が必要であり，眼内レンズはこれに該当する．また，設計開発および製造にあたっては厚生労働省令第169号のQMS[*2]省令の適合が必要である．

安全性：眼内レンズの原材料および最終製品は，"医療用具の製造（輸入）承認申請に必要な生物学的安全性試験の基本的考え方（医薬審第0213001号）"に適合しなければならない．また，臨床試験および臨床使用において，有効性および安全性を確認しなければない．

[*1] **医療機器クラス分類**
医療機器は人体に与える影響により，クラスI（一般医療機器），クラスII（管理医療機器），クラスIII・IV（高度管理医療機器）に分類される．

[*2] **QMS（Quality Management System）**
製造物や提供サービスの品質を管理監督するシステム．医療機器では薬事法と国際基準（ISO13485）の整合を図り，認証・承認の要件として適用されている．

製造法

眼内レンズの製法は，以下の三つに分類される．

1. 切削研磨法：成型された材料をコンピュータ制御の旋盤によりレンズ形状に加工し研磨して表面を仕上げる．
2. 鋳込成形法：金型（鋳型）から樹脂型を作製し，樹脂型に原料モノマーを流し込みレンズ形状に重合・成型する．
3. 射出成形法：金型（鋳型）に素材モノマーを射出し，レンズ形状に成型する．

切削研磨法（lathe cutting and polish）：あらかじめ製造された材料ブロックを数値制御装置が取りつけられたCNC旋盤（computer numerical control）で正確に削りレンズを加工する．旋盤加工では主軸に切削材料を固定し，主軸が高速回転して刃物（バイト）で削りだすため，レンズは回転軸に対して対称の円形となる．旋盤に用いられるバイトは，刃先の材質と形状を表面加工，エッジ加工など用途により使い分ける．表面精度向上のために仕上げ加工にはダイアモンドバイトを用いることなどは白内障手術の切開創口作製と類似している．旋盤加工されたレンズ表面にはレースマークと呼ばれ

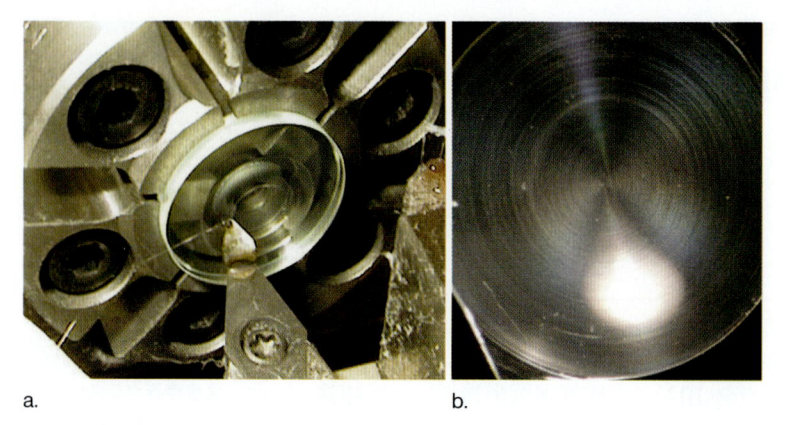

図1 旋盤加工（a）とレンズ表面のレースマーク（b）
研磨にはパッド研磨（pad polish）とタンブル研磨（tumble polish）の2種類の方法がある（図2）．

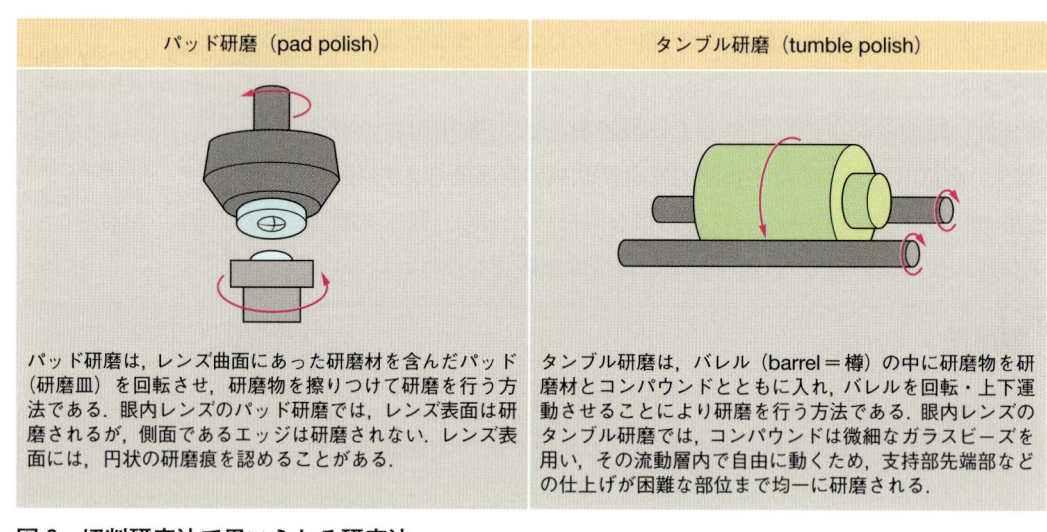

パッド研磨（pad polish）	タンブル研磨（tumble polish）
パッド研磨は，レンズ曲面にあった研磨材を含んだパッド（研磨皿）を回転させ，研磨物を擦りつけて研磨を行う方法である．眼内レンズのパッド研磨では，レンズ表面は研磨されるが，側面であるエッジは研磨されない．レンズ表面には，円状の研磨痕を認めることがある．	タンブル研磨は，バレル（barrel＝樽）の中に研磨物を研磨材とコンパウンドとともに入れ，バレルを回転・上下運動させることにより研磨を行う方法である．眼内レンズのタンブル研磨では，コンパウンドは微細なガラスビーズを用い，その流動層内で自由に動くため，支持部先端部などの仕上げが困難な部位まで均一に研磨される．

図2 切削研磨法で用いられる研磨法

る同心円状の切削痕が存在するため，表面仕上げには研磨（polish）が必要である．旋盤加工による表面精度が粗く，研磨を行ってもレースマークが残った場合は，眼内レンズ表面には干渉縞様パターンが残存することが報告されている（図1）．

鋳込成形法（cast molding，図3）：精密に設計されたモールド（鋳型）を用いてレンズ前面と後面にあった樹脂製の上型と下型を作製し，下型にレンズ原料のモノマーを注入し上型を組み合わせて固定する．組み合わされた上下の型を加熱や紫外線照射によりモノマーをポリマー重合し，樹脂型を離型してレンズに形成する．樹脂製の上下二つの型の組み合わせでレンズ前面と後面の形状，レンズ厚，エッジ形状が決定する．cast moldingはlathe cuttingと異なり研磨

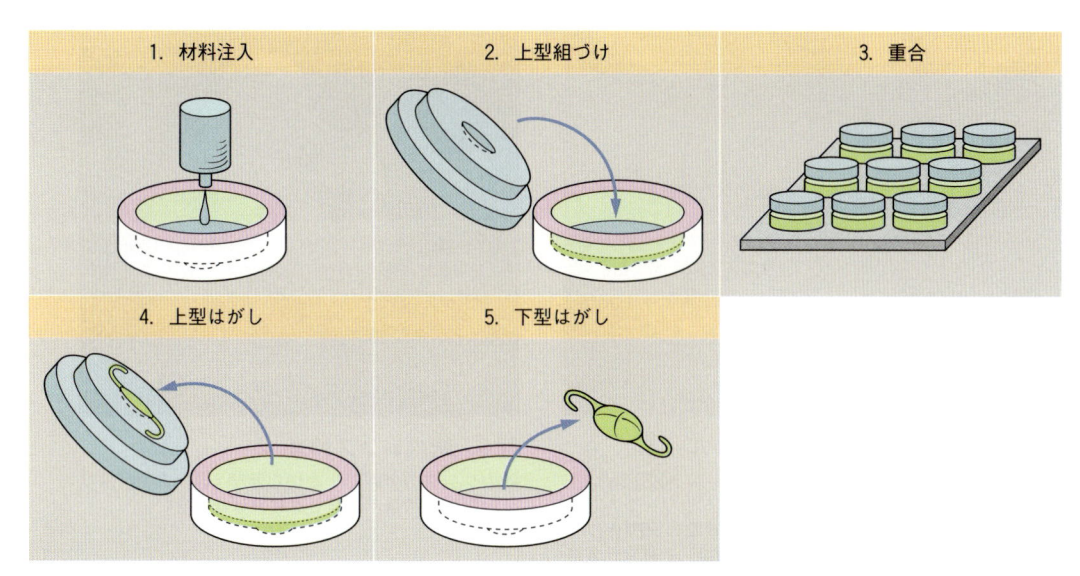

図3 鋳込成形法の手順

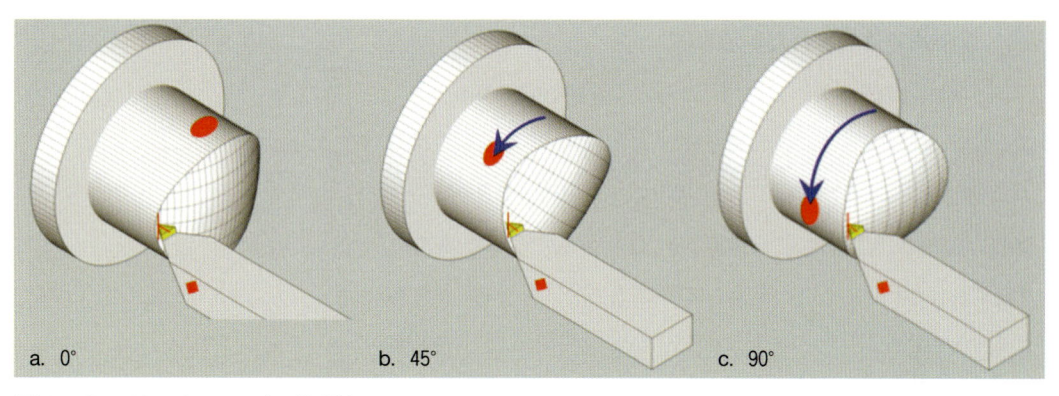

図4 トーリックレンズの旋盤加工

の必要はないが，レンズ表面の精度は樹脂型の表面精度に依存する．
射出成形法(injection molding)：加熱溶融させた材料を金型内に射出注入し，冷却・固化させることによって成形品を得る方法である．
特殊な眼内レンズの製造法：旋盤加工では主軸に被切削物を固定して削りだすため，レンズは回転軸に対して対称の二次元の加工となる．トーリックレンズが加工できる旋盤では，主軸回転に刃物（バイト）が前後に同期して三次元の自由曲面を加工することができるため，トーリックレンズの切削加工やその金型加工が可能となった（図4）．

試験検査法

眼内レンズの試験検査は"眼内レンズ承認基準"に準拠する．適切

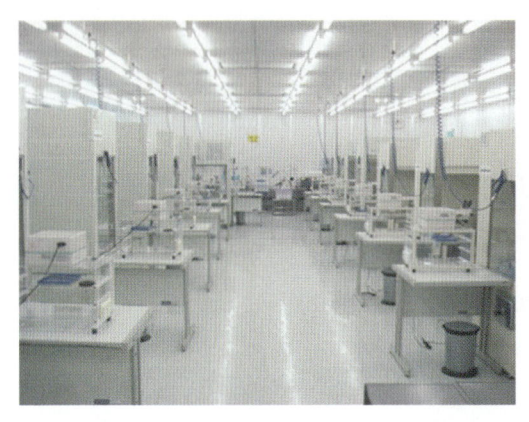

図5 眼内レンズ検査のクリーンルーム
JIS/ISO 規格のクラス 7 のクリーンルーム（0.5 μm 以上の微粒子が 10,000 個/ft^3 以下）であるが，クリーンルーム内の空気をクリーンベンチ，クリーン保管庫の HEPA フィルタ（high efficiency particulate air filter）で再浄化するので，クリーンルームは設定よりも高い清浄度が得られている．

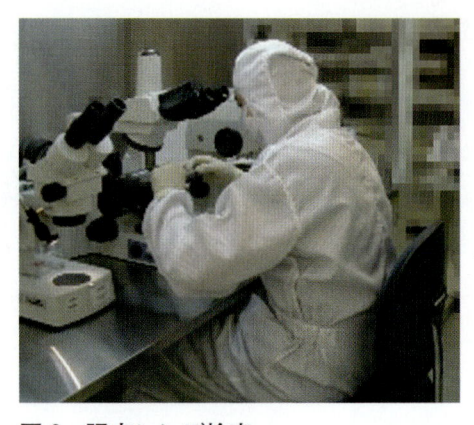

図6 眼内レンズ検査
眼内レンズの外観は，適切な照明を用いて 10 倍以上の実体顕微鏡で観察しなければならない．

表1 薬事法で決められた表示事項

一次包装の表示事項	二次包装の表示事項	
販売名またはモデル名	販売名またはモデル名	レンズ形状
ロット番号またはシリアル番号	ロット番号またはシリアル番号	挿入部位
眼内主点屈折力	滅菌方法	A 定数
光学部径（mm）	眼内主点屈折力	滅菌済み表示
全長（mm）	光学部径（mm）	使用期限
滅菌済み表示	全長（mm）	

な環境と試験検査装置を用い，外観検査および寸法測定（光学部径，全長，ボールトハイト，サジッター），屈折力測定，結像性能（解像力または MTF〈modulation transfer function；空間周波数特性〉），分光透過率，機械的特性，折り畳み形状復帰試験を実施する（**図5, 6**）．

容器と包装形態

検査を合格した眼内レンズは清潔な容器（レンズケース，挿入器）に収納される．容器には薬事法で決められた表示事項が記載されたラベルを添付する．眼内レンズ容器はエチレンオキサイドガス（ethylene oxide gas；EOG）を通過させるが，微生物は遮断する滅菌バックで一重包装または二重包装のシールとする（**表1**）．

（三友規久夫）

眼内レンズの滅菌法

ガイドラインと滅菌剤

　医療用具の滅菌は，製造業者が"滅菌バリデーションガイドライン"に基づくバリデーションおよび日常の滅菌工程管理業務として実施しなければならない．ガイドラインには"放射線滅菌バリデーションガイドライン"，"高圧蒸気滅菌バリデーションガイドライン"，"エチレンオキサイド滅菌バリデーションガイドライン"の各種滅菌方法の記載がある．眼内レンズは軟質アクリル，シリコーン，PMMA（ポリメチルメタクリレート）という耐熱性に優れた素材ではないため，滅菌温度が低いエチレンオキサイド[*1]を用いるのが一般的である．エチレンオキサイドは有毒であり，その化学的作用により微生物細胞の代謝および増殖を制御し，不活性化さらに死滅させる物質である．エチレンオキサイド滅菌は"毒をもって毒を制する"と知られているが，それだけに使用に際しては十分な知識と周到な準備が必要である．

[*1] **エチレンオキサイド**
分子式 C_2H_4O，分子量44，沸点11℃の環状エーテルの無色ガスまたは液体であって可燃性である．非常に反応しやすい物質であり，液体に溶けた状態でエチレングリコール，エチレンクロロヒドリンに変化する．

滅菌工程

　エチレンオキサイドガス（EOG）滅菌も被滅菌物にEOGを作用（曝露）すればよいというものではない．滅菌工程とはプレコンディショニング，滅菌サイクル，エアレーションに区分される．

1. プレコンディショニング：滅菌効率を上昇させる目的で，滅菌サイクル前に被滅菌物全体をあらかじめ規定した状態に到達させるために加湿および加温させることである．
2. 滅菌サイクル：空気除去，コンディショニング，EOG導入，EOGと被滅菌物の作用（曝露）および空気置換などの滅菌器内の処理である．作用（曝露）は滅菌器内があらかじめ設定された温度，湿度，圧力およびEOG濃度に維持される時間にて決定する．
3. エアレーション：滅菌器内または滅菌器以外の場所において，規定した滅菌処理の終了後にあらかじめ設定した限度値までエチレンオキサイドおよびその反応生成物を被滅菌物から脱離さ

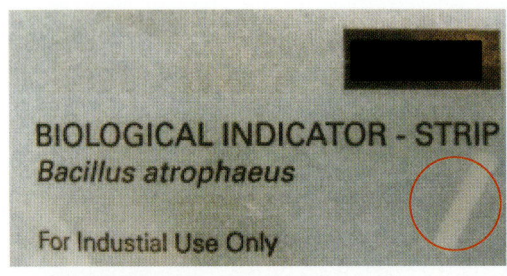

a. バイオロジカルインジケータ ストリップ

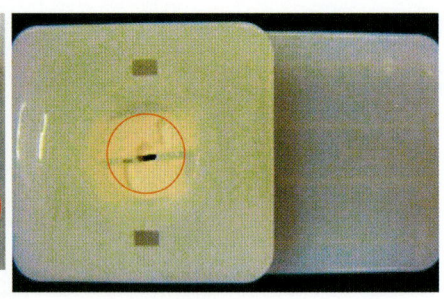

b. レンズケースに設置

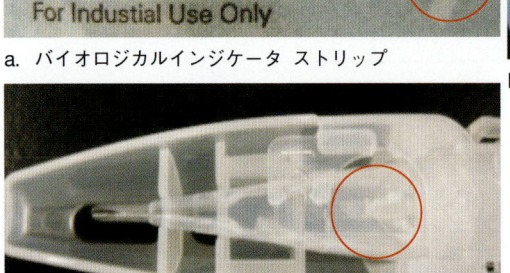

c. 挿入器に設置

図1 バイオロジカルインジケータ（指標菌）
エチレンオキサイドに抵抗性を示す芽胞菌 *Bacillus atrophaeus* が 1.0×10^6 以上塗布されているストリップを用いる．

せる工程である．エアレーションと荷置きが同等と考えられることがあるが，荷置きとは被滅菌物の EOG および反応生成物を脱離させるために倉庫などに放置することであり，その脱離はエアレーションのほうが強い．

滅菌工程チャレンジ用具：滅菌される物品への EOG の到達を確認するための PCD[*2] であり，バイオロジカルインジケータ（biological indicator；BI）を設置することができる．眼内レンズを収納するレンズケースや挿入器は，その構造から EOG が十分に置換されない場合に眼内レンズの無菌性が保証されないため，レンズケースや挿入器に設置された BI の指標菌が死滅することをもって滅菌を保証する方法がとられている．

[*2] **PCD（process challenge device）**
工程の性能を評価するために用いられる用具であり，滅菌工程ではバイオロジカルインジケータ（BI）のほかに，ケミカルインジケータ（chemical indicator；CI）が該当する．

無菌性の保証

滅菌とはすべての微生物を死滅させることであり，理論的に微生物を無限に 0（ゼロ）に近づける方法である．滅菌の基準を示す指標に無菌性保証水準（sterility assurance level；SAL）があり，眼内レンズの滅菌では SAL$<10^{-6}$ を保証する滅菌条件を設定しなければならない．SAL$<10^{-6}$ の保証レベルは滅菌前の微生物存在確率を 1.0 としたときに，滅菌後のそれは 10^{-6} ということであり，100万個の菌を培養して1個の菌が残る確率と同じである．SAL$<10^{-6}$ を保証する滅菌条件の設定法は，被滅菌物の滅菌前微生物付着をバイオバーデンにより低く抑え，ハーフサイクル法，オーバーキル法の

滅菌条件の設定，指標菌であるバイオロジカルインジケータ（BI）は *Bacillus atrophaeus* ATCC#9372, NBRC#13721 芽胞などが一般的に用いられている（図1）．

ハーフサイクル法：被滅菌物内に指標菌芽胞を負荷するか，またはバイオロジカルインジケータ（BI）を挿入し，すべての BI が死滅する処理時間の2倍の時間をオーバーキル条件として採用する方法である．

バイオバーデン：被滅菌物に付着・混入している微生物の数である．滅菌工程管理上，滅菌前に付着している微生物数を把握しなければならず，眼内レンズ，収納ケース，挿入器，滅菌バック，包装資材の滅菌物が対象である．

エチレンオキサイド（EO）の取り扱い

残留 EO 濃度：エチレンオキサイド（EO）は人体に有害な物質であり，眼内レンズに吸着する EO もその残留濃度により無菌性眼内炎などの起因物質になることが知られている．EO 残留量は被滅菌物の材質およびエアレーション温度，抜去日数により大きく異なる．眼内レンズでは，その材質ごとに残留 EO 濃度の経時変化を表した減衰曲線を作成し，最適なエアレーション日数を決定しなければならない．なお，医療機器に残留する EO 濃度は国際的な規制対象となっており，眼内レンズは $25\,\mu g/g$ または $0.5\,\mu g/$レンズが規制上限値となっている．

EOG の取り扱い規制：エチレンオキサイドは人への発癌性が認められることから，労働安全衛生法では EOG 滅菌作業に曝露防止の規制がある．また滅菌装置からの EOG 排出については大気汚染防止として排出濃度に規制が定められている．EOG は引火性，爆発性を有する物質であることから窒素，炭酸ガスなどの不活性ガスを希釈剤としているが，取り扱いには十分留意しなければならない．

〈三友規久夫〉

素材の物理的特性

眼内レンズの物理特性は多様であり，極言するとメーカー，モデルによりすべて異なる．個々の眼内レンズの物理特性を決定する因子は多数あるが，本項では主に素材に起因する物理特性と，それに光学部や支持部の形状を加味したレンズ全体としての機械特性に分けて述べる．

光学部の素材に起因する物理特性

屈折率：屈折率が高いほどレンズは薄く，球面収差が小さいという利点があるが，半面，反射が強い，色収差が大きいという短所もある．国内でよく使われている眼内レンズをみてもかなり差がある（**表1**）．屈折率が異なると眼内レンズの厚さや曲率が異なる（**表2，図1**）．たとえば，有効光学径とエッジの厚さを固定すると，スター・ジャパンのシリコーンレンズはAlconのアクリルレンズ（AcrySof®）に比べて約2倍の厚さになり，曲率も強いため球面収差が大きい．また，屈折率がヒト水晶体の表面に近いスター・ジャパンのシリコーンレンズと屈折率が最も大きいAcrySof®を比べると，レンズの表面反射がずいぶん異なる（**図2**）．屈折率の高い眼内レンズでは表面反射

表1 眼内レンズ光学部素材の屈折率

眼内レンズ素材	屈折率
ヒト水晶体表面（Gullstrand模型眼）	1.39
シリコーン（スター・ジャパン）	1.41
シリコーン（AMO）	1.46
アクリル（AMO）	1.47
アクリル（興和）	1.52
アクリル（HOYA）	1.52
アクリル（ニデック）	1.52
アクリル（参天製薬）	1.54
アクリル（AcrySof®, Alcon）	1.55

表2 屈折率とレンズ厚

光学部素材	屈折率	中心厚（mm）		
		20 D	22 D	24 D
シリコーン（スター・ジャパン）	1.41	1.63	1.75	1.89
AcrySof®	1.55	0.82	0.86	0.9

光学設計ソフトZEMAX（Zemax）を用いて算出．有効光学径6mm，エッジ厚を0.4mmに統一した場合のレンズ中心厚．

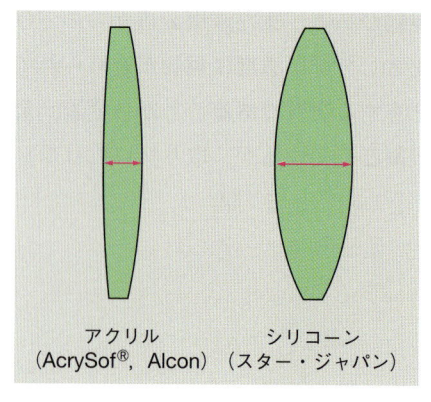

図1 屈折率とレンズの厚さ

有効光学径を6mm，エッジ厚を0.4mmに統一すると，屈折率1.55のAcrySof®と1.41のシリコーン（スター・ジャパン）の厚さには大きな差がある．図は，度数24Dの場合である．

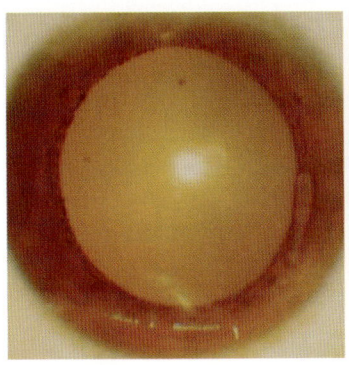

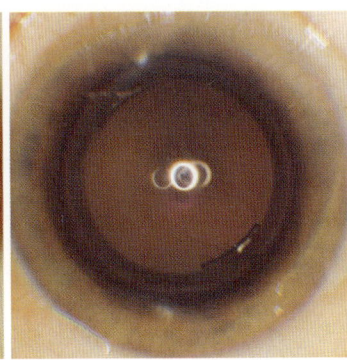

a. ヒト水晶体（$n=1.39$）　　b. シリコーン（スター・ジャパン，$n=1.41$）　　c. アクリル（AcrySof®, Alcon, $n=1.55$）

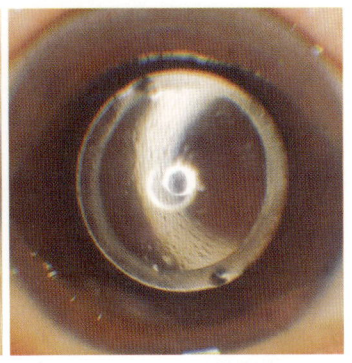

図2　眼内レンズの屈折率と表面反射
屈折率の高いレンズは表面反射が強い．n：屈折率
（永田豊文：材質．眼内レンズのデザイン　材質と特性．眼内レンズを科学する．東京：メディカル葵出版；2006. p.13.）

が強いだけでなく，眼内で起こる複雑な内部反射も強くなるはずで，これらは羞明の原因となる可能性がある（**図3**）．

アッベ数：レンズを通過した光線は一つの焦点に収束することはなく，焦点はばらばらになる．これを収差と呼ぶ．球面収差，コマ収差，非点収差などは単色光で起こるが，波長の違いにより焦点が異なる現象を色収差と呼び，短波長では焦点距離が短く，長波長では長い．色収差はレンズの素材に特有なもので，その大きさはアッベ数で表され，アッベ数が小さいほど色収差は大きい．眼内レンズのうち最もアッベ数が大きいのは PMMA で 58，最も小さいのは AcrySof® で 37 である．このため，AcrySof® を挿入した眼は，色収差が大きいはずである．筆者が測定した結果では，500〜640 nm 間の色収差は PMMA 挿入眼の 0.75D に対し，AcrySof® 挿入眼では 1.20D と 1.5 倍だった[1]．患者の視覚に問題が生じたという報告はないが，色収差が大きいレンズを挿入した眼では，硝子体手術時に色のにじみでコントラストが低下することがある．

ガラス転移温度：眼内レンズのうち，シリコーンレンズは生活空間や体温領域でほぼ一定の柔軟性をもつが，アクリルレンズはその温度領域内で柔軟性が変化する．温度が低いと硬く，高いと粘弾性を帯びてくる．前者をガラス状態，後者をゴム状態，それらの移行点をガラス転移温度（glass transition temperature；Tg）と呼ぶ[2]．アクリルレンズの Tg はメーカーによって異なるが[3]，多くは室温領域内にあるため手術室の温度には留意したい（**表3**）．そのなかでニデックのアクリルの Tg は異色であり，3.6℃ と非常に低いため常に柔軟性に富んでいる．

文献は p.385 参照．

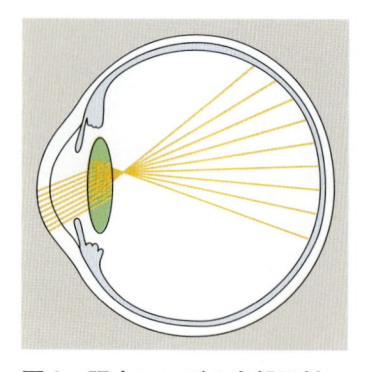

図3 眼内レンズの内部反射
屈折率の高いレンズは内部反射も強く，羞明の原因となる可能性がある．

表3 アクリルレンズ素材のガラス転移温度（Tg）

眼内レンズ素材	Tg（℃）
アクリル（AcrySof®, Alcon）	18.5
アクリル（AMO）	13
アクリル（興和）	15
アクリル（HOYA）	12
アクリル（ニデック）	3.6
アクリル（参天製薬）	24*, 41**

*：含水状態，**：乾燥状態

粘着性：アクリルは含有するアクリレートエステルの性質により粘着性をもち，さらにアクリルの表面は反応性の高いポリマー端部が飛び出しているため粘着性が強い．アクリル表面の粘着性は後嚢との接着性を高め，後発白内障を抑制する可能性もあるが[4]，取り扱いの支障にもなるため，メーカーによりさまざまな工夫をしている．たとえば，表面にプラズマ処理を加えるとポリマー端部が架橋され，反応性が低下して粘着性が少なくなる．AcrySof®の表面プラズマ処理はその代表例である．これに対し，シリコーンはポリマー自体のエネルギーが低いこと，さらに架橋密度が高くポリマー端部が表面に出にくいため，総合的に表面の結合エネルギーがきわめて低く粘着性がない[*1]．

弾性変形性：眼内レンズの素材は糸状のポリマーが架橋によって隣り合うポリマーとつなぎ止められているため，変形しても元の形に戻る．この性質を弾性変形と呼び，形状回復の速さをもって評価できる．レンズ素材を単に軟らかいか硬いかという尺度だけでなく，弾性変形性が強いか弱いかという尺度で観察すると，一口に軟性素材といってもメーカーによりずいぶん異なることがわかる（図4）．たとえば，シリコーンはずばぬけて弾性変形性が強い素材であり，形状回復が非常に早い．アクリルはシリコーンに比べるとどれも弾性変形性が弱いが，その程度はメーカーによって異なる．ニデックのアクリルは，ほかのアクリルに比して際立って形状回復が早く，軟らかいが強い弾性変形性をもっているといえよう．弾性変形性はレンズ挿入時の開きが早いか遅いかのみに関与するのではなく，術後持続的に水晶体嚢を押し広げる働きに寄与している可能性がある．

[*1] 本巻"眼内レンズの素材"（p.2）を参照されたい．

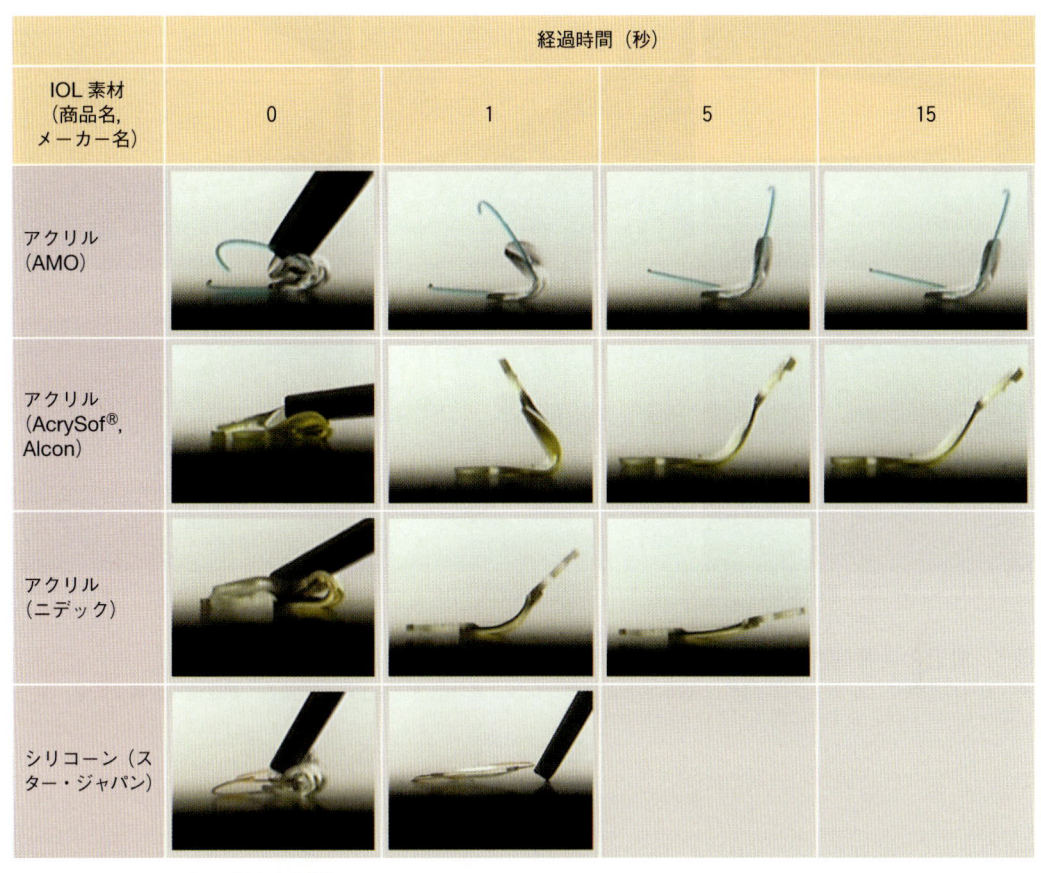

IOL素材 (商品名, メーカー名)	経過時間（秒）			
	0	1	5	15
アクリル (AMO)				
アクリル (AcrySof®, Alcon)				
アクリル (ニデック)				
シリコーン (スター・ジャパン)				

図4 眼内レンズの弾性変形性
各種レンズをプラスティック台の上で折り曲げ，経過時間に伴う形状回復の様子を観察した．実験温度は 23〜25℃．弾性変形の強い素材ほど形状回復が早い．シリコーンは1秒以内に原型に戻る．それに比べてアクリルは形状回復が遅いが，ニデックのアクリルは形状回復が際立って早く興味深い．

レンズ全体としての機械特性

エッジの効果：眼内レンズ光学部のエッジがシャープであることが，後発白内障を防ぐことは明白である[5]．しかし，シャープエッジに明確な定義はなく，シャープエッジが世に知られるようになった間もなくのころは"シャープエッジでないシャープエッジ"が販売されていた．最近は各メーカーとも厳格にシャープなエッジの開発に努力しているが，走査電顕で観察するとメーカーによりエッジのシャープさは異なる（図5）．また，かつて使用されていた PMMA（polymethylmethacrylate；ポリメチルメタクリレート）レンズは素材が硬いため，シャープエッジであればレンズの形状や支持部の種類にかかわらず後発白内障を抑制したが[5]，軟性レンズでは光学部素材の硬軟や弾性変形性の強さによりエッジが後嚢を押す力に差が

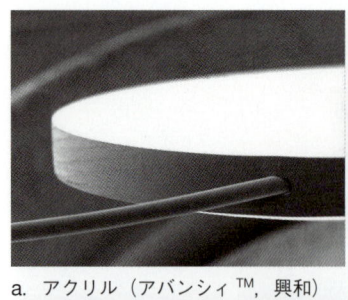

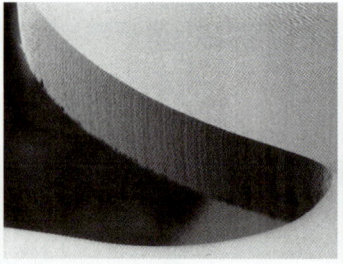

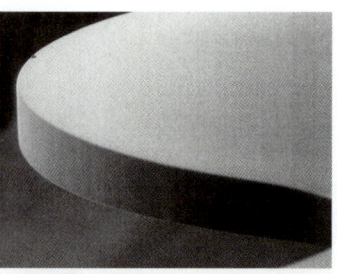

a. アクリル（アバンシィ™，興和）　　b. アクリル（SN60WS, Alcon）　　c. アクリル（NY-60, HOYA）

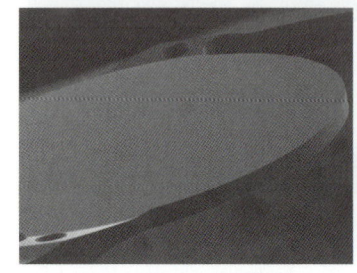

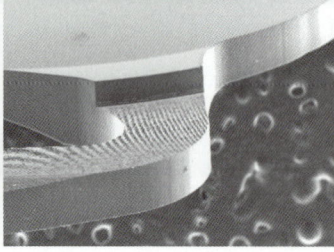

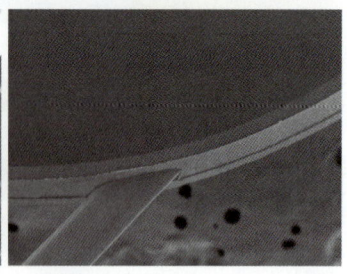

c. アクリル（W-60，参天製薬）　　d. アクリル（NS-60YG，ニデック）　　e. シリコーン（AQ-Ni，スター・ジャパン）

図5　最近の各種眼内レンズのエッジ形状
メーカーの広告に"シャープエッジ"と表示された眼内レンズ．光学部後面を上にして撮影．撮影倍率が異なるが，エッジのシャープさが，わずかに異なっているのがわかる．

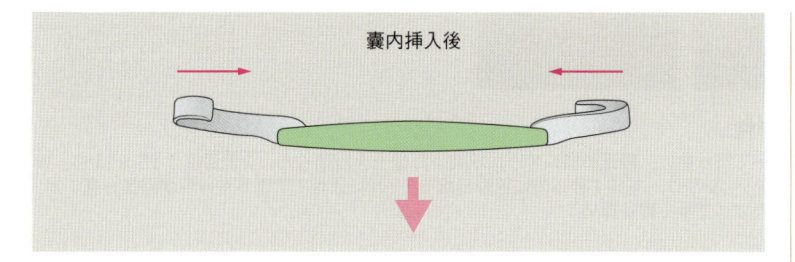

図6　ボールティングのイメージ
術後水晶体嚢の収縮により支持部が求心性に変形した際，光学部が後方に移動する現象．これにより後嚢の圧迫，浅前房の予防が期待できる．

あると思われ，シャープエッジといえども後発白内障抑制に差が生じる可能性がある．

ボールティング（vaulting）：術後の水晶体嚢の収縮により，光学部が前後方向に移動する動きをボールティングと呼んでいる．最近は後方へのボールティングが起こるようにデザインされた眼内レンズも開発されている（**図6**）．この動きにより，光学部およびエッジが後嚢を圧迫し後発白内障が抑制される可能性がある．また，支持部角度が大きいこと，Jループ型支持部であること，光学部の凸面が後方に強いことなどは，術後に前後嚢が接着しようとする際に抗力として働き，相対的に後方へのボールティング作用を発揮すると考

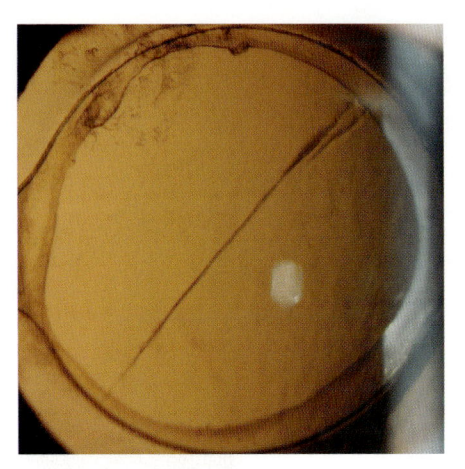

図7 striae を形成したアクリルレンズ
70歳，男性．術直後より光学部を横断する striae を認めたが，術後9か月を経過しても striae は消えない．後発白内障も発生している．

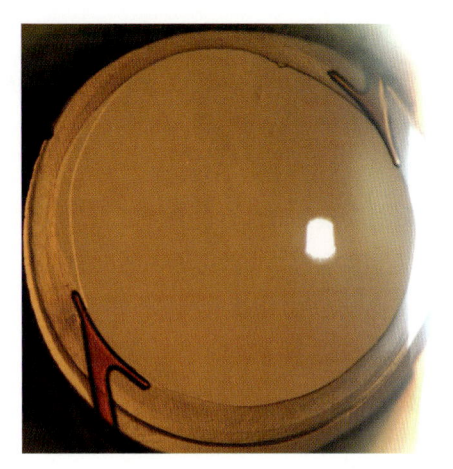

図8 striae がまったくみられないシリコーンレンズ
76歳，女性．術後5か月を経過したシリコーンレンズ挿入例．シリコーンレンズは striae が生じにくい．

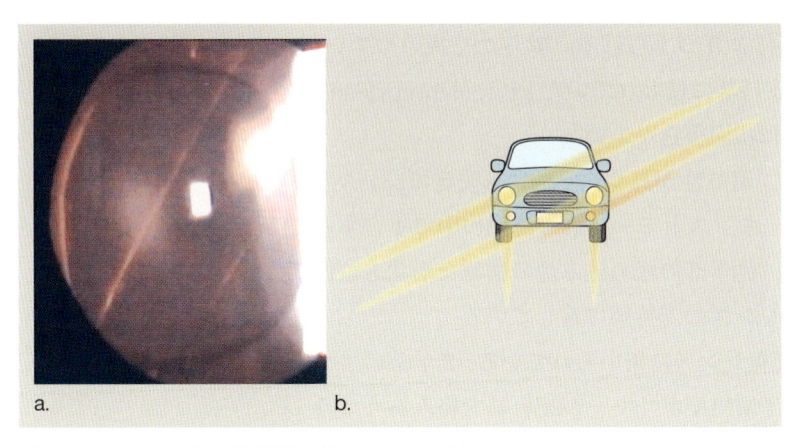

図9 striae による線状像（light streak）
75歳，女性．術直後よりヘッドライトなど点光源が長く伸びて見える（b）と訴えてドクターショッピングを行っていた．アクリルレンズが挿入され，後嚢に striae を認めた（a）．light streak の方向は striae と垂直であり，回折による現象と筆者は考えている．

えられる．

後嚢のしわ（striae）：術後，後嚢にしわを認める例は少なくない．これは striae と呼ばれ，支持部の突っ張りによるものと思われがちだが，PMMA やシリコーン製眼内レンズではほとんどみられないことから，光学部素材の物理特性やボールティングなどが総合的に関連して起こる現象であると考えられる．たとえば，弾性変形性が強いレンズは striae ができにくいであろう．striae は水晶体上皮細胞の通路となって後発白内障の原因ともなるが[6]，筆者は striae を"光学部エッジと後嚢が全周にわたって均等に接着していないことを示

すサイン"と考えている．したがって，たとえエッジがシャープであっても striae ができやすいレンズはエッジが後嚢を効率よく圧迫することができない，すなわち後発白内障が起こりやすい可能性がある（図7, 8）．

また，striae のある眼では，点光源が線状に伸びて見える light streak と呼ばれる現象を起こすことがある（図9）．light streak の方向が striae と垂直なこと，時にレインボーカラーを呈することなどから，筆者は回折による現象であると考えている．light streak は，striae を含む後嚢を YAG レーザーで切開することにより消失する．

支持部素材の特性

最近は，メーカーが1ピースレンズを開発する傾向があり，光学部と別素材の支持部をもつ眼内レンズは少なくなった．

PVDF（polyvinylidene difluoride；ポリフッ化ビニリデン）：釣糸をつくる要領で射出成形によりつくられる．軟らかく扱いやすい．また，初期の眼内レンズ支持部に使われていた PP（polypropylene；ポリプロピレン）よりも形状回復性がよい[7]．

ポリイミド（polyimide）：耐熱性が高く化学的にも安定で，かつ形状回復性が高い[7]．また，キャストモールド（鋳型の中で重合する製法）でつくられるため，光学部の埋め込み部の複雑な形状も可能であり，シリコーン眼内レンズの支持部に適している．

PMMA：HOYA のアクリルレンズに用いられている．光学部のアクリルポリマーと支持部の PMMA ポリマーが接合部で絡みあうように重合された複合材料からレースカットされる，interpenetrating polymer network と呼ばれる製法でつくられるため，薄いレンズをつくることができる．また，支持部として形状回復がよく粘着性が少ない．

（永田豊文）

眼内レンズの光学特性

眼内レンズと光学特性

近年，眼内レンズ（intraocular lens；IOL）は，さまざまな素材，機能，コンセプトをもち，眼鏡やコンタクトレンズ（contact lens；CL）同様，バリエーションは，多岐にわたる．そのために，IOLの光学特性を一般化することは難しいが，光学特性の特徴を把握することは重要と思われる．光学特性の指標としては，光線が一点に集まらない現象を定量化して表現する収差や，光学系通過前後のコントラストがどの程度伝達されるかという空間周波数特性（modulation transfer function；MTF），点物体の網膜上での像のエネルギー強度分布である点像強度分布（point spread function；PSF），元画像とPSFをコンボリューション積分して得られる網膜像シミュレーションなど，さまざまなものがある．

眼鏡・CLとの比較

眼鏡，CL，IOLは，低次の収差成分（球面度数と円柱面度数）を矯正できれば，いずれも良好な光学特性と視機能が期待できる．また，IOLだけでなく，眼鏡レンズやCLでも高次収差を最小にするような設計が考案され，改良され続けている．しかし，眼鏡やCLに比べて，瞳孔面に近い位置で矯正されるIOLは，レンズに起因する収差が発生したときには，網膜までの距離が近く，かつIOLと房水の屈折率差も小さいことから，網膜像の劣化や反射損失が小さくなる．さらに，矯正前後の像倍率変化についても眼鏡が最も大きく，瞳孔面に近いほど影響は小さくなる（図1）[1]．したがって，屈折誤差や調節力温存の問題を除けば，IOLを用いた矯正は，より効果的な方法と思われる．

文献はp.385参照.

IOLの形状と材質，結像性能

IOLは，前面と後面の曲率半径，厚み，収差をどのように設計するかによって，いくつかのパターンがある（図2）．具体的には，メ

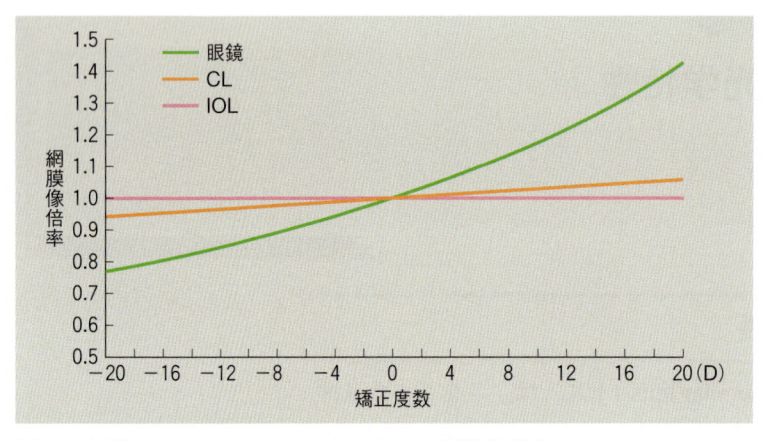

図1　眼鏡，コンタクトレンズ，IOL の網膜像倍率

眼鏡倍率に相当する裸眼の像倍率と矯正眼の像倍率の比を指し，power factor と shape factor の積で計算した．

　　power factor＝$1/(1-hFv)$
　　　　h：入射瞳とレンズ後面の距離，Fv：レンズ後頂点屈折力
　　shape factor＝$1/(1-t/nFa)$
　　　　t：レンズ中心厚，n：レンズ屈折率，Fa＝レンズ前面屈折力

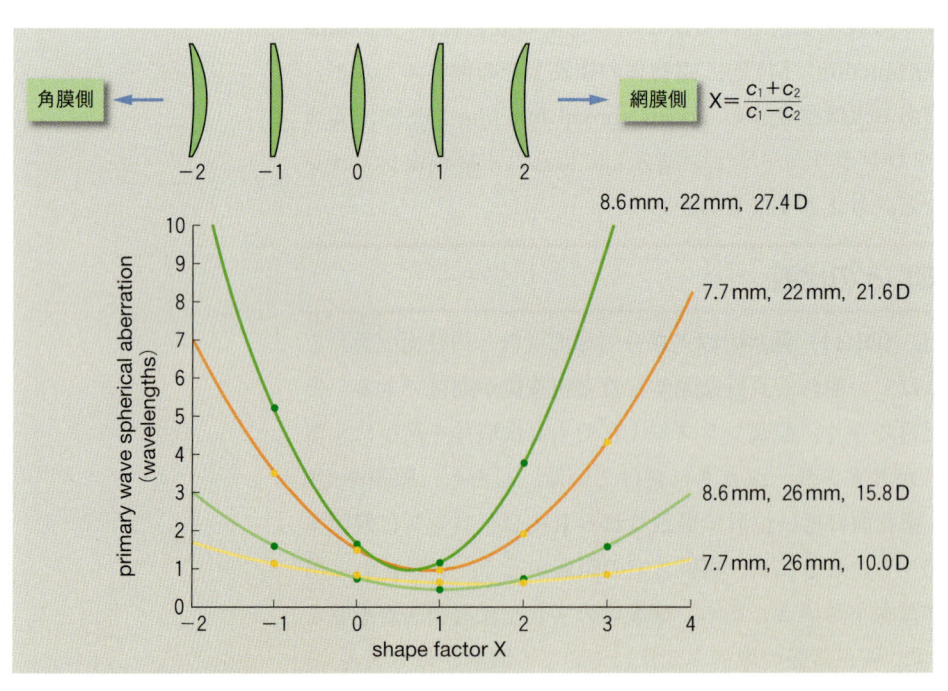

図2　IOL の形状と波面収差

光軸は，左から右向きを正の向きとしている．この光軸に対し，負の方向に凸の場合を正の曲率半径，光軸に対し正の向きに凸の場合を負の曲率半径として定義している（この図の場合，左に凸の場合を正の曲率半径，右に凸の場合を負の曲率半径とする）．
C_1：前面曲率半径，C_2：後面曲率半径
(Atchison DA：Optical design of intraocular lenses. I. On-axis performance. Optom Vis Sci 1989；66：492-506.)

ニスカス型，凸平型，両凸型，平凸型があり，最近では両凸型が多い．両凸型や凸平型は，IOL のパワーが高くなっても収差が比較的

小さく，結像特性が高い（**図2**）[2]．

IOLの材質については，現在，軟質な合成樹脂であるアクリル（屈折率1.5程度）やシリコーン（1.4程度）が多く，硬質なアクリル合成樹脂であるポリメチルメタクリレート（polymethylmethacrylate；PMMA，屈折率1.5程度）などがある．一般に屈折率が高くなるとレンズを薄く軽量化できるが，反射光が強く，また高分散になりやすいために色収差が増大する[3]．

製品ラベルなどに表示されたIOLの屈折力は，波長546.07nmの単色光に対する眼内の主点屈折力[*1]を用いるとあり，屈折力の許容差（公差）は，15D以下で±0.3D，15Dより大きく25D以下で±0.4D，25Dより大きく30D以下で±0.5D，30Dより大きい場合±1.0Dである[4]．実際どの程度の公差が存在するかは不明であり，製品ラベルの表示は絶対的な数値ではないと解釈したほうがよい．

IOLの結像性能は，以下のいずれかの基準を満たす必要がある[4]．
1. 屈折力に対応した理想レンズの理論解像力の60%以上でなければならない．
2. 眼内レンズを含む水を満たした模型眼系のMTFは，空間周波数100 l/mm[*2]において，0.43以上，または，そのIOLを含む模型眼系のMTF理論計算値の70%以上でなければならない．

さまざまなIOLの光学特性

近年，さまざまな付加価値IOLが登場しているが，詳細は，別項で解説されるため，本項ではIOLの光学特性に絞り，要点をまとめる．

トーリックIOLの光学特性：角膜乱視をIOL面で矯正するトーリックIOLは，角膜乱視がある症例において，術後の光学特性は，大きく向上する．問題は，術後の軸回転で，1°につき3%の乱視矯正効果が減弱するため，30°で矯正効果がなくなり，別の経線上に新たな乱視が発生することである[5]．臨床的には，ほとんど起こりえないが，軸回転が30°を超えると非トーリックIOLに比べて，トーリックIOLのほうが結像特性は低くなる（**図3**）．現在，多くの報告が術後軸回転10°未満であるとすれば，非トーリックIOLと比べて有用性は高いといえる．

非球面IOL：非球面IOLは，レンズを非球面化して，角膜の球面収差[*3]を低減あるいは消失させるIOLである．各社デザインによるが，非球面効果の高いレンズでは，一点の結像性は高くなるものの，偏心や傾斜，あるいは角膜乱視に弱くなりやすい[*4]．瞳孔依存度も

[*1] **主点**
レンズ系で物体と像の大きさが等しい光軸上の共役点であり，焦点距離を定義する基準となる．

[*2] 空間周波数100 l/mmは，30 c/degあるいは小数視力1.0の視標サイズに相当する．

[*3] **球面収差**
光軸に対し，種々の平行光線束が光学系に入射したとき，その対応した像点が一点に結像しない現象である．

[*4] 設計によっては，球面IOLよりも偏心や傾斜の影響を受けにくくすることが可能であり，一般化できない点にご注意いただきたい．

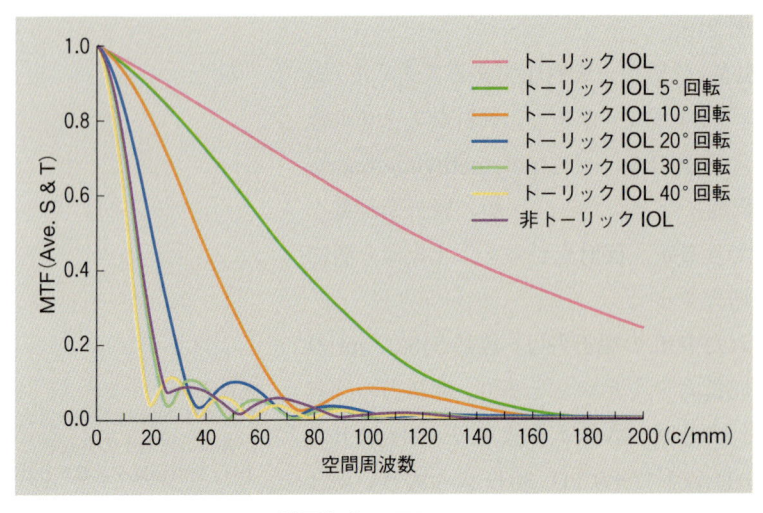

図3 トーリックIOLの軸回転とMTF
光学設計ソフト ZEMAX（Zemax）により，Liou & Brennan の改良型模型眼（倒乱視約2D）と SN6AT5（Alcon）をもとにした custom design トーリック IOL を用いて実行した．IOL 面の円柱度数 3.0D とした．
MTF：modulation transfer function（空間周波数特性）

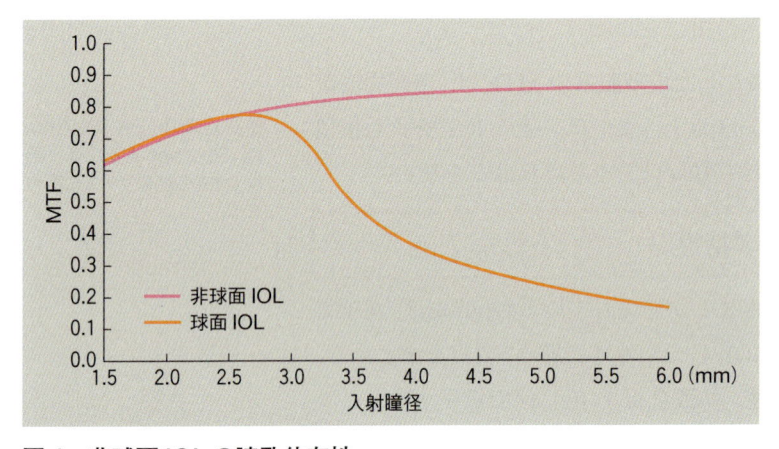

図4 非球面IOLの瞳孔依存性
MTFは，図5と同様のモデルを使用して計算され，50c/mmの値を示している．

高いため，3mm以上の入射瞳径[*5]がなければ，十分な効果を発揮できない（図4）．角膜の球面収差量を踏まえて，totalの球面収差量がどの程度減少するかを考えることが大切である．また，既報[6]にもあるが，若干偽調節量が減少し，遠方矯正下の近方視力が低下することが懸念されるため，この点も考慮する必要がある．将来的には，一点の結像性を高めるだけでなく，球面収差などをコントロールして遠方から近方まで最適化された設計が望まれる．

多焦点IOL：老視改善を目的としたIOLであるが，大別して屈折型と回折型がある．前者は瞳孔依存が強く，後者は弱い．ただし，厳

[*5] 瞳孔は凸レンズの作用がある角膜と前房深度の影響によって約13％拡大され，入射瞳として観察される．特に定義がなされていない場合の瞳孔とは，この入射瞳を指すことが大半である．

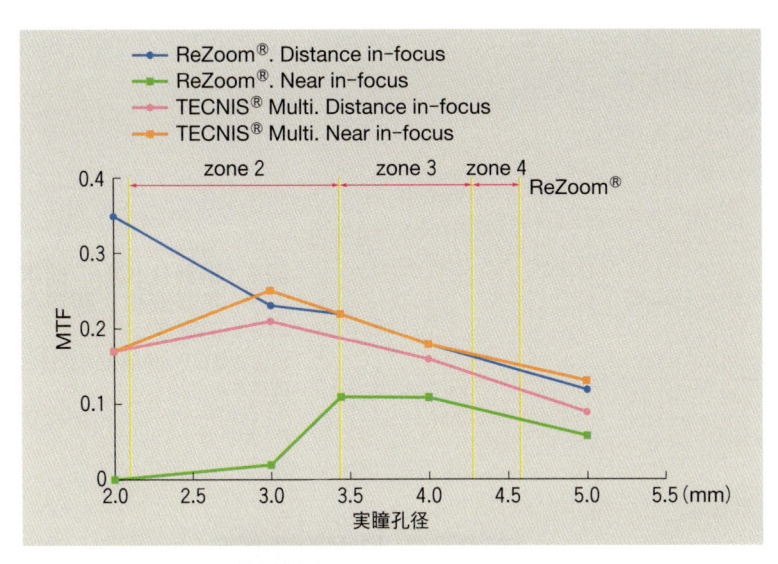

図5 多焦点IOLの瞳孔依存性
MTFは，OPAL Vector System (Image Science) およびISO規格模型眼（メニコン）を用いて計測した．

密には回折型も瞳孔依存があり，遠近ともに瞳孔径3mm程度の結像特性が高い（図5）．良好な近見視機能を得るためには，ReZoom®あるいは前身のArray® (AMO) では，実瞳孔径が3.5mm（入射瞳換算約4mm）以上あることが望ましい（図5）[7]．また，レンズ設計上の特性をよく理解しておくことが重要で，ReZoom®やAcrySof® IQ ReSTOR® (Alcon) は，遠見重視型，TECNIS® Multifocal (AMO) は遠近バランス型である．

調節性IOL：多焦点IOLのように光エネルギーを分散させないので，理想的ではあるが，眼内でレンズの位置や形状変化を起こさせることができるか否かが最大の課題である．現在のところ，多くの報告で得られた調節力は，0.5〜1.0D程度とされている（大きく改善したとの報告もあるが，追試データや安定的な成績が得られているレンズは，調べる限りない）．一枚のIOLが前方にシフトするタイプでは1mmの変化で1.25D程度，デュアルタイプで[2] 2.5D程度であるが，実際，眼内で1mmの変化を起こすことは難しい．一方，曲率が変化するタイプであれば，前面だけが1mmの変化で1.5D，両面変化すれば3.0D程度の寄与となる（図6）．若年者は，調節時に水晶体前面が12mmから6mm程度まで変化することを考えれば，このタイプに期待がかかる．生体では，調節時に水晶体の非球面性が変化し，近見視に有利なように球面収差が負の方向へシフトするが，将来的には，このような変化もIOLの設計に考慮されることが望まれる．

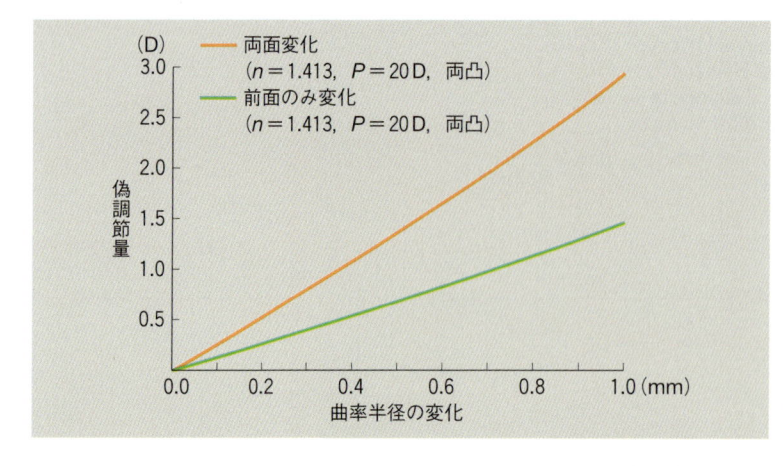

図6 調節性IOLの曲率半径変化と調節への寄与

偽調節量は、屈折率など設計に依存する。
n：屈折率
P：屈折力

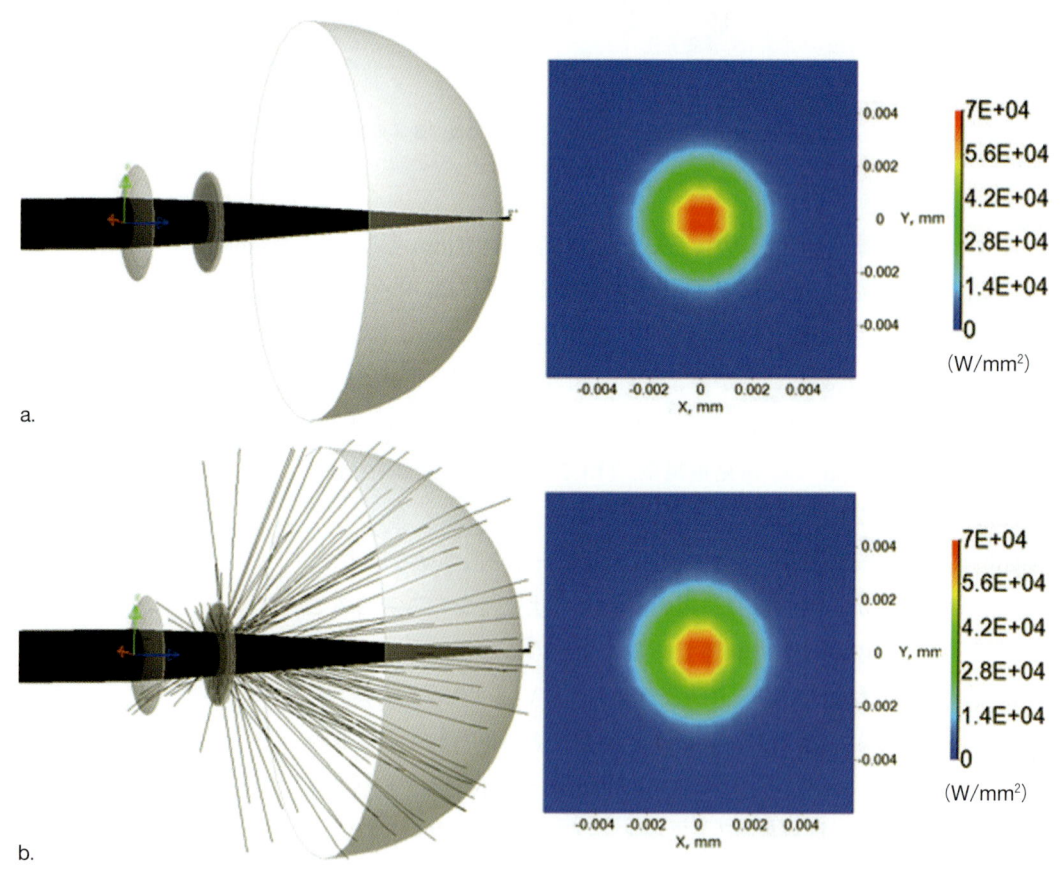

図7 SSNGと前方散乱の照明光学シミュレーション

aはSSNGなしで、bはSSNGありのシミュレーション結果を示している。設定は、アクリルIOLの両面（表面から60μmの深さ）に、粒子直径150nmの水粒子を体積比率0.05％で分布させた。光線本数を1万本にしたときに生じる散乱（Mie散乱）の様子と放射照度（単位：W/mm²）を示している。

その他IOLの光学特性に影響を与える因子

グリスニングやsub-surface nano glistening（SSNG）[*6]の増加は、

[*6]はp.27参照。

いずれも前方散乱を増加させる[8,9]．ただし，視機能への影響を与えるレベルか否かは，議論がなされている．グリスニングに関して，Grade 2 までは大きな影響を与えず，3 以上では影響があるという報告がある[8]．また，SSNG に関して，前方散乱を増加させるものの，50 nm の粒子で体積比率 0.05％ 程度の対称分布を仮定すれば，網膜照度と視機能への影響は，それほど大きくないと予想される（図 7）．しかし，臨床では特に網膜疾患のある症例で摘出例もでてきていることから，SSNG 発生分布の影響なども含めて，影響因子の解明が検討課題である．

　IOL 表面の粗さについては，平均粗さ 50 nm 以上になると網膜像コントラストが低下するとあるが，現在認可されている IOL の表面粗さは，10 nm 以下であり，その影響は小さいと考えられている[10]．

　また，IOL のエッジからの反射光が網膜上に集光し，グレアの発生原因になるといわれている．これに関しては，IOL のエッジをラウンド形状や傾斜側面にしたり，側面処理加工したりすることでグレアを軽減する各社の試みがあり，効果的な対処がなされている．

＊6 グリスニングは IOL の間隙に発生する数 mm から 10 μm の水疱であり，SSNG は IOL 表面に起こる 50〜100 nm の微小な水疱である．詳細は，他項目を参照されたい．

> **カコモン読解** 第 22 回 一般問題 55
>
> 囊内に光学部の直径が 6 mm の眼内レンズを挿入した場合，眼外から観察した直径はどれか．
> a 5.2 mm　b 5.6 mm　c 6.0 mm　d 6.4 mm　e 6.8 mm

解説　角膜は，強い凸レンズであり，虫眼鏡と同じ原理で，瞳孔径（入射瞳径）は，実際の大きさよりも拡大して観察される．Gullstrand 模型眼のような一般的な角膜屈折力や前房深度であれば，拡大率 M は 13％ 程度である．また，眼内レンズ面もこの虹彩面とほぼ同じ位置と仮定すれば，$6 \times 1.13 ≒ 6.8$ mm となる．

　なお，参考までにこの拡大率 M の算出方法であるが，角膜面-IOL 面距離と角膜面-IOL 虚像位置の比に屈折率を乗じた式と，Vergence の式を組み合わせた以下の式より導くことができる．

$$M = \frac{1}{\left(1 + \dfrac{dP}{n}\right)}$$

ただし，P は角膜全体の屈折力，d は角膜頂点から IOL 面までの距離（前房深度），n は房水の屈折率 1.336 を示している．また，光軸は，左から右向きを正の向きとし，IOL を左側に角膜を右側に置くモデルとする（したがって d は負の値をとる）．この式に一般的

な角膜屈折力約 43 D や IOL 挿入眼の前房深度約 5 mm を入れて計算すると，約 19 % となり解答よりも若干大きくなる（おそらくこの問題は，概算で計算させる意図があったと思われる）．

模範解答 e

カコモン読解 第 22 回 一般問題 56

+21.0 D と表示されている眼内レンズ（光学部の屈折率は 1.50）の度数で正しいのはどれか．
a 空気中で +21.0 D，眼内で +21.0 D
b 空気中で +21.0 D，眼内で +63.0 D
c 空気中で +21.0 D，眼内で +7.0 D
d 空気中で +63.0 D，眼内で +21.0 D
e 空気中で +7.0 D，眼内で +21.0 D

解説 眼内レンズは，眼内よりも空気中のほうが，レンズ前後での屈折率差が大きくなるため，屈折力が大きくなる．また，厚生労働省の眼内レンズ承認基準により，眼内レンズの屈折力表記は，"眼内の主点屈折力を用いること"と規定されている．これら二点から計算せずとも解答を導くことができる．

また，屈折率差と屈折力の関係について，もう少し詳細に解説すると，レンズの面（主点）屈折力 P_t は，以下の式で表される．

$$P_t = P_a + P_p - \left(\frac{t}{n_2}\right) \times P_a \times P_p$$

$$P_a = \frac{(n_2 - n_1)}{r_a}$$

$$P_p = \frac{(n_3 - n_2)}{r_p}$$

P_a：レンズ前面屈折力　　　　t：レンズ厚
P_p：レンズ後面屈折力　　　　n_1：レンズより手前の媒質の屈折率
r_a：レンズ前面曲率半径　　　n_2：レンズの屈折率
r_p：レンズ後面曲率半径　　　n_3：レンズより後方の媒質の屈折率

この式により，レンズとその前後の媒質における屈折率差が大きくなると，面屈折力は大きくなることがわかる（たとえば，$r_a = 15.6$ mm，$r_p = -15.6$ mm，$t = 1.0$ mm，n_2 を 1.50 とし，n_1 と n_3 に空気屈折率 1.000 や房水屈折率 1.336 を入れてみれば確認できる）．

模範解答 d

（川守田拓志，魚里　博）

2．眼内レンズと検査

眼内レンズ度数計算

眼内レンズ度数計算式

　眼内レンズ挿入眼では，角膜前・後面，眼内レンズ前・後面と計4回屈折が起こり，各面での屈折はSnellの法則[*1]に従うが，眼内レンズ度数計算式（理論式）の多くは，角膜も眼内レンズも1枚の面として扱う薄肉レンズ光学を用いている（図1）．さらに，入射光線が光軸から遠く離れることがない近軸光学[*2]を用いている．

　1967年，Fyodorovは模型眼の幾可光学をもとにして，初めての眼内レンズ度数算定式を考案した[1)]．現在使用されている第三世代以降の理論式のほとんどが，このFyodorov式を基本としている．その後いろいろな計算式（理論式，経験式）が発表されたが，わが国では過去にはSRK，SRK II 式，現在はSRK/T式の使用頻度が高い．

SRK式（第一世代の経験式）[2)]：1980年 Sanders, Retzlaff, Kraff[*3] によって考案された経験式（回帰式）であり，術前に測定した角膜屈折力，眼軸長および実際に移植したIOLパワーと，術後屈折度を重回帰分析し，正視化眼内レンズ度数を求めた式である．

$$P = A - 2.5 \times L - 0.9 \times K$$

（P：正視化IOLパワー，A：A定数，L：眼軸長，K：平均角膜屈折力）

[*1] **Snellの法則**
光が屈折率 N_1 の媒質から屈折率 N_2 の媒質へ入射する場合，境界面への入射角をθ_1，出射角をθ_2とすると，$N_1 \times \sin\theta_1 = N_2 \times \sin\theta_2$ の関係が成り立つ．

[*2] 光軸に近い光線は入射角が小さくなり，$\sin\theta$は限りなくθに近づき，$\sin\theta = \theta$ と近似することができる．この理論を近軸理論と呼ぶ．

文献は p.386 参照．

[*3] 3人の頭文字からSRK式と名づけられた．

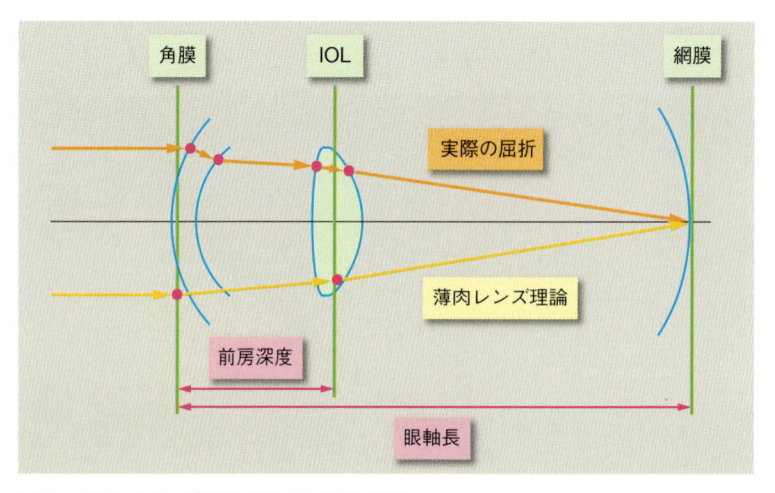

図1　眼内レンズ挿入眼における屈折

一次方程式で簡単なうえ，各レンズタイプに応じてA定数を変えれば，標準的眼軸長（22.5〜24.0mm）の症例では予測精度が高く，広く使用された．

SRK II 式（第二世代の修正経験式）[3]：後房レンズ移植術の適応の拡大と飛躍的な症例数の増加に伴い，従来症例数が少なくて，SRK式を重回帰分析で求めた際には，あまり含まれていなかったと思われる短眼軸，長眼軸眼においては，SRK式で求めたIOLパワーと術後屈折度との間に誤差が生じることが明らかになった．すなわち術後屈折度が短眼軸眼では遠視側に，長眼軸眼では近視側に偏りやすいため，SRK式に新たな定数（眼軸長によって変化する）を加えることによって，この誤差をなくそうとした修正式である．

$$P = A - 2.5 \times L - 0.9 \times K + C$$

SRK式同様簡単な一次方程式であり，ある程度の精度をもっており広く使われたが，定数Cが段階的であるため[*4]Cが変わる付近の眼軸長においては誤差が生じやすい[*5]．

SRK/T 式（第三世代の理論式）[4]：第二世代の修正経験式でも限界があることがわかり，再びFyodorovの提唱した理論式が脚光を浴びてきた．1990年Retzlaffらは，Fyodorovの提唱した理論式をもとにして下記のSRK/T式を考案した．

$$P = \frac{1000 \times n_2 \times \{n_2 \times r - (n_1 - 1) \times L_{opt}\}}{L_{opt} - ACD \times \{n_2 \times r - (n_1 - 1) \times ACD\}}$$

① $L_{opt} = L + 0.65696 - 0.02029 \times L$

② $ACD = H + \textit{offset}$

③ $H = r - \sqrt{(r^2 - Cw^2/4)}$

④ $\textit{offset} = 0.62476 \times A - 72.083$

⑤ $Cw = -5.41 + 0.58412 \times L_{cor} + 0.098 \times K$

⑥ $L_{cor} = L \; (L \leq 24.2)$
$L_{cor} = 1.716 \times L - 0.0237 \times L^2 - 3.446 \; (L > 24.2)$

P：正視化IOLパワー
n_1：房水，硝子体の屈折率（1.333）
n_2：角膜の屈折率（1.336）
r：角膜曲率半径
ACD：術後予想前房深度
L_{opt}：網膜厚を考慮した眼軸長
L：眼軸長
H：角膜高（corneal height）（角膜頂点より虹彩面までの長さ）
$\textit{offset}$：（仮想）虹彩面よりIOLの主点までの長さ
A：術者，IOLの種類などによって変化する定数
Cw：角膜径
K：角膜屈折力

[*4] 定数C

C = 3	L < 20
C = 2	20 ≦ L < 21
C = 1	21 ≦ L < 22
C = 0	22 ≦ L < 24.5
C = -0.5	24.5 ≦ L

[*5] 眼軸長が21.99mmの眼と22.0mmの眼では，眼軸長はほとんど同じであるのにIOLパワーには1Dの差が出てしまう．

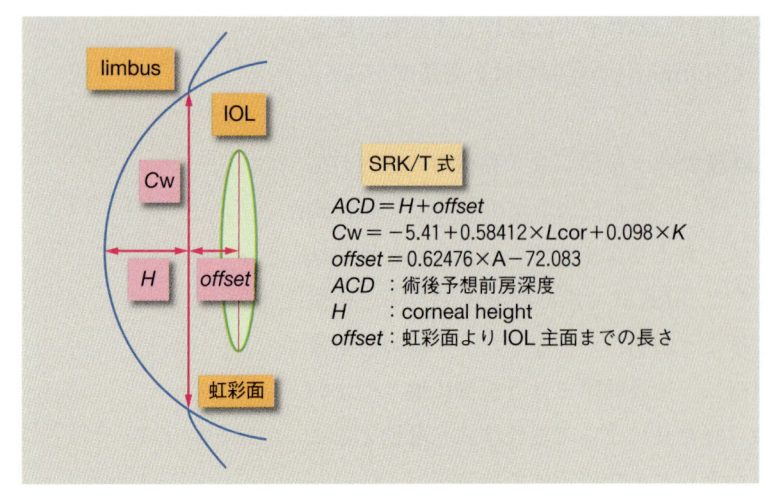

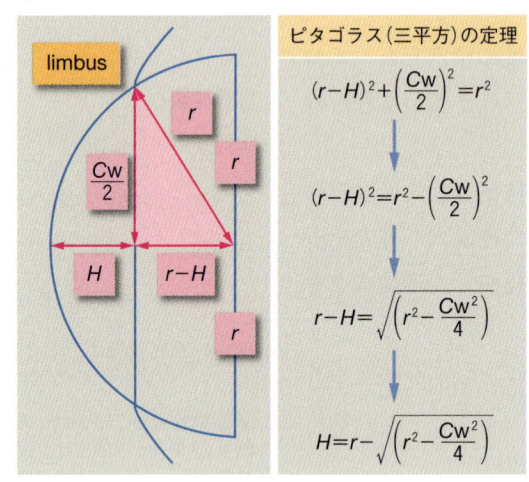

図2 SRK/T式における前房深度の算出法
a. 予想前房深度（ACD）を虹彩面で二分し，角膜頂点より虹彩面までを corneal height（H），虹彩面より IOL 主面までを offset としている．
b. r：角膜曲率半径，H（corneal height）：角膜頂点より虹彩面までの長さ，Cw：角膜径．

　非常に複雑ではあるが，この式のポイントは，術後前房深度を角膜曲率半径と眼軸長より予測している点である．②式のようにACDを虹彩面で二つに分け，虹彩面より角膜前面までを角膜高（H：corneal height），眼内IOLの主面までを offset としている（**図2a**）．角膜は球面であると仮定して，角膜高をピタゴラスの定理（三平方の定理）より角膜曲率半径と角膜径とを使って算出しており（③式，**図2b**），角膜径は眼軸長と角膜屈折力（角膜曲率半径）より回帰的に求めている（⑤，⑥式）．また offset は，術者，IOLの種類などによって決まるA定数より算出され（④式），眼軸長は網膜厚を補正している（⑥式）．

　SRK/T式自体は理論式である．しかしACD（術後予想前房深度）[*6]を求めるうえで，経験的にいくつかの補正を行っているようである．

[*6] SRK/T式で求められる前房深度と術後実際に測定した値を比較すると，ほとんどの症例においてSRK/T式の予想前房深度のほうが大きくなっている（図3）．特に長眼軸長眼では大きな差がある．なぜだろうか？ この式が発表されてから筆者はずっと疑問に思っているが，今日まで明確な解答は得られていない．

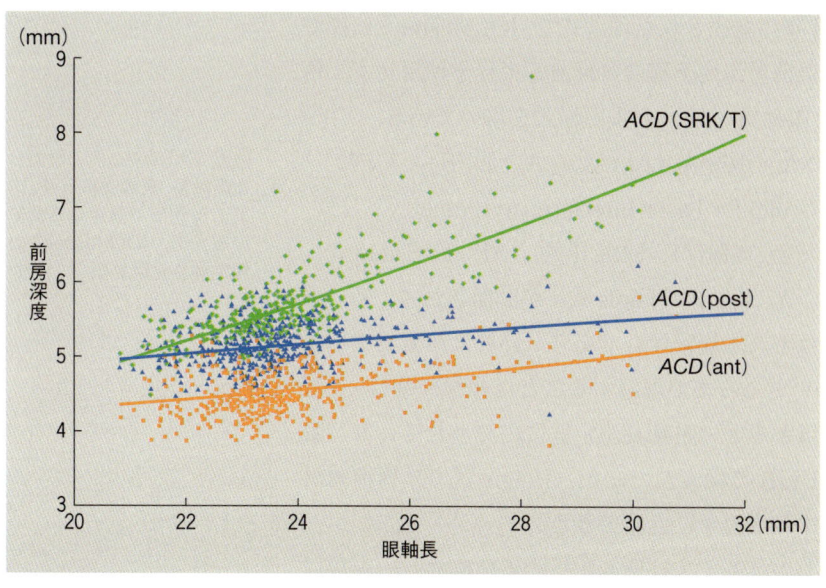

図3 SRK/T式より算出した前房深度と実測値との比較 ($n=410$)
眼内レンズはすべてSN60AT.
ACD（SRK/T）：SRK/T式より算出した予想前房深度
ACD（post）：角膜頂点よりIOL後面までの長さ
ACD（ant）：角膜頂点よりIOL前面までの長さ
ACD（post），ACD（ant）は前眼部解析装置（EAS-1000）にて測定．実際の術後光学的前房深度はACD（post）とACD（ant）の中間点あたりにあると思われる．

⑤式において角膜径を眼軸長と角膜屈折力より求めているが，この式を用いた場合，たとえば$L=27$mm，$K=45$Dの眼においては$Cw=13.96$mmとなるし，$L=30$mm，$K=45$Dの眼では$Cw=14.6$mmとなる．日本人の角膜径は平均約11～11.5mm（欧米人はもう少し大きくて約12mm）で，臨床的にこのような大きな角膜は存在しない．

その他の式：第三世代の理論式としては，ほかにHolladay式（1988年）[5]，Hoffer Q式（1993年）[6]があるが，細かい差はあるものの，理論的にはSRK/T式同様，Fyodorov式を基調としている．術後前房深度を予測するのに，Holladay式ではSRK/T式同様ピタゴラスの定理を用いており，Hoffer Q式では三角関数（tan）を使った独自の方法で行っている．また，A定数の代わりにHolladay式ではSurgeon Factor（SF）を，Hoffer Q式ではpACDを使用している．

さらに，Holladayは1996年HolladayⅡ式を発表している．式自体は非公開のため詳細は不明であるが，術後前房深度を予測するのに，眼軸長，角膜屈折力のほかに，角膜横径，術前前房深度，年齢，性別を加えている．また，角膜の大きさと眼軸長をそれぞれ三つに分け，9(3×3)種類のタイプに分類している．

Haigis式[7]は2004年に発表された理論式で，IOLMaster®に標準装備されている．術後前房深度予測に角膜曲率半径を使用せず，術前前房深度（AC）と眼軸長（AL）の重回帰式を用いている．

予想前房深度＝$A_0+A_1×AC+A_2×AL$（A_0, A_1, A_2：眼内レンズ定数[*7]）

ULIB：ULIB（User Group for Laser Interference Biometry）には，各種眼内レンズのA定数（SRK/T, SRK II式），SF（Holladay式），pACD（Hoffer Q式），A_0, A_1, A（Haigis式）が公開されている．第三世代以降の理論式はどれも複雑怪奇であり（詳細は原著論文を参考にされたい），細かいところまで理解することは非常に難しい．しかし，これらの式はほとんどの眼軸長測定器に内蔵されており，眼軸長，角膜屈折力，ULIBで検索した定数（Haigis式では術前前房深度も必要）を入力すれば簡単に計算できる．

眼軸長，角膜屈折力の計測ミスは術後屈折誤差に直結し，術後屈折誤差を小さくするには，これらの測定精度を上げることが重要である．

[*7] IOLMaster®で計測した眼軸長，角膜曲率半径，術前前房深度で最適化されているため，IOLMaster®の測定値を使用する．

超音波眼軸長測定

測定法：プローブを角膜に接触させて測定する接触法と，専用のアイキャップに水や粘弾性物質を満たし，プローブが角膜に触れないように水（粘弾性物質）を介在して計測する水浸法がある．水浸法のほうが角膜への圧迫が少なく，より正確に測定できるが，手技が煩雑で測定に時間がかかる．

眼軸長の算出：基本的には距離＝速度×時間の公式を用いて，眼軸長および各組織の長さを求めている．プローブから発振された超音波は，角膜前面，水晶体前面，水晶体後面，網膜（内境界膜），強膜などで反射され戻ってくる．これらの反射エコーの時間差（μsec）を測定することによって，眼軸長および眼内組織の長さを算出することができる．

1. **等価音速方式**：眼球組織内の音速は，角膜，水晶体：1,641 m/sec，房水，硝子体：1,532 m/sec で，これらの組織が眼軸に占める平均的な割合を考えて，有水晶体眼においては等価音速を1,550 m/secに設定してある．角膜エコーと網膜エコーより角膜から網膜までに要する超音波伝搬時間がわかるが，この時間に等価音速1,550 m/secを掛けて眼軸長（AL_{1550}）を求めている（図4）．

同様に，角膜前面から水晶体前面までの伝搬時間に房水の音速1,532 m/secを掛けて前房深度（ACd）を，水晶体前面から後面まで

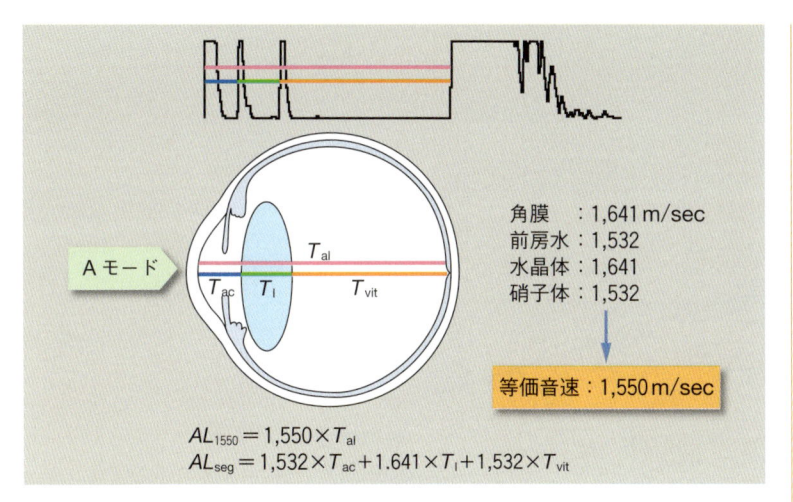

```
          角膜  ：1,641 m/sec
          前房水：1,532
          水晶体：1,641
          硝子体：1,532

          等価音速：1,550 m/sec

AL₁₅₅₀ = 1,550 × Tₐₗ
ALₛₑ𝓰 = 1,532 × Tₐc + 1,641 × Tₗ + 1,532 × Tᵥᵢₜ
```

図4　眼軸長算出法（等価音速方式とセグメント方式）
AL_{1550}：等価音速（1,550 m/sec）方式眼軸長.
AL_{seg}：セグメント方式眼軸長.
T_{al}：角膜前面から網膜までの超音波伝搬時間.
T_{ac}：角膜前面から水晶体前面までの超音波伝搬時間.
T_{l}：水晶体前面から後面までの超音波伝搬時間.
T_{vit}：水晶体後面から網膜内境界膜までの超音波伝搬時間.

の伝搬時間に水晶体の音速 1,641 m/sec を掛けて水晶体厚（$Lens$）を求めている.

2. セグメント方式：前房深度, 水晶体厚, 硝子体腔をそれぞれ別々に計測し, 三つの値を足して眼軸長を求める方法[*8]で（**図4**）, 理論上はこの方法のほうが正確である.

しかし, 三つの部位を測定するため計測誤差が大きくなることが多いことや, 水晶体が硬い症例では水晶体厚が正確に測定できない症例があることなどの理由で, わが国ではほとんどの機種が等価音速方式を採用している.

超音波Aモードの特徴：Aモードには, ほぼ全例で測定可能であるという大きな長所がある（光学式では測定不能例が存在する）が, 次のような欠点（計測誤差の原因）がある.

1. 角膜の圧迫：プローブを角膜に接触させるため, 角膜を圧迫しやすく（特に接触法）, 眼軸長を短く計測しやすい. 水浸法のほうが角膜圧平は起こりにくい.

2. 軸ずれが起こりやすい：プローブを角膜に接触させるため, 固視灯を固視しにくく, 軸ずれが起こりやすい. IOLパワーを求める際の眼軸長の測定は, 視軸に沿った測定が理想であるが, Aモードでは光軸上が最も良好なエコースパイクを得る. 光軸上測定であれば視軸との誤差は 0.1 mm 以内ですむが, 光軸からずれた場合さら

[*8] 等価音速方式で計測した眼軸長（AL_{1550}）, 前房深度（ACd）, 水晶体厚（$Lens$）を用いて, 理論上正確な眼軸長（AL_{seg}, セグメント方式）を求めることができる.
$AL_{seg} = ACd + Lens + VIT_{seg}$
$VIT_{seg} = 1,532 \times \left(\dfrac{AL_{1550}}{1,550} - \dfrac{ACd}{1,532} - \dfrac{Lens}{1,641} \right)$

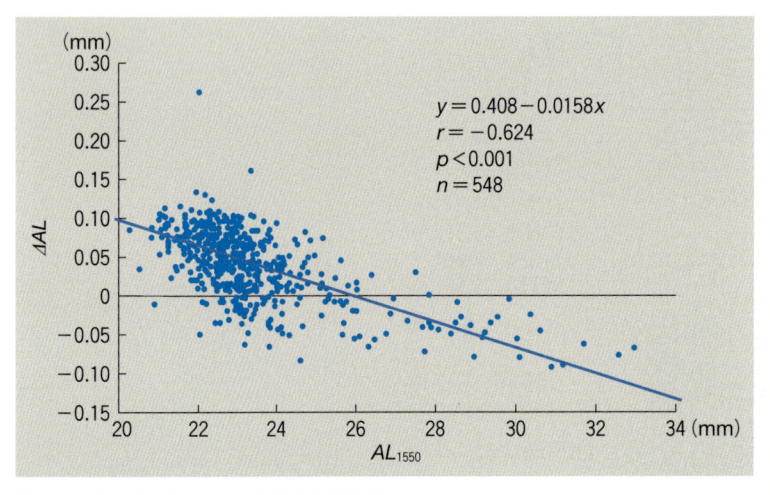

図5 等価音速方式の眼軸長別誤差
$\Delta AL : AL_{seg} - AL_{1550}$
AL_{1550}：等価音速 1,550 m/sec で測定した眼軸長
AL_{seg}：*8 の方法で求めたセグメント方式眼軸長.

に大きな誤差が生じる．特に短眼軸長眼や後部ぶどう腫のある長眼軸長眼では，後極部の曲率半径が小さいため軸ずれの影響を受けやすい．

　また，軸ずれ測定では網膜（内境界膜）エコーが弱くなることがある．この場合，強膜エコーを網膜エコーと器械が勘違いして強膜までの長さを算出するため，実際より長めの値を表示することがある．

3. 等価音速方式では理論上正確な眼軸長計測ができない：等価音速は水晶体厚および水晶体硬度により変化するため，1,550 m/sec に固定した場合，伝搬時間は正確に測定できたとしても計算上の誤差が生じる．

等価音速方式の問題点

1. 水晶体厚と眼軸長

等価音速 1,550 m/sec が理論上正確なのは，眼軸長に対する水晶体厚の割合（L/AL）が 16.5％のときだけである[*9]．一般的に長眼軸長眼では $L/AL < 16.5％$，短眼軸長眼では $L/AL > 16.5％$ であり，1,550 m/sec に音速を設定した場合，長眼軸長眼では実際より長く，短眼軸長眼では短く測定される（**図5**）．

2. 水晶体硬化度と眼軸長

水晶体の音速は核の硬化度によって異なる．Coleman らは摘出されたヒト水晶体の音速を測定しているが，成人の白内障（$n=50$）では 1,629 m/sec であるのに対して，小児の健常な水晶体（$n=4$）で

[*9] 等価音速を求める場合，房水と硝子体の音速は 1,532 m/sec で同じであるので，水晶体と水晶体以外に分けて考えると，次の式で計算できる．

$$等価音速 = 1,641 \times \frac{L}{AL} + 1,532 \times \left(1 - \frac{L}{AL}\right)$$

　この式に等価音速 = 1,550 を代入すると，

$$\frac{L}{AL} = 0.165 (16.5％) となる.$$

[*10] 光，音，電波などは"波"の性質をもっており，二つ以上の同じ種類の波が同じ場所で出合った場合，波同士が相互作用を起こし強めあったり弱めあったり，いわゆるうねりが生じる．この現象を干渉という．通常は波長や位相がばらばらであることから，うねりは生じず干渉性はないが，レーザー光は波長がそろっているので高干渉性を示す．

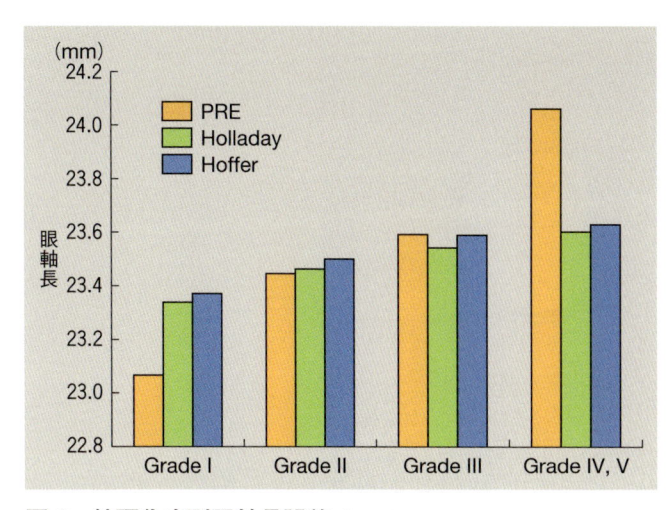

図6 核硬化度別眼軸長誤差（術前値と術後補正値の比較）
PRE：術前の測定値（音速：1,550 m/sec）の平均．
Holladay：術後の測定値（音速：1,532 m/sec）を Holladay の提唱する方法[9] で補正した値の平均．
Hoffer：術後の測定値を Hoffer の提唱する方法[10] で補正した値の平均．

表1 Emery-Little 分類

	硬さ	色調
Grade I	soft	透明〜やや白
Grade II	semisoft	白〜淡黄色
Grade III	medium	黄色（茶色は混ざっていない）
Grade IV	hard	琥珀色（茶色がかった黄色）
Grade V	rock hard	茶〜黒

水晶体核の硬さの分類として，最もよく使用される分類である．
（Emery JM, et al：Phacoemulsification and Aspiration of Cataract：Surgical techniques, complications, and results. St. Louis：CV Mosby；1979. p.45-48.）

は 1,659 m/sec であったと報告している[8]．つまり，等価音速を現在一般的に使用されている 1,550 m/sec（水晶体音速：1,641 m/sec）に設定した場合，成人白内障（硬い核）では実際より長く，小児の健常な水晶体（軟らかい核）では短く計測されることになる．

図6は，核の硬化度別（Emery-Little 分類，表1）に術前後の眼軸長（術後測定は音速を 1,532 m/sec に設定し，IOL の中心厚を補正した[9,10]）を比較したものである．術後の補正値のほうが正確である（術後偽水晶体眼は，眼内レンズという音速および中心厚がわかっている素材が挿入されている）と仮定した場合，術前の眼軸長は Grade II，III においてはほぼ正確に，Grade I ではやや短めに，Grade IV，V ではやや長めに計測されており，Coleman らの測定結果と同じ傾向を示している．

光学式眼軸長測定

測定の基本原理：光は超音波に比べあまりにも高速で，超音波Aモードのように直接伝搬時間を測定することができない．光は波（光波）の性質を有しており，光の干渉現象[*10]を用いて各組織から戻ってきた反射波の時間的な遅れを検出している．この装置を Michelson（マイケルソン）干渉計[*11] という．

光源から発振した低干渉波[*12] は，ビームスプリッタで眼内へ向かう測定光と参照ミラーへ向かう参照光に二分される．測定光は角膜，

[*10] は p.36 参照．

[*11] Michelson 干渉計は，Albert Michelson が発明した最も一般的な干渉法用光学機器である．光をビームスプリッタで二つの経路に分割し，反射させて再び合流させることで干渉縞を生み出す．二つの経路の長さを変えたり，経路上の物質を変えたりすることで，さまざまな干渉縞を検出器上に生成する．

[*12] 現在使用可能な光学式眼軸長測定装置は，IOL Master® (Carl Zeiss Meditec)，OA-1000（トーメーコーポレーション），LENSTAR LS900® (Haag-Streit)，AL-Scan（ニデック）の4種である．光源は IOLMaster®：780 nm の半導体レーザー，OA-1000：820〜850 nm のスーパールミネッセンスダイオード (super lumi-nescence-diode；SLD)，LENSTAR LS900®：820 nm の SLD，AL-Scan：830 nm の SLD を使用している．

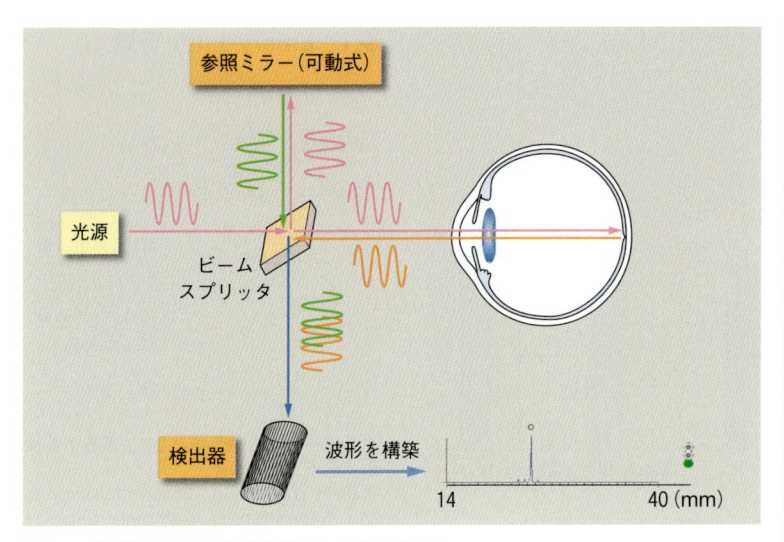

図7 光学式眼軸長測定装置の測定原理

水晶体，網膜などで反射して，それぞれ時間の遅れを伴った異なる強度の反射波として戻ってくる．健常な眼では網膜色素上皮で最大の反射を生じる（したがって，光学式眼軸長測定装置では網膜色素上皮からの反射波を利用している）．

この反射波は，ビームスプリッタによって参照鏡から反射されてくる参照波と合波されて光検出器に入る．参照鏡は可動性があり，参照鏡を前後に動かすと，反射光と参照光の光路長（両者間の媒体が真空〈屈折率：1〉であると仮定した距離）がほぼ一致したところで，両者は最大の干渉現象を起こす．この干渉現象で得られた反射波の時間的ずれが，空間的位置関係（長さ）に換算される．

光学式眼軸長測定装置では，角膜前面（涙液層を含む）および網膜色素上皮からの反射波の時間的ずれを計測し，両者間の光路長を得ている（図7）．

眼軸長の算出：角膜前面（涙液層を含む）から網膜色素上皮までの光路長を，眼球の等価屈折率（波長：780 nmの光では1.3549）で割ると，幾何学長（実際の長さ）が得られる．さらに，IOLMaster®ではAモード水浸法による測定値と一致するよう，色素上皮までの測定値を回帰式[*13]を用いて，内境界膜までの長さに換算した値を表示している．

光学式眼軸長測定装置の特徴：非接触で固視灯を固視させて測定するので，視軸に沿った理想的な計測ができ，超音波Aモードのような角膜圧迫や軸ずれによる測定誤差は少ない．また測定時間も短く，測定は簡便で検者間の差がなく，再現性に優れている．

[*13] Haigisは600眼以上症例に対して，IOLMaster®のプロトタイプを使って色素上皮までの長さ（AL_{rpe}）を測定し，超音波Aモード（水浸法，セグメント方式）で測定した内境界膜までの長さ（AL_{ilm}）と比較検討し，次のような回帰式を求めている[12]．
$AL_{rpe} = 0.9571 \times AL_{ilm} + 1.3033$

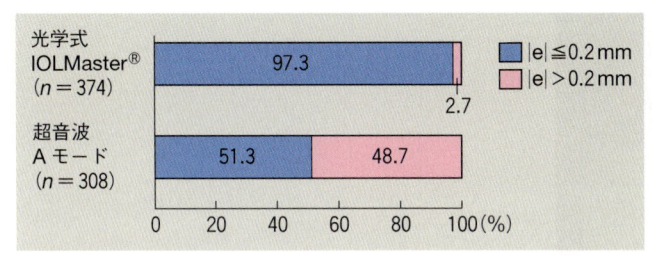

図8 術前後での再現性の比較（光学式 vs 超音波 A モード）
|e|：術前測定値と術後測定（補正）値との差の絶対値．

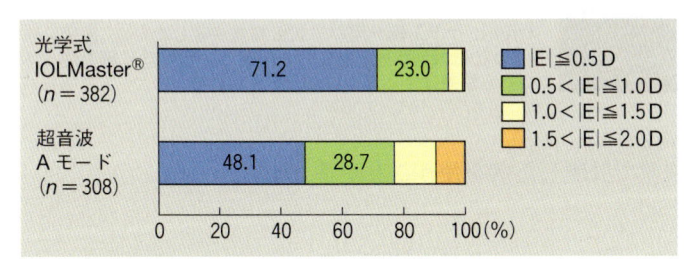

図9 術後屈折誤差の比較（光学式 vs 超音波 A モード）
|E|：術後屈折誤差の絶対値．

　眼内レンズ度数の誤差が 0.5 D まで許される（現在，市販されている眼内レンズ度数は 0.5 D 刻み）とした場合，SRK II 式から逆算すると眼軸長は 0.2 mm 以内に測定誤差を収めなければならない．術前後の測定結果がこの 0.2 mm 以内に収まる症例は，A モード約 50％ であるのに対して，光学式 は 98％ であり（**図8**），再現性という面では光学式のほうが圧倒的に優れている．

　そのため，術後屈折誤差も A モードでは 0.5 D 以内 48.1％，1.0 D 以内 76.8％ であるのに対して，光学式では 0.5 D 以内 71.2％，1.0 D 以内 94.2％ と非常に成績がよくなっている（**図9**）．したがって，眼内レンズ度数計算に際しては，A モードと光学式に大きな差があった場合でも，光学式で計測した眼軸長を用いるべきである．

　ただ，光学式は進行した白内障例や角膜混濁例などでは測定できない（ふくやま眼科医院では約 7.3％ の症例が測定不能）．そのような症例では必然的に A モードで計測した眼軸長を使わなければならず，計測ミスが心配される．このような測定不能例を少なくするためには，初診時など白内障が進行する前に光学式で眼軸長測定を行っておくと，後々役に立つことが多い．

角膜屈折力（K 値）

　A モード時代はオートケラトメータの値を使うことがほとんどだ

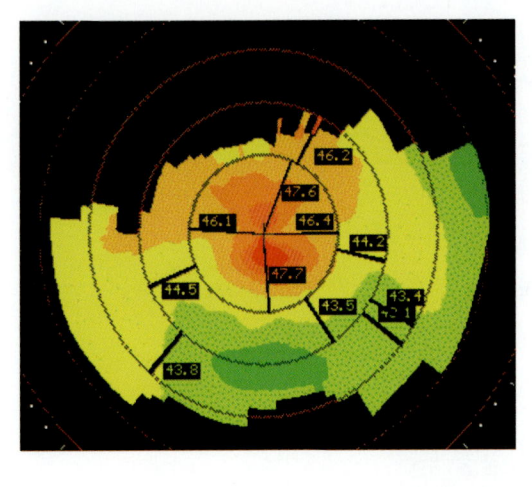

図10 角膜中央部に強いスティープエリアが存在する症例

ケラト値：43.25 D，トポグラフィーから読みとった K 値：46.5 D（OZ＝2 mm），45.1 D（OZ＝3 mm），44.2 D（OZ＝4 mm）．ケラト値を用いて IOL 度数決定したため，術後に約 2.5 D の近視性誤差が起こった．OZ＝2 mm の K 値を使っていたら誤差は生じなかったと考えられる．

ったが，最近は光学式眼軸長測定装置で計測した値を使うことが多い．

ケラトメータは，optical zone（OZ）：3〜4 mm（角膜中間部）の角膜屈折力を読みとっている．通常，角膜では中央部と中間部の屈折力はほぼ等しく，IOL 度数計算の際に使用する K 値はケラトメータで測定した値でよいが，角膜中央部と中間部で角膜屈折力が異なる症例では，ケラトメータ値を使った場合，屈折誤差が生じる．

それに対して K 値が測定できる光学式眼軸長測定器はケラトメータより中央部を測定しており[*14]，光学式のデータを使ったほうが K 値のミスが原因で起こる屈折誤差を回避できる．

図10 は光学式眼軸長測定器がなかった時代，白内障術後に約 2.5 D の近視性誤差が起こり，IOL 交換を行った症例の角膜トポグラフィーであるが，中央部に強いスティープエリアが存在している．角膜中央部の屈折力はケラトメータ値に比べ強くなっており，これが術後の近視性誤差の原因と考えられる．この症例では，トポグラフィーより OZ：2 mm の平均角膜屈折力を読みとり，K 値としておけば誤差が起こらなかったではないかと考えられる．

このような症例の代表例が，屈折矯正手術（LASIK, PRK など）[*15] 後や翼状片との同時手術例，円錐角膜の症例であり，眼内レンズ度数計算において特別な工夫が必要である[13]が，詳細は本巻"角膜形状異常眼での眼内レンズ度数計算"（p.50）に譲る．

（福山　誠）

[*14] IOLMaster®, LENSTAR LS900®, AL-Scan には K 値を測定する機能がついているが，IOLMaster®：直径 2.4 mm，LENSTAR LS900®：1.6 mm と 2.3 mm，AL-Scan：2.4 mm と 3 mm の部分を測定している．

[*15] LASIK：laser in situ keratomileusis
PRK：photorefractive keratectomy

サイエンティフィック・クエスチョン

光線追跡法について教えてください

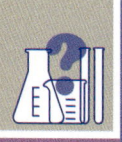

Answer Snellの法則に従って，眼内レンズ挿入眼に入る光の軌跡を計算していく方法です．

眼内レンズパワー計算の眼光学

眼内レンズパワー計算で用いられている光学は，ガウス光学と光線追跡法の二つである．ガウス光学を用いているものはFyodorov（1967年）のパワー計算式に始まり，Binkhorst式（1981年），Holladay I式（1988年），SRK/T式（1990年），Hoffer Q式（1993年），Haigis式（2004年）などがある．光線追跡法としては，研究レベルでは柏木のRTEC法（1989年）[1]，Norrby（2004年）[2]など多くの報告がある．現在，眼科用に市販されているプログラムとしてはPreussnerのOKULIX®（2002年）とOlsenのPhacoOptics®（2009年）がある．

以下，ガウス光学と対比しながら光線追跡法について解説する（表1）．

文献はp.386参照．

ガウス光学：ガウス光学では，角膜と眼内レンズをそれぞれ1枚の屈折平面として扱いスクリーンとなる網膜平面に結像する2面1スクリーンのモデル（図1）になる．構成変数としては，二つの屈折

表1 眼光学それぞれの特徴

	光線追跡法		ガウス光学	
	exact ray tracing	近軸光線追跡法	厚肉レンズ	薄肉レンズ
レンズ厚	厚肉	厚肉	厚肉	薄肉
眼内レンズの位置	real	real	real	仮想（ELP）
球面収差の扱い	可	不可	不可	不可
瞳孔径の個体差	反映	不可	不可	不可
度数ごとのデータ*	必要	必要	必要	パワーのみ
眼内レンズ定数	必要	必要	必要	必要

＊度数ごとにレンズの中心厚，前面・後面の曲率半径，exact ray tracingでは離心率など非球面データも必要になる．
ELP：effective lens position

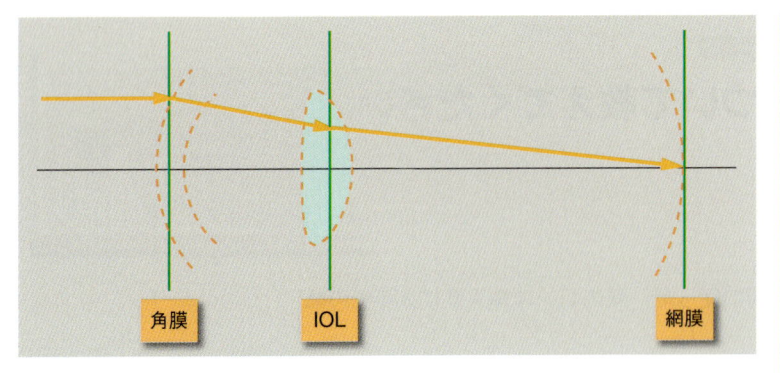

図1 ガウス光学の眼球モデル
ガウス光学では，角膜と眼内レンズの2面（平面）の屈折面とスクリーンである網膜1面の光学モデルで構成される．

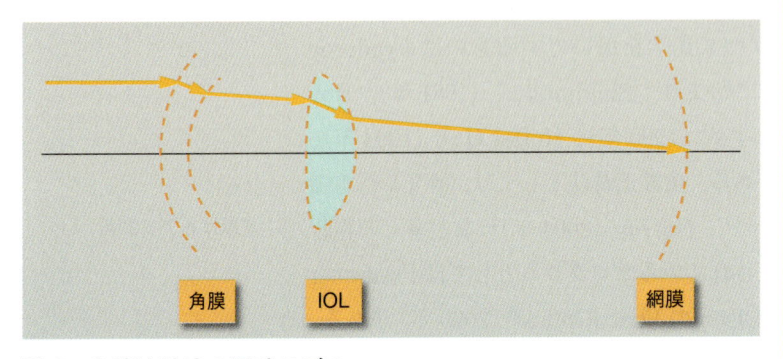

図2 光線追跡法の眼球モデル
角膜とIOLは，それぞれ前面と後面の屈折面で4つの曲面とスクリーンになる網膜の1面で構成する光学モデルになる．

面の屈折力（D）と三つの面の位置と術後屈折値の六つのパラメータで構成される．それぞれの眼内レンズパワー計算式の最大の違いは，眼内レンズの位置の予測方法にある．

光線追跡法：光線追跡法では角膜の前面と後面を曲面とし，眼内レンズも前面と後面を曲面として扱う4面1スクリーンの光学モデル（図2）になる．各屈折面ではSnell（スネル）の法則（図3）に従って光線が屈折するものとして光路を計算する．構成変数は四つの曲面を表現するパラメータと，五つの面の位置と，それぞれの構成要素の屈折率そして術後屈折値から構成される．曲面のパラメータは球面であれば半径だけであるが，非球面ではさらに非球面係数（Q値）などが必要になる．眼内レンズのデータは，そのモデルのパワーごとにそれぞれ必要になる．

近軸光線追跡法：光線の入射角をほぼゼロに近いものとして計算する近軸光線追跡法では，Snellの法則で使う $\sin\theta = \theta$ として近似できるので計算が簡略化できる．近軸光線追跡法ではガウス光学とほ

$$\frac{\sin\theta_1}{\sin\theta_2} = \frac{n_2}{n_1}$$

θ_1：入射角度
θ_2：出射角度
n_1：屈折率 1
n_2：屈折率 2

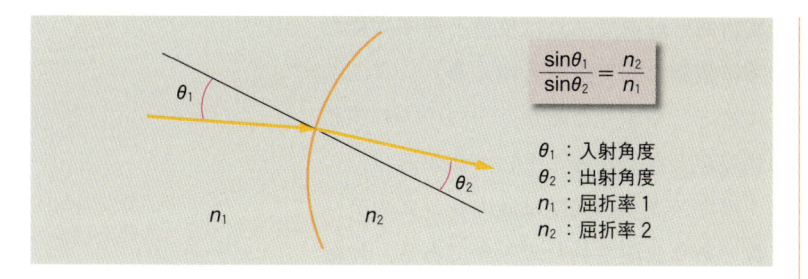

図3　Snell の法則
屈折面での光の屈折を計算する基本式.

ぼ同一になり球面しか扱えないので，球面収差など高次収差を計算に入れることができない．

球面収差のパワー計算への影響

本来の光線追跡法（exact ray tracing または real ray tracing）では，ある程度の角度をもった入射光を扱え，非球面の光学面も扱うことができる．このため瞳孔径に応じて球面収差の影響も計算に入れることができる[*1]．

特に球面眼内レンズを短眼軸長眼に使用する場合は，瞳孔径が大きいほど球面収差の影響が大きくなるので有用である．

理論的には，球面収差の影響をガウス光学ではとり扱えないわけであるが，実際の眼内レンズパワー計算ではある程度その影響を取り込んでいる．角膜の曲率半径の計測はケラトメータでは直径 2.4～3.0 mm で行っているため，球面収差の影響をある程度反映した値になっている．眼内レンズの球面収差の影響は A 定数などの眼内レンズ定数に内包することで調整されている．同一デザインで球面眼内レンズと非球面眼内レンズのあるモデルでは，非球面眼内レンズのほうが A 定数は 0.7 程度大きくなっている．ガウス光学では球面収差による眼内レンズ定数の調整分がどのパワーでも一定として扱われてしまう．ローパワーの眼内レンズであれば非球面と球面のレンズの差は元来小さいが，逆にハイパワーの眼内レンズでは大きくなる．このような変化は，現在のガウス光学の計算式では対応できないが，光線追跡法では正確な眼内レンズのデータが入手できれば対応可能である．

光線追跡法のパラメータ

光線追跡法では各部の屈折率（空気，角膜，房水，眼内レンズ，硝子体）や，四つの屈折面の位置と各屈折面の曲線の式など，パラ

[*1] ガウス光学の計算式では，その結果としての屈折値をもとに眼内レンズ定数を最適化をするので，平均的な瞳孔径での値が眼内レンズ定数に反映されていることになる．

メータが非常に多くなる．屈折面も球面であれば位置と曲率半径だけであるが，非球面では非常に複雑な式で変数も増える．

　変数が多いことは個体差に対応しやすくなるが，一つ一つの誤差が小さくないと逆に全体の誤差が大きくなることにつながる．

眼内レンズの形状のデータ：ガウス光学の式では眼内レンズのデータはパワーと眼内レンズ定数であり公開されたデータである．光線追跡法では眼内レンズのデータとしては素材の屈折率と製品の各パワーごとの中心厚，前面と後面のカーブのデータが必要になる．

　現在の市販の光線追跡プログラムでは詳細は非公開であるが，レンズメーカーから入手できた場合は，曲率半径と非球面係数を用いて円錐曲面で近似して用いているようである[*2]．

術後眼内レンズ位置予測

　SRK/T式では，A定数という眼内レンズ定数を使って術後の眼内レンズの位置を予測している．光線追跡法でも位置を予測するために，眼内レンズのモデルごとに眼内レンズ定数が必要である．

　眼内レンズの位置を予測する数式は光線追跡法であるかガウス光学であるかという問題とはまったく別な事項であり，二つの市販の光線追跡法プログラムともにそれぞれの数式を定義している．この数式が短眼軸眼から長眼軸眼まで適切なレンズ位置予測ができるのか，個体差によるレンズ位置の偏位を予測・反映させられるのかが重要である[*3]．

　OKULIX®ではユーザーが眼内レンズ定数の最適化をすることはできない．PhacoOptics®では，術後の屈折値もしくは術後の前房深度からユーザーが最適化をすることができる．

Preussnerの術後前房深度予測：OKULIX®でどのような計算式を使用しているか明確な記述はないが，Preussnerの論文では，Simple linear scaling approachと呼ぶ計算式を使用している[4]．

$$ACD_i = A_i \cdot C/A - C + ACD_{typ} + 0.5(T_{typ} - T_i)$$

ACD_i：予想前房深度（角膜裏面－眼内レンズ前頂点）

A_i：計測眼軸長

A：平均眼軸長（23.6 mm）

C：平均前房深度

ACD_{typ}：その眼内レンズのモデルの平均前房深度

T_{typ}：その眼内レンズのモデルの平均中心厚

T_i：そのパワーの眼内レンズの中心厚

[*2] 非球面眼内レンズの正確なデータは，光線追跡法にとって非常に重要であるが企業秘密で公開されておらず，Olsenは将来正確なデータが公開されることを期待すると述べている[3]．

[*3] 近年発表されている眼内レンズの計算式では，術前の前房深度や水晶体厚を術後の眼内レンズの位置予測計算のパラメータにしているものが多い．今後，この二つのパラメータの計測は重要になると考えられる．

A定数を用いてSRK式から標準眼の正視に近くなるパワーでの屈折値を計算する．その値をもとにその前後のパワーの眼内レンズを標準眼に挿入したと仮定して光線追跡を行ってACD_{typ}を求める．

Olsenの術後前房深度予測：PhacoOptics® で使用している術後前房深度予測の式は記載されていないが，Olsenの論文[5]では，下記のように報告されている．

$ACD_{post} = a + b_1 \cdot H + b_2 \cdot ACD_{pre} + b_3 \cdot L_{thick} + b_4 \cdot AXL$

ACD_{post}：予想前房深度（角膜前面－眼内レンズ前頂点）

H：角膜高

ACD_{pre}：術前前房深度

L_{thick}：水晶体厚

AXL：眼軸長

a：その眼内レンズのモデルの平均前房深度（眼内レンズ定数）

$b_1 \sim b_4$：回帰係数

光線追跡法の限界

光線追跡法，ガウス光学ともに角膜と眼内レンズと中心窩の光学中心が同一軸（共軸系）であり傾きがないことを前提としているが，実際の眼ではそのようなことはなく，そのずれをを計測することも難しい．また，光軸で計算しているが実際には視軸で計算しなくてはならない．また，exact ray tracingでは角膜や眼内レンズの曲面を非球面で扱えるが正確な数式表現が必ずしも容易ではなく，円錐曲面（conicoid）に近似させて計算をしている．さらに光線追跡法では変数が多くなることも誤差を大きくする要因であり，一つ一つの計測値の精度も重要になる．

理論的には光線追跡法（exact ray tracing）は球面収差や瞳孔径による屈折変化を個々の症例にあわせて対応できる[*4]．また，眼内レンズの球面収差のパワーごとの変化にも対応しうる．しかし，現状ではガウス光学の計算式に比し，必ずしも優れた成績が報告されているわけではない．今後，前眼部OCTによる角膜の前・後面測定など測定データの精度の向上やメーカーからの眼内レンズデータの公開，術後眼内レンズの位置の予測精度の向上などで，より精度の高い計算方法になる可能性を有する手法である．

（禰津直久）

[*4] 理論的にはexact ray tracingのほうが近軸光線追跡法より正確である．しかし，Aramberriは，球面収差が強くなる短眼軸眼ではexact ray tracingがよいが，通常眼軸・長眼軸長眼では近軸光線追跡の成績がよいとしている[6]．

クリニカル・クエスチョン

強度近視眼では，どのくらいの度数を目標にすればよいですか？

Answer できるだけ近視を軽くすることを目標にしますが，種々の条件によって目標値が変わります．

強度近視の白内障手術における目標屈折値の設定

強度近視の目標屈折値の設定は，その患者の種々の条件に依存する．術前の矯正方法，片眼手術か両眼手術か，術後視力予後，職業・生活状況などから設定する必要がある．強度近視では，通常の白内障患者よりも年齢がやや若く社会活動が旺盛でかつ片眼の手術の場合が多く，目標屈折値の設定を迷うことが多い．さらに，眼内レンズパワー計算の誤差も大きくなりがちなことも考慮しなくてはならない．

両眼手術の場合

視力の低下に相当する白内障があり，眼底検査（倒像鏡，OCTなど）や既往歴で術後の視力が期待できる場合は，−1〜−2Dの近視を目標屈折値とする．モノビジョンも検討の余地がある．

角膜曲率半径が7.5mm未満（45D以上）の小さい場合は予測屈折値よりも遠視側へずれやすいので，SRK/T式を用いて−2〜−3Dをねらうほうが安全である．

多焦点眼内レンズやトーリック眼内レンズの可能性も検討する余地があるが，適用レンズパワーがない場合があるので注意を要する．術後の視力不良が予想される場合[*1]は−4〜−6D程度の中等度近視を目標とし，近見時の網膜像を大きくして視力不良を補う．

片眼手術の場合

他眼の手術が1年以内程度の比較的近い時期に予想される場合は，両眼手術の場合に準じて設定してもよい．片眼のみの手術の場合は，他眼の屈折・矯正方法とのバランスを考える必要がある．

術後に眼鏡矯正を希望する場合：他眼よりも1〜1.5D程度軽い近視になるように設定する．若い年齢では，老視の説明をしておく．

[*1] 眼底に近視性の網脈絡膜萎縮がみられる場合は，術後の視力不良が予測されるので，目標屈折値の設定に注意が必要である．

眼鏡矯正希望で眼軸長の左右差が大きい場合：術眼のほうが眼軸長が長く近視が強い場合は上述のように設定する．この場合，軸性不同視を自覚することがありうるが，予測は難しい．術眼のほうが眼軸長が短く近視が軽い場合は，術前とほぼ同じ屈折を目標屈折値とする場合が多いが，術前の眼の使いかたが片眼視であったか両眼視であったかなどをよく聞き出して決める必要がある．

術後の他眼の矯正にコンタクトレンズを希望する場合：比較的若年者が多く，仕事もしていることが多いので，その状況，デスクワーク主体か運転業務のように遠方視が重要かなどを確認する．本人の希望もよく聞いたうえでデスクワーク主体であれば術眼を−1〜−2D程度に設定，遠方主体であれば−0.5Dに設定する．老視年齢では，従来使用しているコンタクトレンズ下の屈折も参考にする．他眼をコンタクトレンズで矯正する前提では，術後に屈折性不同視のため眼鏡だけでは矯正できなくなることを説明しておく必要がある．また，強度近視ではハードコンタクトレンズを使用している場合が多いが，角膜乱視がある場合は術後に乱視が残ることを説明しておく必要がある．角膜乱視が大きい場合にはトーリック眼内レンズの適応もありうるが，この場合，術後にハードコンタクトレンズが使用できなくなることを説明しておく．

角膜乱視が小さければ多焦点眼内レンズの選択肢もあるが，ローパワーになるので患者に話をする前に適した眼内レンズパワーの製品の有無を確かめておく必要がある．

強度近視のパワー計算

長眼軸長眼では予測屈折値よりも遠視寄りに誤差を生じることが多く，あらかじめ患者に誤差を生じやすいことを説明しておく必要がある．特に角膜曲率が小さい7.5mm未満（45D以上）ではその傾向が強く，長眼軸長で成績が比較的よいSRK/T式でも1〜2Dの遠視化を生じる．角膜曲率が7.5mmを超す場合は比較的予測精度もよい．

Haigis式を使用する場合は，三つの眼内レンズ定数が計算されている眼内レンズモデルで使用すべきである．すなわち$a_1=0.4, a_2=0.1$の場合は，a_0のみが計算されている場合であり，精度が落ちるので長眼軸長での使用は控えたほうがよい．

〈禰津直久〉

クリニカル・クエスチョン

左右の不同視は何Dまで許されますか？

Answer 不同視の許容範囲には個人差が大きいのですが，多くの報告を総合すると，許容できる不同視差は1.5D（ジオプトリー）程度です．

不同視における視機能

屈折度に2.0D以上左右差があると，立体視は100″（正常の上限）以下になる．また，両眼視時には片眼視時と比較して視力が向上することが知られているが，この加算効果も2.0D以上の不同視で低下する．一方，両眼視が維持できても，眼精疲労をきたすと，QOLが低下する．林らの眼内レンズ（intraocular lens；IOL）眼に対する不同視の研究でも，1.5D程度の不同視が限界としている[1]．このような点を考慮すると，1.5D程度の不同視が許容の限界と考えられる．

文献はp.387参照．

モノビジョンと不同視差

老視期におけるコンタクトレンズや，眼内レンズによる屈折矯正において，左右眼の屈折度数に差をつけることにより，遠方も近方もクリアに見えるようにする，モノビジョン法がある．この場合，遠方は正視に矯正した眼で，近方は近視に矯正した眼で見ることに

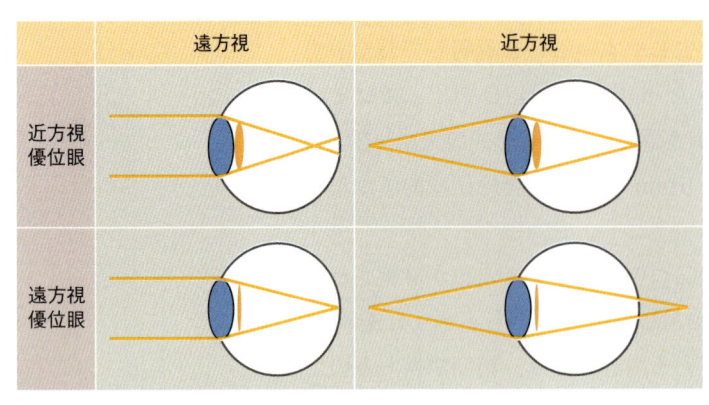

図1　モノビジョン法の概念
遠方視時には正視に矯正した眼（遠方視優位眼）にピントが合い，近方視優位眼にはピントは合わない．近方視時には近視に矯正した眼（近方視優位眼）にピントが合うが，遠方視時優位眼にピントは合わない．

なる（図1）．モノビジョン法は，眼鏡をかけずに遠近とも見える点がメリットである．自然な近視性の不同視がある場合，数Dの不同視差があってもモノビジョンが成立する．一方，コンタクトレンズや眼内レンズで意図的に不同視をつくる場合，両眼視力の低下，立体視の低下，不等像による眼精疲労，片眼のぼけた像がじゃまをする，binocular inhibition（両眼抑制）などがデメリットとなる．モノビジョンが成立するためには，交代視が必要になるが，この場合，非固視眼におけるぼやけた網膜像を，脳が抑制できるかどうかがポイントになる．ぼやけた像がうまく抑制できれば，モノビジョンは成功するが，この能力には個人差があるため，コンタクトレンズをしばらく装用させて試してみる必要がある．

カコモン読解　第19回　一般問題96

白内障術後の複視の原因で正しいのはどれか．3つ選べ．
a 不等像視　　b 眼球振盪　　c 機械的斜視　　d 非代償性斜位
e 眼内レンズ落下

解説　不同視を眼鏡で矯正した場合，自覚する像の左右差を不等像視という．許容できる不等像の大きさは，4〜7％といわれ，この限界を超えると複視を自覚する．眼球振盪は複視をきたさない．機械的斜視，代償不全の斜位は複視の原因となる．眼内レンズの落下では，網膜像のぼけが生じるが，複視は生じない．

模範解答　a，c，d

（不二門　尚）

角膜形状異常眼での眼内レンズ度数計算

白内障手術は，手術装置，手技，眼内レンズ（intraocular lens；IOL）の進歩に伴い発展を遂げてきた．その結果，安全性の向上とともに術後の視機能を高いレベルにまで回復させることが可能になった．IOL度数計算式の発達と光学式眼軸長計測の登場により，手術既往歴のない健常眼における術後屈折値は予測精度が向上した．これらにより，白内障手術の屈折矯正手術としての側面は向上する一方，術後の屈折誤差についても精度が問われるようになってきた．

文献はp.387参照．

角膜屈折矯正手術眼におけるIOL度数計算の問題点

2000年に厚生省よりエキシマレーザーが認可されて以降，エキシマレーザー角膜屈折矯正手術は年々増加し，なかでも主流のlaser in situ keratomileusis（LASIK）は，今後さらに増えていくものと予想される．そのため，放射状角膜切開術（radial keratotomy；RK）やレーザー屈折矯正角膜切除術（photorefractive keratectomy；PRK）などを含め，何らかの屈折矯正手術を施した患者を診療あるいは手術する機会は多くなると考えられる．屈折矯正手術後眼では，通常の白内障手術患者よりもIOL度数の計算誤差による術後屈折誤差が大きいことが知られており，大きな問題となっている．屈折矯正手術後眼のIOL度数計算における問題点は，機器測定による屈折力の誤差，屈折率の誤差，計算式の誤差にまとめられる．以下，近視屈折矯正術施行眼の場合として述べる．

屈折力の誤差：角膜手術により角膜屈折力分布が中央で不均一となり，通常のケラトメータで測定する傍中心と瞳孔中央の屈折力の差が大きくなる．ケラトメータでは，角膜を球面あるいはトーリック面と仮定して角膜中央約3.2mmのケラトリング上を測定しているが，屈折矯正手術後眼ではその仮定は成り立たない．

屈折率の誤差：ケラトメータでは，角膜前面のデータで角膜前後面の屈折力を推定するが，屈折矯正手術では角膜前面形状は変化するものの，後面はほとんど変化しないため，角膜前後面の比率が変化する．近視眼に対するLASIK後の角膜に通常の角膜換算屈折率（$n =$

1.3375) を用いると，角膜屈折率は過大評価されて挿入すべき IOL 度数は過小評価され，白内障術後の屈折値は遠視化する．

計算式の誤差：通常の白内障手術の際に広く用いられる SRK/T 式などでは，角膜曲率半径の値から前房深度を推定するため，術後前房深度（effective lens position；ELP）が実際より浅くなる．屈折矯正手術により，角膜は平坦化するが前房深度はほとんど変化しないため，近視眼に対する LASIK 後に平坦化した角膜曲率半径から ELP を推定すると，実際よりも ELP が浅く計算され，遠視化する．

屈折矯正手術後の IOL 度数計算方法

上述のように，屈折矯正手術眼の症例において IOL 度数計算を行う際に，通常の白内障症例と同様にケラトメータなどから得られた角膜屈折力（角膜曲率），眼軸長を用いて計算した度数の IOL をそのまま挿入すると，大きな屈折誤差（遠視寄りの refractive surprise）を生じてしまう．

正確な IOL 度数計算を行うために，これまでにさまざまな方法が報告されており，屈折矯正手術前のデータを必要とする方法（historical method）と，必要としない方法（non historical method）の大きく二つに分けられる．**表1** に主なものを示すが，これ以外にも多数の計算式がある．

American Society of Cataract and Refractive Surgery（ASCRS）のウェブサイトには，手持ちのデータを入力すれば一度に多数の計算式結果が得られる，無料のウェブ上での IOL 度数計算ソフト（The IOL Calculator）が提供されている（http://iolcalc.org/）．これには，近視 LASIK/PRK 術後眼，遠視 LASIK/PRK 術後眼，RK 術後眼の三つがあり，計算結果は，屈折矯正手術前の K 値と屈折矯正手術によって変化した屈折量（ΔMR）を用いる方法，ΔMR のみを用いる方法，過去のデータを使用しない方法に分類されて表示される．**図1** に近視 LASIK/PRK 術後眼での計算結果を示すように，ソフトで計算可能なすべての方法の IOL 度数と平均 IOL 度数，およびその範囲が表示される．

表1 で紹介したもののほか，最近では光線追跡法による IOL 度数計算，前眼部光干渉断層計（anterior segment optical coherence tomography；AS-OCT）のデータを用いた IOL 度数計算などが知られている．なお，光線追跡法を用いたソフト（OKULIX®）が発売され，日本国内でも販売されている．OKULIX® では中心窩から角膜

表1 屈折矯正手術眼に対する，主な IOL 度数計算方法

方法	術前必要データ	計算方法の概要
Clinical history[3]	$K_{pre}+\Delta MR$	屈折矯正手術前の K 値，術前後の屈折値（等価球面度数）を用いて術後の角膜屈折力を推定する方法． $K_{post}=K_{pre}-(SE_{post}-SE_{pre})$
Corneal Bypass[4]		屈折矯正手術よりも前に白内障手術を受けて残った近視に対して屈折矯正手術を行ったと考えて，IOL 度数を計算する方法．屈折矯正手術による矯正量（術前の等価球面度数−術後の等価球面度数）を IOL 度数のねらいとして，術前の K 値，術後の眼軸長を用いて計算する．
Double-K[5]		第三世代の計算式において ELP 予測に用いられている部分の角膜屈折力に，屈折矯正手術前の K 値を用いることにより，ELP 予測誤差を軽減させるという方法．屈折矯正手術後の K 値を計算式の中の角膜屈折力として用いる．
Feiz-Mannis[6]		屈折矯正手術を受けていないと仮定して術前 K 値から IOL 度計算を行い，その後，屈折矯正手術によりもたらされた屈折矯正量（眼鏡平面）を 0.7 で除した値を加えて IOL 度数とする．屈折矯正手術術前の K 値と屈折矯正量（ΔMR）を用いる方法． $IOL_{post}=IOL_{pre}+\dfrac{\Delta MR}{0.7}$
Masket[7]	ΔMR	IOLMaster® で測定した K 値と SRT/K 式を用いて，屈折矯正量（ΔMR）に基づいて IOL 度数を調整する方法． IOL 補正値 $=\Delta MR\times0.326+0.101+IOL_{post}$（屈折矯正手術後の K で計算）
Adjusted ACCP[8]		角膜形状解析から得られた角膜屈折力を補正する方法．adjusted average central corneal power（ACCP；平均中央角膜屈折力）はトーメーコーポレーションの TMS で中央 3 mm のプラチドリング上の屈折力の平均値である．ACCP 法は，下記の式から補正角膜屈折力を求めて IOL 度数計算に用いる． $ACCP-(RC\times0.16)=$ 屈折矯正手術後の補正角膜屈折力 ΔMR：角膜平面上における，屈折手術による屈折矯
コンタクトレンズ[3]	なし	既知のベースカーブを有するハードコンタクトレンズ（HCL）を用いて，装用前後の屈折力の変化から角膜屈折力を推定する方法．角膜屈折力は，コンタクトレンズのベースカーブとコンタクトレンズの矯正度数の和となる．装用による屈折の変化を加味すると，以下のように用いる． $K_{CL}=$（HCL の BC）＋（HCL 度数）＋（HCL 装用前後の屈折の差）
Haigis-L 式[9]		IOLMaster® により計算が可能である．IOLMaster® により測定した，屈折矯正手術後の角膜曲率半径をもとに，以下の補正式で補正した角膜曲率半径を通常の Haigis 式に代入して計算する．IOLMaster® に搭載されている． 修正曲率半径 $=\dfrac{331.5}{-5.1625\times 屈折矯正手術後の角膜曲率半径+82.2603-0.35}$ IOLMaster® により計算が可能である．
Camellin-Calossi[10]		IOL-Station®（ニデック）により計算が可能である．屈折矯正手術前後の変化がわかる場合にはその値を入れ，変化量は不明な場合は補正する．
Shammas-PL 式[11]		屈折矯正手術後の角膜屈折力を以下の式を用いて補正する． 補正後の K 値 $=1.14\times K_{post}-6.8$
A-P 法[12]		Pentacam® で測定した，LASIK 術後の角膜後面屈折力から LASIK 術前角膜屈折力を推定する方法． LASIK 術前 K 値 $=-4.907\times$ LASIK 術後面 $K_{6mm}+12.371$ 後面 K_{6mm}：角膜後面 6 mm 平均屈折値 この式から得られた，予測 LASIK 術前 K 値を K_{pre}，Pentacam® で実測した K 値を K_{post} として Double K 方法を用いる．

ELP：effective lens position（術後前房深度）
SE：spherical equivalent（等価球面度数）
TMS：topographic modeling system

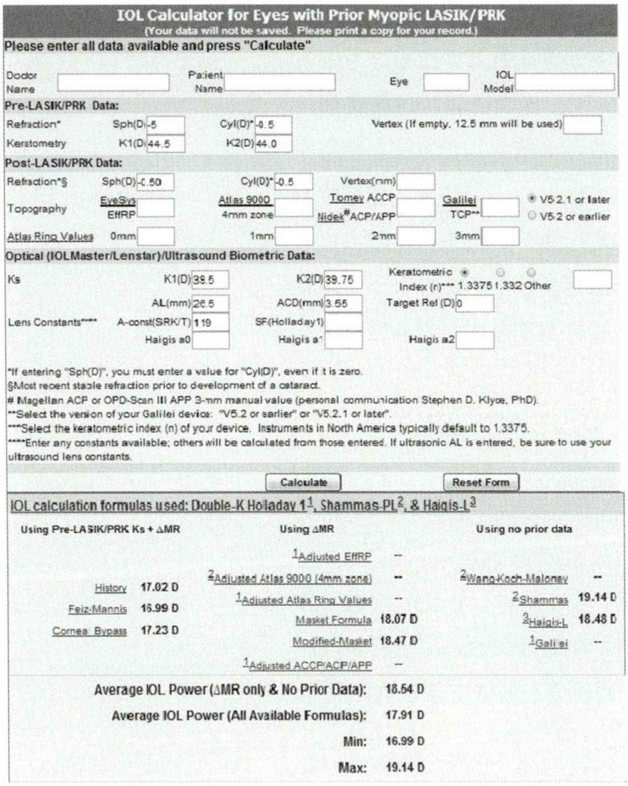

図1　ASCRSのオンラインIOL度数計算ソフト

ASCRS：American Society of Cataract and Refractive Surgery

方向へ光線追跡を行って眼球全体の屈折度数を計算し，角膜屈折力の測定は角膜形状解析装置で行うため，角膜換算屈折率による誤差を軽減できIOL度数計算精度の向上が得られると期待されている．

患者説明における注意点

　白内障手術における屈折誤差は患者の視覚の質に直結するものであり，また，このような患者の白内障術後視力に対する期待は非常に高く，屈折矯正手術と同様な視力に回復することを強く望んでいることが多い．そこで，手術前には以下の点につき十分に注意説明を行っておく必要がある．

1. 屈折矯正手術眼に対する白内障手術でのIOL度数計算式の決定打はないため，可能な限りの計算を行い検討するが，それでもなお術後誤差は通常の白内障手術よりも生じやすいこと．
2. 術後誤差によっては，IOL交換や屈折誤差の補正ための再手術の必要性が生じること．

その他の角膜形状異常眼

　角膜形状異常眼のなかには，屈折矯正手術後眼のみならず，円錐

角膜や Pellucid（ペルーシド）角膜変性などの角膜不正乱視眼，角膜に瘢痕を有する症例，角膜移植眼などが含まれるが，もともと有する乱視が著明に大きいために従来の IOL 度数計算では術後屈折誤差が大きい．症例による多様性もあるため統一した方法を使用するのは難しく，実際には各施設において個々の症例に応じて経験をもとに計算しているのが現実と思われる．屈折矯正手術後眼に比べて予測のつかない誤差が生じやすいことが多いが，このような角膜形状異常眼においても，白内障術後の屈折誤差を少しでも軽減するような IOL 度数計算方法が望まれる．

まとめ

屈折矯正手術眼における IOL 度数計算式の決定打がない現状においては，可能な限りの検査を行い，入手可能なすべてのデータを集めて複数の計算を行い，その結果を十分に検討して IOL 度数計算を行うことが大事である．今後，すべての施設において施行が可能で，必要最小限の検査のみで良好な予測精度が期待できる IOL 度数計算式が待たれる．

カコモン読解　第 23 回　臨床実地問題 44

60 歳の女性．右眼の白内障手術を希望して来院した．右眼前眼部写真を図に示す．術後の合併症で通常より頻度が高いのはどれか．

a　眼内炎
b　度数ずれ
c　眼圧上昇
d　後発白内障
e　眼内レンズ偏位

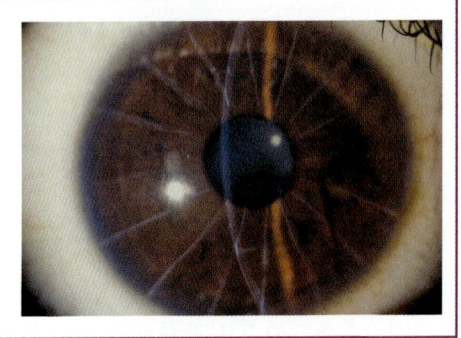

[解説]　角膜に複数の放射状の角膜切開線がみられることから，放射状角膜切開術（radial keratotomy；RK）を受けたと考えられる．本文中に述べたとおり，屈折矯正手術眼では通常の白内障手術患者よりも IOL 度数の計算誤差による術後屈折誤差が大きい．

[模範解答]　b

（高　静花）

角膜形状と眼内レンズ選択

現在の手術における角膜形状解析の意義

白内障手術は近年飛躍的に発展した，眼科で最も行われている手術である．超音波乳化吸引装置，眼内レンズ（intraocular lens；IOL），眼科手術器具の改良や手術手技の発達，自己閉鎖創や極小切開により安全性は向上し，術後屈折誤差や術後惹起乱視は減少した．それに加えて IOL の光学デザインが球面だけでなく非球面，トーリック，多焦点などといった選択の幅が広がり，屈折やライフスタイルにより IOL を選ぶ，いわばテーラーメイド医療に近い時代になりつつある．

白内障術前には IOL の度数計算のために角膜屈折力の測定を行うが，角膜や眼球の光学的特性の評価のために，角膜トポグラファ

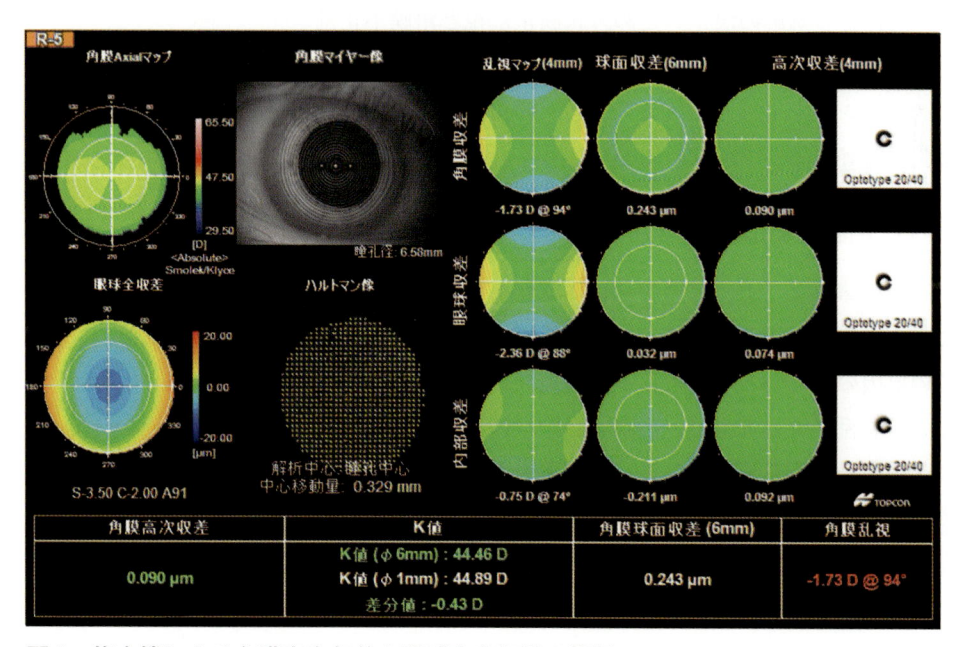

図1 複合機による角膜高次収差と眼球高次収差の解析
KR-1W（トプコン）による出力例．角膜の Axial マップ（左側上），眼球全収差マップ（左側中央），乱視マップ・球面収差・高次収差のマップが角膜収差・眼球収差・内部収差のそれぞれについて表示されている（右側）．収差が網膜像に及ぼす影響を Landolt（ランドルト）環のシミュレーション画像として右端に表示されている．下段の表では左から順に，角膜高次収差，K値（角膜屈折力），角膜球面収差，角膜乱視が表示される．

ーや収差計と角膜トポグラファーの複合機（図1）などを用いる施設が増えてきている．特に光学的に付加価値のあるIOLの種類を選ぶために，これらの検査は有用と考えられる．

角膜形状解析の手順

付加価値のあるIOLを希望する対象は，術後の視力や見えかたに対する患者の要求度は球面レンズの対象より高いものと考えられる．その場合の手順としては，やはり従来と同様に術前の自覚的屈折値やケラト値の評価のためにオートケラトメータで測定する．そして，角膜トポグラファーにより角膜形状を以下の四つの点に注目して系統的にチェックする．

1. 最初に，角膜高次収差量[*1]から角膜不正乱視の有無とその程度を調べる．
2. 角膜形状が通常のケラト値を使用してIOL度数誤差が大きくなることが予想されるような，LASIK[*2]後などの形状異常がないかチェックする．
3. 非球面レンズは負の球面収差をもつため，角膜の球面収差がその適応にあるのかを評価する．
4. トーリックIOLの適応の決定のため，角膜正乱視と角膜不正乱視の両方の評価を行う．

この四つのポイントを考慮したうえで，IOLの選択に入ることとなる．具体例を後述する．

具体例（1）角膜不正乱視の有無

白内障手術を無事終えても，網膜などに異常がないのに視力が上がらないことがある．そのような経験のある術者は少なくないと思われる．その原因のひとつとして角膜不正乱視[*3]が挙げられる．生理的に軽度の不正乱視のある症例や，角膜異物後の軽度の瘢痕や翼状片などによる角膜不正乱視があると，特に多焦点眼内レンズでは術後の視機能が低下してしまう可能性がある．ほかに角膜不正乱視を起こす疾患としては円錐角膜やPellucid角膜変性，屈折矯正手術後などが考えられ，もちろん角膜不正乱視が強い場合には術前にその説明をしておかないと，術後矯正視力の不良によってどのようなレンズを挿入しても術後トラブルの原因となりうる[1]．

図2に円錐角膜のマップを示す．左下に赤い文字で表示されているのは角膜高次収差の総和が高く，矯正視力低下をもたらす角膜不

[*1] 角膜高次収差は瞳孔によって変化し，瞳孔径4mmの場合は0.3以下が正常で，0.5以上だと高い．

[*2] LASIK
laser *in situ* keratomileusisの略．

[*3] 眼鏡レンズで矯正できない屈折異常を不正乱視と呼ぶ．角膜不正乱視は角膜トポグラファーで角膜高次収差として定量的に評価できる．

文献はp.387参照．

2. 眼内レンズと検査　57

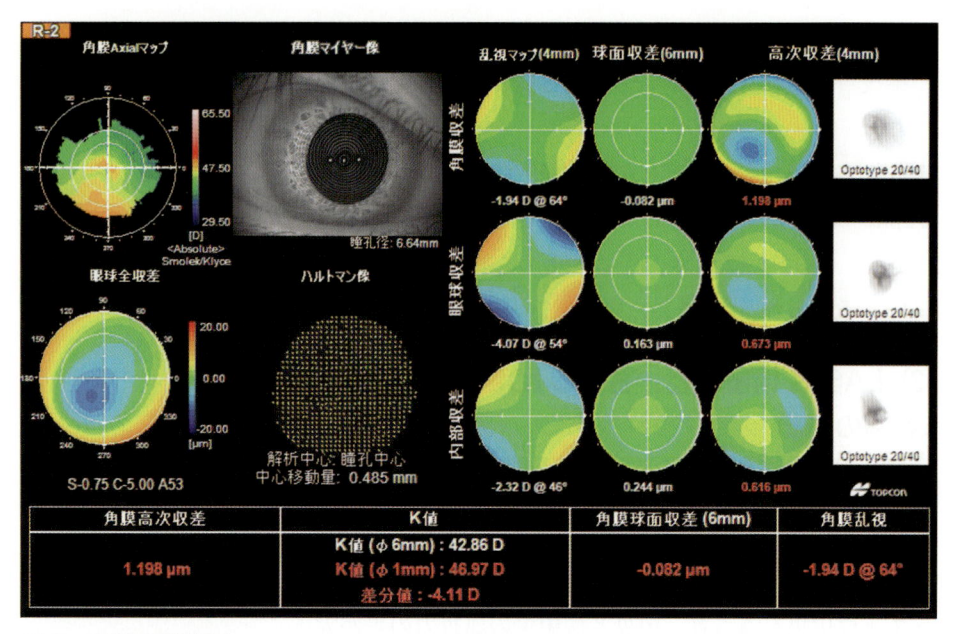

図2　円錐角膜症例
角膜高次収差がコマ収差のパターンを示し，角膜不正乱視が強いことがわかる．

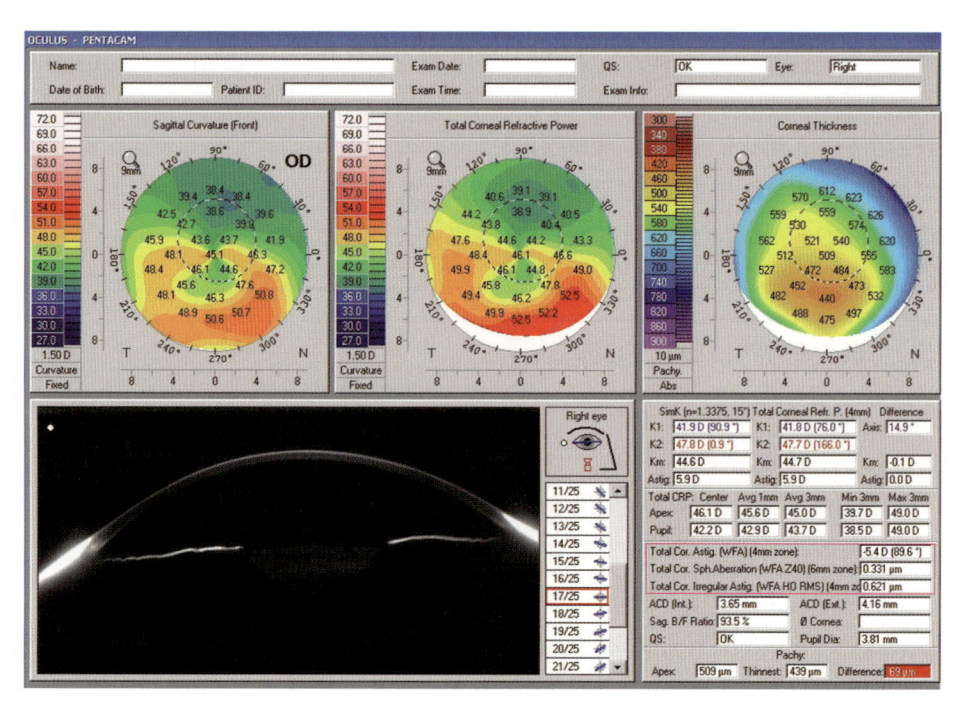

図3　Pellucid 角膜変性症例
Pentacam® HR（OCULUS）による白内障術前マップ．4 mm 径の角膜前後面高次収差の総和（Total Cor. Irregular Astig.），6 mm 径の角膜前後面球面収差（Total Cor. Sph. Aberration），および 4 mm 径の角膜前後面正乱視（Total Cor. Irregular Astig.）が計算されている（□）．

正乱視の存在を表している．この症例では術後眼鏡による矯正視力が不良なら，術後ハードコンタクトレンズが必要となる可能性がある旨説明しておく．

Pellucid 角膜変性の Pentacam® HR による白内障術前マップを示す（図3）．Axial マップがカニ爪様のパターンを認め，中央の高次収差が 0.621 μm とやや高いことがわかる．そのため，術後矯正視力は比較的良好と考えられるが，多焦点眼内レンズの適応ではない．

具体例（2）LASIK 術後など，通常の IOL 度数計算で問題のある例の検出

LASIK 術後のマップを示す（図4）．LASIK 術後で角膜中央は扁平化し，周辺に向かって徐々に急峻化している．図4の左下に表示される角膜高次収差が比較的高いので，多焦点眼内レンズの適応ではない．加えて下段中央をみると，中央と傍中央の屈折力の差が大きいことがわかる．このような場合，ケラト値を使用してルーチンに IOL 度数計算をすると術後の屈折誤差が大きくなる可能性があるため，十分に術前に説明すべきである．また，LASIK 用の度数計算式を用いるべきである．

加えて下段の左から3番目をみると，球面収差が大きいため非球面眼内レンズのよい適応であることが考えられる．逆に遠視 LASIK の術後では球面収差が負となるため，非球面眼内レンズのよい適応ではない．

具体例（3）非球面眼内レンズの適応決定

75歳，男性．右眼の白内障手術を予定している．術前視力は RV＝(0.6×−3.0D◯cyl−3.0D Ax90°)．術前，角膜形状と光学的特性の確認を行った（図5）．下段には左から順に角膜高次収差，角膜形状における中央と傍中央の屈折力の差，角膜球面収差，角膜乱視が表示されている．角膜高次収差は 0.178 μm と緑色に表示されており，不正乱視はない．角膜球面収差は 0.316 μm であり，負の球面収差をもつ非球面眼内レンズの挿入により眼球高次収差の軽減が期待できる[2]．

具体例（4）トーリック IOL の適応決定と術前の軸ずれの評価

62歳，女性．強度近視で右眼の白内障手術を予定している．術前視力は RV＝(0.7×−18.0D◯cyl−1.0D Ax90°)．術前に角膜正乱視

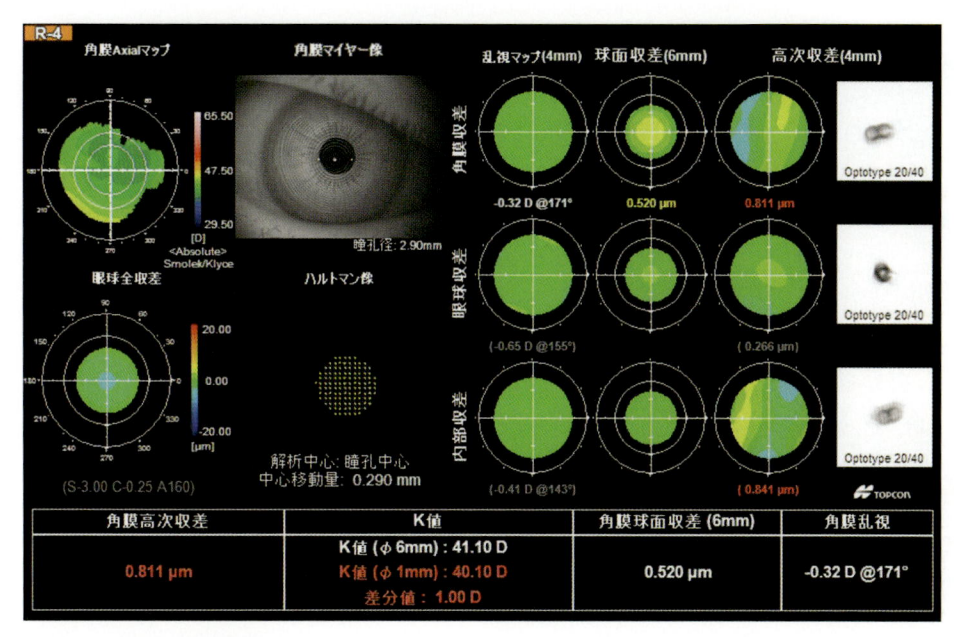

図4　LASIK術後症例
下段の表で左から2番目の欄で中央と傍中央の差分値が赤で表示されている．左から3番目の角膜球面収差は，正常より大きくなっている．

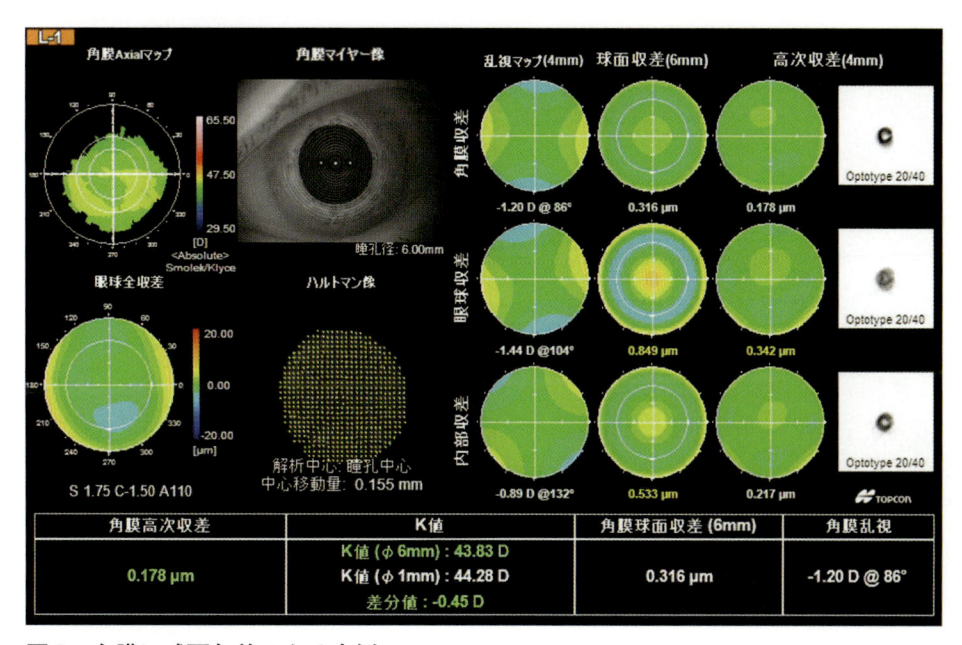

図5　角膜に球面収差のある症例
下段の表の角膜高次収差は，正常であることを示すために緑色に表示されている．左から3番目の角膜球面収差は正の値を示している．つまり角膜不正乱視が少なく，球面収差も正常範囲である．

が大きいことがわかる（図6）．この症例では，角膜の直乱視を水晶体の倒乱視がある程度代償しているので，トーリックIOLを挿入しないと術後正乱視が増加する可能性がある．術後のマップでは，角

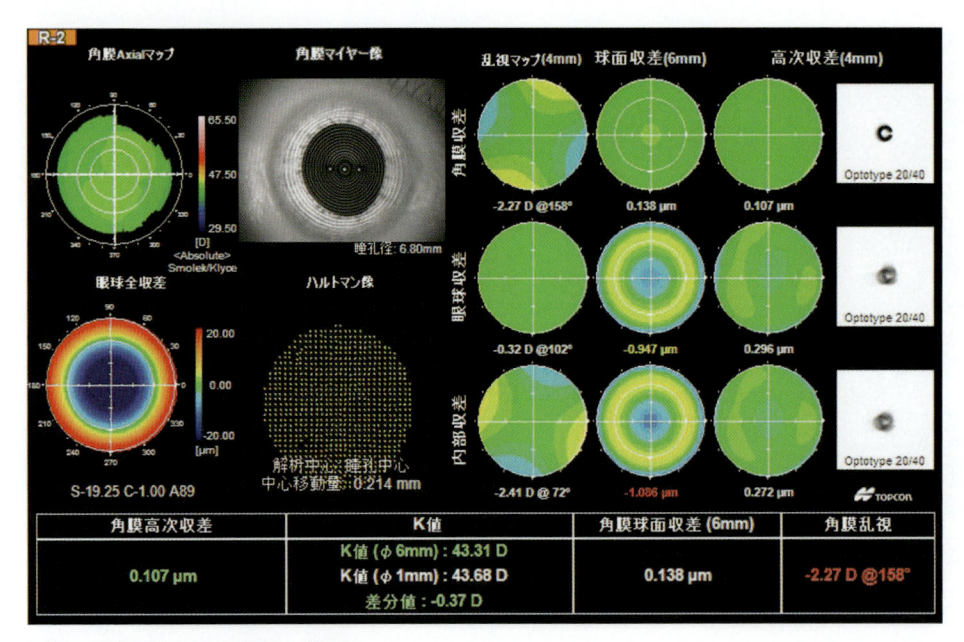

図6　角膜正乱視の症例（術前）
下段の表の一番右に示す角膜乱視は，強いため赤字で表示されている．左下の角膜高次収差は小さいため緑色で表示されている．つまり，角膜不正乱視がなく角膜正乱視があり，よいトーリックIOLの適応である．

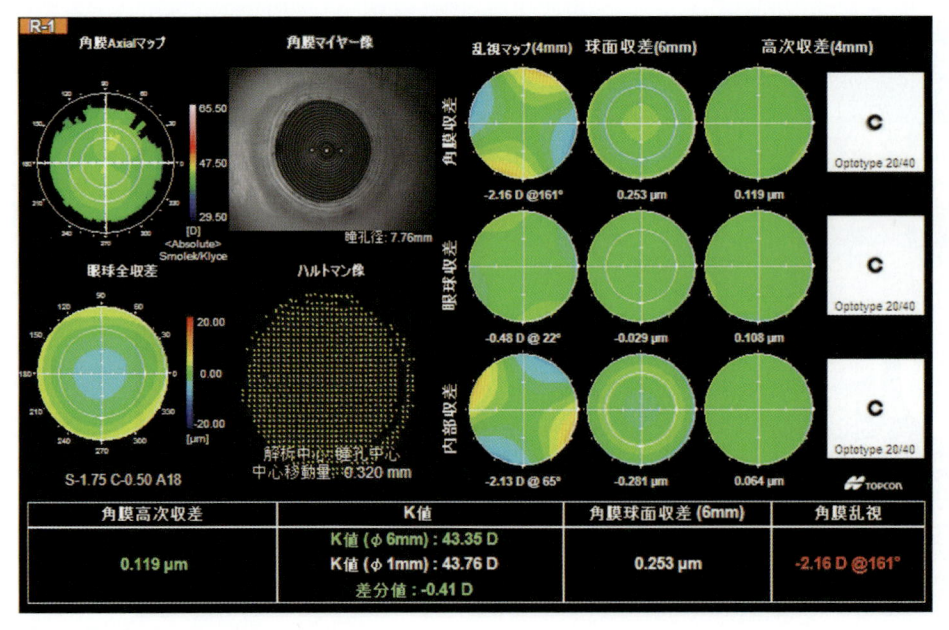

図7　角膜正乱視の症例（術後）
トーリックIOL挿入後である．中央の乱視マップ（4mm）を縦にみてみると，一番上の角膜収差と一番下の内部収差がちょうど直交しているのがわかる．左側中央の眼球全収差のマップは，術後軽度近視にしたため改善している．球面収差のマップもほぼゼロになっている．

膜乱視の軸がトーリックIOLの軸とほぼ直交しており，IOLの軸ずれが少ないことがわかる（図7）．術後視力 RV＝（1.5×－0.75D◯

cyl−0.5D Ax50°）．

多焦点眼内レンズでの術前角膜形状解析の重要性

　多焦点眼内レンズを挿入するにあたっては，角膜不正乱視の評価が重要である．回折型の多焦点眼内レンズでは眼内に入ってくる光が配分され，数パーセントが回折により失われる[3]．さらに不正乱視できっちり点に結像しないためコントラストの低下がさらに強くなり，術後の不満につながる可能性がある．よって角膜不正乱視の症例に多焦点眼内レンズは使用すべきでない．また，角膜正乱視が大きい患者では，白内障術中ないし術後に乱視矯正手術が必要となる．なお，術前の角膜正乱視は1.0D以下であることが望ましい[4]．

〔植木亮太郎〕

3. 各社眼内レンズと挿入法

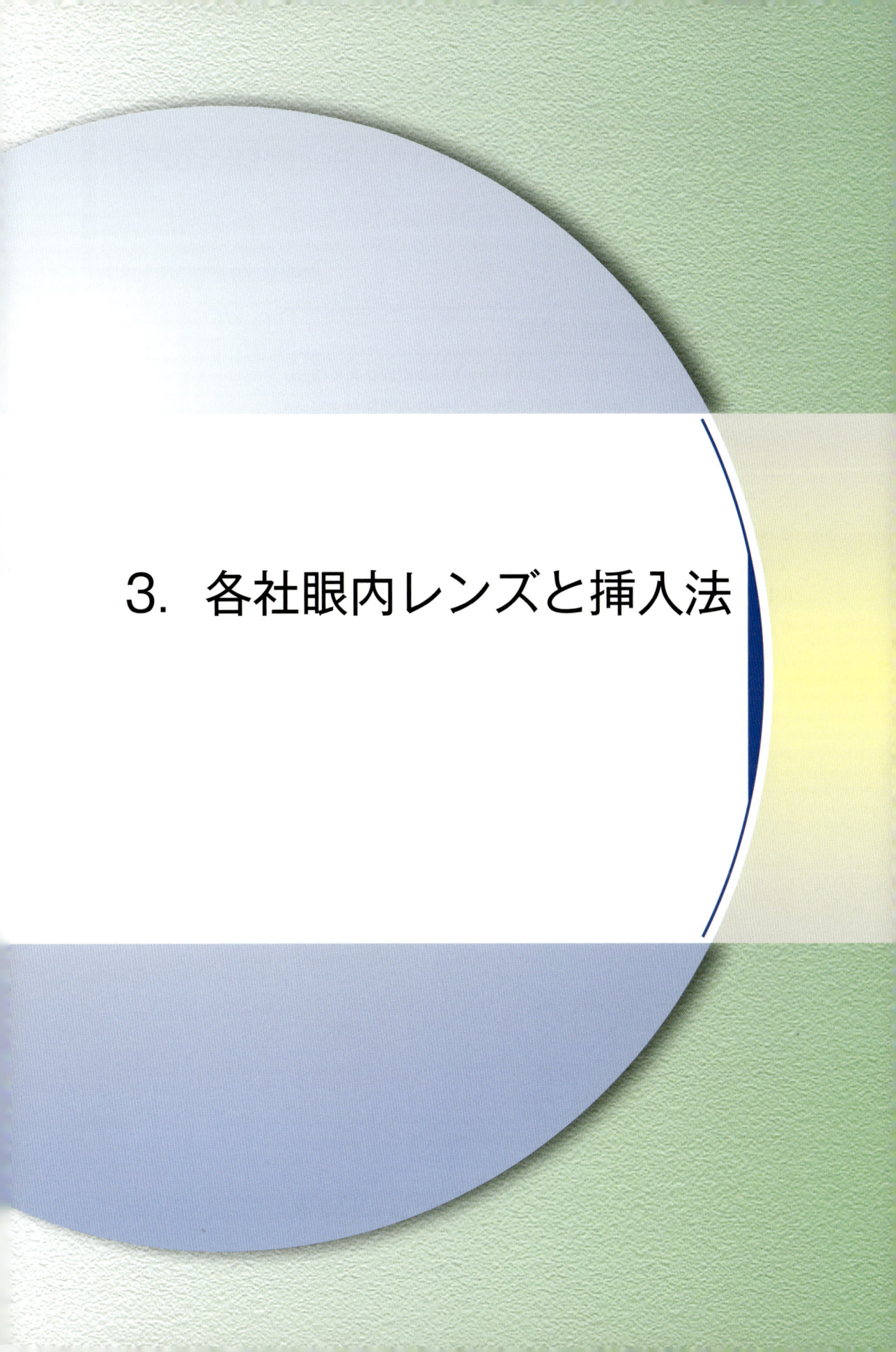

AF-1™, iSert®, iMics1®, iSert® Micro251 (HOYA)

光学部位，支持部構造の特徴

　HOYAは2001年よりさまざまな疎水性アクリル眼内レンズ（intraocular lens；IOL）を開発し販売している．IOLの特徴はPMMA（polymethylmethacrylate；ポリメチルメタクリレート）素材の青い支持部で，光学部と架橋[*1]構造により結合し，二つの素材が一体となった1ピース形状である．主なIOLタイプは2種類で，先行発売された支持部全体が青いPMMAタイプのものと，近年発売された支持部先端のみが青いPMMAタイプのものがある（図1）．非球面IOLの設計は球面収差補正量が$-0.18\,\mu m$と，日本人の角膜収差を意識して他社のものよりも比較的小さく設定している．非球面のデザインはABC（aspheric balanced curve）デザインと呼ばれる，偏心しても高いコントラスト値を保ちやすい独自の光学設計を採用している．光学部の屈折率は1.52であり，小切開からのIOL挿入を可

[*1] 架橋とは高分子レベルでポリマー同士を結合させること．

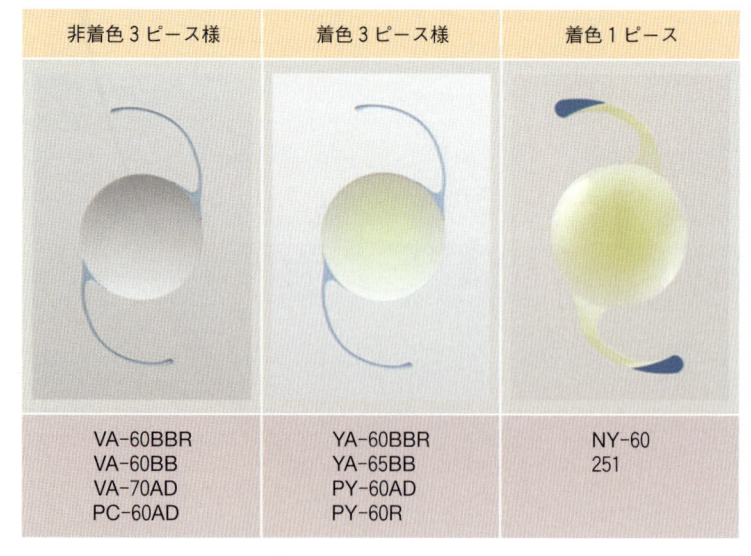

非着色3ピース様	着色3ピース様	着色1ピース
VA-60BBR VA-60BB VA-70AD PC-60AD	YA-60BBR YA-65BB PY-60AD PY-60R	NY-60 251

図1　HOYAのIOL形状
主なIOLタイプは2種類で，先行発売された支持部全体が青いPMMAで着色と非着色の光学部をもつタイプのもの（3ピース様）と，近年発売された着色の光学部支持部一体型で支持部先端のみが青いPMMAタイプのものがある．

表1 AF-1™の仕様

型番	光学部径	非球面	着色	カートリッジ	度数	推奨切開創サイズ
VA-60BBR	6.0 mm	−	−	type-E1	+4.0〜+26.0 D	角膜 2.65 mm 強角膜 2.5 mm
YA-60BBR	6.0 mm	−	+	type-E1	+4.0〜+26.0 D	角膜 2.65 mm 強角膜 2.5 mm
YA-65BB	6.5 mm	−	+	type-D1	+4.0〜+26.0 D	角膜 3.2 mm 強角膜 3.0 mm
VA-70AD	7.0 mm	+	−	type-E7	+14.0〜+23.0 D	角膜 2.65 mm 強角膜 2.5 mm
VA-70AD	7.0 mm	+	−	type-C7	+6.0〜+26.0 D	角膜 3.0 mm 強角膜 2.8 mm
VA-60BB	6.0 mm	−	−	type-C1	−7.0〜+3.0 D	角膜 3.0 mm 強角膜 2.8 mm

能にするために，他社のIOLと比べると光学部は薄くなっている．

　HOYAのIOLの挿入方法は主に二つの方法に分かれる．IOLをカートリッジに装填して自分でセットアップする場合は，IOLは山折りで眼内に排出される．プリロード方式の場合は，IOLが谷折りで眼内に排出される．疎水性素材のガラス転移温度[*2]は高めであり，比較的硬い素材であるため，折り畳まれたIOLはゆっくり眼内で開くので，安全に操作しやすいのが特徴である．IOLの動態を意識して挿入することで操作が簡単になる．各IOLの特徴と挿入方法は以下に詳記する．

AF-1™（表1）

　AF-1™は3ピースIOL様になっていて，支持部がPMMA，光学部が疎水性アクリル素材で，光学部径が6.0 mmの非着色 VA-60BBR，着色 YA-60BBR，−7.0〜+3.0 Dのローパワー度数を補うメニスカス[*3]形状の非着色 VA-60BB，6.5 mm径の着色 YA-65BB，7.0 mm径の非着色 VA-70ADからなる．すべてカートリッジとインジェクターを利用して小切開から挿入可能であるが，適合するカートリッジが異なるため創口サイズが角膜2.65〜3.2 mm，強角膜2.5〜3.0 mmと幅広い．異なるカートリッジでも使用は可能であるが，IOLが破損する可能性があり，適合するカートリッジとインジェクターを使用することが望ましい．

　IOLセットアップには，まずカートリッジ内に粘弾性物質を充填し，ケース内で折り曲げたIOLをカートリッジ内にセットする

[*2] アクリル素材は温度が低いと硬く，高いと軟らかくなる．この変化が生じる温度をガラス転移温度という．

[*3] メニスカス
片面が凸，もう片面が凹になっているレンズ．

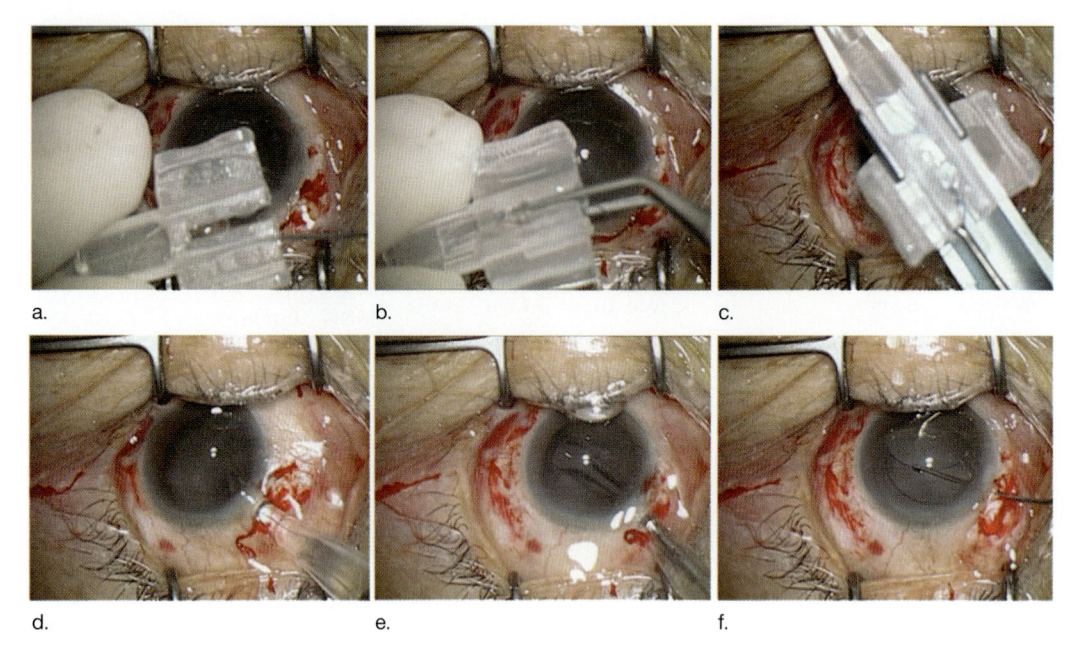

図2 AF-1™ の挿入方法
a. カートリッジ内に粘弾性物質を充填.
b. ケース内で折り曲げた IOL をカートリッジ内にセット.
c. プランジャーを回転し IOL 光学部をノズル先端まで押し上げる.
d. ノズル先端を創口から前房内に差し込む.
e. プランジャーを回転させて IOL 支持部および光学部を水晶体嚢内に進める.
f. 後方支持部をダイヤリングで水晶体嚢内に固定.

（図2）．カートリッジ上部に IOL 挿入方向が図示されているので，方向を間違えないように気をつける．セット後プランジャーを回転すると，金属のロッドが IOL 光学部をノズル先端まで押し上げてくれる．このときに後方支持部を巻き込むと折れることがあるので注意する．ノズル先端を創口から前房内に差し込んだら，さらにプランジャーを回転させて，IOL 支持部を水晶体嚢内に進める．続いて光学部が山折りで排出され，ゆっくり広がってくるので，IOL の動きにあわせてインジェクターを時計回りに回転させ，IOL が前房内で水平を保つようにする．このときに光学部の広がりが確認できるまでロッドを抜かないようにする（ロッドをすぐに抜いてしまうと，IOL 光学部が前房内に立ち上がって角膜内皮に触れることがある）．最後に後方支持部をダイヤリングで水晶体嚢内に固定する．IOL 光学部が眼内で開いてからは，従来の硬い PMMA 素材の IOL と同様の動きをするので，操作しやすい．

iSert® （表2）

iSert® は AF-1™ と同じ 3 ピース IOL 様の疎水性アクリル IOL

表2 iSert® の仕様

型番	光学部径	非球面	着色	カートリッジ	度数	推奨切開創サイズ
PY-60AD	6.0 mm	+	+	プリロード	+10.0〜+30.0 D	角膜 2.65 mm 強角膜 2.5 mm
PC-60AD	6.0 mm	+	−	プリロード	+10.0〜+30.0 D	角膜 2.65 mm 強角膜 2.5 mm
PY-60R	6.0 mm	−	+	プリロード	+10.0〜+30.0 D	角膜 2.65 mm 強角膜 2.5 mm

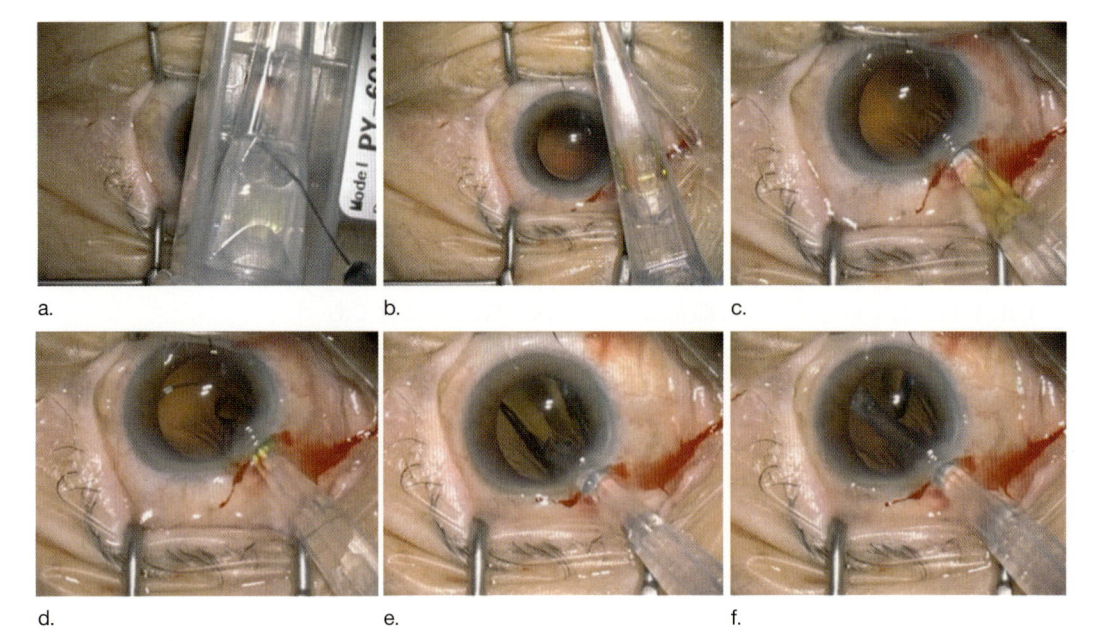

図3 iSert® の挿入方法
a. 前方の孔に粘弾性物質を注入する．
b. 注入後インジェクター本体をケースからとりだしインジェクター側面のスライダーを前方にスライド．
c. ノズル先端を創口から前房内に差し込む．
d. プランジャーを回転させて IOL 支持部を水晶体嚢内に進める．
e. インジェクターを反時計回りに回転させ光学部を放出．
f. ダイヤリングで後方支持部を水晶体嚢内に固定．

で，光学部径は 6.0 mm のみであるが，着色，非着色と球面，非球面形状に分かれている．ディスポーザブルのインジェクター内に IOL が装塡されているプリロード方式で，IOL に触れずに挿入のセットアップができる．創口サイズは角膜 2.65 mm，強角膜 2.5 mm と，AF-1™ との Type-E1 カートリッジと同じである．

iSert® はプリロード方式であるので，インジェクターをケースごととりだしたら，先端の IOL が透けて見える部位前方の孔に粘弾性物質を注入する（図3）．注入後インジェクター本体をケースからとりだして，インジェクター側面のスライダーを前方にスライドする

と，プランジャーが回転できるようになり，IOLがインジェクター内を前方に移動しはじめる．インジェクターの外筒は半透明であり，IOL形状が確認できるので，IOLが前方ノズル付近まで移動する間にIOLに破損がないかなどのチェックが可能である．ノズル先端を創口から前房内に差し込んだら，プランジャーを回転させて，IOL支持部を水晶体囊内に進める．iSert®の場合はIOLが谷折りで排出され，ゆっくり広がってくるので，IOLの動きにあわせてインジェクターを反時計回りに回転させ，IOLが前房内で水平を保つようにする．後方支持部はプランジャーを使って1アクションで挿入可能であるが，難しい場合はダイヤリングで簡単に水晶体囊内に固定できる．

iMics1® （表3）

iMics1®は光学部と支持部が疎水性アクリル素材一体型の1ピースIOL形状をしているが，支持部先端が一部青いPMMA素材である．材質の相違を利用して，支持部が光学部に接着する術中トラブルが生じにくくしている．光学部径は6.0 mmの非球面着色IOLである．光学部エッジ形状が改良され，研磨方法を改良し，従来のタンブリング研磨[*4]のみから，パッド研磨[*5]とタンブリング研磨を組み合わせ鋭角なシャープエッジを形成することで後発白内障の発生を抑える．iMics1®はHOYAの製品中で最も細いType N-18カートリッジを使用して挿入するので，創口サイズは角膜2.0 mm，強角膜1.8 mmである．

IOLセットアップはAF-1™と同様に，カートリッジ内に粘弾性物質を充填し，ケース内で折り曲げたIOLをカートリッジ内にセットする（図4）．このときに前方支持部は自動的にタッキングされる．セット後プランジャーを回転すると，金属のロッドがIOL後方支持部を自動的にタッキングした後にIOLをノズル先端まで押し上げてくれる．IOL支持部の動きは半透明のカートリッジ内で確認できる．ノズル先端を創口から前房内に差し込んだら，さらにプランジャーを回転させて，IOL支持部と光学部を同時に水晶体囊内に進める．IOL光学部は山折りで排出され，ゆっくり広がってくる．インジェクターは回転させずに，そのまま後方支持部も眼内に排出する．次第にIOLが開いてもとの形状に戻ってくるので，その前にプランジャーでIOLを囊内に押し込むと1アクションで挿入可能である．入らない場合は，I/Aチップで押し込めば簡単である．iMics1®は

[*4] **タンブリング研磨**
回転槽の中にIOLと研磨剤を一緒に入れて，回転させて研磨する方法．

[*5] **パッド研磨**
板状の研磨パッドを使用してIOLを1枚ずつ研磨する方法．

3. 各社眼内レンズと挿入法　69

表3　iMics1®の仕様

型番	光学部径	非球面	着色	カートリッジ	度数	推奨切開創サイズ
NY-60	6.0 mm	＋	＋	Type-N18	+10.0～+26.0 D	角膜 2.0 mm 強角膜 1.8 mm

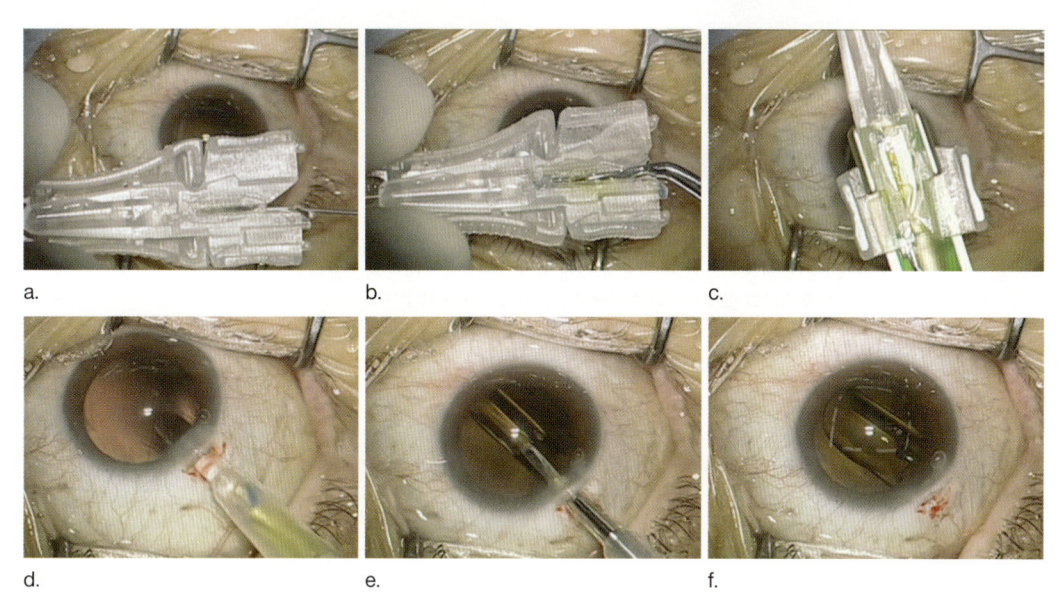

図4　iMics1®の挿入方法
a. カートリッジ内に粘弾性物質を充填.
b. ケース内で折り曲げたIOLをカートリッジ内にセット.
c. セット後プランジャーを回転すると，金属ロッドがIOL前方と後方支持部を自動的にタッキング.
d. ノズル先端を創口から前房内に挿入.
e. プランジャーを回転してIOL光学部と支持部を眼内に排出.
f. IOLの前面を押して嚢内に挿入.

小切開からIOL挿入が可能であるが，房水が漏出して前房が浅くなると，IOL光学部キャプチャーを生じやすい．IOL挿入後前房を形成し，IOLが嚢内に固定されているか確認してから手術を終了する（図5）．

iSert® Micro251（表4）

iSert® Micro251はiMics1®と同じ光学部と支持部が疎水性アクリル素材一体型の1ピースIOLであるが，プリロード方式である．インジェクターがさらに改良され操作が簡単であるが，ノズル先端が若干太いため，創口サイズは角膜2.4 mm，強角膜2.2 mmである．

プリロード方式であるので，インジェクターをケースごとりだしたら，先端IOL前方の孔に粘弾性物質を注入する（図6）．注入後にケースカバーを外して，側面スライダーを前方にスライドして

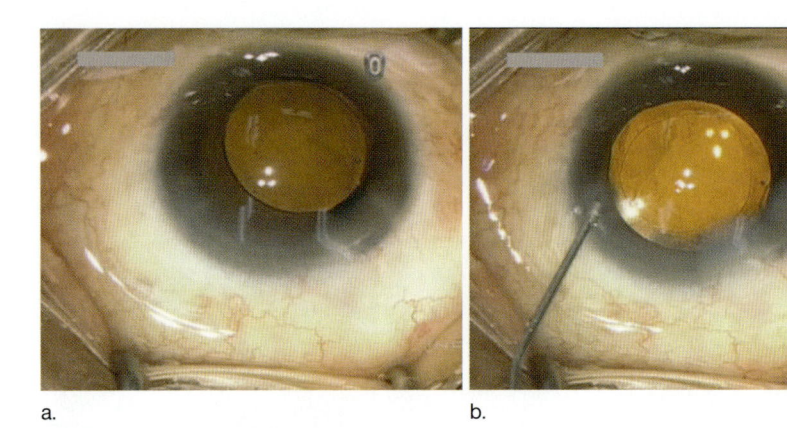

図5 iMics1® 挿入時の注意点

iMics1® は房水が漏出して前房が浅くなると，IOL 光学部キャプチャーを生じることがある．IOL 挿入後前房を形成し，IOL が嚢内に固定されているか確認してから手術を終了する．
a. 房水が漏出しキャプチャーが生じている．
b. 前房形成し IOL 位置を補正する．

表4 iSert® Micro251 の仕様

型番	光学部径	非球面	着色	カートリッジ	度数	推奨切開創サイズ
251	6.0 mm	+	+	プリロード	+10.0〜+26.0 D	角膜 2.4 mm 強角膜 2.2 mm

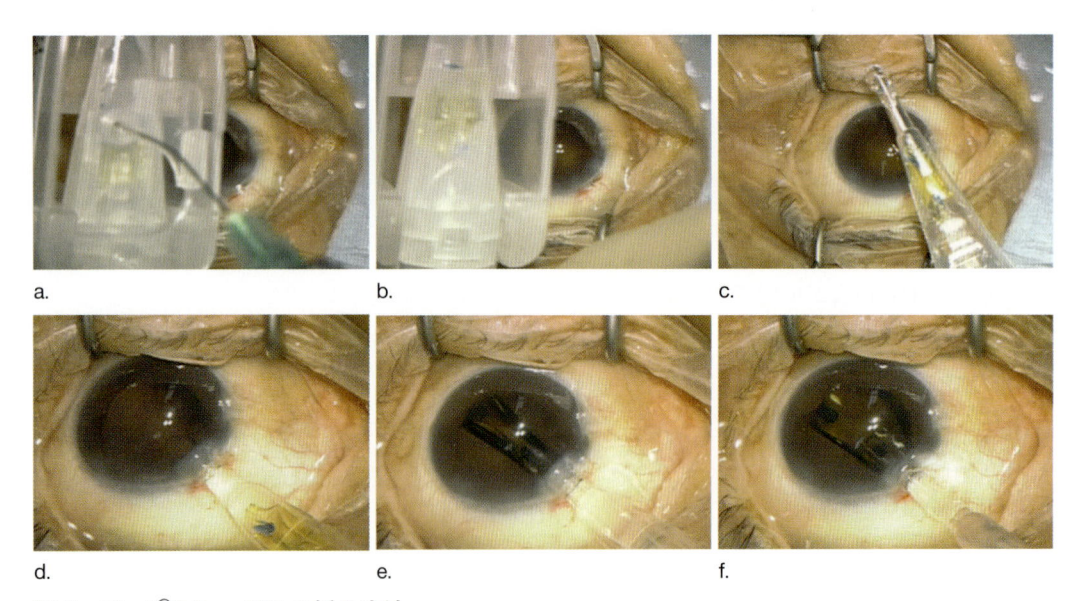

図6 iSert® Micro251 の挿入方法

a. 前方の孔に粘弾性物質を注入．
b. 外ケースを外して側面スライダーを前方にスライド．
c. プランジャーを回転して IOL を前方に進める．
d. ノズル先端を創口から前房内に挿入．
e. プランジャーを回転させると谷折りの IOL が放出される．
f. そのままプランジャーを利用して IOL を嚢内に押し込む．

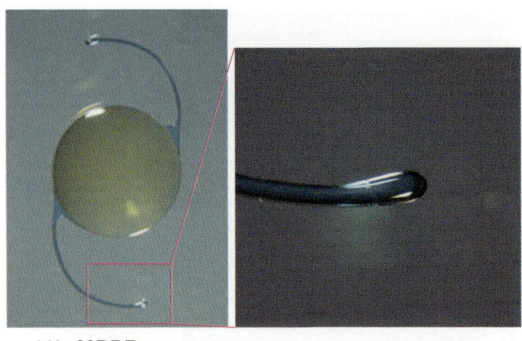

a. YA-60BBR

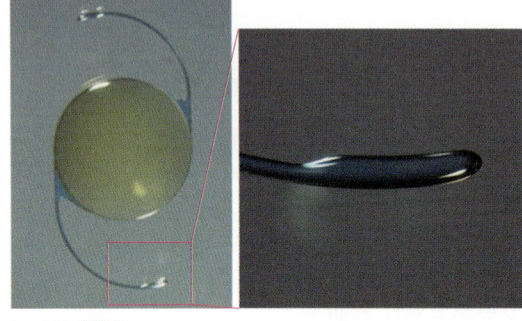

b. YA-65BB

図7　AF-1™の支持部先端構造
支持部先端が太くなっているため，IOL縫着にも使用でき，縫合した糸が抜けにくい．

IOLをセットアップさせるが，仮に手順を間違えた場合でもインジェクター本体をケースからとりだせないように工夫されている．セットアップ後インジェクター本体をケースからとりだすとプランジャーが回転できるようになり，IOLがインジェクター内を前方に移動しはじめる．ノズル先端を創口から前房内に差し込んだら，プランジャーを回転させて，谷折りにフォールドされているIOL支持部と光学部を一緒に水晶体嚢内に進める．そのままプランジャーを利用してIOLを嚢内に押し込むと1アクションで挿入可能である．iMics1®同様に，入らない場合はI/Aチップで押し込める．iSert® Micro251も術終了時に前房虚脱が生じるとIOL光学部キャプチャーが生じるので，終了時にIOL固定位置の確認が必要である（図5）．

HOYAのIOLのその他の特徴と現状

　AF-1™は，支持部先端に若干の膨らみがある（図7）．この構造を利用してIOL縫着が可能である．インジェクター内に装填したまま支持部を縫合することで，小切開からのIOL縫着が可能である（図8）．

　HOYAは国産メーカーである強みを生かして，わが国の白内障術者の意見に素直に耳を傾け，フットワークのよい対応を続けること

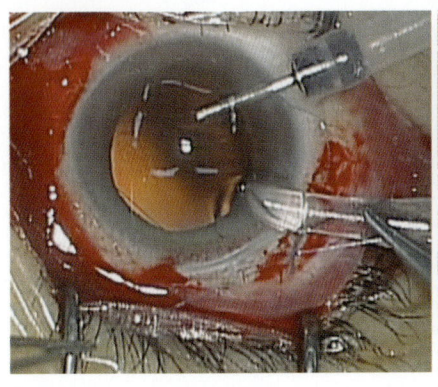

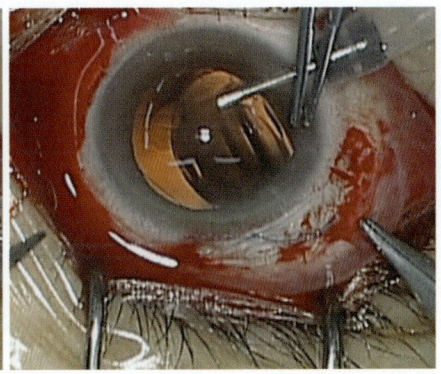

図8　VA-70AD を使用したインジェクターによる IOL 縫着
インジェクターに装塡したまま支持部に縫着用の糸を縫合できるので,小切開からの IOL 縫着が可能である.
a. 先行支持部を縫合し,IOL を挿入.
b. 創口より出ている後方支持部も縫合する.

で順調に業績を伸ばしてきた.IOL 挿入のためのインジェクターの性能には目を見張るものがあるが,2012 年 11 月に iSert® Micro251 使用症例に 0.082％ の眼内炎を同社が確認,患者保護と原因究明の目的で 2012 年 1 月より iMics1® と iSert® Micro251 の 2 種 IOL の供給を一時停止している(2013 年 11 月現在).IOL と挿入方法に集約された純国産技術は素晴らしく,早期の原因究明と販売の再開が待たれる.

（松島博之）

アクリソフ®（Alcon）：シングルピース，スリーピース

文献は p.387 参照.

開発の普及のこれまで

アクリソフ®（AcrySof®）は 1994 年に世界に先駆けてわが国で臨床使用が始まった，折り畳み可能なアクリル製眼内レンズ（intraocular lens；IOL）である．2000 年にシングルピース IOL が発売になり，その後，着色 IOL，非球面 IOL，多焦点 IOL，乱視矯正 IOL と，さまざまな付加機能を追加しながら多彩なラインアップを誇る（図1）．眼内での IOL の挙動が安定しており，シリコーン IOL に比べゆっくりと IOL が開くこと，後発白内障発症頻度が低いこと，多彩なデザインと付加価値を有する IOL をラインナップに有することが相まって，わが国の販売実績でも長年，常にトップシェアを争う IOL であるとともに，全世界で累計 6,000 万眼以上に挿入されている世界で最も普及している IOL の一つである．

素材と仕様

光学部素材は，フェニルエチルアクリレートとフェニルエチルメ

発売年	1994	2000	2006	2007	2008	2008	2009
各種モデル 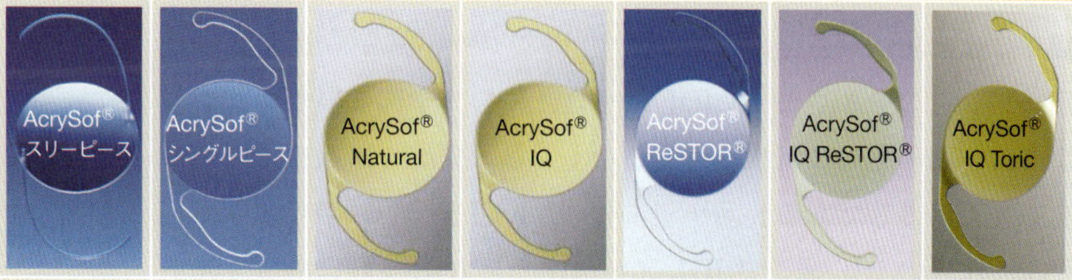	AcrySof® スリーピース	AcrySof® シングルピース	AcrySof® Natural	AcrySof® IQ	AcrySof® ReSTOR	AcrySof® IQ ReSTOR	AcrySof® IQ Toric
円柱度数							○
多焦点					○	○	○
非球面				○		○	○
着色			○	○			
シングルピースプラットフォーム		○	○	○	○	○	○

図1 アクリソフ®眼内レンズ各種モデルと発売年

タクリレートの共重合体である疎水性アクリルからなり，屈折率は1.55と高く，アッベ数[*1]は37と低い．また，反射率は0.55％と高く，折り曲げやすさの指標となるガラス転移温度は18.5℃と比較的高いため，室温をあまり下げすぎないほうが比較的容易に折り曲げて眼内に挿入することができる．光学部はキャストモールド法で成形されており，モノマーやプレポリマーをレンズ形のプラスチック製鋳型に入れ，熱を加えて重合や架橋を行う．研磨が不要なため光学部端をシャープな角度に成形することができ，その粘着性と相まって術後後発白内障発症頻度が少ない．しかし素材の重合むら，モノマー残留，間隙発生を抑制・防止するために重合時の温度管理などに高度のノウハウが必要である．支持部はスリーピース形状の製品ではポリメチルメタクリレート（polymethylmethacrylate；PMMA）からなり，ワンピースデザインの製品では光学部と同じ疎水性アクリルからなっている．眼内レンズ光学部にはクリアーレンズと着色レンズが用意され，光学部デザインは，現在，球面，非球面，トーリック，多焦点デザインから選択することができる．

スリーピースIOL

1994年に初めて発売された眼内レンズデザインである．光学部の径は5.5mm，6.0mmまたは6.5mmの製品が用意され，6.0ジオプトリー（D）から30.0Dの製品はバイコンベックス形状，－5Dから5Dの製品はメニスカス形状を有している．レンズ支持部はいずれの製品もCループ形状を有し，光学部との接合角度は10°の製品と5°の製品がある．支持部を含めた全長は12.5～13.0mmである．

鑷子による縦折り法と挿入法：まず，レンズケースからIOL鑷子を用いてレンズをとり出す．IOL鑷子は，IOL光学部に傷がつかないように，鑷子先端に鋸状の刻みがなく，鑷子先端の断端を研磨して角を丸く落としてある製品が望ましい．IOLをケースからとり出した後，左手のIOL鑷子でIOL光学部中心をIOL長軸に沿って光学部全長の2/3ほどをつかみ，次に右手にもったIOL鑷子をIOL光学部長軸に沿って上からかぶせるようにIOL光学部を押し込むことにより，IOL光学部を折り曲げる（図2）．IOLが完全に折り曲がる前に，左手の鑷子を折り畳まれた眼内レンズ光学部の間から抜きとる．完全に折り畳まれた状態で左手の鑷子を強引に抜きとると，IOL光学部に擦過痕が残るので注意する．アクリソフ®光学部は比較的軟らかいので，折り曲げる操作でIOL光学部に一時的に折り曲げた跡

[*1] **アッベ数**
光学材料の光の分散に関する性質を表す定数．どのような材料も波長の短い光（青）のほうが，波長の長い光（赤）より屈折率が大きくなるが，この色による屈折率の違いが大きい材料を"分散が大きい"と呼び，レンズにおける分散の程度をアッベ数で表す．アッベ数（ν：ギリシャ文字で"ニュー"と読む）は，ある材料でレンズをつくった際の青と赤のピントの位置の差（軸上色収差）で算出される．

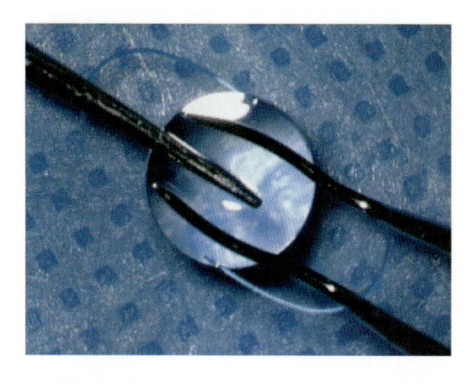

図2 アクリソフ®スリーピース IOL の IOL 鑷子を用いた折り曲げ

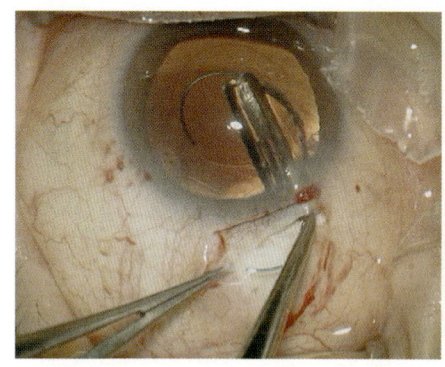

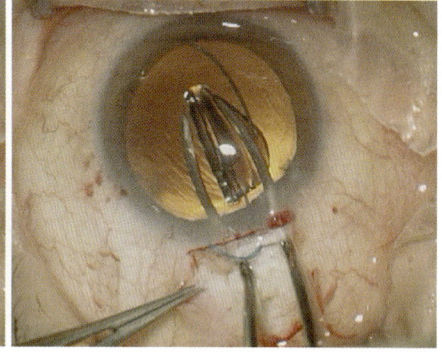

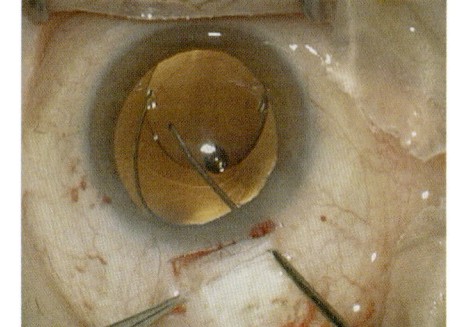

図3 眼内への挿入
a. 右手を回内させる.
b. 鑷子を90°回外してIOLを立てる.
c. 後方ループの水晶体嚢への挿入

や鑷子でもった跡が残るが，これらの痕跡は眼内挿入後，わずかな時間で消失する．アクリソフ®の支持部ループは PMMA 製であるため，前方レンズループを IOL 光学部にタッキングすることは難しく，ループは開いたままで眼内に挿入する．折り曲げた IOL を切開創から眼内に挿入する際，術者が右利きの場合，IOL を把持した右手を回内させて IOL を横向きにして挿入する（図3a）．手を回内して挿入することにより IOL が眼内で広がる際に先行する支持部ループが大きく回転して後嚢を広く擦りあげ，水晶体嚢を損傷する危険性を防止することができる．右手の鑷子で IOL 光学部を深くつか

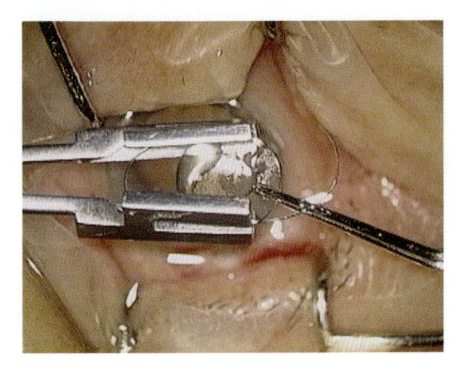

図4 レンズフォルディング鑷子を用いたアクリソフ®IOLの折り曲げ

みすぎてしまうと，眼内でIOLを解放しようとしてもIOL光学部が鑷子に引っ掛かり，うまくIOLが鑷子から離れないことがある．このような場合は無理に鑷子を眼外に引き出そうとせず，左手にもったフックをサイドポートから挿入して，IOL光学部を後房方向に押し下げてIOLをリリースする．リリースされたIOL光学部が眼内で開くのを待ち（図3b），レンズフックを用いてまず先行するループを水晶体囊内に押し込み，続いて鑷子やレンズフックを用いて後方ループをPMMA製IOLと同様に水晶体囊内に挿入する（図3c）．アクリソフ®スリーピースIOLの折り曲げ，挿入用に多種の専用鑷子*2が用意されている．

アクリパックフォルダー

アクリソフ®スリーピースIOLの折り曲げを容易にするためのポリプロピレン製ディスポーザブル専用器具が，アクリパックフォルダーである．フォルダーのIOL固定用プレートにIOLをセットし（図5a），洗濯バサミのようなアクリパックフォルダーの柄をゆっくりと閉じていくと自動的にIOLが折り畳まれていく（図5b）．十分に折り畳まれた時点で右手にもった挿入用鑷子でIOLをつかみ直して眼内に挿入する．再現性の高いIOL折り畳みを行うことのできる手術補助具である．

IOLインジェクターを用いた挿入法：挿入器具はカートリッジとハンドピースからなる．カートリッジやハンドピースはIOL光学径によりMONARCH® IIA，またはBを，ハンドピースは緑色か紫色のどちらかを用いる．まずカートリッジ内部をカートリッジに表示されているIOLのイラスト先端からカートリッジ後端まで粘弾性物質で満たす．次いで挿入するIOL光学部を把持用鑷子で把持し，光学部前面を上にしてカートリッジ後端よりカートリッジ内に挿入し，

[*2] 以下の特殊鑷子の利点として，単純な鑷子2本を使う場合のように光学部間から把持鑷子を引き抜く操作がないため光学部損傷の危険がない点が挙げられる．
（ヤナーフ・ブラート鑷子）
IOL光学部を把持する部分が，折り曲げられたIOL光学部のカーブに一致するように弯曲しており，IOL光学部を折り曲げる力も少なく，また鑷子とIOL光学部が粘着し，IOLリリースが困難になる事態を防止する．
（パドル鑷子）
鑷子先端に垂れ下がった2枚のヘラ状部分でIOL光学部を挟み，そのままIOLをゆっくりと折り曲げることができる．折り曲げられたIOLは，右手にもった挿入用鑷子でつかみ直して眼内に挿入する．
（レンズフォルディング鑷子）
鑷子先端のヘラ状の部分に切り込みがあり，ヘラ状の部分でIOL光学部を挟み，そのままIOLを折り曲げてから挿入用鑷子を切り込み部分にあわせてIOLつかむことにより，最適な位置でIOL光学部を把持することができる（図4）．

a.　　　　　　　　　　　　　　　b.

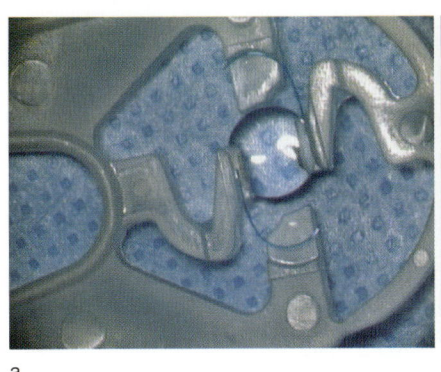

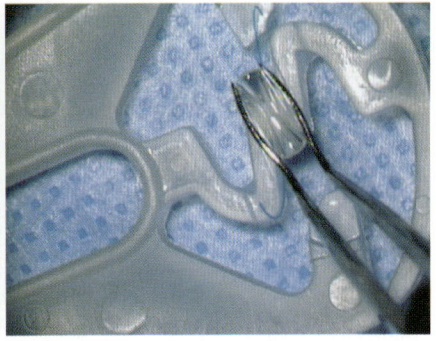

図5　アクリパックフォルダーによるIOLの折り畳み
a.　固定用プレートにIOLをセットする．
b.　アクリパックフォルダーの柄を閉じると，IOLが折り畳まれていく．

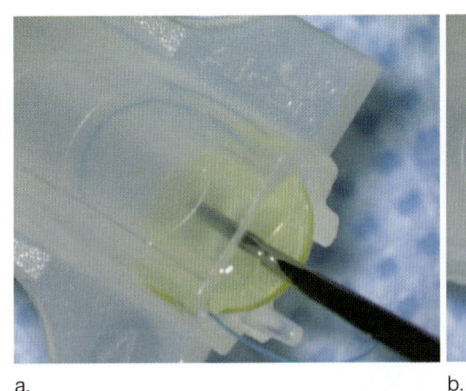

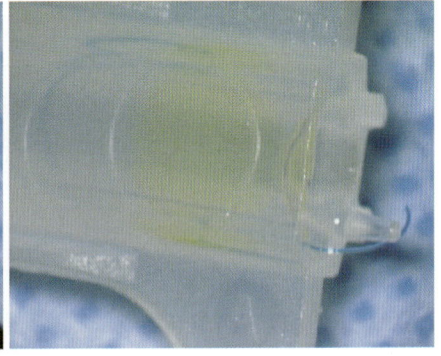

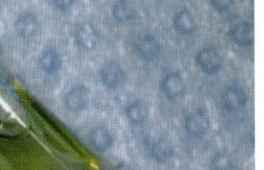

a.　　　　　　　　　　　　　　　b.

**図6　アクリソフ® スリーピースIOL
のカートリッジへの挿入**
a.　IOLをカートリッジ後端より挿入する．
b.　後方支持部の固定位置．IOL支持部をカートリッジ後端にある支持部支柱の左側に位置させる．
c.　プランジャーを押し込んでいくと，IOLがカートリッジ内で折り畳まれていくのが観察できる．

c.

IOLイラストの部位で固定する（**図6a**）．このとき，カートリッジ後端からIOL支持部がカートリッジ外にでていることを確認し，そのIOL支持部をカートリッジ後端にある支持部支柱の左側に位置させる（**図6b**）．この操作によりIOLインジェクターのプランジャーが後方IOL支持部の上に位置することとなる．この位置関係が逆になるとIOL後方支持部が破損，変形しやすいため，IOL支持部を

確実に固定する．その後，ハンドピースにカートリッジを装着し，プランジャーをゆっくりと押し込む．IOLがプランジャーと同期して前進していること，前方支持部がIOL光学部の前方で屈曲していることを確認し（**図6c**），カートリッジ先端を創口より眼内に差し込む．はじめ，カートリッジ先端を術者の左手側に向けて6時側支持部が水晶体嚢赤道部に正しく当たるようにハンドピースを回転させる．IOL光学部が眼内にリリースされる際にはハンドピースを右に回転させ，光学部前面が上向きになるようにする．12時の支持部がリリースされるまでプランジャーを押し込み，12時の支持部がリリースされた後，カートリッジ先端を創口から引き抜く．IOL鑷子やフックを用いて，目的とする部位へIOLを固定する．

シングルピースIOL

2000年に発売された光学部から支持部まですべて疎水性アクリル樹脂で一体成形された柔らかな支持部を有するIOLであり，より小切開創からの挿入に適する．光学部の径は5.5 mmと6.0 mmの製品が用意され，6.0 Dから34.0 Dの度数設定が用意されている．バイコンベックス形状で光学部と支持部のなす角度は0°であるのも特徴の一つであり，術後の屈折変動が少ないことも利点の一つである．支持部を含めた全長は当初12.5〜13.0 mmの製品が流通していたが，現在は13.0 mmの製品のみが流通している．

鑷子による挿入法：アクリソフ®スリーピースIOLと同様に，長軸を軸として折り曲げて挿入する．アクリソフ®シングルピースIOLは軟らかいため，IOLの折り曲げにはIOL鑷子ではなくパドル鑷子をもって折り曲げたほうがIOL光学部を対称形状にきれいに折り畳むことができる．折り曲げられたIOLは右手にもった挿入用鑷子でつかみ直して眼内に挿入するが，アクリソフ®シングルピースIOLの支持部はとても軟らかいため，挿入操作ではじめに創口に接する6時方向の支持部が眼内に挿入しにくい場合は先に6時のIOL支持部のみを創口から眼内に挿入し，IOL挿入方向にIOL支持部を向けておくとIOL光学部の挿入操作がより容易となる．IOLを把持した右手を回内させてIOLを横向きにして挿入する．6時のIOL支持部が前嚢下に位置するように挿入し，IOL光学部が眼内に入ったら挿入鑷子を回転させ，折り曲げた光学部を切開創に対して垂直にする．このとき，切開創外に位置する12時側支持部が一緒に回転することを確認する．挿入鑷子を開いてIOLをリリースし，12時側支

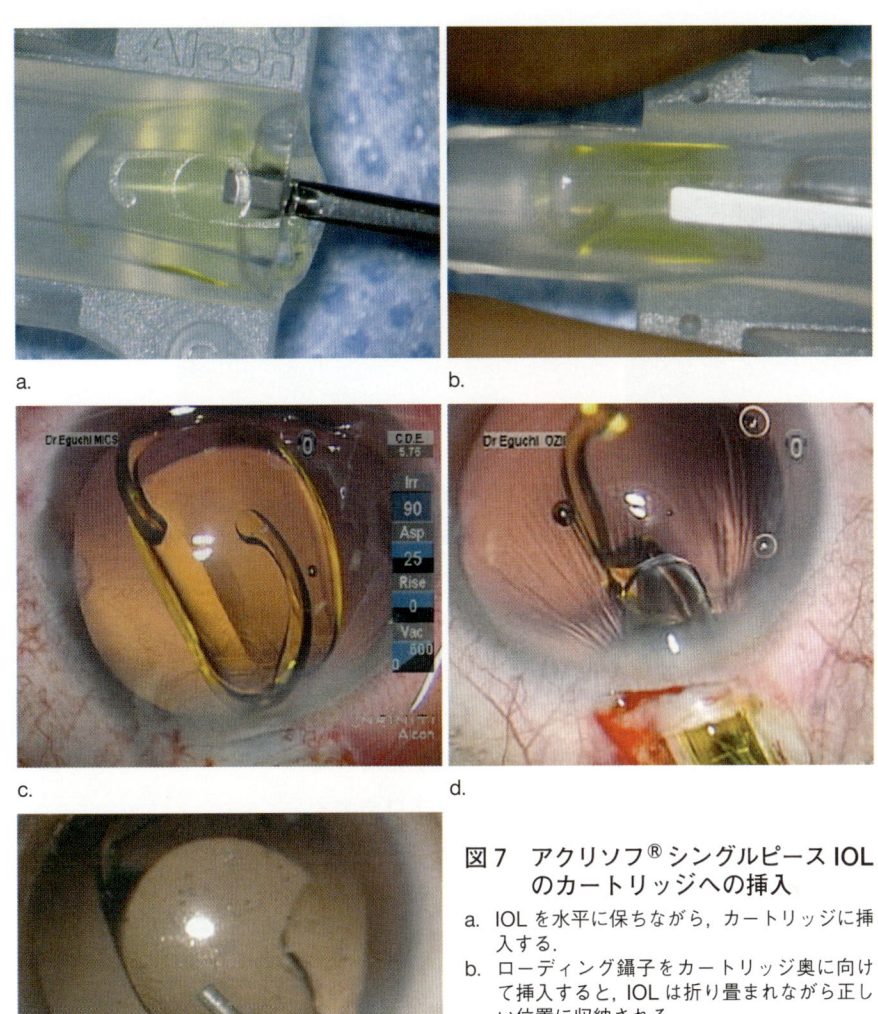

図7 アクリソフ®シングルピースIOLのカートリッジへの挿入
a. IOLを水平に保ちながら，カートリッジに挿入する．
b. ローディング鑷子をカートリッジ奥に向けて挿入すると，IOLは折り畳まれながら正しい位置に収納される．
c. 眼内に挿入された直後のアクリソフ®シングルピースIOL．
d. IOL固定位置のずれにより，先行支持部がうまくタッキングされていない．
e. 不適切なIOL設置により，IOL挿入操作中にIOLが破損してしまった1例．

持部を水晶体嚢内に押し込み，最後にIOLの固定位置を正して挿入操作を終える．
IOLインジェクターを用いた挿入法：IOL挿入器具はスリーピースIOL同様，カートリッジとハンドピースからなる．カートリッジやハンドピースはIOL光学径によりMONARCH® IIB，CまたはDを，ハンドピースは緑色か青色またはアシコ ロイヤルインジェクターを用いる．まず，カートリッジ内部を粘弾性物質で十分に満たす．次いで挿入するIOL光学部を専用のローディング鑷子で把持する

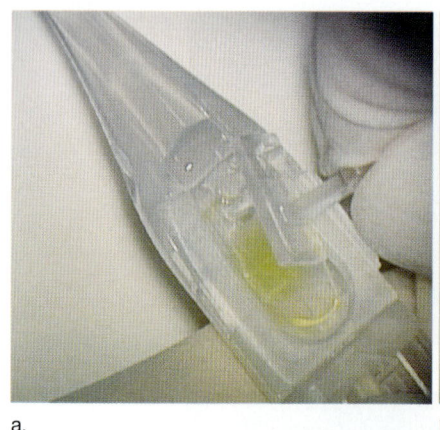

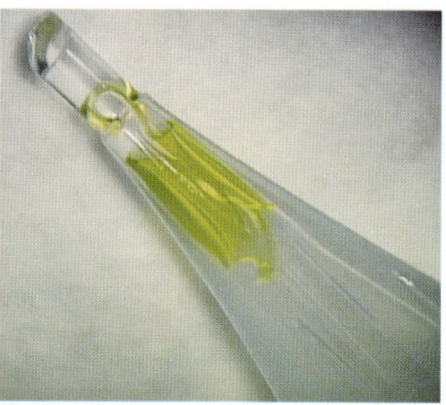

図8 アクリサート®CによるIOL挿入
a. 粘弾性物質注入後もストッパーを除去する．
b. プランジャーを押し込むだけで，均一なIOLの折り畳みが得られる．

が，ローディング鑷子の薄いほうの鑷子先端を上に向けてIOL光学部を把持する．IOLを水平に保ちながらカートリッジに挿入し（図7a），IOLイラストの部位で固定するとともに鑷子の薄いほうの先端でIOLをカートリッジ底面に慎重に押し下げる．鑷子先端の溝の間で後方支持部をとらえ，IOL光学部上に乗せ，そのままローディング鑷子をカートリッジ奥に向けて挿入する．鑷子上側の段がカートリッジ開口部上部に当たるまで鑷子を押し進めると，鑷子下側の段がIOL光学部を押し込みIOLは正しい位置に収納される（図7b）．鑷子を閉じたままローディング鑷子を引き出し，IOLのカートリッジへの装填が完了する．カートリッジをインジェクターの所定の位置にしっかりと固定しプランジャーを前方にゆっくりと進めることによりIOLが折り曲がっていき，小切開創からIOLを眼内に挿入することができる（図7c）．

カートリッジへのIOL装填手技に多少の習熟が必要で，カートリッジへのIOL固定時に，その位置，角度のずれにより先行支持部がうまくタッキングされないことも起こりうる（図7d）．導入時に強い抵抗を感じた場合は挿入操作を中止し，再度新たなIOLを装填し直すことが推奨される．強引な挿入操作によりIOL光学部や支持部が破損してしまい，摘出操作が必要になる場合もある（図7e）．また，カートリッジ内への粘弾性物質充填が少なかったなどの理由で，眼内に挿入されたIOLが開かずに，支持部が光学部に接着して折り畳まれたままの状態を保つこともある．このような場合は，レンズ鑷子やフックを用いて支持部と光学部の接着を解放するとよい．

アクリサート®C

　光学径6mmのアクリソフ®非球面IOLがプリセットされ，非常に簡便な操作でIOLをインジェクターを用いて眼内に挿入することができる．具体的にはインジェクターに設置された小孔に粘弾性物質を十分に注入し，その後レンズストッパーをとり去って（**図 8a**）プランジャーを押し込むだけである．IOLをカートリッジに装填する手間がなく，常に安定したIOL折り畳み状態が得られる利点がある（**図 8b**）．カートリッジ先端はCカートリッジと同様の太さで，推奨切開創サイズは2.75mmを要する．

（江口秀一郎）

テクニス ワンピース，その他
（Abbott Medical Optics）

　現在は，AMO（Abbott Medical Optics）の眼内レンズ（intraocular lens；IOL）は，テクニス（TECNIS®）ワンピース（ZCB00, ZCB00V）が約5割程度を占め，残りがセンサー（AR40e/3ピース），ZCB00以外のテクニス アクリル（ZA9003/3ピース），テクニス CL（Z9002/3ピース）である．挿入方法は，テクニス ワンピース以外のIOLは共通しており，本項では，テクニス ワンピースとその他のIOLの挿入法の二つを解説したい．

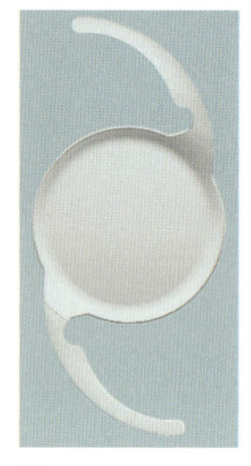

テクニスワンピース（ZCB00〈図1〉，ZCB00V）

　TECNIS® OptiBlue（ZCB00V）はZCB00に着色し，短波長光のうち体内時間系に重要な青色波は残し，網膜毒性が明らかな紫領域，紫外線を選択的にカットした眼内レンズである．デザインなどはZCB00と変わらず挿入法は両方とも同じである．ZCB00の発売当初は，2.4 mmなどの切開に対応していなかったため，AcrySof®用のカートリッジ（C, Dカートリッジ）とMONARCH® IIのインジェクターを利用した挿入法が使われたが，Platinum 1 Series Implantationシステムが開発され，標準的な挿入法となっている．

図1　テクニス ワンピース（ZCB00）
素材がほかのシングルピースアクリルレンズよりも硬めなのが特徴で，支持部が折れ曲がりやすいように，付け根の部分にくぼみがある．

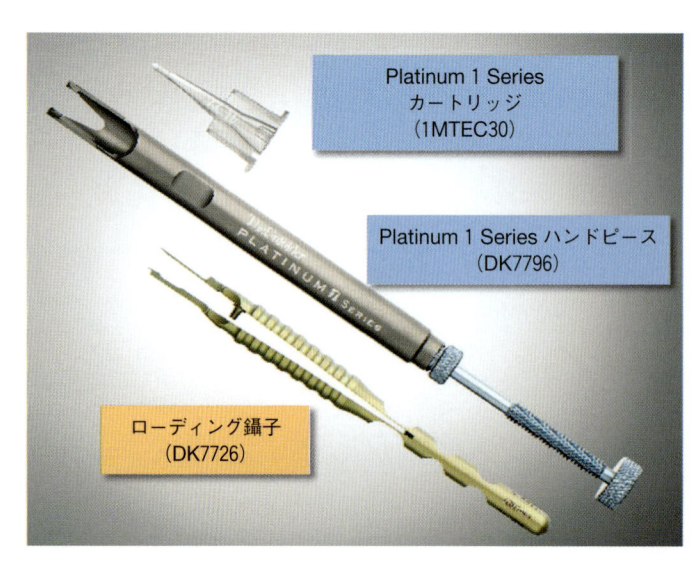

図2　Platinum 1 Series Implantationシステム
ハンドピース，カートリッジ，ローディング鑷子を使う．

Platinum 1 Series Implantation システムによる挿入法：Platinum 1 Series Implantation システムは，Platinum 1 Series ハンドピースとカートリッジ，ローディング鑷子からなり（**図2**），Platinum 1 Series ハンドピースは，ねじ込みタイプであるため，片手でハンドピースを保持し，残りの手でプランジャーを回転させながら進める操作を行う．

まず，カートリッジへの IOL の装填であるが，粘弾性物質をカートリッジ内の手前にややはみ出すくらいの量を注入し（**図3**），IOL 光学部，支持部に十分に粘弾性物質が絡むようにするのがポイントである（支持部同士や支持部と光学部の接着を防ぐため）．先行するループをカートリッジの溝にはめて折り畳みながら，光学部をカートリッジ内に挿入する（**図4**）．続いて，後方のループをローディング鑷子先端で把持しながら折り畳み，カートリッジ内に挿入する．素材的にやや硬めであるので，引っ掛けるだけよりも把持したほうが操作がしやすい（**図5**）．ローディング鑷子をそのまま押し込み，IOL をカートリッジ先端に移動させる（**図6**）[*1]．カートリッジを Platinum 1 Series ハンドピースにつけ，プランジャーを回して，IOL を適切な位置まで移動させる（**図7**）．

装填後の挿入は，2.4 mm の強角膜切開からの挿入法が標準である．鑷子で，強角膜切開部を把持し，カートリッジ先端が完全に前房内へ出るまで挿入する．カートリッジ先端は，中途より太くなっているので，通常，太くなっている部分が切開創の外側に当たり必要以上のカートリッジの移動を予防する（**図8**）．挿入部分が少ないと，IOL を移動させたときに，カートリッジが創口から押し戻されてしまう．徐々に回しながらプランジャーを進め，IOL を前房内へ移動させる（**図9a**）．多くの場合，カートリッジから完全に IOL 全体が離れるまで折り畳まれた状態が続いているので，先行するループの肩の付け根が嚢内に入るように，プランジャーを回すのにあわせてハンドピースをやや立てるようにするのがコツである（**図9b**）．必要以上にプランジャーを回転させ，IOL を 6 時方向に移動させすぎないようにする．IOL が完全にカートリッジから離れたならば，フックなどで支持部を確実に嚢内へ挿入する（**図10, 11**）．

2.0 mm の強角膜切開からも工夫を加えることで挿入が可能である．基本的には，常岡らが開発した wound assisted 法を用いるが[1]，カウンターを掛けて切開創とカートリッジを密着させることができないので工夫が必要である．2.0 mm 切開では，カートリッジの先端

[*1] ローディング鑷子を戻すときに，IOL も一緒に移動する場合があるが，カートリッジの後端近くまで戻ってきてしまった場合には，再度押し込み直したほうがよい．そのままで IOL 挿入操作に移ると，まれにプランジャーが光学部の下に滑り込んで IOL 光学部を押し込めなくなることがある．

文献は p.388 参照．

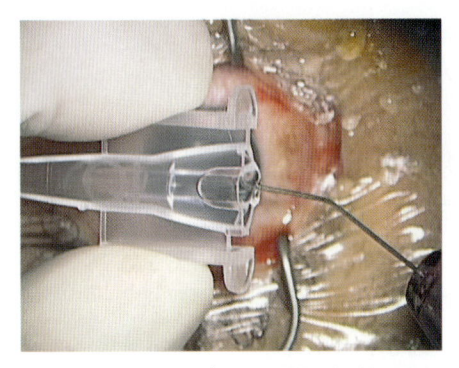

図3 カートリッジへの粘弾性物質の注入
粘弾性物質がカートリッジから手前にややはみ出すくらいの量を注入する．先行する部分は，多くなくてよい．

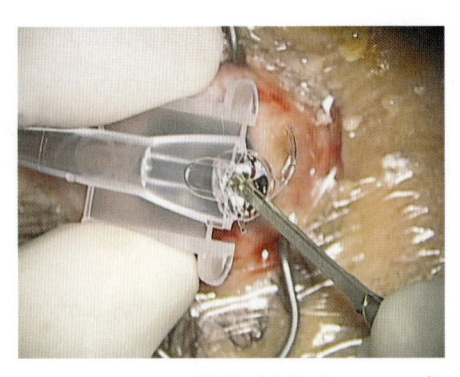

図4 ZCB00の装填（先行するループ）
ローディング鑷子で光学部を把持し，先行するループをカートリッジのエッジの膨らみに当てて，支持部を付け根の部分で折り曲げる．

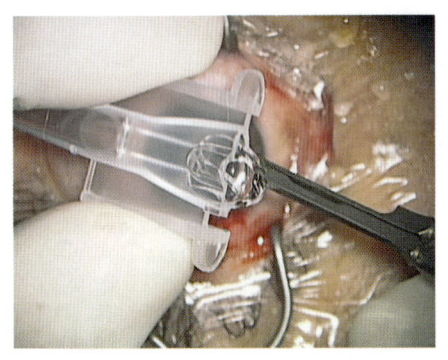

図5 ZCB00の装填（後方ループ）
後方のループをローディング鑷子の溝に当てて，付け根の部分から折込みカートリッジ内に押し込む．

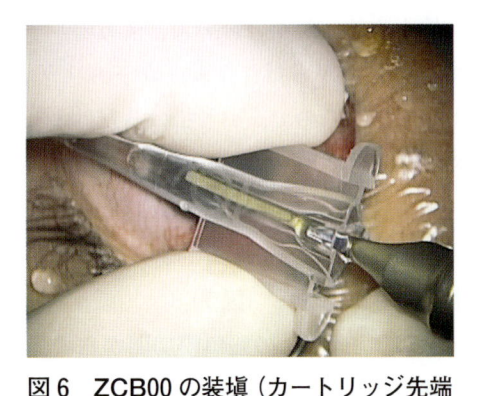

図6 ZCB00の装填（カートリッジ先端方向への移動）
ローディング鑷子で光学部を押し込み，カートリッジ先端方向へ移動させる．十分に移動させないと，IOLが戻ってしまう．

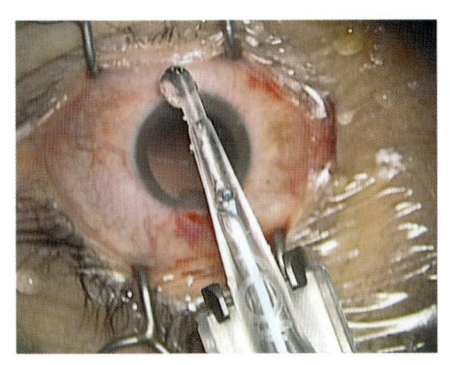

図7 ZCB00の装填（カートリッジ先端への移動）
プランジャーを進めて，IOLをカートリッジ先端近くまで移動させると準備が完了する．カートリッジ先端は，中途から太くなる．

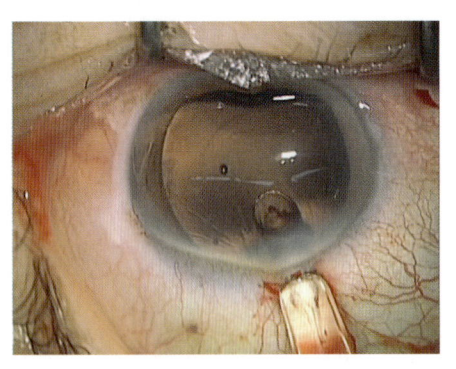

図8 カートリッジ先端の切開創への挿入
（2.4 mmの強角膜切開創の場合）
カートリッジ先端が完全に前房内へ出るように切開創に押し込む．カートリッジの先端が太くなっているところが切開創に当たり，それ以上の挿入ができない．

a.　　　　　　　　　　　　　　　　　　b.

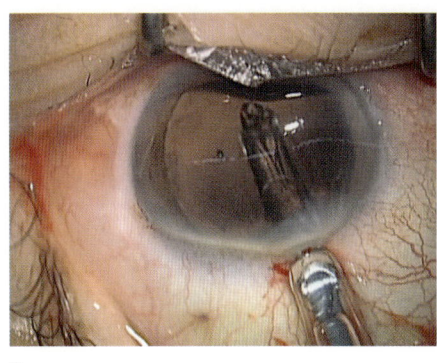

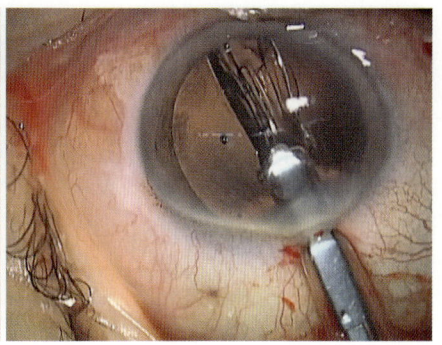

図9　IOLの挿入
a. プランジャーを回し，IOLを前房内へ移動させる．
b. 先行する光学部（折れ曲がった支持部の根元）が6時の囊内に入るようにカートリッジを立て気味にしてIOLを進める（IOLを過度に進めると，Zinn小帯へストレスが掛かるので注意が必要）．

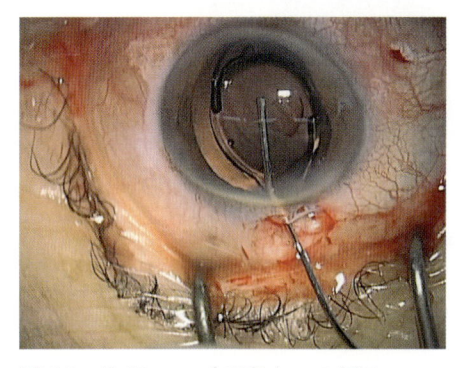

図10　先行ループの囊内への挿入
先行するループが，囊内へ入らなかった場合には，6時付近の光学部を硝子体方向へ押しつけると，支持部が囊内へ挿入される．

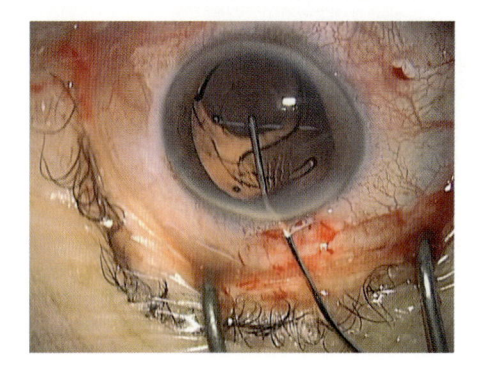

図11　後方ループの囊内への挿入
光学部の12時側を硝子体側へ押しつけ，光学部全体を6時方向へ移動させつつ，後方ループを囊内へ挿入する．

を完全に創口に入れることはできないので，先端部のみをかませるようにする（**図12a〜d**）．カートリッジを創口に押しつけると眼球が下転するが，さらに眼球全体が沈み込むように力を加える．眼球を下転させたまま，IOLを挿入させ，IOLが前房内へ移動するに従って，眼球を上転させる（**図13a〜c**）．

MONARCH® II のインジェクターを利用した挿入法：基本的にPlatinum 1 Series ImplantationシステムとⅢ様に，C（D）カートリッジにIOLを装填する．MONARCH® IIのインジェクターは，プッシュ式なので，単純に押し込む操作によってIOLを前房内に挿入できる（**図14**）．

挿入に伴うトラブル：Platinum 1 Series Implantationシステムで2.4 mmの標準の強角膜切開層から挿入する場合には，カートリッジ先端が確実に前房内へ挿入されていれば，IOL素材が硬いため，挿

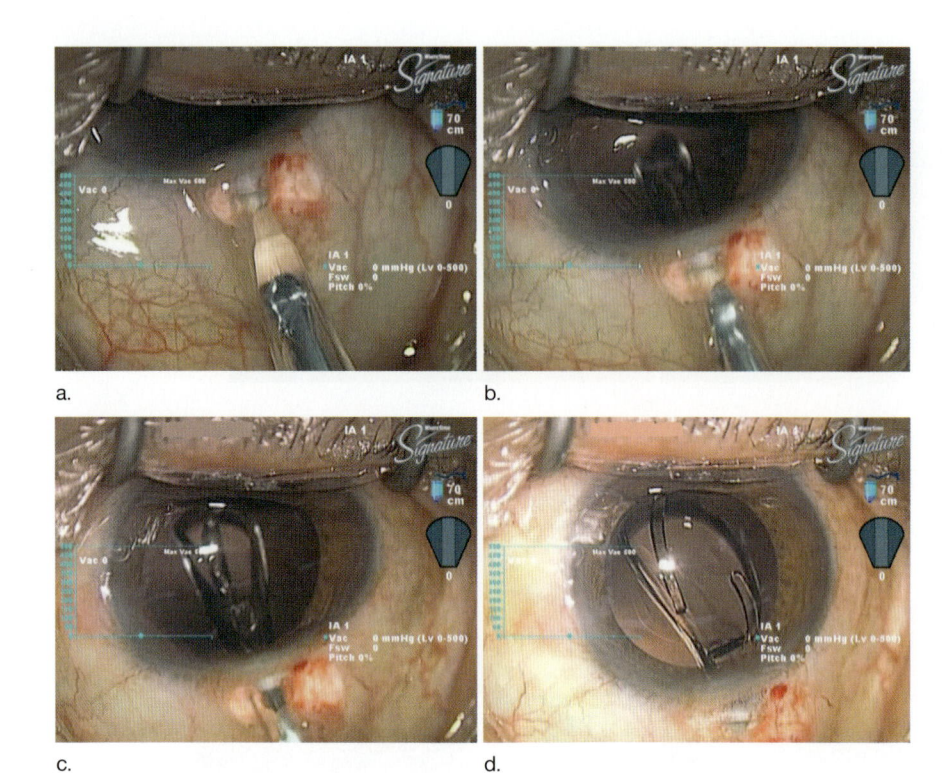

図 12　2.0 mm 切開創からの挿入（2.0 mm の強角膜切開創の場合）

カートリッジの先端を創口に押しつけ，眼球を下転させる．カートリッジ先端の中途で太くなっているところは，創口からかなり離れたままである（a）．そのまま，プランジャーを進め，IOL を眼内に挿入するとともに，眼球を上転させ，もとの位置に戻していく（b，c）．IOL は，前房内へ挿入される（d）．

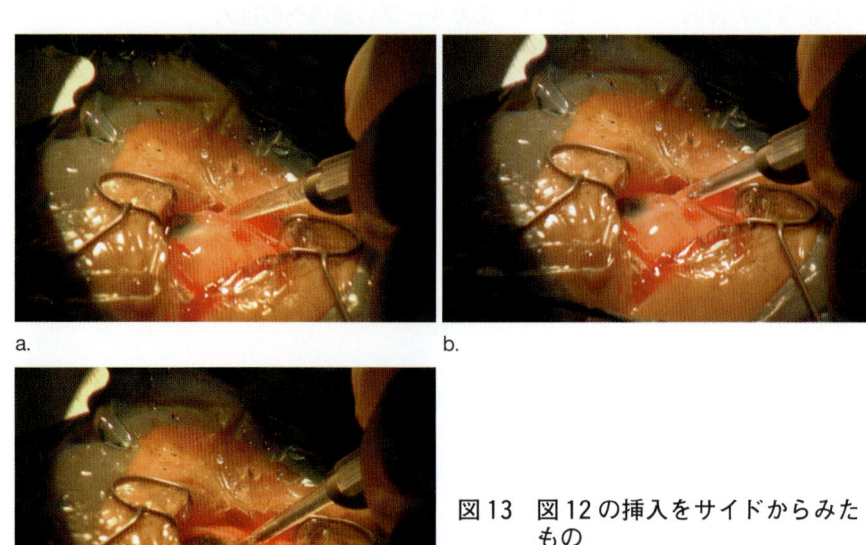

図 13　図 12 の挿入をサイドからみたもの

a. 眼球が下転させられている．
b. 眼球がさらに押し込まれ全体に沈んでいる．
c. IOL の挿入とともに，眼球が下転状態からもとに戻っていく．

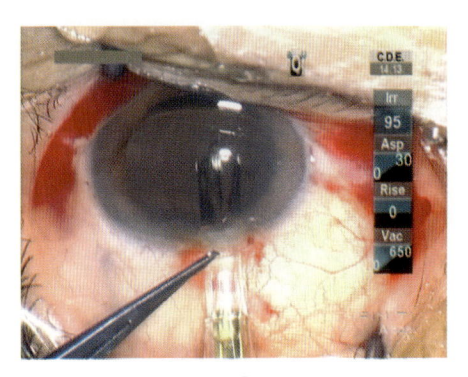

図14 MONARCH® II のインジェクターを利用した挿入
MONARCH® II のインジェクターはプッシュ式なので，単純に押し込む操作によって IOL を前房内に挿入できる．

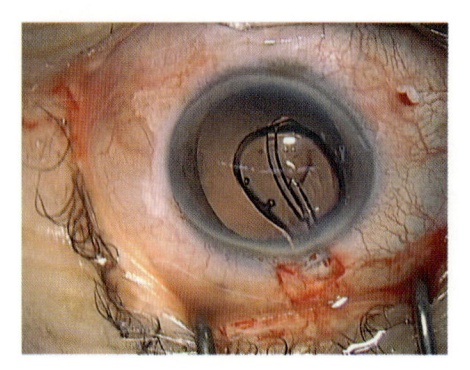

図15 支持部同士の密着
自然に離れることが多いが，時にフックなどで解除が必要になる．

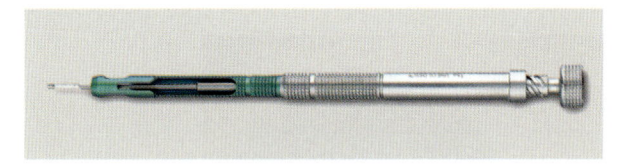

図16 UNFOLDER® Emerald

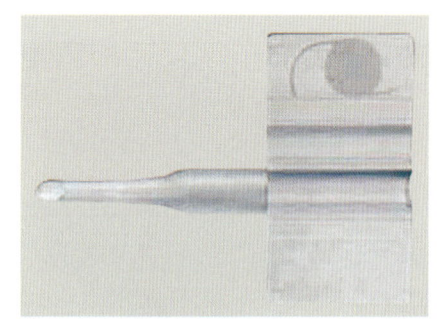

図17 UNFOLDER® Emerald カートリッジ
装塡すべき IOL の方向がプリントされている．

入途中で広がったりすることはなく，挿入に伴うトラブルは少ない．ただ，時に支持部同士が互いに密着してしまうことがある．しばらく待つと自然にはずれることが多いが，はずれないときにはフックなどで解除することが必要である（図15）．

MONARCH® II のインジェクターを利用した挿入法では，IOL 光学部の反転など，AcrySof® と同様のトラブルが生じる．

センサー，その他のテクニスレンズ

UNFOLDER® Emerald（図16），UNFOLDER® Emerald カートリッジ（図17）を用いて挿入する．切開創は，2.8mm が標準である．カートリッジの溝に沿って粘弾性物質を塗布し，カートリッジの溝にはめ込むように IOL 光学部を装塡する．カートリッジに装塡すべき IOL の方向がプリントされているので，それを参考にするとよい（図17）[*2]．

[*2] 装塡時に先行・後方ループが伸びていることがポイントである（図18）．伸びていないと，支持部が折れ曲がったり，抜けてしまったりする．

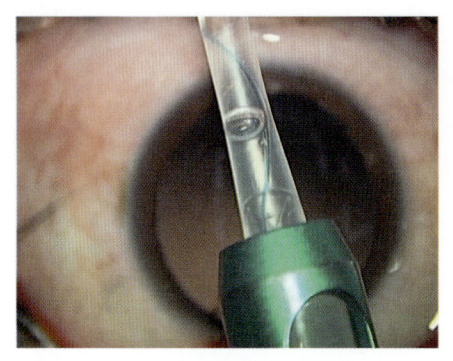

図 18 UNFOLDER® Emerald カートリッジへの IOL の装填

カートリッジ内で先行する支持部が伸びていることを確認する．

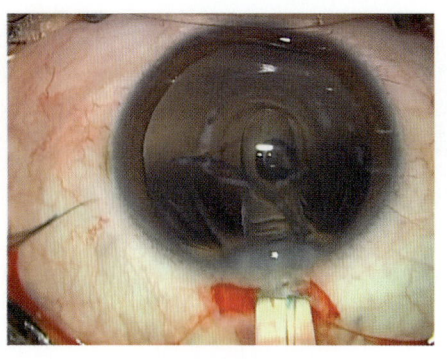

図 19 UNFOLDER® Emerald カートリッジ先端の切開創への挿入

カートリッジ先端が完全に前房内に入るようにカートリッジを挿入する．このときカートリッジ先端のベベルは下向きである．支持部がカートリッジから出始めるが，この段階で囊内へ向かわせる．

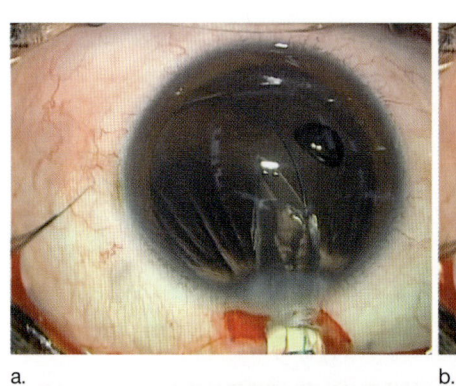

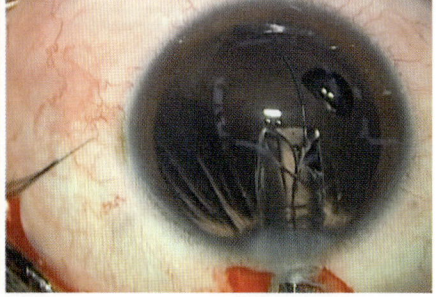

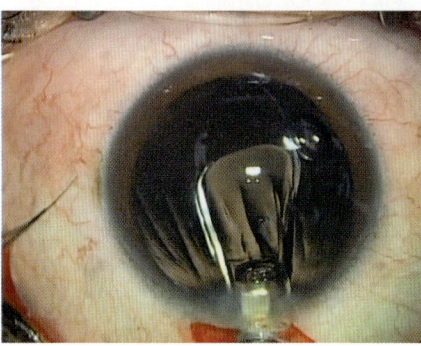

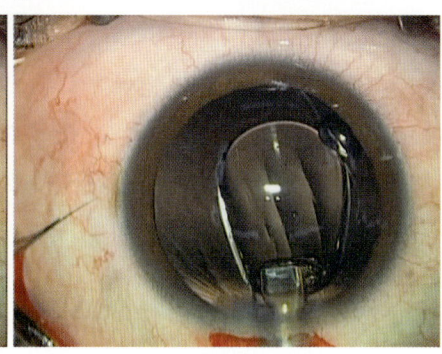

a.

b.

c.

d.

図 20 UNFOLDER® Emerald カートリッジによる IOL の挿入

a. プランジャーを回して進め，IOL を前房内へ挿入するとともに，UNFOLDER® を回旋させる．支持部が，水晶体囊内で囊と平行になるようにベベルは横向きになっている．
b. さらにプランジャーを回して進め，IOL 光学部がカートリッジから出始めている．
c. 光学部からカートリッジが出始めると動きが速いので，支持部が水晶体囊と平行になるように UNFOLDER® を遅れないように回旋させる．最終的に前房内に IOL が挿入し終わったときには，ベベルは上向きとなる．
d. 光学部からカートリッジがほとんど離れた後は，そのままプランジャーを進めて，光学部を囊内へ挿入する．

鑷子で，強角膜切開部を把持し，カートリッジ先端が完全に前房内へ出るまで挿入する（**図19**）．カートリッジの回転操作が入るので，十分にカートリッジが創口内に挿入されていないとトラブルの原因となりやすい．プランジャーを進めてIOLを前房内へ挿入するが，そのままだとIOLが反転してしまう．そのため，プランジャーを回しながらIOLを進めるとともに，UNFOLDER®全体を回旋させる（**図20a～d**）．このUNFOLDER®の回旋とIOLの前房内への挿入のタイミングであるが，先行するループが，嚢と平行になるように回旋させるように注意を払うとタイミングがあう．

（黒坂大次郎）

エタニティー®（参天製薬）

　エタニティー®は，参天製薬によって2008年にわが国で市販された．本レンズは，グリスニングの発生を極力抑制するために独特の素材が使用されていること，光学径が7.0mmの大光学径レンズがラインナップされていること，眼底視認性をよくするために光学設

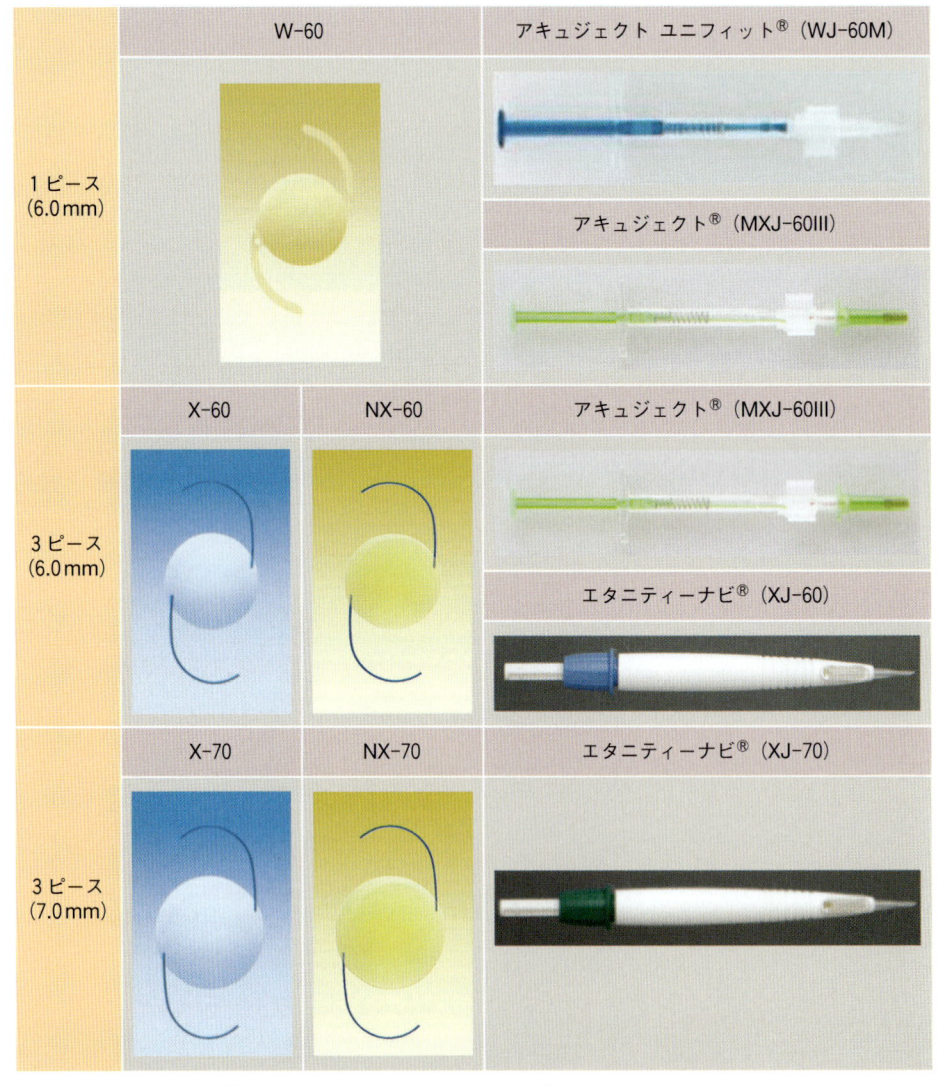

図1　エタニティー®のラインアップと併用インジェクターの種類
（　）内は光学部径．

	アクリルA	アクリルB	アクリルC	アクリルD	アクリルE	アクリルF	エタニティー®
30℃	0.12	0.24	0.66	0.23	0.37	1.70	4.61
40℃	0.20	0.34	0.69	0.29	0.54	1.84	4.62
50℃	0.43	0.42	0.81	0.48	0.63	1.97	4.60

吸水率＝吸水量／レンズ重量(乾燥時)×100(％)

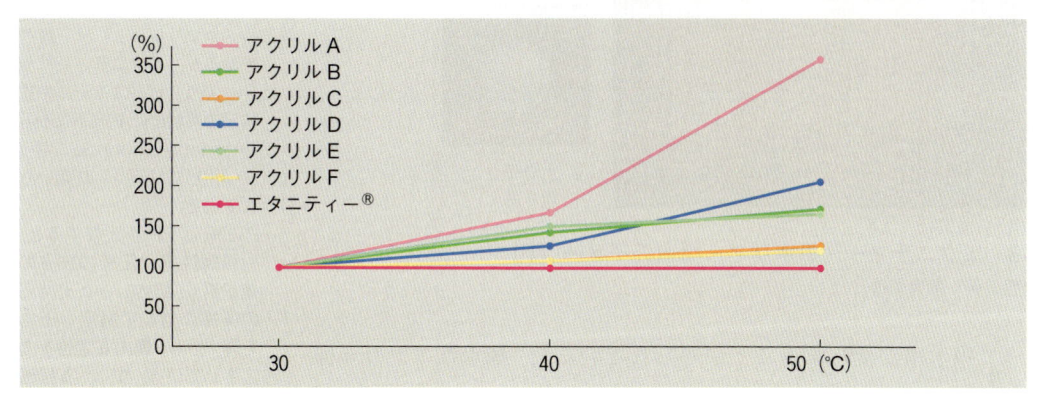

図2　疎水性アクリル眼内レンズとエタニティー®の吸水率の温度による変化
多くの疎水性アクリルレンズは，環境温度の上昇に伴って吸水率が増加するが，エタニティー®の吸水率はほとんど変化しない．

計上に工夫がされていること，などの特徴がある．

製品ラインアップ

2013年8月現在での製品ラインアップは，図1のとおりである．
2008年のエタニティー®新発売時点では，非着色の3ピースの光学部径6.0mm（X-60）と光学部径7.0mmのモデル（X-70）のみであったが，2010年には着色モデルであるエタニティーナチュラル®が加わり，6.0mmと7.0mmの光学部径と着色非着色の4種類が選択可能となった．その後，2013年1月には従来の着色モデルの素材をベースとして，非球面1ピースモデルであるエタニティーナチュラル ユニ®がラインアップされた．

素材の特性[*1]：ハイブリッド組成

[*1]は p.92 参照．

わが国で市販されているアクリル製眼内レンズのほとんどは，疎水性アクリル樹脂を材料に用いて製造されているが，エタニティー®は疎水性アクリルと親水性アクリルという異なる性質の材料を共重合した，いわゆるハイブリッド組成となっている．このことから，エタニティー®の素材は約4％の含水率を有しており，水溶液内で保存されている．疎水性アクリル樹脂は種類，重合や架橋の状態などによって異なるものの，図2に示すように一般的には温度変化に

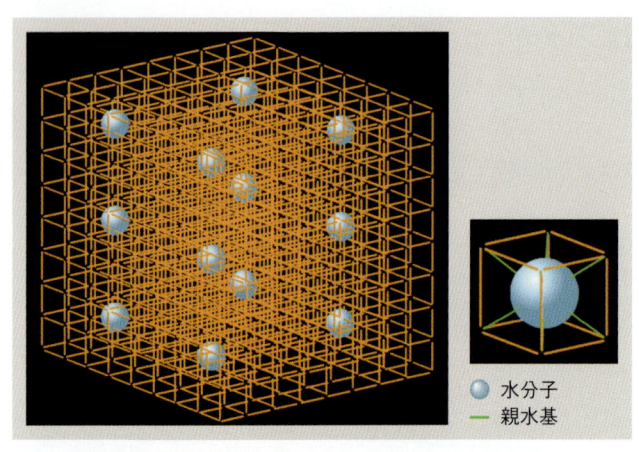

図3 エタニティー®のポリマー構造のイメージ図
(資料提供：参天製薬)

よって吸水率が変化することが知られている[1]．疎水性アクリル眼内レンズの光学部には，高い温度環境で水分子が吸水されるが，温度が下がると吸水率が下がるため水分子が樹脂内で過飽和状態となり，相分離現象を起こし，これが可視化できる状態まで成長して，グリスニング（glistening）と呼ばれる輝点がレンズ光学部内に生じるといわれている．エタニティー®は，ほかの眼内レンズと異なり，温度変化にかかわらずほぼ4％で一定していることがわかる．エタニティー®は分子レベルでポリマーを設計し，分子間の結合を強化することで分子レベルでの自由度を制限し，水相分離現象の発生と成長を抑制している．また親水性アクリルを配合することにより，ポリマー自身に親水性を与え，含水率を高くして水分子をあらかじめ分散させていることで，過飽和状態になることを抑制している（図3）．この結果，硬い素材となったものの，グリスニングが発生しにくい構造となっており，これがエタニティー®の最大の特徴である．

光学特性：独特の非球面構造

3ピースのエタニティー®の光学設計上の特性として，中心部から周辺部にかけての均一性が高い度数分布（図4）が挙げられる．これによって球面収差の軽減が図られており，たとえば後極部に焦点を合わせて術処理を施行する際においては，その周辺部でのピントのずれが軽減されることとなり，広い範囲での良好な視認性の確保が可能となり，硝子体手術施行時などでは有利になる．

1ピース非球面モデルであるエタニティーナチュラル ユニ®は，

[*1] **支持部の素材であるPVDF（ポリフッ化ビニリデン）について**

3ピース眼内レンズの支持部の素材としては，PP（polypropylene；ポリプロピレン）およびPMMA（polymethylmethacrylate；ポリメチルメタクリレート）が一般的であるが，エタニティー®シリーズの3ピースモデルの支持部の素材には，PVDF（polyvinylidene difluoride；ポリフッ化ビニリデン）が用いられている．

PVDFとPPを比較すると，引張弾性率や圧縮の強さの値が高く，眼内レンズ支持部の圧縮に対して適度な応力を囊に返し，囊内安定性を向上させている．また，支持部に圧縮が掛かった場合でも変形を起こしにくいという特性がある．

PMMAは，引張弾性率や圧縮の強さの値がPVDFやPPより高いため，囊収縮などの応力に対する抵抗力は強いものの，挿入時などに強度の圧縮応力が掛かった場合に，一気に破損してしまう可能性がある．

実際に眼内レンズに用いられる場合には，支持部自体のデザインやとりつけ角度などのほかの要因も複雑に絡んでくるため一概に比較は難しいが，挿入時の操作性や囊内安定性の視点から考えると，PVDFは強さ，しなやかさ，安定性のバランスが大変よい素材であるといえる．

文献はp.388参照.

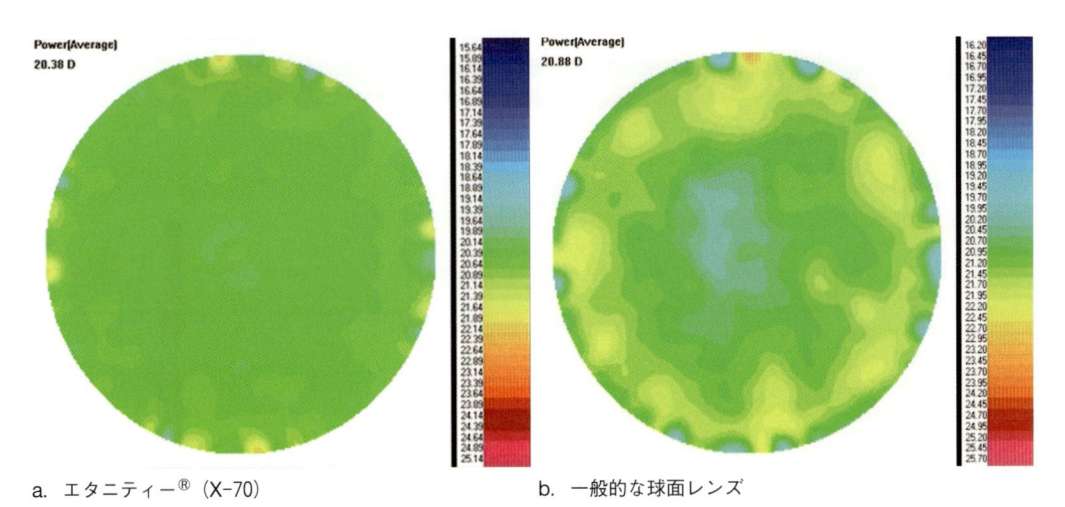

a. エタニティー® (X-70)　　　　　　　　　　　b. 一般的な球面レンズ

図4 エタニティー®と一般的な球面レンズの光学部の屈折度数分布
一般的な球面眼内レンズの屈折度数は，周辺部が中心部に比して増加しているが (b)，エタニティー®では，ほぼ均一である (a)．

　日本人の健常眼を対象とした角膜収差量に関する報告を参考として，日本人とりわけ若年者が有すると考えられる眼球全体の球面収差量[2]を考慮して設計された$-0.13\,\mu m$という値を採用している．補正する球面収差量を従来の非球面眼内レンズよりも小さく設定することによって，より多くの日本人の眼にフィットしやすくし，QOVの向上を期待したものといえる．

形状の特性：大光学径，独特の1ピースモデル

　硝子体術者に重宝されているのが，いわゆる大光学径レンズといわれる光学部径7.0mmのモデル (X-70, NX-70) である．その広い光学部面積と度数分布の均一性が高い（中心部と周辺部の度数の差を小さくしている）ことから，術中・術後に良好な眼底視認性を確保することができる．また，ガスタンポナーデを行った際も，大きな光学部によって囊内安定性が優れていると報告されている[3]．

　1ピースモデル (W-60) では，レンズ形状に独自のデザインが搭載されている（図5）．外観的な特徴として，支持部つけ根にホール（ストレスフリーホール）がついていることが挙げられる．このホールは，囊内挿入時の支持部への長径方向の圧縮圧をこのホール部分へ集中させることで，光学部の歪みの抑制や良好なセンタリングなどの囊内安定性の向上に貢献している（図6）．もともと硬い素材であるエタニティー®を1ピースモデルとする際に，機械的特性の最適化を図ることを目的としたものである．このほか，支持部と光学

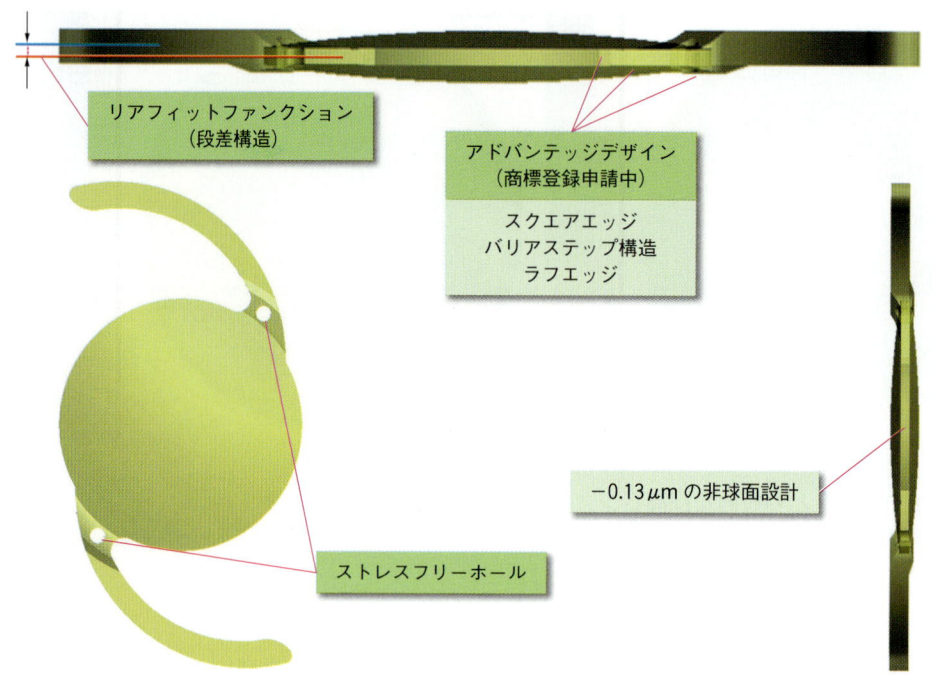

図 5　エタニティーナチュラル ユニ® の特徴的なデザイン

リアフィットファンクション
（段差構造）

アドバンテッジデザイン
（商標登録申請中）

スクエアエッジ
バリアステップ構造
ラフエッジ

−0.13μm の非球面設計

ストレスフリーホール

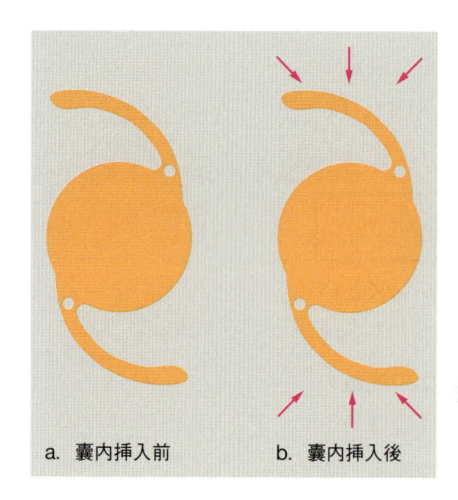

図 6　ストレスフリーホールの意義
嚢内挿入後の支持部への長径方向の圧縮圧をこのホール部分へ集中させることによって光学部の歪みを抑制し，長期的に良好なセンタリングを得ることを目的にしている．

a. 嚢内挿入前　　b. 嚢内挿入後

部面を段差構造とすることで嚢内挿入後に光学部と水晶体嚢の密着性を高めた（リアフィットファンクション）．これにより，後嚢混濁の抑制と良好な嚢内安定性を期待したデザインや，スクエアエッジ（シャープエッジ），支持部からの水晶体上皮細胞の迷入を抑制するバリアステップ構造，エッジグレアの抑制を目的としたラフエッジの三つの特徴を総称したアドバンテッジデザイン（**図 7**）という工夫が搭載されている．

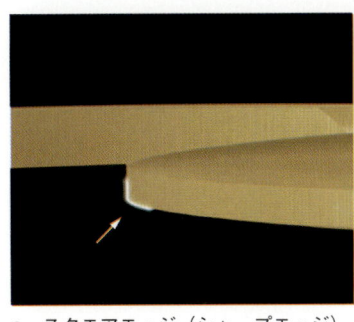

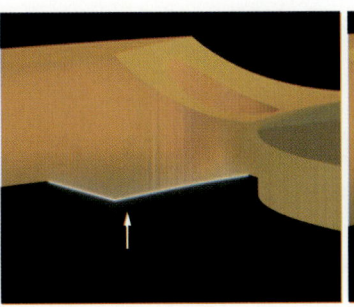

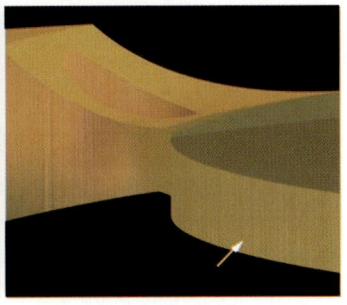

a. スクエアエッジ（シャープエッジ）　b. バリアステップ構造　c. ラフエッジ（unpolished edge）

図7　エタニティーナチュラル ユニ®のアドバンテッジデザイン
アドバンテッジ（advantedge）は，Advantage＋edge の造語であり，2013年現在商標登録申請中である．

専用インジェクターと挿入法

　エタニティー®シリーズのインジェクターは，図1のとおり光学部径とレンズデザインによって使用する組みあわせが決まっている．本項では，3ピースレンズ専用のエタニティーナビ®（XJ-60，XJ-70），および1ピース6.0 mm径用のアキュジェクト ユニフィット®（WJ-60M）を用いた挿入法について解説する．

エタニティーナビ®（XJ-60，XJ-70，図8）を用いた3ピースレンズの挿入法：エタニティーナビ®に付属するカートリッジに眼粘弾性物質を適量塗布し，IOLをカートリッジの溝に沿って設置（図9）した後に，カートリッジを折り曲げる．折り曲げたフォルダーをインジェクター本体に装填した後に後方のプランジャーをしっかりと押し込み，ノブを時計回り方向へ約90°回転させ眼内レンズをチップ内に押し進める．

　カートリッジ先端をベベルダウンにして創口から刺入した後（図10a）に，ノブを時計回りに回転させる（図10b）．このとき，ベベルをわずかに反時計回りに回転する（図10c）ことで先行ループを左向きに水平な状態を保ちやすい．

　光学部がチップから出始めたらインジェクター本体を反時計回りに約90°回転させ，ベベルを右に向けた状態（図10d）として，さらにノブを時計回りに回転して眼内レンズを嚢内に押し出す．眼内レンズが完全に押し出されたらチップを眼内より引き抜き（図10e），後方ループは眼内レンズフックなどの適切な器具を用いて嚢内に挿入する．

アキュジェクト ユニフィット®（WJ-60M，図11）を用いた1ピースレンズの挿入法：インジェクター先端のノズル内とカートリッジ・眼内レンズ装着部（2本の溝）に眼粘弾性物質を適量塗布する．

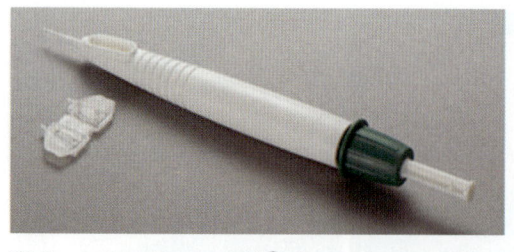

図8　エタニティーナビ®（XJ-60，XJ-70）
3ピースレンズ挿入時に使用する．

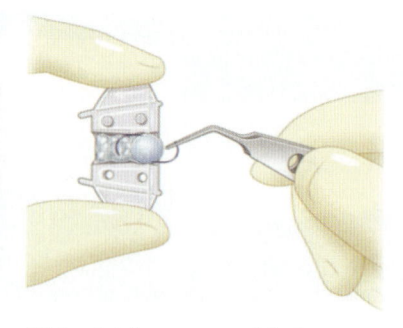

図9　3ピースレンズをカートリッジに装填

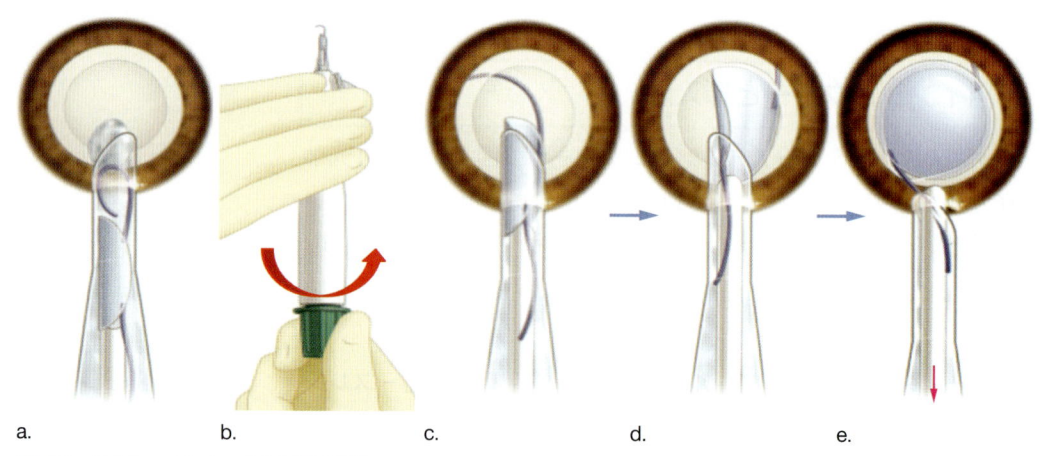

a.　　　　　b.　　　　　c.　　　　　d.　　　　　e.

図10　3ピースレンズの挿入手技
a. カートリッジ先端をベベルダウンにして創口から刺入．
b. ノブを時計回りに回転．
c. ベベルをわずかに反時計回りに回転させ，先行ループを左向きに水平な状態に保つ．
d. 光学部がチップから出始めたら，インジェクター本体を反時計回りに約90°回転させ，ベベルを右に向けて，さらにノブを時計回りに回転して眼内レンズを嚢内に押し出す．
e. 眼内レンズが完全に押し出されたら，チップを眼内より引き抜く．

　ワンピースレンズをカートリッジ内の溝に沿って装填した後に，プランジャーを押し，ソフトパッドをカートリッジ・ウイングの後方のラインまで進める（**図12a**）．鑷子を用いて先行ループ先端を後方に向かって押し（**図12b**），先行ループと後方ループをタッキングさせ（**図12c**），カートリッジのウイングを閉じてロックする．このとき，両方のループとソフトパッドがウイングに挟まっていないことを確認する．プランジャーを前方に向かってゆっくりと押し，眼内レンズをチップ内に押し進める．
　チップ先端をベベルダウンの状態にして創口から眼内に挿入し（**図12d**），プランジャーをゆっくり押し進め眼内レンズを嚢内に押し出す（**図12e**）．眼内レンズが完全に押し出されたら，プランジャーを押し進めることを止め，チップを創口から引き抜く．両方のル

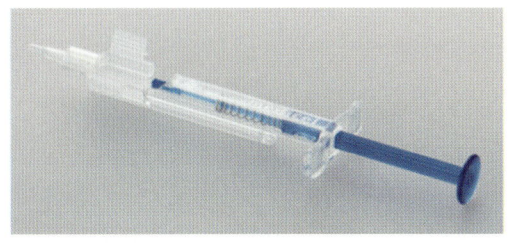

図11 アキュジェクト ユニフィット®（WJ-60M）

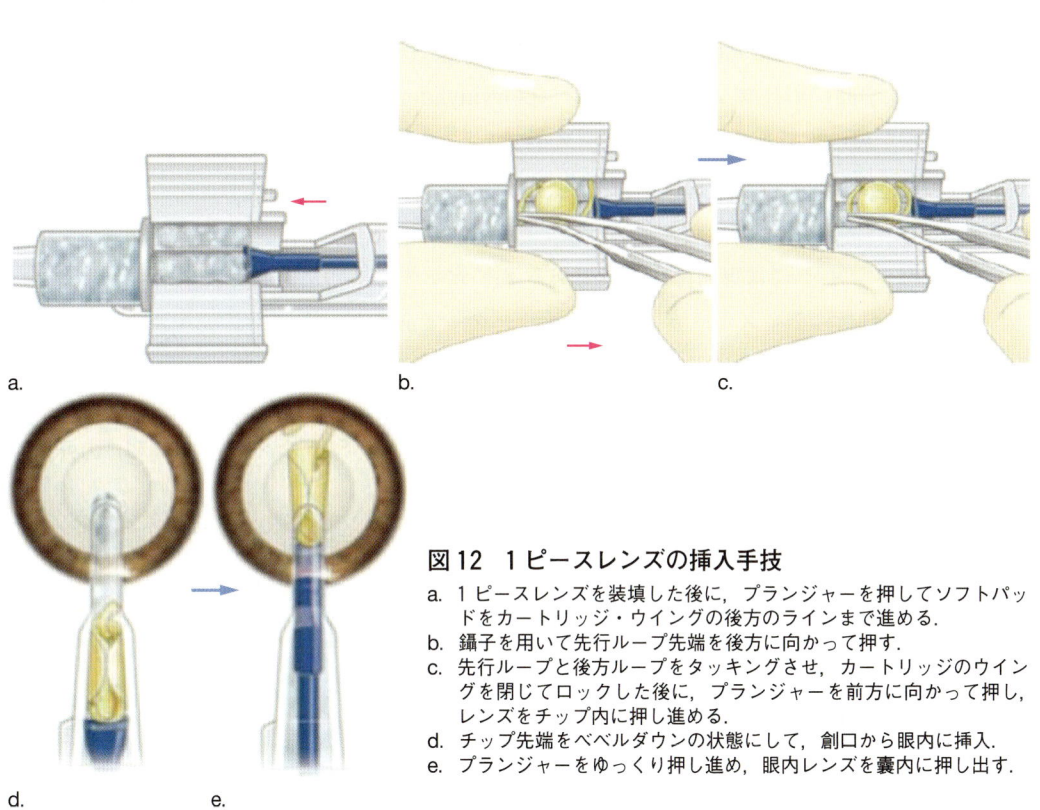

図12 1ピースレンズの挿入手技
a. 1ピースレンズを装填した後に，プランジャーを押してソフトパッドをカートリッジ・ウイングの後方のラインまで進める．
b. 鑷子を用いて先行ループ先端を後方に向かって押す．
c. 先行ループと後方ループをタッキングさせ，カートリッジのウイングを閉じてロックした後に，プランジャーを前方に向かって押し，レンズをチップ内に押し進める．
d. チップ先端をベベルダウンの状態にして，創口から眼内に挿入．
e. プランジャーをゆっくり押し進め，眼内レンズを囊内に押し出す．

ープが解放することを確認する．

まとめ

　エタニティー®は，疎水性アクリルと親水性アクリルのハイブリッド組成という特異な素材が特徴の眼内レンズである．グリスニングを発生しにくい素材であること，眼底の視認性が良好で硝子体手術に適していること，などの長所があるが，素材が硬いため，極小切開創からの挿入に困難を感じられていた．最近市販された1ピースレンズとインジェクターシステムは，その不満を解決するとして期待されている．

（常岡　寛）

アバンシィ™（興和）

興和の眼内レンズ（intraocular lens；IOL）アバンシィ™は，アクリル製の光学部にポリフッ化ビニリデン（polyvinylidene difluoride；PVDF）製の支持部をもった3ピース型である（図1）．アクリル系のIOLのなかでは光学部は軟らかく，また，PVDF製の支持部も軟らかい．

また，アバンシィ™には専用挿入器具であるメドショット™がある（図2）．これは，ディスポーザブルのインサーターであるが，片手での押し出し操作のみでIOLを嚢内へ挿入が可能であり，使い勝手がよい．同様の操作で挿入できるプリセットタイプ（アバンシィ™プリセット，図3）も用意されている．

光学部の特性

製法：光学部の製法は，鋳型にアクリル樹脂を流し込み固めてつくるキャストモールド法が用いられている．そのために光学部表面は滑らかで，またレンズエッジも鋭角の形状を保つことが可能となる（図4）．嚢内固定時に水晶体赤道部からの水晶体上皮細胞の後嚢側への増殖を抑制し，後発白内障の発生率を抑えることを目的として

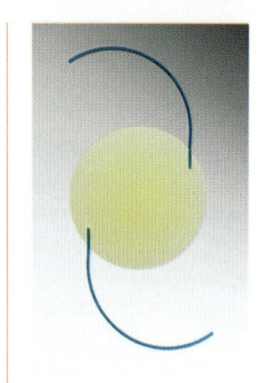

図1　アバンシィ™（興和）の外観
全長13mm．アクリル製の光学部は着色タイプとクリアタイプがある．支持部は青色のPVDF製．

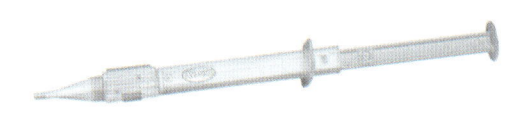

図2　メドショット™の外観
アバンシィ™専用のカートリッジと本体が一体化されたディスポーザブル挿入器具．

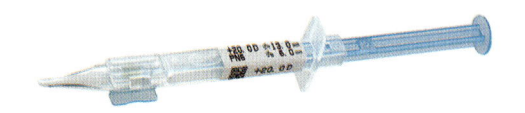

図3　アバンシィ™プリセットの外観
アバンシィ™が装填済みのインサーター．メドショット™と同じようにプッシュ方式で挿入できる．

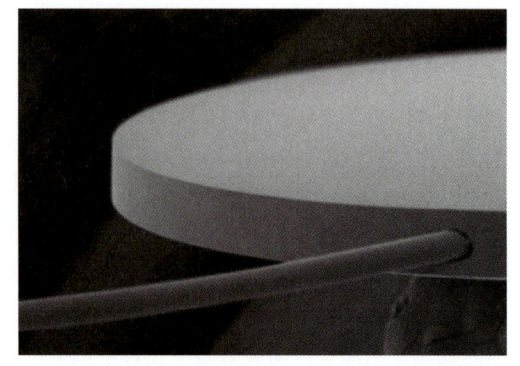

図4　アバンシィ™のレンズエッジ（電子顕微鏡50倍）

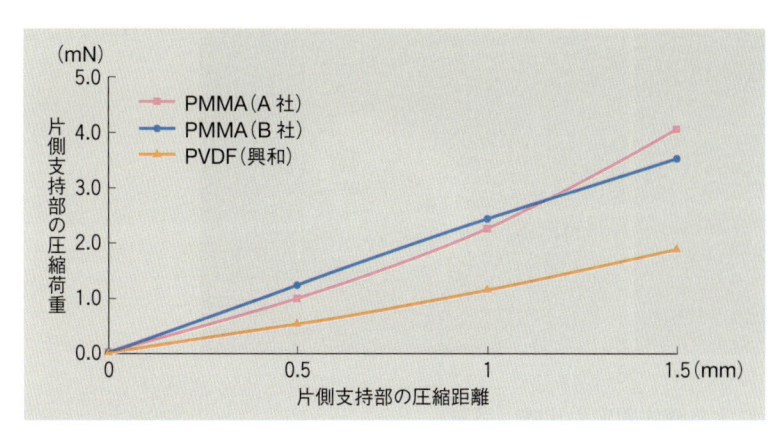

図6 支持部柔軟性の比較
一定の距離を圧縮するのに，PMMA 製に比較して PVDF 製は半分の荷重でよい．

図5 光学部回復の比較（鑷子で折り曲げ30秒後の光学部折り曲げ痕）
a. アバンシィ™．ほとんど折り曲げ痕は消失している．
b. テクニス®(TECNIS®)．まだ折り曲げ痕が残存している．

いる．

柔軟性：アクリル製 IOL のなかでは，光学部は軟らかい部類である．そのためインサーターから眼内への挿入時には，光学部は早く広がる特徴がある．柔軟性が高いため，折り曲げ操作などによる光学部の折り曲げ痕は速やかに消失し，回復性は高い（**図 5a, b**）．

着色レンズ：光学部は，着色タイプとクリアタイプ（UV 吸収タイプ）が用意してある．着色タイプの特徴は，度数によりレンズ厚が違っても一定の分光透過率を保つ一定の着色がなされていることである．度数が強い厚いレンズほど着色が強く，度数の弱い薄いレンズは着色が弱い．また，度数も－7.0 D から＋30.0 D と幅広く用意されている．

光学性能：また，光学部の形状は収差が少なくなる設計で，前方凸が強い前凸バイコンベックスである．発売当初は球面レンズであったが，現在は球面収差－0.04 μm の非球面レンズに変更となり，使いやすくなっている．

支持部の特性

柔軟性：アバンシィ™ の支持部の素材は，釣り糸にも用いられる PVDF 製であり軟らかい．アバンシィ™ の PVDF 製とポリメチルメタクリレート（polymethylmethacrylate；PMMA）製の支持部を比較してみても，圧縮荷重は半分ほどである（**図 6**）．この支持部の軟らかさは，IOL 挿入時など眼内組織への侵襲を軽減できる．実際，支持部による囊の変形は少ない（**図 7a, b**）．

形状記憶性：PVDF 製支持部は形状記憶性が高い．模擬眼で時間経

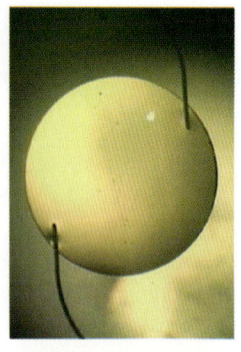

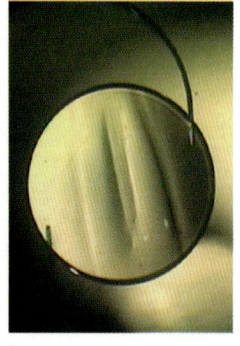

a.   b.

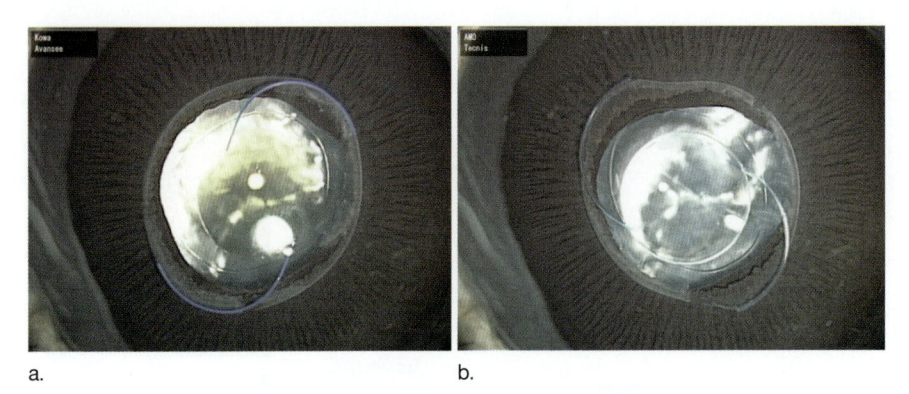

図7　Miyake-Apple view による嚢内固定の比較（豚眼）
a. アバンシィ™．PVDF 製の支持部は嚢の変形が弱い．
b. テクニス®（TECNIS®）．PMMA 製の支持部では嚢の変形が強い．

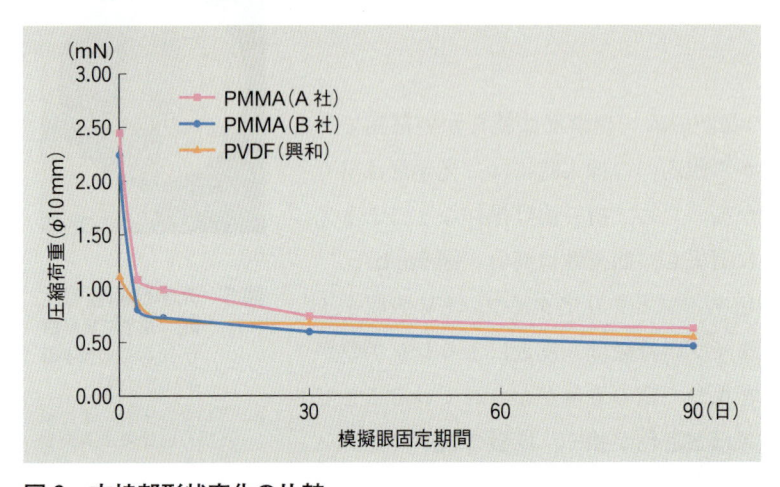

図8　支持部形状変化の比較
模擬眼で PVDF 製と PMMA 製の支持部をもつ IOL を固定し，そこにかかる圧縮荷重を固定期間で比較した．PMMA 製では急速にその荷重が減少する．PVDF 製では減少率が少ない．1 か月ほどで PMMA 製と PVDF 製の差はなくなる．

過による圧縮荷重の変化をみても，PMMA 製では数日で支持部の張力は急激に減少するが，PVDF 製では軽度であり，結果 1 か月ほどで同程度の張力となっている（**図8**）．このことは，軟らかい PVDF 製の支持部でも術後生じる前嚢収縮に反発する張力や，眼内の安定性への影響は同程度と推定される．

挿入器具

メドショット™ とプリセットタイプ：アバンシィ™ の挿入には，専用の挿入器具であるメドショット™ を用いる．メドショット™ と同様の形状で同じ挿入法のプリセットタイプも用意されている．メドショット™ は，カートリッジと本体が一体化されたディスポーザブ

ルであることが特徴である．そのためにカートリッジを用いるセパレート型のリユーザブルとは異なり，器具本体の洗浄滅菌などの手間が掛からない．

セッティング：IOL のメドショット™への装填は，レンズ設置部のキャップを開け，粘弾性物質を設置部に塗布した後，IOL を装填する．プランジャーの溝に後方支持部を設置する．キャップを閉め，プランジャーを押し進めるのみのプッシュ方式で，IOL は山折りで眼内へ挿入できる．特別に IOL を折り曲げて装填するなど煩雑な操作は必要ない．プリセットタイプは，粘弾性物質を注入孔から注入したのち，IOL を固定してあるレンズステージをとり外しプッシュ方式で挿入できる．

挿入方法

　メドショット™もアバンシィ™プリセットも同様である．創口からのノズルをベベルダウンにして挿入し（**図 9a**），先端が瞳孔領中央部分に達したら，ゆっくりプランジャーを押し始める．IOL は山折り装填されており，まず，先行支持部の先端が角膜内皮側に立つように出てくる（**図 9b**）．そのため支持部が内皮に触れないように，ノズル先端は囊内へ向かう角度から始める．先行支持部は，光学部がノズルから出始めると水平方向に向きを変え，安全に囊内へ進んでいく．光学部はその柔軟性が高いことから，早く開きやすいため，光学部が出始めたらプランジャーをゆっくり押す（**図 9c**）．光学部は，速やかに形状を回復する（**図 9d**）．後方支持部は，プランジャー先端の溝に引っ掛かった状態で眼内へ挿入されたのを確認したのち，メドショット™を眼外へ引き抜く（**図 9e**）．後方支持部が囊内に挿入されていなければフックで囊内へ挿入する．創口は強角膜切開で 2.8 mm，角膜切開では 3.0 mm が推奨される．

臨床での評価と応用

　アクリルレンズで問題になるグリスニングや表面散乱（subsurface nano glistening；SSNG）のアバンシィ™での発生は，ほぼ認められない．後発白内障も光学部シャープエッジの効果により少ない傾向が見いだされている．また，支持部の PVDF 製は古くはメニコンの PMMA レンズ時代から用いられており，その眼内での安定性は定評がある．

　3 ピース型であるアバンシィ™は光学部と支持部の軟らかさ，そ

図9 メドショット™ によるアバンシィ™ 挿入（アバンシィ™ プリセットも同じ）

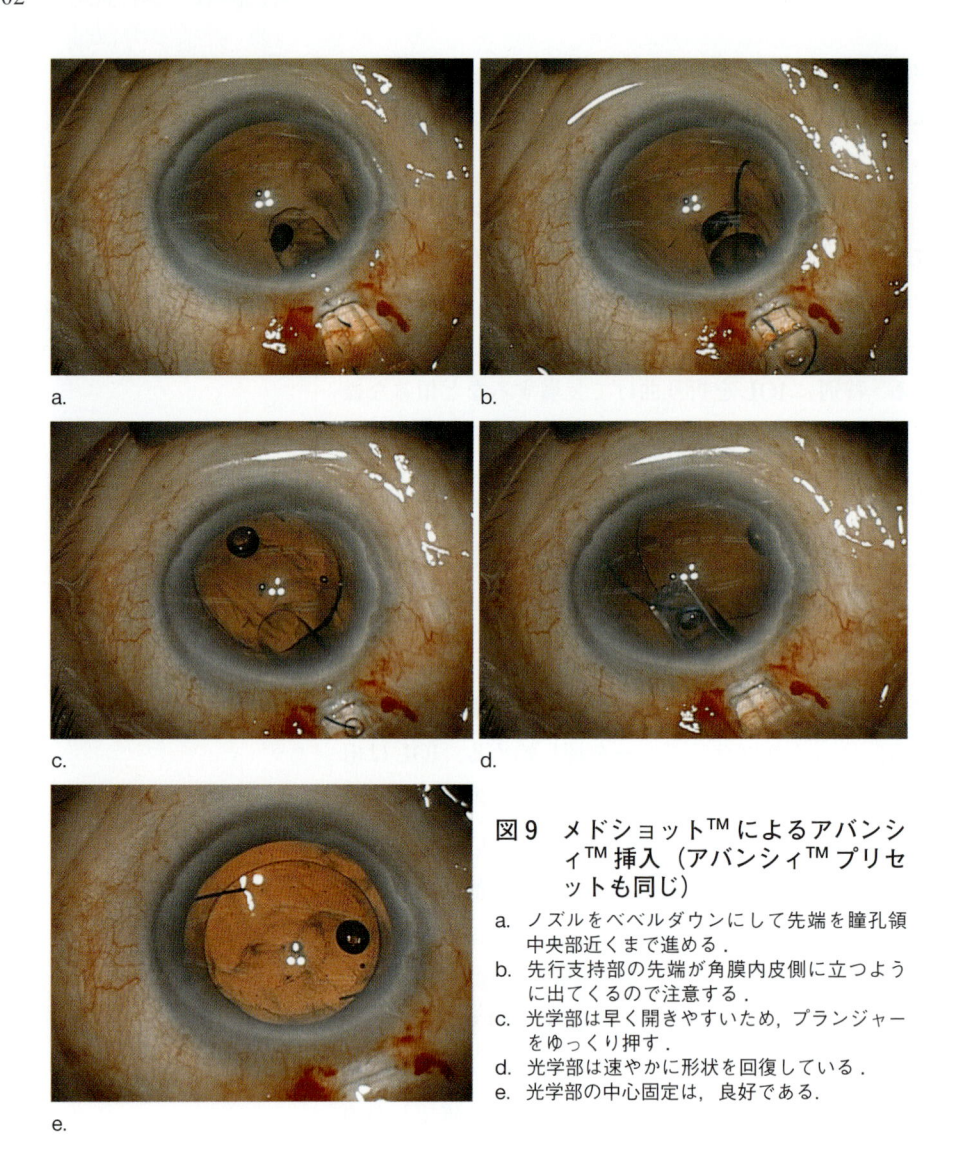

a. ノズルをベベルダウンにして先端を瞳孔領中央部近くまで進める．
b. 先行支持部の先端が角膜内皮側に立つように出てくるので注意する．
c. 光学部は早く開きやすいため，プランジャーをゆっくり押す．
d. 光学部は速やかに形状を回復している．
e. 光学部の中心固定は，良好である．

して挿入器具であるメドショット™ を用いることにより挿入は容易である．術中破嚢など術中合併症が生じた際などには，嚢外固定も可能で用いやすく，難症例にも用いやすいIOLである．

（太田一郎）

Nex-Acri® AA（ニデック）

　Nex-Acri® AA は，ニデックの着色アクリルソフト眼内レンズの総称で複数のモデルが存在する．そのなかで，現在，最も多く使用されている非球面シングルピース眼内レンズである Aktis SP（NS-60YG, **図1**）の特徴と，Aktis SP が搭載されたプリセット・インジェクターシステム SZ-1（**図2**）による挿入法を中心に解説する．

材質と形状

　Aktis SP レンズは光学部径 6.0 mm，全長 13.0 mm の着色，非球面，シングルピースのアクリルソフト眼内レンズである[1]．素材は疎水性アクリルで，アクリル樹脂を二重に重合させることで素材間の間隙サイズをより小さくしている．そのためレースカット製法による成形とあわせて，グリスニングやホワイトニングが発生しにくい[2]ことを特徴としている．実際に臨床で使用してみると，光学部の

文献は p.388 参照．

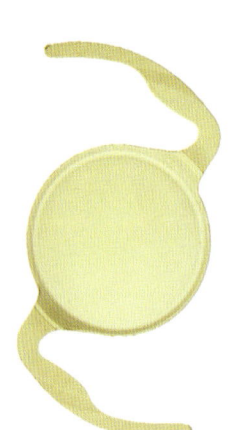

図1　Aktis SP（NS-60YG）正面図
支持部の形状が特徴的である．

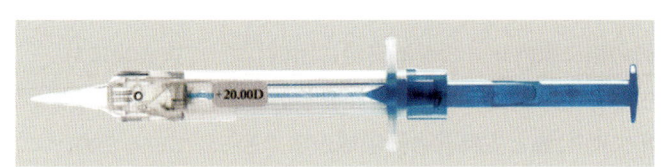

図2　新しく登場したプリセット・インジェクターシステム SZ-1

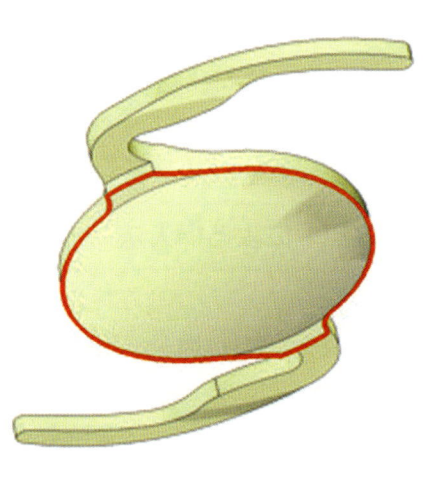

図3　光学部後面のシャープエッジ（赤線部分）
支持部付け根も支持部と 0.2 mm 程度の段差をつけた特徴的な構造をしている．

グリスニングは少なく透明性が維持されていることが実感される．

ガラス転移温度[*1]は3.6℃と低いため非常に軟らかく，年間を通じて同じような速度で解放される．そのため，インジェクター操作においてもプランジャーの押し込みは軽く安定している．また，素材はべたつき感が少ないので，眼内でレンズが解放される速度は，ほかのレンズと比較すると早くて滑らかな印象である．

屈折率は1.52，アッベ数は42と，多くの他社アクリルレンズとほぼ同等である．着色は刺激純度[*2]13%とやや薄い黄色であり，自然な見えかたを重視している[3]．角膜球面収差の補正量は$-0.13\,\mu m$とした非球面構造である．他社と比較すると補正量としては少ないが，眼球全体でわずかな正の収差をもたせることで若年者と同等の見えかたをめざし，挿入後の偏位や傾斜においてもコントラストの低下が少ない臨床に即した設計となっている[4]．

光学部後面は支持部付け根部分を含めて，全周にシャープエッジ形状を有する（図3）．

一般的にシングルピースレンズは，支持部付け根部分から後発白内障が起こりやすいことが報告されている[5]．支持部後面を含めた全周のシャープエッジにより，後発白内障の発生がより低く抑えられることが期待される[6]．

支持部の形状は，光学部から直角方向に立ち上がり，大きく曲がったCループ形状をしている．シングルピースレンズでは，挿入後の粘弾性物質抜去の際に眼内レンズが不安定に回転したり，抜去後にレンズ位置が囊中心より少しずれて固定することがある．Aktis SPは独特な支持部形状により，囊と支持部の接触域が広くとられているため，囊内のより安定した位置に光学部が固定されるようになる（図4）．

A定数は当初の推奨値（118.4）では遠視側に出てしまう傾向があったため，複数施設での臨床調査から検証を行い119.1に改訂を行っている．

挿入は，プリセット・インジェクターSZ-1が最も推奨されるが専用のインジェクターとカートリッジを使用することも可能である．

プリセット・インジェクターSZ-1による挿入法

2012年12月に発売されたSZ-1は，セッティングおよび挿入方法が非常に単純化されている．粘弾性物質を注入し（図5），その後，プランジャーをゆっくりと押し進める．レンズがノズル先端から5mm程度の位置までくると，クリック感が感じられる．この時点

[*1] ガラス転移温度
ガラス転移温度とは，物質の硬度や剛性が急激に変化するときの温度を示す．その温度以上では高分子物質は軟らかく，外力よって容易に変形するようになる．

[*2] 刺激純度
刺激純度は色の濃さを示しており，0～100%の数値で表される．刺激純度の値が小さいと薄い色であり，刺激純度の値が大きいと色が濃いことを示している．

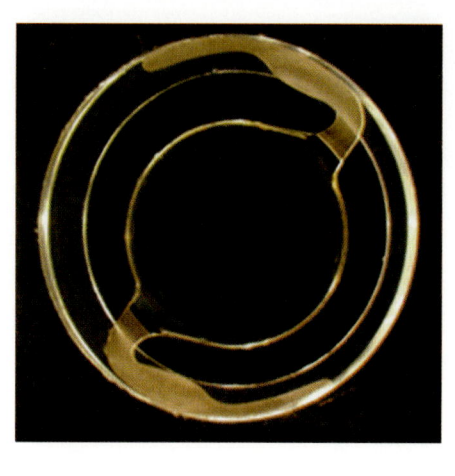

図4　10mm径模型眼における Aktis SP の固定状態
光学部は嚢の中心にしっかりと固定されている．

でレンズは谷折りに折り畳まれ，前後支持部は光学部の前面にタッキングされた状態となる（図6）．これでセッティングは完了である．

　嚢を粘弾性物質で十分に満たしノズルをベベルダウンの状態で挿入する．ノズル先端を CCC（continuous curvilinear capsulorrhexis；連続円形切嚢）のほぼ中心に置いてプランジャーを押し込むと，レンズは前方支持部がタッキングされた状態でやや左方向に出てくる（図7a）．光学部と前方支持部が "in the bag" に入るようノズル先端の位置はやや下方に向けておく．ノズル先端の位置を保持しながら，後方支持部が解放されるまでプランジャーを押し続ける（図7b）．プランジャーでレンズ全体を少し押さえ込むようにすると，後方支持部は "in the bag" に入りやすい．

　創口サイズは，角膜切開，強角膜切開ともに 2.2 mm 程度で挿入が可能である．

Nex-IJ と Type4C による挿入

　Aktis SP はプリセット・インジェクター以外に，専用の Nex-IJ ハンドピース（図8）と Type4C 専用カートリッジ（図9）を組み合わせて挿入することも可能である．

　カートリッジに粘弾性物質を塗布し，カートリッジの溝に支持部を設置する（図10）．この際，粘弾性物質を多く塗布すると支持部の位置確認が難しくなるので，粘弾性物質は溝部分を埋める程度とする．次にハンドピースにカートリッジを装填し，プランジャーをゆっくり押してレンズをノズル内に進める（図11）．この時点でレンズは谷折りに折り畳まれ，前後支持部は光学部前面にタッキングされた状態となる．ノズル先端は細くなっているので，レンズは進

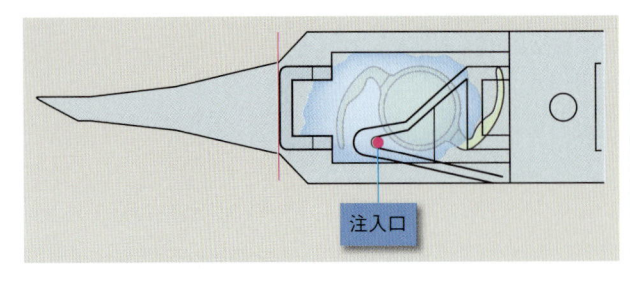

図5 SZ-1 への粘弾性物質の注入
インジェクターを水平に保ち，注入口（約0.8mm径）より粘弾性物質を赤色線部分まで注入する．

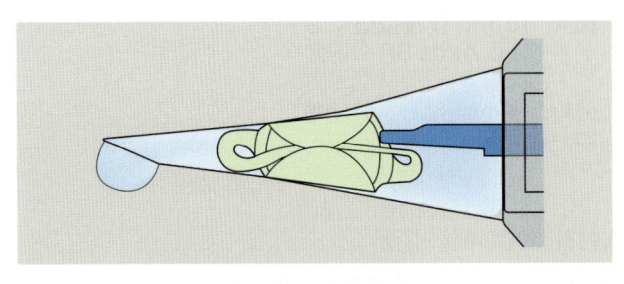

図6 レンズをノズルに送り込んだ状態
光学部は谷折りとなり，前後支持部は光学部前面にタッキングされる．

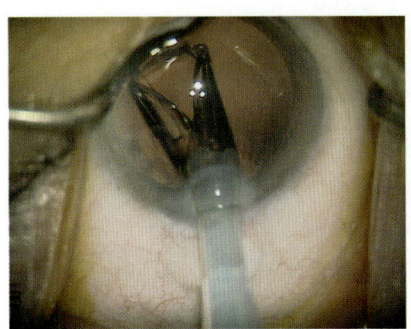

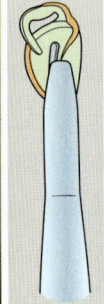

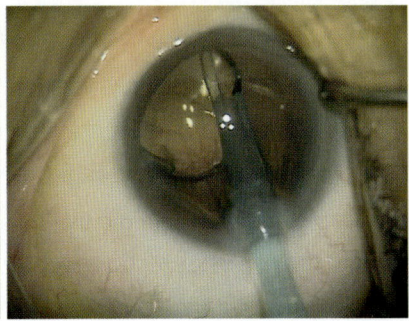

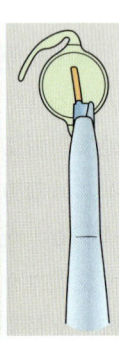

図7 SZ-1 による Aktis SP の挿入（1）
a．レンズは，ノズルからやや左方向に向かって解放される．
b．プランジャーで光学部を押さえ込みながら，後方支持部も"in the bag"に挿入する．

図8 Nex-IJ ハンドピース

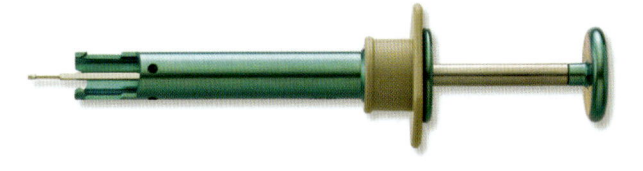

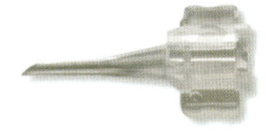

図9 Nex-IJ Type4C 専用カートリッジ

めすぎないように注意する．これでセッティングは完了となる．
　前後囊を粘弾性物質で満たし，カートリッジのノズルをベベルダウンで創口に挿入させる．ノズル先端は CCC のほぼ中心に位置させてプランジャーを押し込む．前方支持部は光学部にタッキングされた状態で出てくる（**図12a**）．その後，光学部が開くにしたがい前方支持部が解放されて"in the bag"に入っていく．ノズル先端の位置を保持しながらプランジャーをさらに進める．プランジャーの右

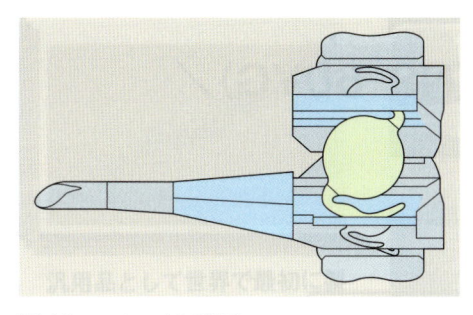

3. 各社眼内レンズと挿入法　107

図10　レンズの設置
ノズル手前とレンズ設置部に粘弾性物質を塗布し（濃い水色部分），カートリッジの溝に支持部を設置する．

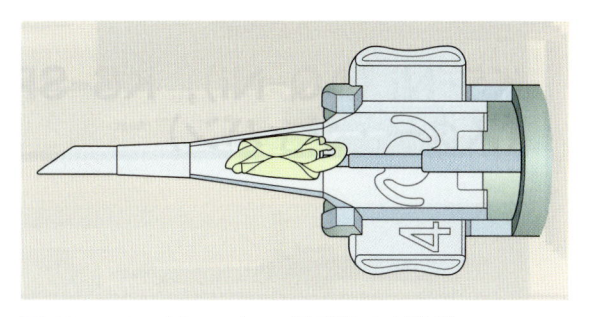

図11　レンズをノズルに送り込んだ状態
光学部は谷折りで，支持部は光学部前面にタッキングされる．

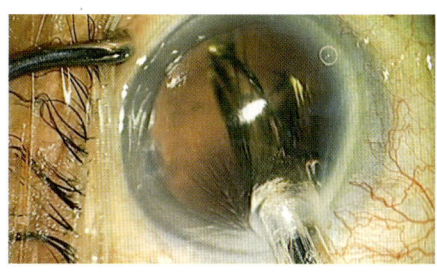

a.

b.

c.

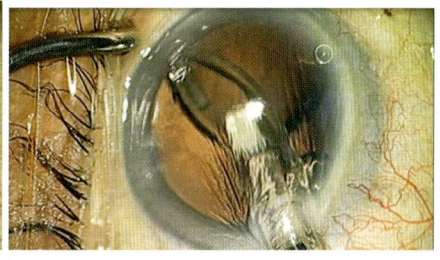

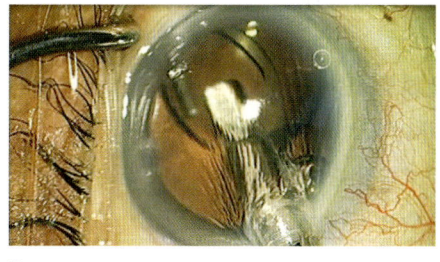

図12　Nex-IJ と Type4c による Aktis SP の挿入
a. ノズル先端を CCC の中心まで挿入し，プランジャーを押し込むと前方支持部が"in the bag"に入っていく．
b. プランジャーでプランジャー右手にある後方支持部と光学部を押さえ込む．
c. プランジャーをさらに進めて，手前に立ち気味となる後方支持部を"in the bag"に入るように押さえ込む．

に位置する後方支持部が解放されてくる（図12b, c）．後方支持部はプランジャーとノズルに挟まった状態で出てくるため，プランジャーをしっかりと最後まで押し込むことが大切である．また，後方支持部は解放の際に前房側に立ち気味となることがあるため，プランジャーで光学部と後方支持部を押さえ込み"in the bag"に入るようにする．Aktis SP は柔らかく，解放速度もほかの眼内レンズに比較して早いため，手早く操作を行うことがポイントである．

　創口サイズは，角膜切開，強角膜切開ともに 2.4 mm 程度で挿入が可能である．

〔藤田善史〕

央部に（図6），KS-SPでは中央部よりやや右に位置させる．

　IOLの射出挙動に注意しながらロッドをゆっくり押し込み，IOLを囊内へ射出する．後方支持部が完全に射出されるまでインジェクターを引き抜かないこと．IOLが完全に射出されたら，ロッドの先端でIOL位置の整復および支持部を囊内へ整復する．IOL挿入後，I/A[*4]にてヒアルロン酸製剤を洗浄抜去する．このとき，光学部裏面の吸引にも留意する．

[*4] irrigation and aspiration（灌流・吸引）

操作における留意事項のまとめ：

1. 使用前に装填されたIOLの位置・形状を確認し，ロッドが押し込まれていないかを確認する．
2. 適切なヒアルロン酸製剤を適量注入する．
3. IOLの状態を確認しながらゆっくりとロッドを押し込み，"カチッ"と手応えがある位置までIOLを前進させる．
4. 挿入前にノズル内のIOLが正しく折り畳まれた状態（光学部・支持部）であることや，ロッドが光学部後端を適切に接触していることを確認する．
5. セッティングされた状態で放置せず，ローディング後20秒以内で挿入を行う．IOLの射出挙動に注意しながらIOLを囊内へ挿入する．IOLが完全に射出されるまでインジェクターを眼内から引き抜かないこと．

まとめ

　pre-loaded IOLの構造や特性を理解し，正しく用いればよい術後結果が得られる．pre-loaded IOLは今後も進化し，筆者らが既報したように，近い将来は粘弾性物質が不要な"visco-free-injector[6]"になっていくものと考える．

（清水公也）

4．眼内レンズの付加機能

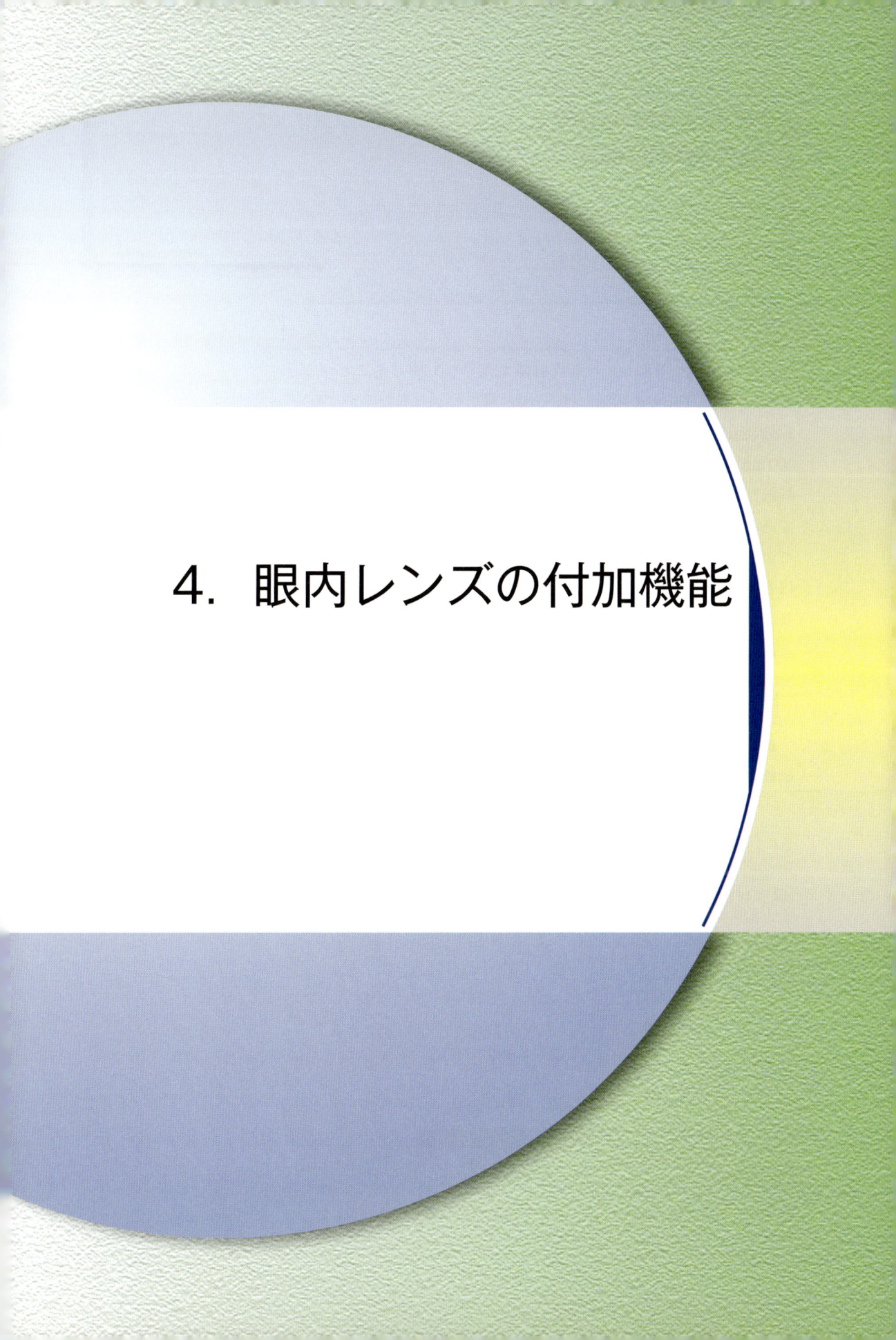

紫外線吸収機能

太陽光と眼

　ヒトは，380〜780 nmの電放射線を光として感じることができる．しかし大気中の太陽光には，天候，場所により異なるが，200〜1,800 nm以上の波長に及ぶ放射線が含まれている（図1）．そのうち400 nmまでを紫外線（ultraviolet；UV），780 nm〜1 mmまでを赤外線と呼んでいる．太陽光の2〜8％は紫外線（290〜400 nmまで）である[1]．280 nm付近の紫外線は角膜炎を引き起こすことで知られているが，健常角膜，房水により300 nmより短い波長の放射線は，ほとんどカットされる[2-4]．300 nm以上の紫外線と可視領域の短波長光（400 nm〜450 nm）は，光化学的損傷により網膜の光障害を引き起こす重要な要素になることが実験的に確かめられている[5]．

文献はp.388参照．

ヒト水晶体のバリア機能

　健常ヒト水晶体は，図2aのように眼内で最も光の吸収が大きく，網膜の光障害のバリアの働きをしている．このバリアとしての効果

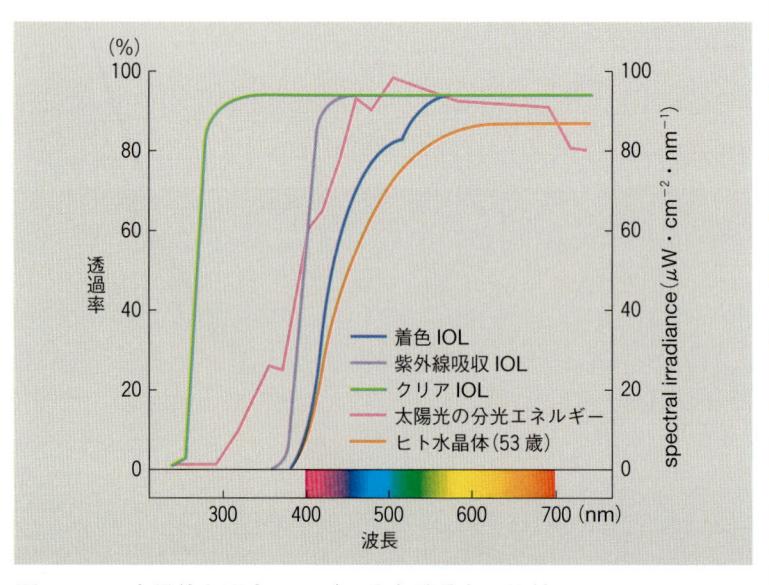

図1　ヒト水晶体と眼内レンズの分光透過率の比較

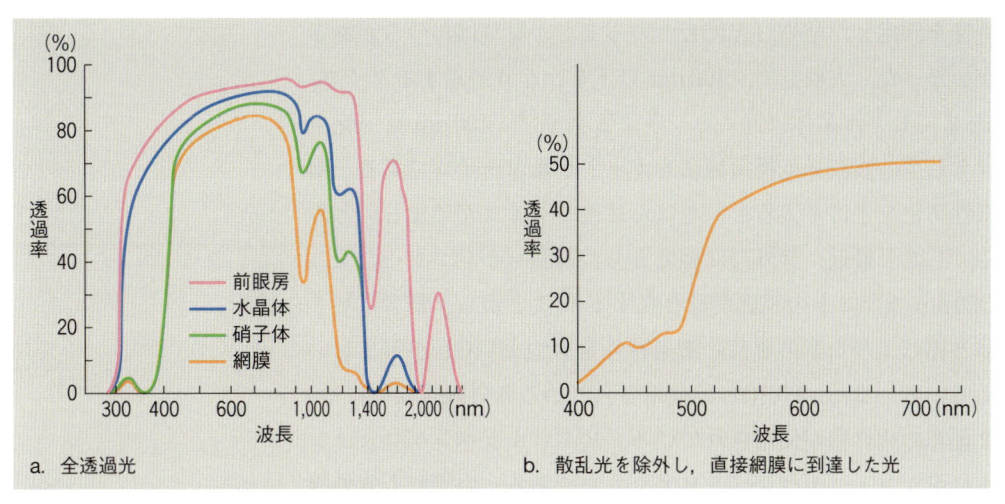

図2 眼内各媒質に到達する光の分光透過率
(Moses RA：Physiology of the Eye. 7th ed. St Louis：Mosby；1981. p.357-369.)

は，成長とともに発達して思春期からおおよそ20歳くらいで，UV放射線および可視領域の短波長光に対してのきわめて効果的なフィルタとして機能するようになり，その後，生涯を通じて累積される光化学的損傷から網膜を保護していることが知られている[4]．

クリアIOLからUVIOLへ

しかし，眼内レンズが市販されだした当時のPMMA[*1]製クリアIOLは，図1に緑で示したように通常ヒト水晶体ではカットされている300 nm以上の紫外線および短波長光をすべて透過してしまい，網膜の光障害を水晶体眼より理論的により起こしやすいと考えられていた．臨床的にも黄斑変性と光障害，顕微鏡による網膜光損傷などが報告[4]されており，クリアIOL挿入眼には重度の赤視症の発症をみることなども報告[6]されている．これらのことから網膜に対する光障害を防ぐ目的で紫外線カット眼内レンズ（UVIOL）が開発された．UVIOL使用により，術後の黄斑部類嚢様浮腫の減少[7]，術後青錐体系感度の低下の防止ができたなどの報告[8]がある．しかし現時点になっても，クリアIOL眼とUVIOL眼とで明らかに有意差を臨床的に認めた報告はない．現在は，クリアIOLは発売がないことから今後もこの点が明らかになることはないだろう．

市販UVIOLの紫外線の吸収能

UVIOLは，400 nmで50％以上カットしているものを総称しているが，現在わが国で市販使用されているUVIOLをわれわれが分光

[*1] **PMMA**
polymethylmethacrylate
（ポリメチルメタクリレート）

透過特性を測定した結果,UVIOL といってもかなりばらつきがあることがわかった.大別して,400 nm 以下をかなり透過するタイプ,400 nm までヒト水晶体に近くカットするタイプ,400 nm まで完全にカットし少し短波長可視領域にもカットが及ぶタイプである.網膜光毒性防止を主に考えるといちばん最後のタイプが望ましいと思われる.しかし最近,紫外部に感度をもつ視細胞が見つかった[9]ことや 380 nm までヒトの視感度は存在する[10]ことから,筆者はヒト水晶体と同じような紫外線部の透過特性をもつ UVIOL が望ましいと考えている.また,UVIOL に使用されている紫外線吸収剤には,通常 2 種類の化合物が使用されている.ヒドロキシベンゾフェノンとヒドロキシフェニルベンゾトリアゾールである.いずれも紫外線吸収メカニズムは,光エネルギーを吸収し,これを無害な熱に変換するもので光互変異性と呼ばれるものである.可視領域も制限する着色 IOL には,さらに別の色素剤を加えている.UVIOL の材料の作製に当たっては,添加方式と化学的結合方式があるが,色素剤の安定性から後者が望ましい.

（市川一夫）

着色眼内レンズ

　着色眼内レンズがわが国で発売されたのは PMMA（polymethylmethacrylate）の時代であり，白内障術者なら誰でもすでに使ったことがある，は言いすぎにしても，少なくとも見たことはあると言ってもよいのではないかと思う．しかし，これだけ有名になっても何が従来のレンズより優れ，何が欠点かを十分に把握している術者はあまり多くないと思う．筆者自身，着色眼内レンズの開発に携わってから20年以上になり，自分では着色眼内レンズについてすべてわかったつもりでいたが，2005年にメラノプシンをもつ神経節細胞が新たにみつかり[1]，また2011年には380 nmに感度のピークをもつ細胞も眼内にみつかる[2]などして，着色レンズについて再検討して理解しなおさなければならなくなった．着色眼内レンズは，画家のモネが白内障術後に色覚変化を訴えて着色眼鏡の処方を受けたことなどが契機になり視機能中心に考えられたものと，網膜光毒性防止を中心に考えられて開発されてきたものの2種類の着色眼内レンズの系統がある．いずれのレンズも両者に配慮しているが，どちらに重きを置くかということが違いである．前者は薄い着色[3]，後者は濃い着色のタイプである．本項では，着色レンズの原点であるヒト健常水晶体の分光透過特性，網膜感度の基本である比視感度や色覚，白内障術前後のレンズの違いによる全身状態の変化まで，筆者が再検証したことも加えて着色レンズについて説明する．

文献はp.389参照．

健常水晶体と眼内レンズの分光透過特性

　水晶体の透過特性は，過去に多くの報告[3,4]があるが測定法や測定対象などにより，結果にはばらつきが多い．筆者らが測定した2歳と74歳の健常水晶体の分光透過特性を図1に示す．この二つのデータは，事前に眼科的に調べた健常な水晶体を，患者およびその家族の厚意により，非常によい状態で死後速やかに摘出し測定して得た．筆者が最も信頼しているデータであるが，ここで重要なことは，過去の報告よりもかなり加齢をきたしても透過率の低下が少ないこと，ほとんどの過去の報告が述べているように，加齢とともに紫外

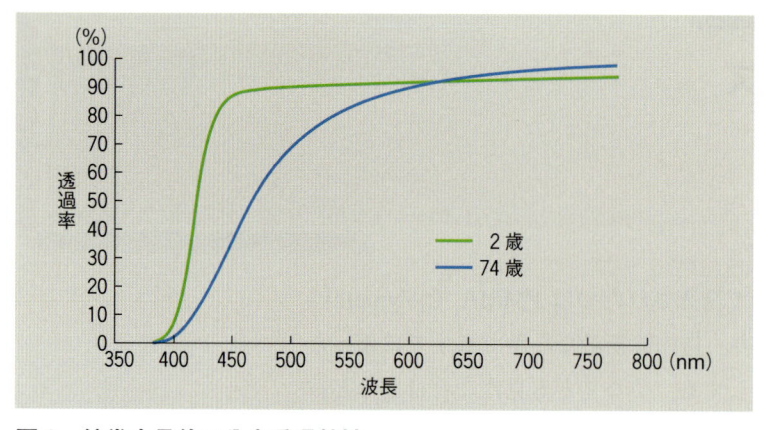

図1 健常水晶体の分光透過特性

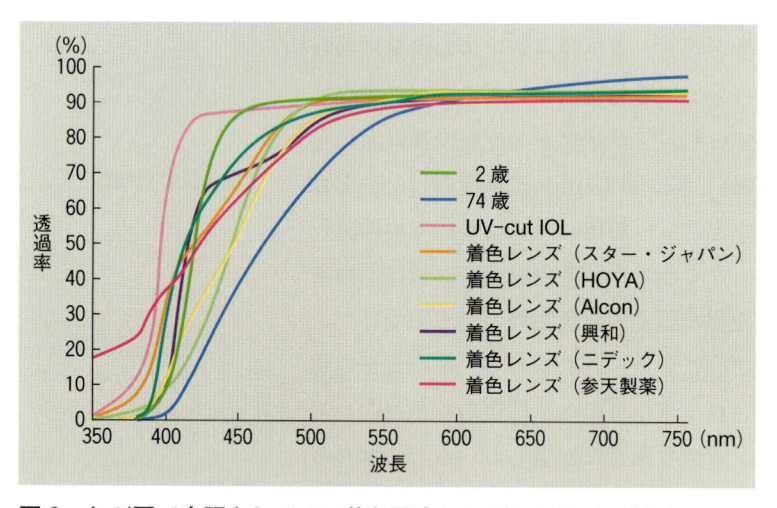

図2 わが国で市販されている着色眼内レンズの分光透過特性

部を含め可視領域（380 nm より長波長）の光の 500 nm までの短波長を中心とする透過率の低下が起こることである．また，380 nm 付近まで，わずかではあるが透過している．

　着色眼内レンズは，それ以前の眼内レンズが，紫外線カットはされているが可視領域をすべて透過する無色の眼内レンズであるのに対して，健常水晶体の分光透過特性に似せて短波長光を中心に減衰させた眼内レンズである．現在わが国で市販されている着色眼内レンズの分光透過特性を図2に，またその透過特性から計算したレンズの色を図3に示す．図2に示した着色レンズの分光透過度は特定の度数の透過度であり，1社のものを除けば，度数が増せば透過度が低下する．着色眼内レンズがヒト健常水晶体をモデルにしているため，すべてのレンズが 500 nm 以下の短波長ほど透過度の低下す

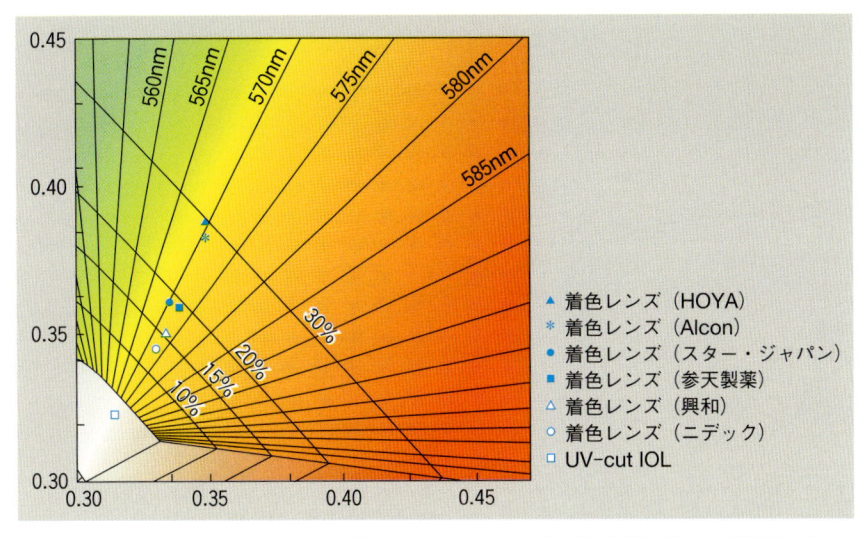

図3 わが国で市販されている着色眼内レンズの分光透過特性から計算した色

る黄色になっている．ただし，前述したように着色レンズは，薄い着色レンズ（刺激純度20％未満）と濃い着色レンズ（刺激純度30％前後）に大別できる．

着色眼内レンズと比視感度，色の見えかた

比視感度は，教科書的には400〜780 nmまで記載されているものが多いが，380 nmから光や紫色を感じており感度として存在する[5]．海外治験され最近国内でも認可された420 nmまでのシャープカットの着色レンズは，生体に与える長期的な影響が明らかになっていない．今後の臨床データの蓄積を待って安全性が確認されてから使用すべきであろう．しかし，現在わが国で市販されている他の多くの着色レンズは，いずれもヒト水晶体を模しており，短波長でも感度がなくなることがないので，大きな障害がないと考えられる．比視感度曲線としての報告では，紫外線吸収眼内レンズの比視感度より着色眼内レンズのほうが健常者の比視感度に近いとされている．また，白内障術後の色視症の発症率も着色レンズのほうが有意差をもって低い[6]．着色眼内レンズのほうが自然な見えかたであるといえる[7]．

着色眼内レンズによる色覚の低下

一方，着色眼内レンズは，500 nm以下の分光透過率を制限することから色覚の低下が懸念されている．水晶体を除去したことによる

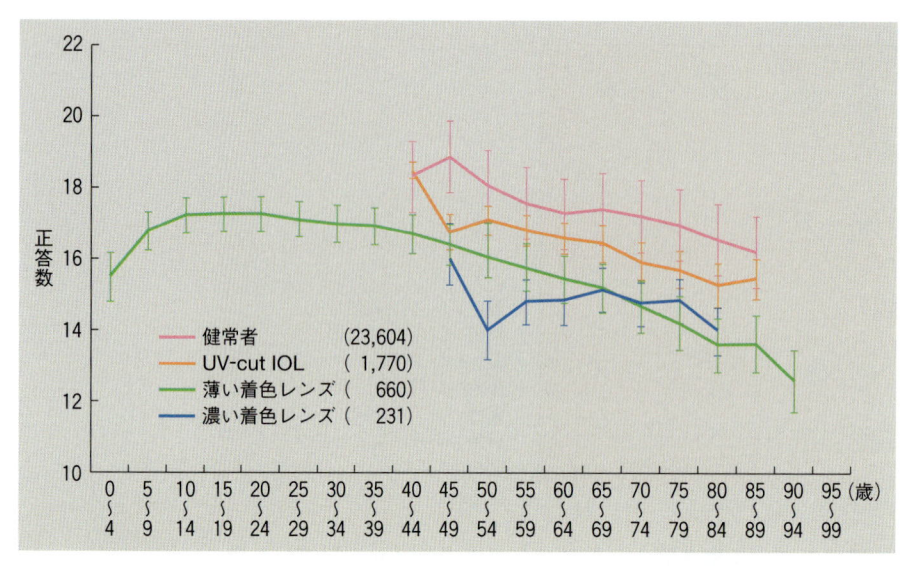

図4 標準色覚検査表第3部（SPP3）を用いた健常者と白内障術後患者の色覚の比較

　色そのものの変化を考慮し，最も鋭敏な標準色覚検査表第3部（SPP3）を使って各年代の健常者と白内障術後患者を比較した．3〜90歳までの健常者2万人以上と紫外線吸収レンズ（UV-cut IOL）と薄い着色レンズ，濃い着色レンズのそれぞれの成績を**図4**に示した．同じ年代の視力（1.0）以上の健常者と比較すると，紫外線吸収レンズと薄い着色レンズはよりよいことがわかった．濃い着色レンズでは比較的若い年代で健常者より悪いことがあるが，高年齢ではほぼ健常者と同じであった．この SPP3 には健常者には読めなくてもよい表が3表含まれており，紫外線吸収レンズ眼はこれらの表が見えるようになる，すなわち健常者と色感覚が異なることから，その部分を除くと紫外線吸収レンズと薄い着色レンズはほぼ同じであるといえる．濃い着色レンズでも，無着色や薄い着色レンズに比べて弁別能は低下するが，65歳以上の患者であれば同年齢の有水晶体者の加齢以上の低下はない．

着色眼内レンズの生理機能への影響

　着色眼内レンズは，従来の透明な眼内レンズの分光透過を少なからず制限するので，視覚を含む生理的な機能に少なからず影響することが指摘され，賛否が分かれていた．加齢黄斑変性など網膜光毒性が心配される疾患が注目されるようになってから，青色光をブロックする眼内レンズが世界的に使用されだした．一方，最近では網

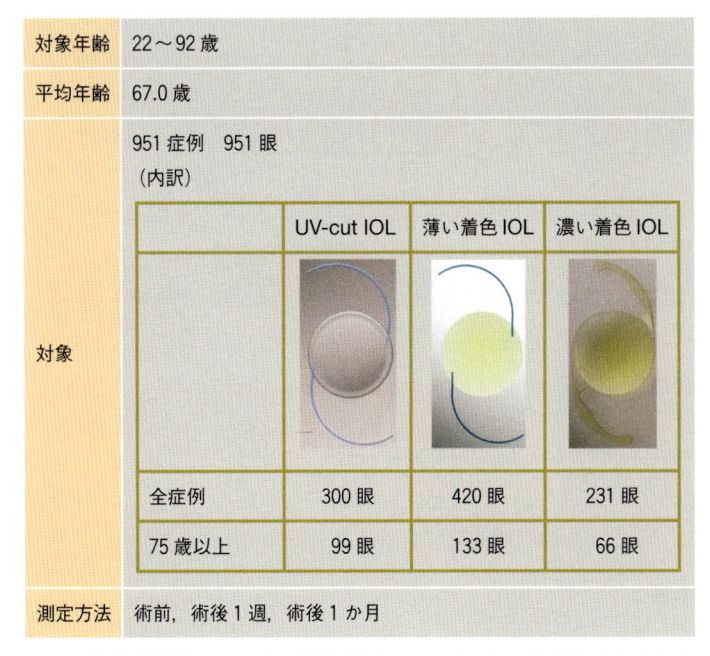

対象年齢	22〜92 歳			
平均年齢	67.0 歳			
対象	951 症例　951 眼 （内訳）			
		UV-cut IOL	薄い着色 IOL	濃い着色 IOL
	全症例	300 眼	420 眼	231 眼
	75 歳以上	99 眼	133 眼	66 眼
測定方法	術前，術後 1 週，術後 1 か月			

図 5　紫外線吸収レンズと着色眼内レンズの血圧と睡眠に対する術前後比較の概要

膜の神経節細胞に存在し短波長に感度のピークをもつ（460 nm といわれている）メラノプシンが，概日リズムの主時計の役割をしていることが判明[1]し，短波長の制限のしすぎはよくないことも指摘されるようになり再検討が進められている．

筆者らは，着色眼内レンズの開発からこの分野の研究を進め，概日リズムに与える影響を睡眠と血圧の変化から検討したので，その結果を紹介しながら，着色眼内レンズの特性を説明する．筆者らは，メラノプシンの吸収低下による着色眼内レンズの全身に与える影響について調べた．白内障手術 1 週間前と術後 1 週，術後 1 か月を比較したものである（図 5）．白内障手術後は短波長の光を術前より大幅に眼内に透過させられるようになるので，白内障手術そのものが全身的によい影響があるためか，不眠症を代表とする睡眠障害の改善と高血圧症の降圧効果があった．ただし，眼内レンズの着色状態で多少差があり，不眠の改善については問題ないが，75 歳以上の高齢者で着色だと傾眠傾向にある患者の改善が得られない欠点があった（図 6）．血圧については，高血圧症患者では無着色レンズで改善が得られなかった（図 7, 8）．

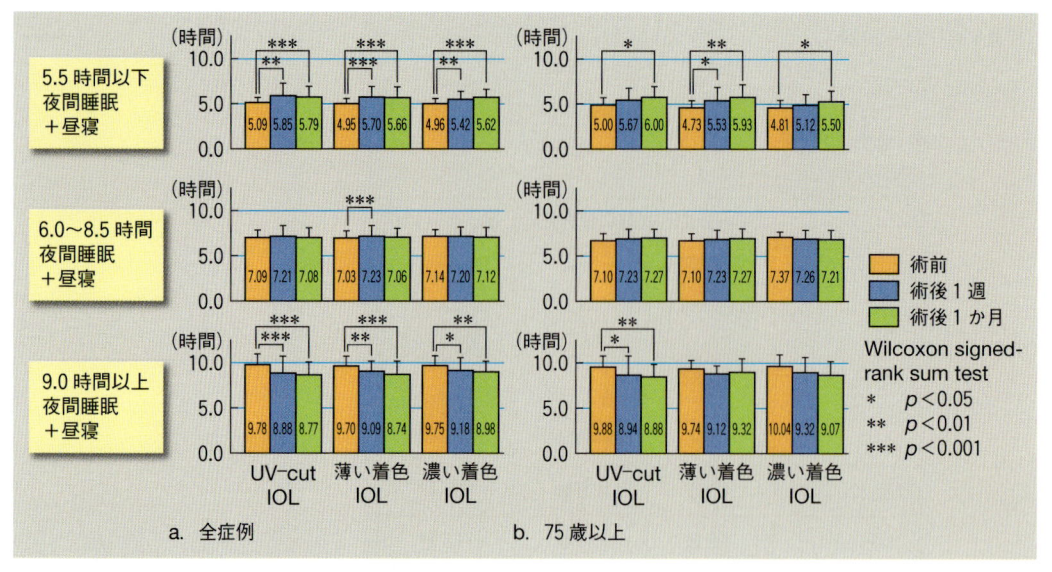

図6 睡眠に及ぼす白内障手術の影響

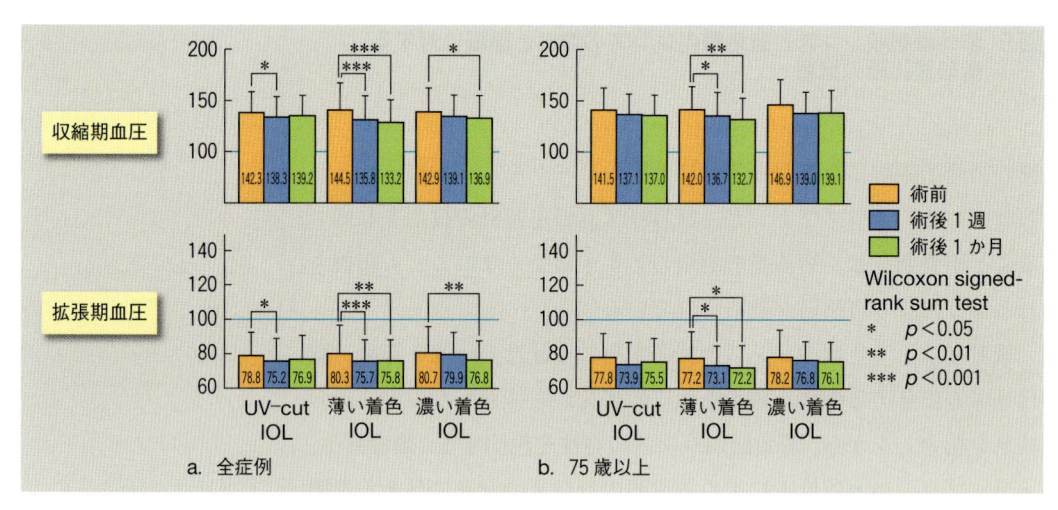

図7 血圧に及ぼす白内障手術の影響(降圧薬併用の場合)

網膜光毒性の予防

　着色眼内レンズの効果あるいは期待される効果の第一は，網膜光毒性の予防であろう[*1]．しかし，自然環境は，夏の晴天の太陽光下から星明かりまで変化しており，明るい所で効果のあるサングラスも暗い所では邪魔でしかない．サングラスはとり外しできるが，眼内レンズはとり外しできないので視機能障害のない程度に着色すべきであり，網膜光障害については必要ならそのうえに必要時に眼鏡を装用すべきであろう．

[*1] 本巻"着色眼内レンズによる網膜保護効果はあるのでしょうか?"(p.124)を参照されたい．

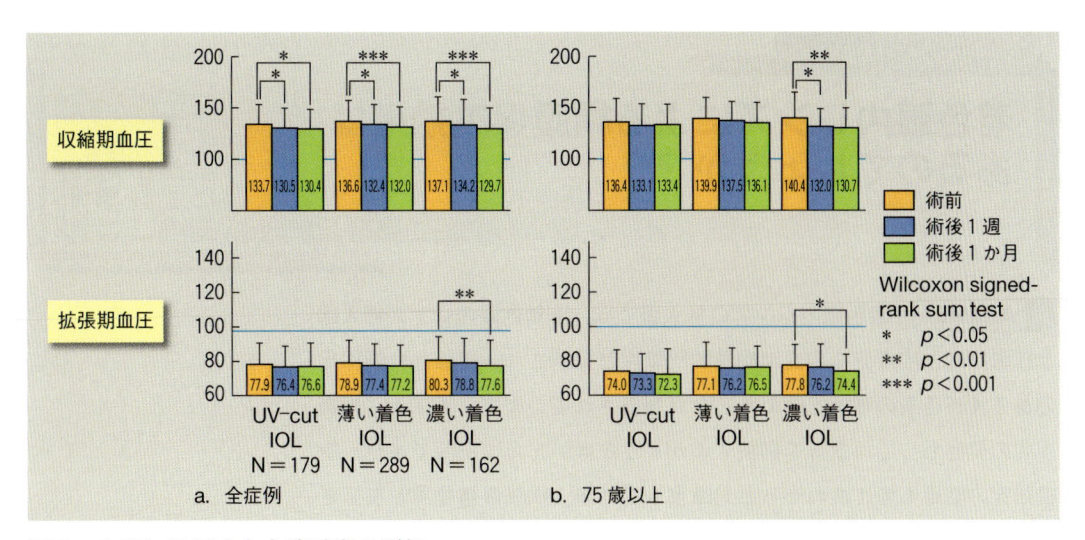

図8 血圧に及ぼす白内障手術の影響（降圧薬なしの場合）

まとめ

　色の見えかたの自然さからみると着色レンズ，色覚の弁別能からみれば紫外線吸収レンズと薄い着色レンズ，網膜光毒性から考えると着色レンズ，白内障手術による全身疾患の改善からみれば傾眠傾向のある患者には紫外線吸収レンズ，中等度以上の高血圧症患者には着色レンズがよいことになる．

　メラノプシンをもつ神経細胞が見つかっても，色覚からみて最も適切だと思われる薄い黄色の着色眼内レンズの使用が推奨される．色覚は，L・M・S錐体細胞に光が入ることから始まり，S錐体の感度のピークはメラノプシンのそれよりもより短波長に位置することから当然といえるのかもしれない．380 nmにピークをもつ細胞がどのような役割を果たすかまだわかっていないが，健常者の水晶体に類似していれば問題ないと確信している．

（市川一夫）

サイエンティフィック・クエスチョン

着色眼内レンズによる網膜保護効果はあるのでしょうか？

Answer 着色眼内レンズの挿入眼では，非着色眼内レンズ挿入眼と比較して白内障術後の血液網膜関門障害が抑制され，光障害抑制作用のある黄斑色素の増加を認めることが報告されています．臨床上，網膜疾患の発症もしくは進行を抑制するかどうかはいまだに不明ですが，基礎研究の結果も考えあわせると光障害予防効果，網膜保護効果が実証されつつあるといえます．

光線曝露による網膜障害

前眼部で紫外線と短波長領域の可視光線は吸収され，網膜には可視光線のみが到達する．可視光線の照射による網膜障害は，直接太陽を凝視する日食時の太陽観察や宗教行事などで生じる急性の網膜症として19世紀末ころより知られていた．さらに，実験的に日常光程度の強さの可視光線による網膜障害が報告されている．網膜疾患で日光曝露との関連が疑われている疾患は，加齢黄斑変性（age-related macular degeneration；AMD）である．すなわち，光線曝露による網膜障害は急性障害だけではなく慢性的に潜在性にも進行し黄斑病変の進行へつながるのではないかと注目されている．日光曝露とAMDの関連についての個々の疫学調査は，サンプルサイズや光線曝露の評価法の問題があり一定の結論に至っていなかったが，最近のメタ解析によると日光曝露の高い群ではコントロールと比較してAMDの罹患率が有意に高い（オッズ比1.379）と示されており，光線曝露とAMDには関連があることが示されている[1]．とくに基礎研究から400～500 nmの短波長光は可視光領域で最も網膜光毒性が高い領域とされている[2]．

文献はp.389参照．

着色眼内レンズと非着色眼内レンズ

白内障手術による環境変化が網膜に及ぼす慢性的な影響として，水晶体除去，眼内レンズ挿入による眼内への透過光の変化による光障害が挙げられている．すなわち白内障術眼では網膜に到達する短波長領域光線が白内障眼と比較して増大してしまうため，酸化スト

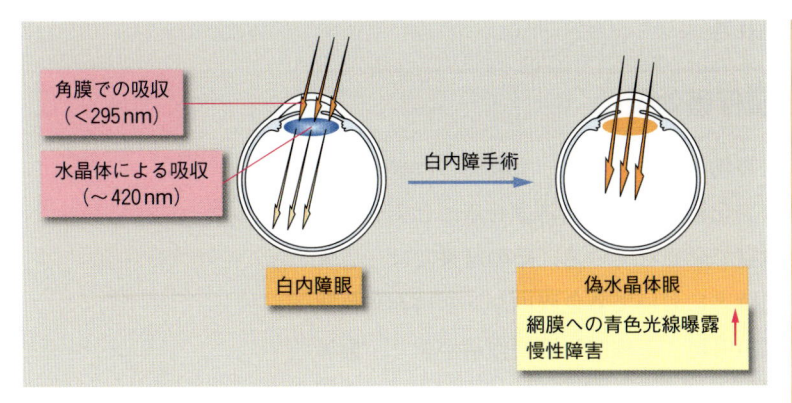

図1 白内障術後の光障害
加齢に伴って水晶体の黄色化の進行のため短波長の光線の分光透過率は低下しているが，眼内レンズ挿入眼では網膜に到達する短波長領域光線が白内障眼と比較して増大してしまうため，酸化ストレスが増大し，光障害が慢性的に促進する．このため，網膜色素上皮の障害が進行する．

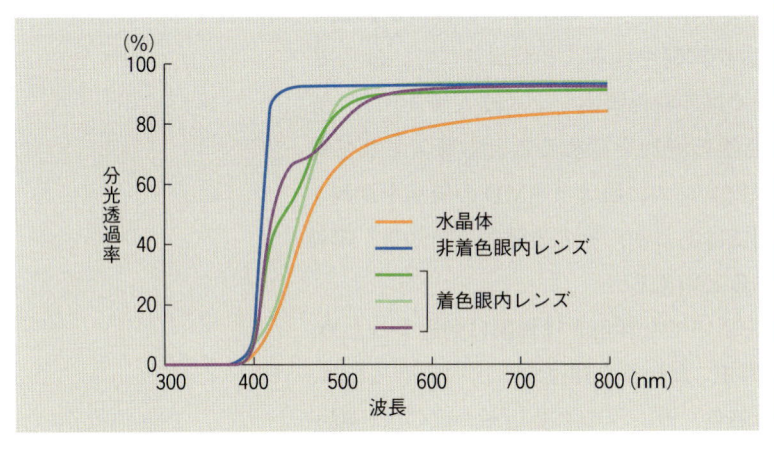

図2 着色眼内レンズと非着色眼内レンズの分光透過率
ヒト水晶体，非着色眼内レンズ，着色眼内レンズ（数社のものを代表例として示す）の特性．着色眼内レンズは，ヒト水晶体の分光透過率に近い．

レスが増大し，光障害が慢性的に促進すると考えられる．このために，AMDの進行するリスクが高まる可能性が示唆されている（**図1**）．

ヒト水晶体では，若年期より400～500 nmの短波長光領域の光線の透過率は減少しており，さらに加齢に伴って水晶体の黄色化の進行のため短波長の光線の分光透過率は低下する．しかしながら，非着色眼内レンズでは紫外光のみを遮断するが，400～500 nmの短波長の光線はまったくカットされていない．一方，着色眼内レンズは黄色の着色料を添加することで青色光の透過率を減少させており，従来の非着色眼内レンズに比較して分光透過率がヒトの水晶体の特性に近い（**図2**）．したがって，非着色眼内レンズと比較して，網膜

保護効果が期待できるとされる．

着色眼内レンズの網膜保護効果

　着色眼内レンズの網膜保護効果については，実験的には網膜色素上皮細胞にリポフスチン（老化色素）をとり込ませることで光障害を起こすモデルを使った検討で示されている．その結果では，急性期の光障害あるいは慢性光障害において着色眼内レンズは非着色眼内レンズと比較して，光線照射による細胞死抑制作用が強く，血管内皮増殖因子（vascular endothelial growth factor；VEGF）の発現上昇を有意に抑制する[3]．したがって，着色眼内レンズは光線照射による網膜色素上皮細胞の保護効果，血管新生因子抑制効果を有することが示唆されている．さらに，臨床的には，着色眼内レンズ挿入眼では非着色眼内レンズ挿入眼よりリポフスチン蓄積が抑制され，術後の血液網膜関門障害が抑制されることが示されている[4]．また，着色眼内レンズ挿入眼では非着色眼内レンズ挿入後よりも，光障害抑制作用のある黄斑色素の増加を認めることも報告されている[5,6]．このように，着色眼内レンズは臨床上 AMD の発症を抑制するかどうかはいまだに不明ではあるが，その光障害予防効果，網膜保護効果が実証されつつあるといえる．

　ただし，着色眼内レンズを用いても青色光は網膜に到達するため，短波長領域の可視光線が眼内により多く到達する白内障術後には，青色光を遮断する（黄色の着色）サングラス装用やつばの広い帽子の着用などを奨め，光線曝露に対する配慮をしたほうがよいと考えられる．

（柳　靖雄）

非球面眼内レンズ

　非球面眼内レンズは，眼球全体の球面収差の軽減をコンセプトとして設計された眼内レンズ（intraocular lens；IOL）であり，レンズの前後両面またはいずれかが非球面構造となっている．この数年間，新たに発売された眼内レンズのほとんどが非球面眼内レンズであり，これにより良好な視機能が得られたとする報告が多い[1,2]．本項では非球面眼内レンズ登場の背景，設計のコンセプト，臨床成績ならびに使用時の問題点と課題について述べる．

文献はp.389参照.

非球面眼内レンズ登場の背景

　凸レンズに入射した平行光線が1点に結像せずに生じた"ずれ"が球面収差であり，入射光の光軸からの距離によって焦点が異なるために生じる．周辺を通った光の焦点が，手前（入射側）で光軸と交わる場合を正の球面収差，逆に射出側である場合を負の球面収差と呼ぶ．

　健常眼の角膜ならびに眼球全体の球面収差の年齢変化を図1に示した．角膜の球面収差は年齢による差異はないが（平均0.26μmの正の球面収差），眼球全体の球面収差は，高年齢であるほど正の球面収差を有している．この関係を経時的な加齢変化としてとらえると，図2のような関係が導かれる．眼球全体の球面収差は角膜と水晶体

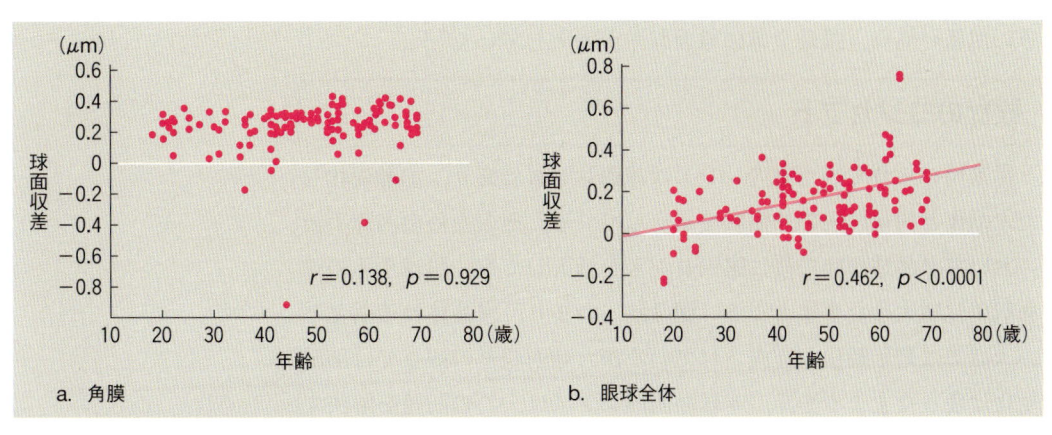

a. 角膜　　$r=0.138, p=0.929$

b. 眼球全体　　$r=0.462, p<0.0001$

図1　球面収差と年齢の関係

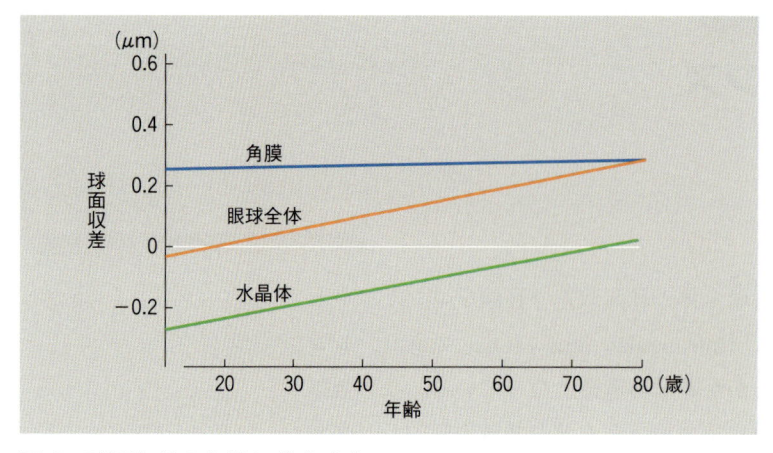

図2 球面収差の加齢に伴う変化

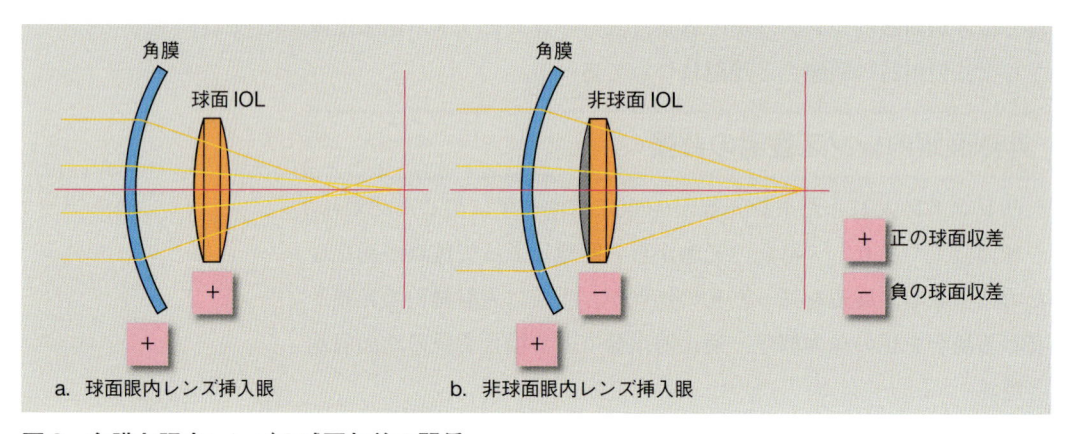

図3 角膜と眼内レンズの球面収差の関係

の球面収差の和であることから，若年齢の水晶体は負の球面収差をもち，加齢に伴い増加していることがわかる．すなわち，若年齢時，角膜の正の球面収差と水晶体の負の球面収差が，互いに打ち消しあう関係であったものが，加齢に伴う水晶体の球面収差の増加によりその関係が崩れ，眼球全体の球面収差が増大していく[3,4]．

設計のコンセプト

　従来用いられていた眼内レンズは球面レンズであり，加齢変化した水晶体と同様，正の球面収差を有している．そのため白内障手術において水晶体の除去後に眼内レンズを挿入しても，眼球全体の球面収差は増大したままとなる（図3a）．つまり，水晶体の透明化という点では若年齢化が達成されているが，球面収差の観点では加齢変化は残ったままである．非球面眼内レンズは，この問題を解決するべく設計されたレンズであり，通常，レンズ自体に負の球面収差

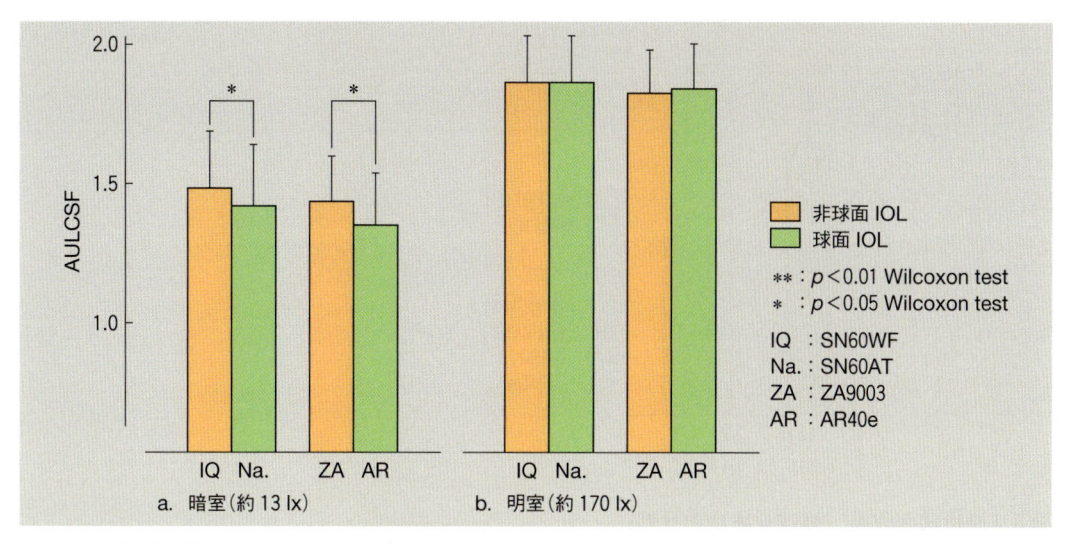

図4 照度別の術後コントラスト感度の比較

をもたせている．これにより，結果として眼球全体の球面収差は減少するため，視機能の改善が期待される（**図3b**）．

現在，ほとんどの眼内レンズが非球面構造となっているが，眼球全体の球面収差をどの程度残存させるかによって，大きく二つに分類できる．ひとつは球面収差を完全になくすことを目標とするもの，もうひとつはいくらかの正の球面収差を残存させるものである．前者は視覚における最適な状態は，眼球全体の球面収差がない状態であるという考えに基づき，後者は，若年者の場合と同様に，正の球面収差を存在した状態であるとの考えに基づいている[5]．

臨床成績

非球面眼内レンズを挿入しても，視力は球面眼内レンズよりよくなることはない．しかし，コントラスト感度に関しては，球面眼内レンズよりも非球面眼内レンズが良好であることが多数報告されている[1,2]．

宮田眼科病院において片眼に非球面眼内レンズ，他眼に同一形状，同一素材である球面眼内レンズを同一症例に挿入し，非球面眼内レンズの有用性を検討した．コントラスト感度は，暗室（約13 lx）下において球面眼内レンズより有意に良好であり，非球面眼内レンズの優位性が確認された．一方，明室（約170 lx）の照度下では，両眼内レンズ間に差はなかった（**図4**）．波面収差解析においては，非球面眼内レンズ挿入眼の眼球全体の球面収差は球面眼内レンズの場

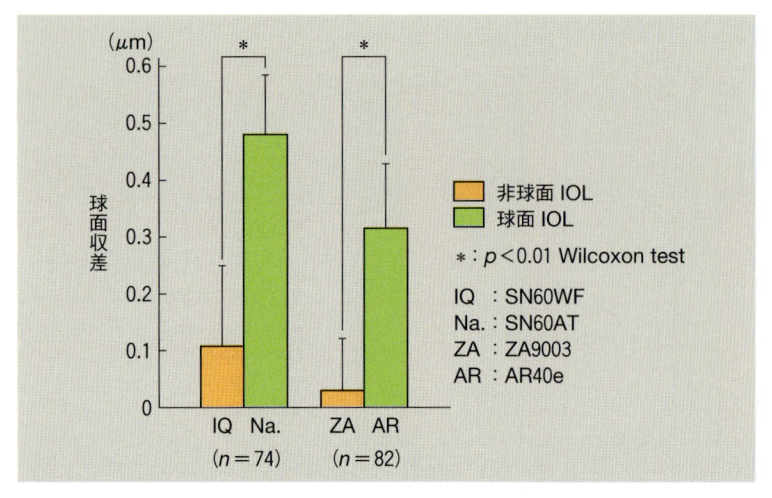

図5 術後球面収差（眼球全体）の比較

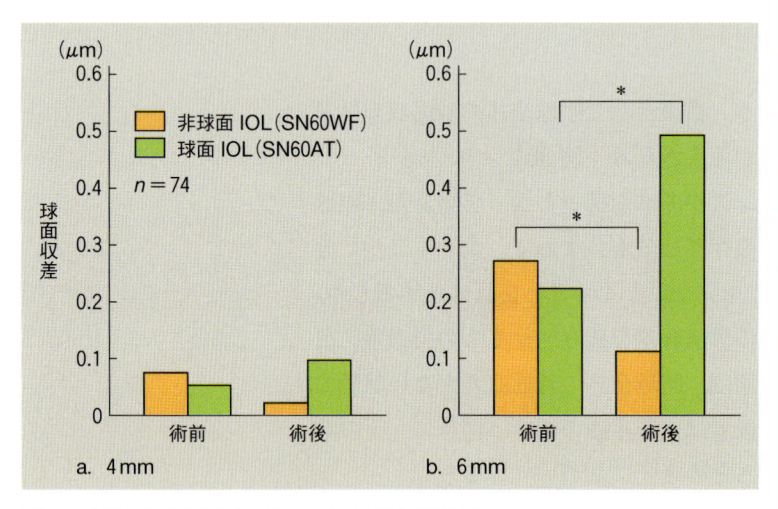

図6 解析瞳孔径別の球面収差の術前後変化

合よりも小さく，そのコンセプトのとおりであった（**図5**）．前述のように目標とする球面収差はレンズにより異なっており，臨床上もそれが反映された結果となっている．

　暗室と明室においてコントラスト感度が異なった理由として，瞳孔径と球面収差の関係と考えられる．**図6**は解析瞳孔径別の球面収差の術前後変化であるが，解析瞳孔径6mmにおける術後の球面収差は非球面眼内レンズが少なかったが，解析瞳孔径4mmでは両眼内レンズ間に有意な差はなかった．これは非球面眼内レンズの非球面形状はレンズ周辺部に偏在しており，中央部は球面レンズと同じ球面形状であるためであり，明室において縮瞳している状態では非球面眼内レンズの効果が発揮されないと考えられる．以上のことか

ら，通常の生活において非球面眼内レンズの効果が期待される場面として，瞳孔径が大きくなる薄暮時や夜間の作業など，たとえば夜間の運転時などが挙げられる．

問題点と課題

非球面眼内レンズの設計において，角膜は正の球面収差を有していることを前提としている．しかし，実際の角膜の球面収差は症例によってばらつきがあり，一部の症例では負の球面収差の場合もある．Beikoらによると，角膜球面収差は平均+0.274 μmの正規分布であり0.041～0.632 μmに分布している[6]．また宮田眼科病院の検討（$n=140$）でもそれに近く，0.26 μmの正の球面収差であったが，−0.2から+0.5 μmの広い範囲に分布していた．このため症例によっては，眼球全体の球面収差を過剰に補正してしまうことが考えられる．この問題への対応策として，術前に計測した角膜の球面収差をもとに適切な眼内レンズを選択することが提案されているが[7]，同じ製品でも眼内レンズの度数によって，得られる球面収差の補正量が異なる可能性があり，これを加味したうえで選択する必要性が指摘されている[8]．

また非球面眼内レンズは，レンズの偏心，傾斜による影響が球面眼内レンズよりも大きいことが指摘されている[9]．偏心，傾斜のない場合，非球面眼内レンズのMTF（modulation transfer function）は球面眼内レンズよりも良好であるが，一定量以上の偏心，傾斜の場合，球面眼内レンズよりもMTFが悪化するとされている．囊内固定におけるわれわれの検討では，偏心量はZA9003で0.2±0.08 mm（$n=82$），SN60WFで0.2±0.09 mm（$n=74$），傾斜量はZA9003で2.2±0.9°，SN60WFで2.2±1.1°であり，非球面眼内レンズのMTFが良好とされる範囲内であった．このため通常の症例では問題ないものの，Zinn小帯の脆弱例，後囊破損例など，偏心，傾斜の程度が予測できない症例では，その適応に注意が必要である．

〔大谷伸一郎〕

クリニカル・クエスチョン

レンズの収差について教えてください

Answer 1. 物体の一点から出た光が，レンズの通過する部分によって結像位置が異なる．つまり，一点に結ばない．
2. 光が一点に結像する場合でも，像面が歪んでいる．
3. 波長によって，結ぶ位置が変わる．

この三つになります．一般的には，はじめの二つが単色収差で Seidel（ザイデル）の5収差（あるいは3次の収差）と呼ばれ，三つめが色収差です．

色収差

角膜，房水，水晶体，硝子体は透明な物質であり，波長によって屈折率が異なる．屈折率の異なる理由は，波長に依存して物体を通過する光の速さが異なるためである．屈折率は物質のなかの電子の束縛状態と動きやすさ，数の多さに関係している．それは，入射する光（電磁波で，進行方向と垂直電気振動をしている）によって物質の中の電子が振動し，光を発するからである．このとき，電子の束縛状態により，位相の遅れを生じる．これにより，入射した光と電子からの光が重なりあって，物質の中を進む光となる．位相の遅れが，早い振動のとき（青い光）と遅い振動のとき（赤い光）では異なる．そこで，合成された光の速さが，振動数（波長とも言い換えてよい）によって違いが出てくる．電子がたくさんあれば，より遅れが大きくなり，高い屈折率が得られることになる．図1に示すように，色収差は軸上ではパワーの違いとして現れ，これを縦色収差と呼び，軸外では倍率の違いとして現れる．これを横色収差と呼ぶ．

波長による屈折率の違いは，アッベ（Abbe）数 ν_d[*1] で表される．

アッベ数が低いと，波長による屈折率の違いが大きく，逆にアッベ数が高いと，波長による屈折率の違いが小さいことになる．メガネレンズでアッベ数が低いときは，色づいて見えることになり，気になるときがある．ヒト眼では，波長486.1 nmから656.3 nmでは約1Dの違いがある．つまり，緑の波長で網膜に結像しているときには，赤と青の波長はフォーカスがあっていない．このため，三つある錐体（赤，緑，青）の数，分布に違いがある．つまり，ぼけて

[*1]
$$\nu_d = \frac{n_d - 1}{n_F - n_C}$$
n_d, n_F, n_C はそれぞれ d 線（587.56 nm），F 線（486.1 nm），C 線（656.3 nm）に対する屈折率を示す．

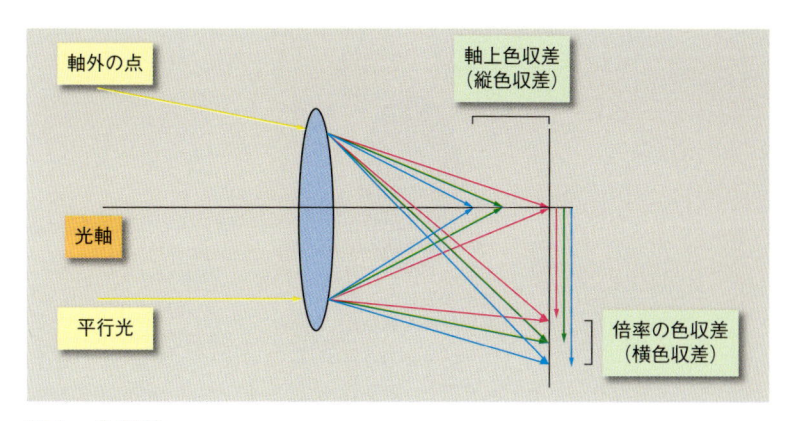

図1 色収差
波長によって結像位置が異なる．

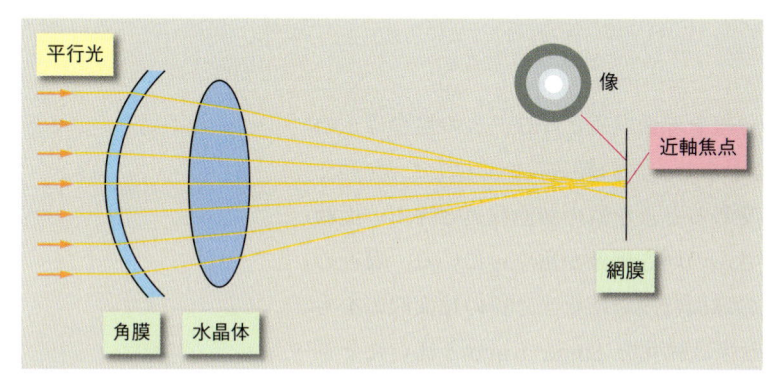

図2 球面収差
光線の通過位置によって光軸と交わる位置が異なる．

いる像では細部の変化がぼけてなだらかになっているので，青の錐体の数は緑に比べて少ない．分布もまばらである．ところが，私たちは，色収差を見ることはない．これは，脳神経系による像処理が見えなくしている．

単色収差

　物体の一点から出た光が，レンズ系で結像するとき，一点に結ばないか，もしくは一点に結ぶ場合でも像面が歪んでいる現象をいう．もちろん，単色収差は，波長が異なると，その量も異なる．ここでは，Seidelの5収差について光線を用いて説明する．光学系が光軸に対して回転対称の場合について考える．

球面収差：図2に示すように，無限遠の一点から出た光が，レンズに入射する位置によって，光軸と交わる位置が異なる．この図では，中心からレンズの周辺にいくにしたがって，レンズに近い位置で，

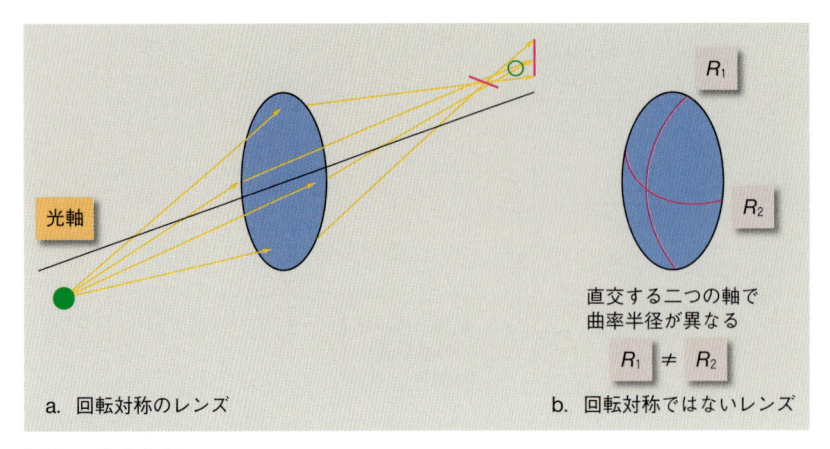

図3 非点収差
回転対称では，軸外の光で発生する．直交する二つの軸で曲率半径が異なる場合は，軸上で発生する．

光軸と交わっている．この収差を球面収差と呼び，この場合は正の球面収差と呼ぶ．逆に，中心からレンズの周辺にいくにしたがって，レンズに遠い位置で光軸と交わるときを負の球面収差と呼ぶ．近軸焦点の位置でみると，たくさんの同心円像が重なっている．最近の眼内レンズでは，角膜の正の球面収差を補正する負の球面収差をもつものが出ているが，その効果は瞳孔を4mm，5mmと開いたときに顕著となり，コントラストの高い像となる．反対に，解像して見える範囲（フォーカスが合う範囲）は狭くなる．

非点収差：図3に示すように，光軸から離れたところから出た光線がレンズの各部を通過して結像するとき，光線と光軸を含む面，それと垂直の面で結像位置が異なり，二つの焦線が現れる．その中間の位置では，円に近いぼけた点像となる．これは，二つの直交した面で屈折力が異なるためである．どうして異なるのかは，凸レンズをもって，傾けてみればすぐにわかる．上下をもって傾けると，その方向のレンズの厚みが増すので，その分，パワーが増すことになる．図3に示すように，レンズの上下を通過した光線が，レンズに近いところで結像している．

眼球光学系では，乱視が非点収差である．乱視は角膜，水晶体が二つの直交する方向で，曲率が異なる（**図3b**）．これは，眼球光学系が回転対称系でないことを示している．そのために，パワーが異なることで起きる．そして，光軸上でその収差を見ることになる．

瞳孔が小さい場合は，収差も小さいことがわかる．最近，眼内レンズでは角膜乱視を補正する機能がついたレンズが出ているが，眼

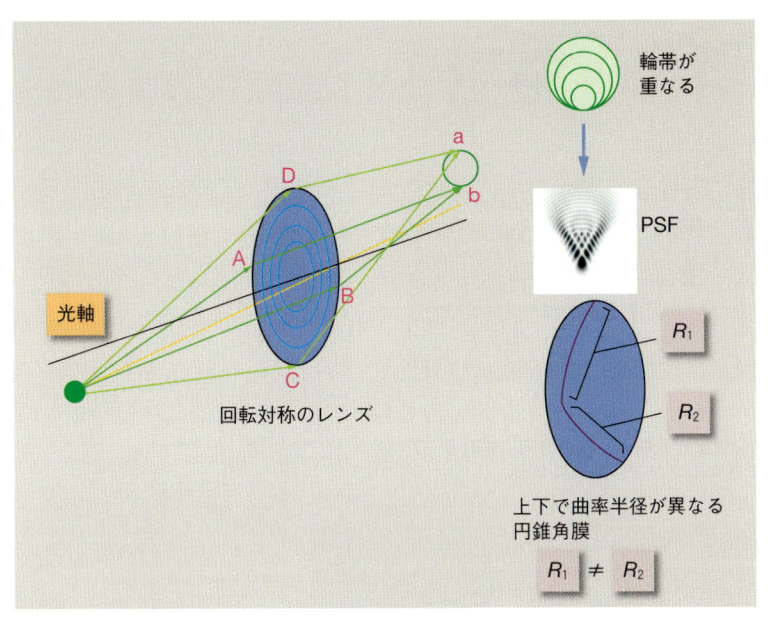

図4 コマ収差
回転対称では，軸外の光で発生する．一つの軸で曲率半径が異なる場合は，軸上で発生する．
PSF：point spread function

鏡で補正するのと同様に，補正度数が高いときは，乱視軸を正確に合わせないとその効果は得られない．

コマ収差：図4に示すように，この収差も非点収差と同様に，光軸から離れたところから出た光線がレンズの各部を通過して像を結ぶときに起きる収差で，今度はレンズ系の輪帯を考える．その部分を通過する光は，像面で輪帯となる．図4では，レンズの上下DCを通過した光はa点に結び，ABを通過した光はbに結ぶ．レンズの周辺ADBCを通過した光は大きな輪帯となり，レンズの中心を通過した光はbを通る小さな輪帯となる．このように，全体的には，リングがずれて重なるので，コマ（すい星）のようなパターンになる．眼球光学系では，この収差は円錐角膜の場合に大きな量となり，顕在化する．円錐角膜では，上下での曲率半径が異なるために起きる．これも眼球光学系が回転対称系でないことを示している．また，負の球面収差をもつ眼内レンズが光学軸と垂直方向にずれた場合にも発生する．この収差も，瞳孔を小さくすると，小さくなることがわかる．

歪曲収差：光線が光軸に対して斜めに入射したときに発生する．一点から出た光は一点に結ぶが，図5に示すように，その位置が光軸より外側（あるいは内側）に向かってずれてしまう現象である．そ

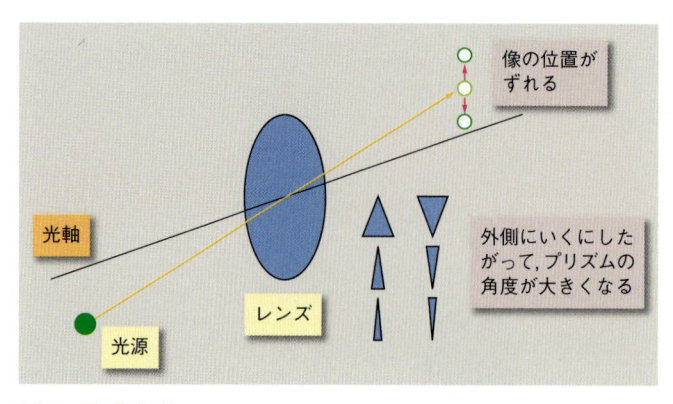

図5 歪曲収差
光軸から光源が離れるに従って，像の位置が光軸とは直角方向にずれる．プリズム成分が加わり，角度によって異なるプリズム成分になる．

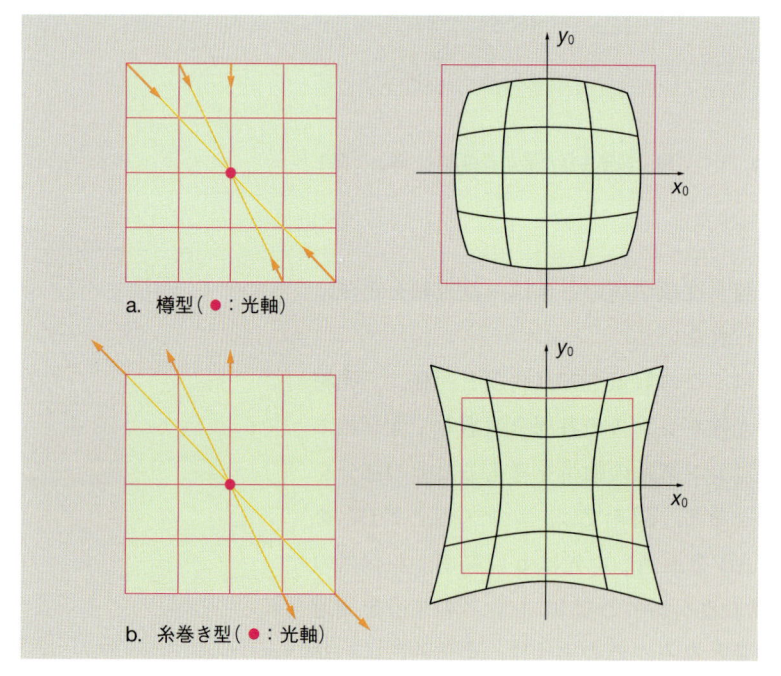

a．樽型（●：光軸）

b．糸巻き型（●：光軸）

図6 歪曲収差のある場合の像

して，そのずれ量が，中心から離れるほど大きくなる．そのため，図6に示すように，樽型と糸巻き型の形の変化をみることができる．非点収差と同様に，虫眼鏡のレンズでも老眼鏡でもあるいは検眼用の凸レンズでも，上下にもって回転してみると，傾けるにしたがって像が伸びていくのが見える．プリズムは光線を曲げる働きをする．つまり，レンズを傾けることによってプリズム成分が顕著に現れる．

像面弯曲：球面の光学系であれば，必ず現れるものである．図7に

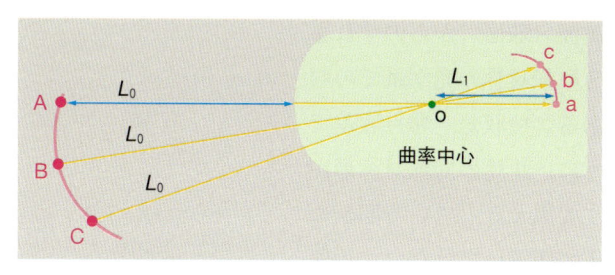

図7 像面弯曲
弯曲した物体と像が対応している.

示すように一つの球面で考えると,この球面の中心 o を通る軸はすべて光軸と考えてよいわけで,そうすると,この軸の上で,L_0 の距離にある物体の一点から出た光は,図のように曲率中心から L_1 の円の上に並ぶことになる.つまり,物体側の球面が像側の球面と対応するのがわかる.眼球光学系では眼球というくらいであるから,平面ではなくて球面になっていて,ある意味で像のぼけを少なくしている.

まとめ

ここでは,Seidel の 5 収差について光線を用いて説明した.非点収差,コマ収差は斜め光線(軸外)のときに一緒に出るが,非点収差のぼけのほうが大きく影響する.特に,水晶体のように曲率半径の小さなものよりも,眼内レンズのような曲率半径の大きなものほど,斜め光線に対して大きな非点収差が現れる.

さて,最近,収差は光線に垂直な面を結んでできる波面を用いて,理想波面からのずれである波面収差を Zernike 多項式で表す.これは,波面センサーなど眼球光学系の収差を測定する装置の発展とともに,使われるようになった.論文などでは,もう,Seidel 収差での収差量を表示するものはない.ほとんどが Zernike 多項式の係数で表す.ぜひ,Zernike 多項式と Seidel の 5 収差の関係について,知識を深めていただけたらと思う[*2].

[*2] 本シリーズ『1. 屈折異常と眼鏡矯正』の "1. 屈折検査/不正乱視の検出"(p.35)を参照されたい.

カコモン読解 第20回 一般問題15

レンズの光軸を通る光線と光軸から離れたところを通る光線との結像点が異なることによって生じるのはどれか.
a コマ収差　b 球面収差　c 波面収差　d 非点収差
e 歪曲収差

解説 波面収差は一点に収束する理想波面（球面）からのずれを表すもので，光線ではない．もし，問題を回転対称の光学系での収差と解釈するならば，斜め光線の収差であるコマ収差，非点収差ではない．しかし，眼球光学系の場合のように，角膜の回転対称形からのずれが，コマ収差，非点収差を起こす要因となっている回転非対称の光学系では，この二つの収差も答えて間違いではない．歪曲収差は斜め光線が一点に結ぶが位置ずれを起こすことであり，光線の入射位置が光軸から離れるに従って，結像点の位置が変わるのは球面収差である．

模範解答 b

カコモン読解 第23回 一般問題3

レンズの収差でSeidel収差でないのはどれか．
a 色収差　　b 球面収差　　c コマ収差　　d 非点収差
e 歪曲収差

解説 Seidel収差は単色収差で，光軸に対して回転対称の光学系における五つの収差（球面収差，コマ収差，非点収差，歪曲収差，像面弯曲）をいうので，色収差が正解となる．

模範解答 a

（大沼一彦）

トーリック眼内レンズ

変遷

近年,白内障手術の進歩に伴い,術後の QOV (quality of vision) に対する患者の期待は高い.良好な QOV を得るために,単焦点 IOL (intraocular lens;眼内レンズ) にさまざまな機能を加えた付加価値 IOL が開発,臨床使用されている.

術後の裸眼視力は患者満足度に大きく関与し,乱視は術後の裸眼視力に大きな影響を与える.この乱視矯正を目的とした付加価値 IOL として,2009 年からトーリック IOL がわが国で使用されている.トーリック IOL の歴史は古く,1990 年にわが国においてトーリック IOL が臨床使用された[1].しかしながら,光学部が PMMA (polymethylmethacrylate;ポリメチルメタクリレート) 製であったため,切開創が大きく術後の惹起乱視 (surgically induced astigmatism;SIA) が大きいこと,また挿入後に IOL が回転してしまい正確な乱視矯正が困難であったことなどで,販売には至らなかった.その後,小切開創から水晶体の乳化吸引を行えるようになり,また IOL が foldable IOL となったことで,小切開創からの白内障手術が可能となった.この創口の小切開化により SIA を抑えることが可能となり,より正確な乱視矯正が行えるようになったため,トーリック IOL が臨床可能になった.

模擬眼を用いた乱視眼でのシミュレーション画像では,乱視が存在すると明らかに視機能が低下することがわかる (図 1).術後の視機能改善を考えると,乱視を矯正できるトーリック IOL は有効な付加価値 IOL といえる.

文献は p.390 参照.

種類

現在,わが国で使用可能なトーリック IOL は AcrySof® IQ Toric (図 2,SN6AT3,SN6AT4,SN6AT5,SN6AT6,SN6AT7,SN6AT8,SN6AT9) で,乱視度数は角膜平面換算でそれぞれ 1.03〜4.11 D の 7 種類である.基本的なデザインは単焦点 IOL の AcrySof® IQ と同

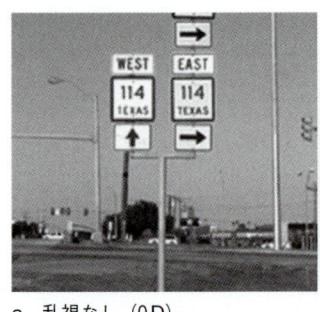

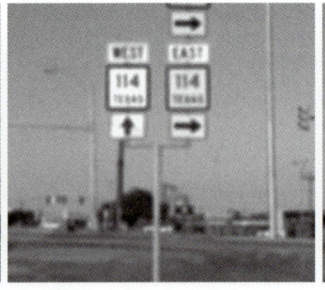

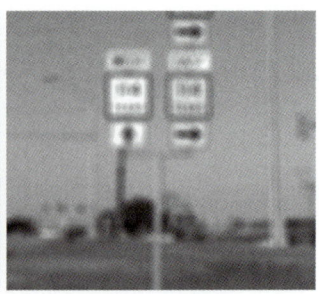

a. 乱視なし（0D）　　　b. 直乱視（1.5D Ax180°）　　　c. 直乱視（3.0D Ax180°）

図1　乱視の遠方視力への影響
乱視が大きくなるにつれ視機能が低下する．

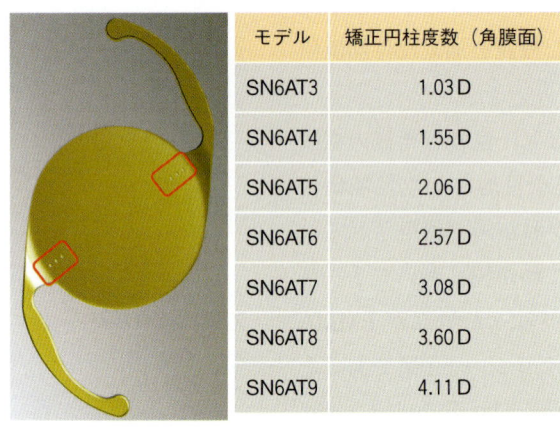

モデル	矯正円柱度数（角膜面）
SN6AT3	1.03 D
SN6AT4	1.55 D
SN6AT5	2.06 D
SN6AT6	2.57 D
SN6AT7	3.08 D
SN6AT8	3.60 D
SN6AT9	4.11 D

図2　AcrySof® IQ Toric
基本的なデザインは，単焦点 IOL の AcrySof® IQ と同様である．IOL 上の軸マークは2方向に各3点ずつあり，それぞれのマークは中心より直径 4.6mm，5.1mm，5.6mm の同心円状に位置する．

様である．光学部の前面は非球面，後面が乱視矯正目的のトーリックデザインとなっている．挿入時に使用するインジェクターとカートリッジも AcrySof® IQ と同様である．

　海外では前述の AcrySof® IQ Toric（SN6AT2〜SN6AT9）に加え，多焦点レンズが組みあわされたモデルが用意されている．また，シリコーン製プレートハプティック型 IOL など多くのメーカーからトーリック IOL が販売されている．

　本項は，現在国内で使用可能な AcrySof® IQ Toric に関して述べる．

構造

　トーリック IOL の仕組みは，クロスシリンダの原理であり，角膜の強主経線に対して IOL 円柱度数が直交する方向に加入することで，角膜乱視を打ち消すようにして，眼全体の乱視を軽減させる．

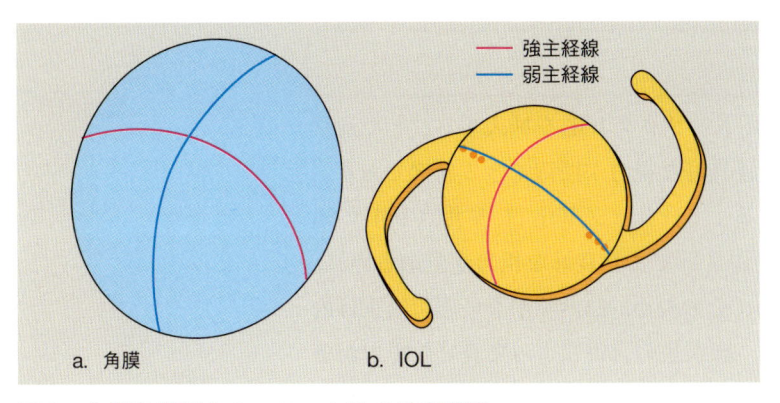

図3 角膜乱視軸とトーリック軸の位置関係
角膜の強主経線にトーリックIOLの弱主経線を合わせる．

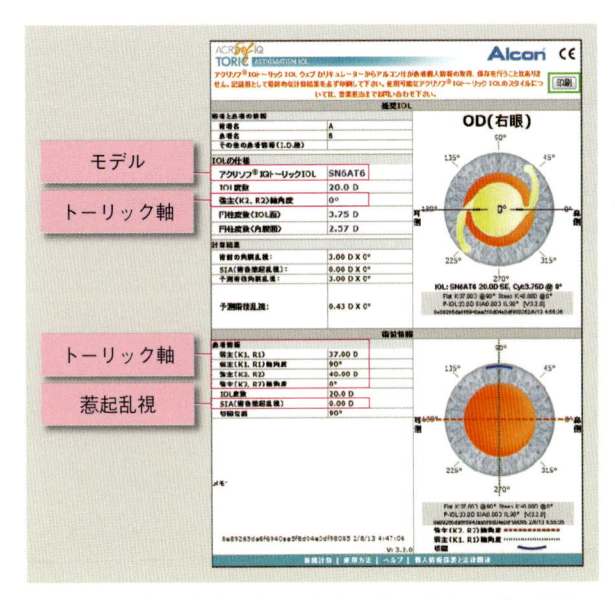

図4 IOLを固定する軸を求めるウェブ上のプログラム（トーリックカリキュレーター）
角膜乱視と軸の値，惹起乱視などを入力すると，トーリックIOLのモデルとトーリック軸が決定される．

すなわち，角膜の強主経線にトーリックIOLの弱主経線を合わせることになる（図3）．トーリックIOLには光学部に軸マーク（図2）があり，軸マークに直交する方向に円柱度数が付加されている．この軸マークが眼球の乱視軸に一致するようにIOLを囊内に固定する．軸が1°ずれるごとに矯正効果は約3.3％軽減し，30°ずれると矯正効果がないとされている[1]．

AcrySof® IQ Toricでは，ウェブ上のプログラム（トーリックカリキュレーター）を用いて術者ごとのSIAを加味して，IOLを固定する軸を求めることが推奨されている（図4）．

適応

　トーリックIOLの適応は，トーリックIOLを挿入することで通常の単焦点レンズに比べ，術後良好な視力が期待できる症例である．

術後良好な視力が期待できる：トーリックIOLは，単焦点IOLの適応患者に対して，乱視矯正によってより良好な視力が望める際に，選択し使用するIOLである．そのため，白内障がない屈折矯正目的の症例は適応でない．また，眼疾患の合併によって良好な視力が望めないような症例は基本的には適応とはならないため，術後視力に影響するような角膜疾患，ぶどう膜炎，緑内障，網膜硝子体疾患などの眼合併症の有無，そしてそれら疾患を有する場合は，その状況を術前に確認しておかなくてはならない．

角膜乱視を有する：トーリックIOLは角膜乱視を矯正するため，角膜乱視を有する症例が適応となる．乱視の種類は，倒乱視，直乱視，斜乱視であっても適応であるが，直乱視の場合は倒乱視に比べると視機能への影響が少ない．また，加齢に伴い角膜形状は倒乱視化する．そこで，倒乱視症例は完全矯正に，直乱視症例，特に若年者の場合はやや低矯正にするように度数を決定するのも一つの方法である．

　現在，国内で使用可能なトーリックIOLで矯正可能な度数が1.0～4.0Dであるため，1.0～4.0Dの乱視であれば，裸眼による良好な術後遠方視力が期待できる．しかし，乱視が4.0D以上とトーリックIOLの矯正可能な度数を超える強度の乱視の症例であっても，術後に乱視が軽減することによって，術前は眼鏡やコンタクトレンズでは矯正が不十分であった症例で，眼鏡やコンタクトレンズによる矯正が可能となり，術後視機能は大きく改善する可能性がある．自験例であるが，術前に約6.0Dの角膜乱視を有したため十分な矯正視力を得られていなかったが，トーリックIOL挿入後，裸眼で1.0と予想以上に良好な視力を得た患者もいる．安易な適応の拡大は不正乱視の症例が潜む可能性が高まり危険であるので，術前にきちんと角膜形状解析など十分な適応検査を行いながら，徐々に適応を広げていくべきである．

　一方，軽度の乱視の場合，トーリックIOL挿入により軸が逆転する危険性があり，特に直乱視の症例では注意が必要である．

強度の角膜不正乱視がない：トーリックIOLで矯正できる乱視は，角膜の正乱視である．白内障眼では，レフ値に水晶体乱視を含むた

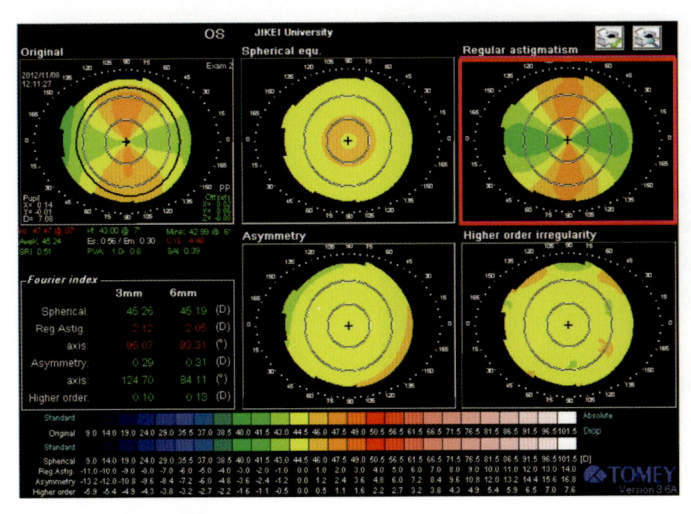

図5 角膜形状解析
角膜形状の Fourier 解析を行い，角膜の不正乱視成分を確認する．本症例は正乱視成分が大部分を示している．

め，必ずケラトメータなどで角膜乱視度数を確認しなくてはならない．そして角膜乱視を認めた際に，不正乱視の検出はオートケラトメータのみでは困難であるため，角膜形状解析装置のある施設では可能な限り角膜形状解析を行うことが好ましい．カラーコードマップや角膜形状の Fourier 解析を行い，角膜の不正乱視成分を確認することが重要である（図5）．

　角膜不正乱視の症例にトーリック IOL を挿入すると，もともとの不正乱視にトーリック IOL の乱視をさらに付加することになってしまうので注意が必要である．

　しかし，不正乱視がある症例でも，正乱視成分が大きく不正乱視が小さければ，ある程度のトーリック IOL による矯正効果は期待できる．最近の報告では，円錐角膜や角膜全層移植後で乱視が高度の症例にトーリックレンズを挿入し，乱視を軽減したという報告もあり[2]，症例ごとに乱視を分析し，慎重に適応を検討する必要がある．

嚢内固定が可能であること：トーリック IOL は，軸ずれが大きいほど矯正効果が軽減するため，軸の固定が非常に重要である．術後早期から長期にわたり IOL が回転せず，センタリングが良好で，眼内で安定した位置にあるためには，嚢内固定が必須である．また，AcrySof® はシングルピースのアクリル IOL であり，支持部の形状より虹彩への接触による合併症のため嚢外固定に適さない．嚢内固定を行えるよう，術前に Zinn 小帯脆弱や断裂，落屑症候群がないか確認する．そして，後嚢破損などの術中合併症で IOL を嚢内固定で

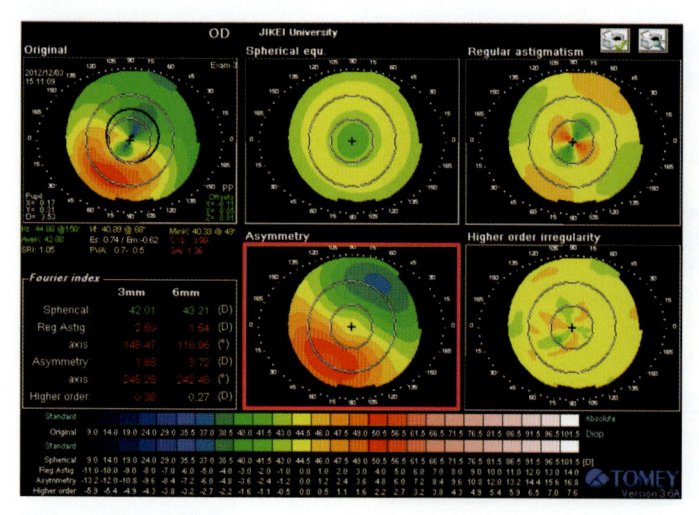

図6 角膜不正乱視
円錐角膜の症例．Fourier 解析で角膜の非対称成分が高値を示している．

きないときは使用しない．

注意すべき症例

角膜不正乱視がある：円錐角膜，翼状片，角膜移植後などの症例は角膜不正乱視を伴っていることが多いため，トーリック IOL を選択する際には，波面収差解析や Fourier 解析などを用いて角膜の乱視成分を把握したうえで，適応を十分に検討する必要がある（図6）．

翼状片を合併する場合は，翼状片が角膜形状に影響を与えていることを考慮し，白内障と翼状片の同時手術は行わず，翼状片を先に手術した後に再度角膜形状解析を行って，適応を判断すべきである．

強度近視：水晶体嚢が大きい場合に，術後 IOL が回転する可能性がある．強度近視の症例は水晶体嚢が大きい場合があり，術後 IOL が回転しているときは再手術にてレンズ位置の調整が必要なことがある．

若年の直乱視：加齢とともに，角膜乱視が倒乱視化することが知られており[3]，角膜直乱視を有する若年の症例は低矯正にすべきとの意見がある．

散瞳不良：トーリック IOL の矯正効果に関して，瞳孔径は問題とはならないが，IOL 固定の際に問題となる．トーリック IOL 挿入の際，IOL 上のマークをウェブ上のプログラムで指示された角度に固定しなくてはならない．IOL 上の軸マークは2方向に各3点ずつあり，そのうち最も中心寄りのマークは直径 4.6 mm の位置にあり，その

マークを確認できる散瞳径となると5mm以上が望ましい．

過度な期待をもつ症例：トーリックIOLは乱視を減らすことが目的で，完全矯正が目的ではない．

手術までの流れ（1）角膜乱視の測定

オートケラトメータ，角膜形状解析装置，光干渉式眼軸長測定装置を用いて，角膜乱視量，乱視軸を測定する．これらの術前検査時に頭位がずれていると，乱視軸が正確に測定できないため，前額部がきちんと固定板についているか，傾斜していないかなど確認する．また，眼位ずれも乱視軸のずれにつながるため，きちんと正しいところを固視することが大切である．

手術までの流れ（2）モデルの決定

ウェブ上のプログラムに，角膜乱視量，乱視軸，SIAなどを入力し，トーリックIOLのモデルおよびIOLを嚢内に固定する際のトーリック軸を決定する．

手術までの流れ（3）マーキング

トーリックIOLによる乱視矯正を行ううえで，術前の基準点マーキング時や固定軸マーキング時にマーキングがずれてしまうと，たとえ正確にIOLを固定しても十分な乱視矯正効果を得られないことになる．坐位と仰臥位では眼球回旋が生じるため，術前に坐位で正確にマーキングを行うことが必須である．現在，さまざまなマーキング法があるが，いかなる方法を選択しても正確にマーキングを行わなくてはならない．

基準点マーク法：術直前に坐位にて，水平もしくは垂直に基準点を術眼にマークし，術中にそのマークを基準としてトーリック軸を計測してマーキングする．

3時・9時マーキング法（図7）：坐位にて，マーカーを用いて基準点（3時・9時の2点もしくは6時も含めた3点）をマーキングし，手術開始時に耳側のマークを0°として，角度ゲージの0°を一致させる．ウェブ上のプログラムにて算出された軸をトーリック軸マーカーにてマーキングする．簡便であるが，水平軸のマーキングの際に上下にずれやすい．

6時マーキング法：細隙灯顕微鏡下で，下方の6時のみをマーキングする．マーカーなどの特別な器具を使用せず，マーキング可能で

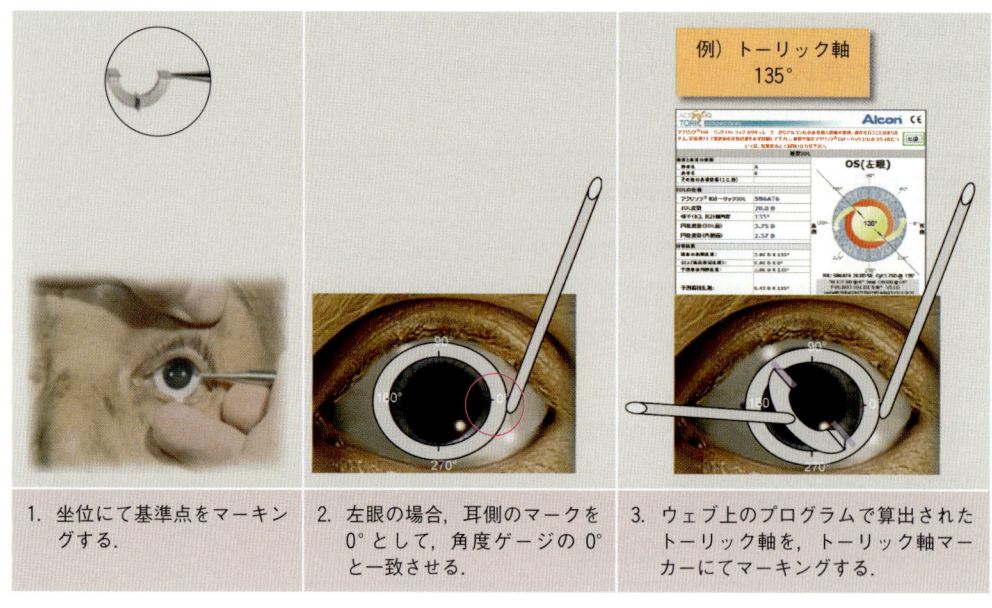

図7 3時・9時マーキング法

1. 坐位にて基準点をマーキングする．
2. 左眼の場合，耳側のマークを0°として，角度ゲージの0°と一致させる．
3. ウェブ上のプログラムで算出されたトーリック軸を，トーリック軸マーカーにてマーキングする．

例）トーリック軸 135°

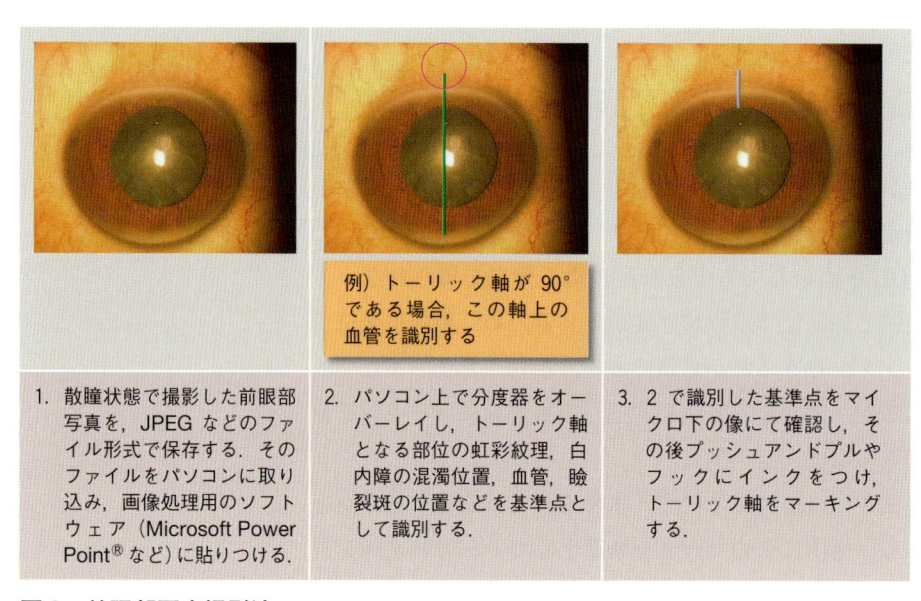

図8 前眼部写真撮影法

1. 散瞳状態で撮影した前眼部写真を，JPEGなどのファイル形式で保存する．そのファイルをパソコンに取り込み，画像処理用のソフトウェア（Microsoft PowerPoint®など）に貼りつける．
2. パソコン上で分度器をオーバーレイし，トーリック軸となる部位の虹彩紋理，白内障の混濁位置，血管，瞼裂斑の位置などを基準点として識別する．
3. 2で識別した基準点をマイクロ下の像にて確認し，その後プッシュアンドプルやフックにインクをつけ，トーリック軸をマーキングする．

例）トーリック軸が90°である場合，この軸上の血管を識別する

ある．

前眼部写真撮影法（図8）：散瞳後の前眼部写真を撮影し，虹彩紋理，母斑，皮質白内障，血管などの特徴となる所見とトーリック軸との角度を計算しておき，その写真を参考に術中にトーリック軸をマーキングする．

axis registration 法：角膜形状解析画面上にある，手術直前にマー

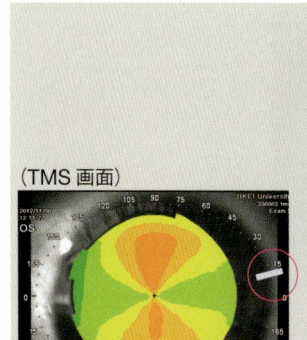

例）TMSに写り込んだ結膜マークの位置が9°であったとする	例）角膜圧痕の位置を角度ゲージの9°と一致させる	例）トーリック軸90°にマーキングする
1. トーリック軸などで角膜に圧痕，結膜にインクをつけ，この状態で角膜形状解析を行う．ここで写り込んだ結膜マークの位置の角度を画面上で確認する．ここが基準点となる．	2. 結膜マークと角膜圧痕の位置は同じなので，角膜圧痕の角度と角度ゲージの角度を，1で確認した結膜マークの角度で一致させる．	3. ウェブ上のプログラムで算出されたトーリック軸をトーリック軸マーカーなどでマーキングする．

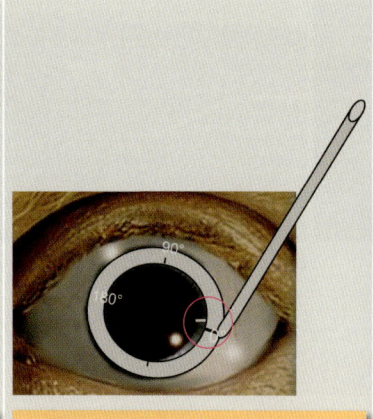

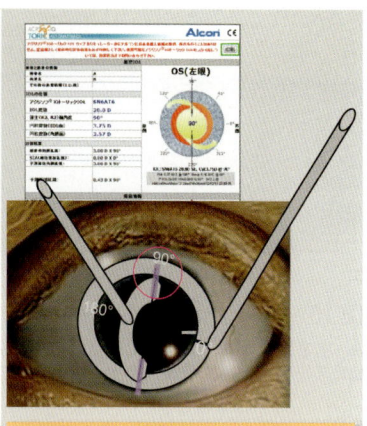

図9 axis registration法
TMS（トーメーコーポレーション）

キングした基準点や虹彩紋理など前眼部の基準となるマークを術中に手術眼で直接確認し，トーリック軸をマーキングする方法．

角膜トポグラフィー法（**図9**）：角膜輪部にペンや7-0シルクなどで基準点をマーキングした状態で角膜形状解析を行い，角膜形状解析画面上で基準点を同定し，その位置と基準点とトーリック軸のなす角度を算出する．そして手術時に，基準点を同定しトーリック軸をマーカーなどを用いてマーキングする．手術当日に角膜形状解析および基準点のマーキングが必要となる．

IOL Master®法：7-0シルクなどで結膜に1針かけるなどした状態で，IOL Master®によりwhite to white（WTW）を計測し，その撮影されたシルクを基準点とする．そして，基準点とトーリック軸との角度を算出する．トポグラフィーなどの機器を必要としないが，術前に基準点のマーキングとIOL Master®の測定を行う必要がある．

前眼部OCT[*1]法：前眼部OCT（SS-1000 CASIA，トーメーコーポレーション）では，角膜形状解析とともに虹彩紋理の撮影，解析が可能である．特徴的な虹彩紋理を基準点として，トーリック軸との角度を算出する．術前に基準点のマークを行う必要がないのが利点

[*1] **OCT**
optical coherence tomography；光干渉断層計

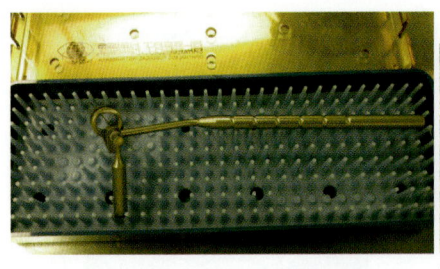

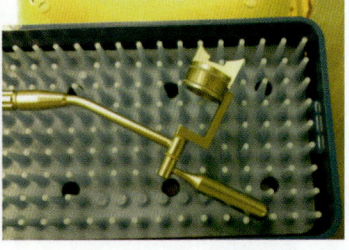

図10 トーリックIOLマーカー
a. 水準器が垂直下に向いていることを確認し，マーキングする．
b. マークしたい乱視軸にガイドを合わせる．

である．

トーリックIOLマーカー（H2660, Albert Heiss, 図10）：術前に坐位にて直接トーリック軸をマーキングすることができる．マークしたい乱視軸にガイドを合わせ，そのガイドを染色して角膜に押し当てて使用する．その際，水準器が垂直下に向いていることを確認する．一度で乱視軸もマーキングすることができるため，術中マーキングが不要である．

術中に乱視測定を行う方法：術中アベロメーターを用いて，白内障摘出時に乱視量を測定し，その値を参考にトーリックIOLを挿入する方法がある．また，術前に専用の機械で角膜形状解析と同時に虹彩を認識し，そのデータを顕微鏡上に投影することでトーリック軸を表示することができる顕微鏡もある．

手術の実際

手術手技は，トーリックIOLの挿入軸のマーキングが加わる以外，通常の超音波水晶体乳化吸引術＋IOL挿入術と同様である．

マーキングを行った後に，通常の超音波水晶体乳化吸引術を行い，トーリックIOLを挿入する．その際，粘弾性物質を除去するときにIOLが時計回りに回転しやすいため，IOLの軸マークをトーリック軸より反時計方向に固定しておくのが好ましい．そして粘弾性物質を除去する際には，I/Aチップもしくはサイドポートから挿入したフックでIOLを押さえると，IOLの動きをある程度制御することが可能である．前房だけでなくIOL後面の粘弾性物質も除去したのち，I/AチップなどでIOLの軸マークをトーリック軸マークに合わせ，その後I/Aチップを抜く．最後に灌流液で眼圧を調整するが，その際にIOLの位置がわずかに変化することがあるので，灌流針で

IOL の位置を微調整する．IOL の位置を確認する際には，角膜と IOL の Purkinje-Sanson 像を重ねた状態で行う．

まとめ

近年，トーリック IOL の良好な術後成績が報告されている[4]．その良好な術後経過が報告されるに従い，徐々に適応が拡大され，従来は適応とは考えられていなかった強度の円錐角膜や角膜移植後といった不正乱視の症例にも使用したという報告もされてきている[2,5]．

トーリック IOL を挿入された患者から，「今までこれほど見えたことがない」というような表現をされることがある．このようにトーリック IOL は通常の単焦点 IOL では得ることのできないほどの視力改善をもたらしうるが，適応を誤ると良好な視機能が得られず患者の期待を裏切ることになりかねないため，十分に適応を判断，検討したうえでトーリック IOL を使用することが望ましい．

カコモン読解　第 23 回　一般問題 89

トーリック眼内レンズの適応とならないのはどれか．
a 角膜屈折力 42.50/44.00　175°，屈折値 −2.00 ◯ cyl −2.00 D　180°
b 角膜屈折力 43.00/45.25　 86°，屈折値 +1.50 ◯ cyl −1.25 D　 90°
c 角膜屈折力 43.50/45.25　 5°，屈折値 −1.00 ◯ cyl +2.00 D　 93°
d 角膜屈折力 42.75/44.50　 90°，屈折値 +2.00 ◯ cyl −0.25 D　175°
e 角膜屈折力 43.75/44.00　185°，屈折値 −1.75 ◯ cyl −2.00 D　180°

解説　トーリック眼内レンズは，角膜乱視の矯正を目的とする．そこで，角膜屈折力から角膜乱視を計算する．各選択肢の角膜乱視は，a：1.5 D，b：2.25 D，c：2.25 D，d：1.75 D，e：0.25 D となり，e にトーリック眼内レンズの適応はない．

模範解答　e

（小川智一郎）

クリニカル・クエスチョン

乱視眼の視機能について教えてください

Answer 倒乱視は横に像がずれて見え，直乱視は縦に像がずれて見えます．乱視の強さに応じて，視力，コントラスト感度，立体視，読書速度などが低下します．

乱視の視覚への影響と自覚症状

乱視は，眼の経線方向により屈折力が異なり，外界の一点から出た光が眼内で一点に結像しない状態である．そのため，像のぼやけかたが縦と横で異なる．倒乱視[*1]は横にずれて二重に見えるため，上下方向のLandolt環の方向を判別しづらく，直乱視では縦横が逆となる（図1）．日常生活のなかでは，二重に見える，夜間見づらい，

[*1] 倒乱視：強主経線が水平方向．
直乱視：強主経線が垂直方向．

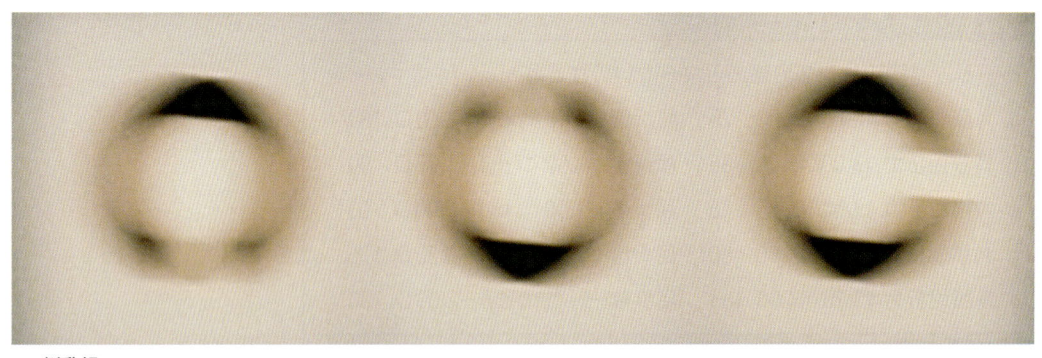

a. 倒乱視

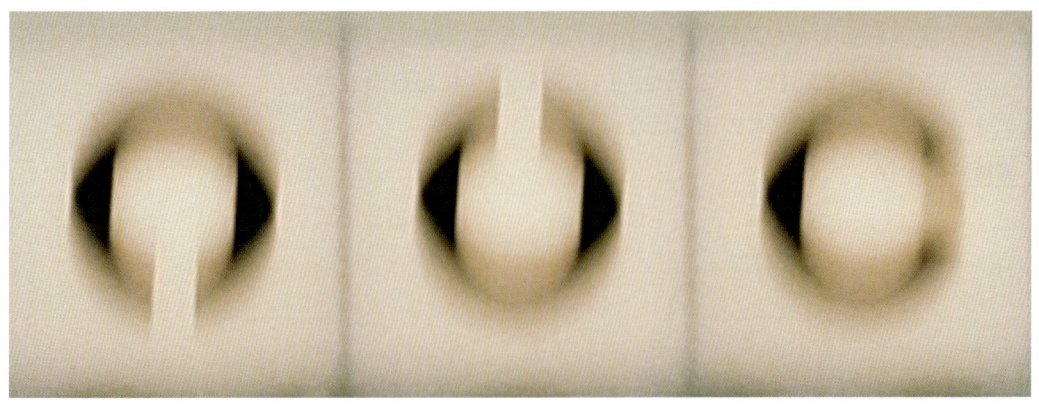

b. 直乱視

図1 Landolt環の倒乱視と直乱視の見えかた
倒乱視は像が横にずれて見え，水平方向の線は濃く鮮明に見えるが，垂直方向の線はぼやける．直乱視は縦横が逆となる．

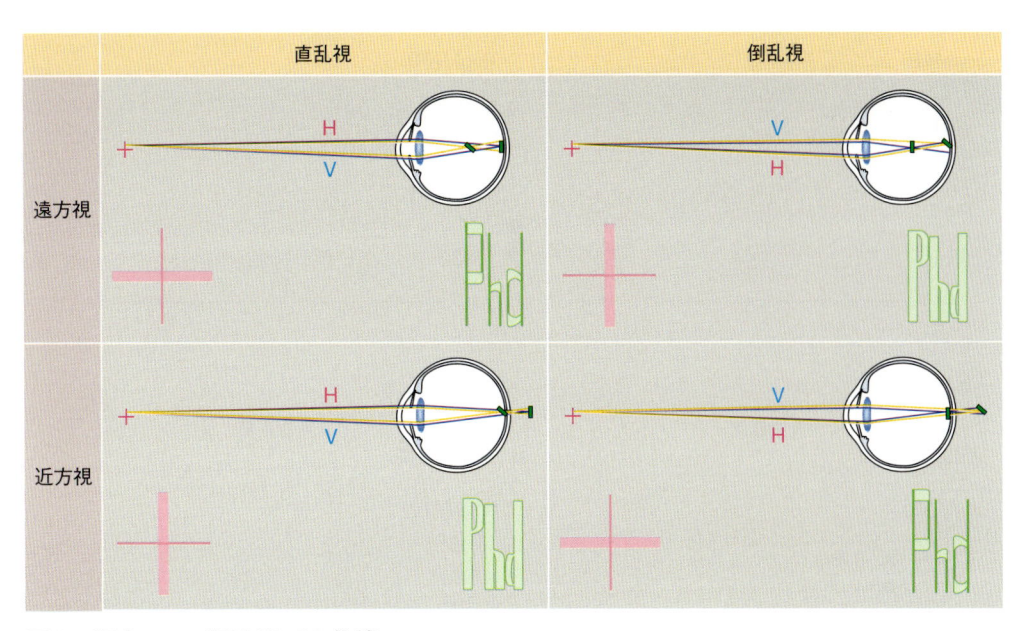

図2 眼内レンズ挿入眼での焦線
遠方視時は網膜面に後焦線があるが,近方視時には網膜面に前焦線が近づくため縦と横のぼやけが逆転する.
H:水平方向,V:垂直方向
(Trindate F, et al:Benefit of against-the-rule astigmatism to uncorrected near the acuity. J Cataract Refract Surg 1997;23:82-85.)

文字がにじんで見えるなどを自覚し,眼精疲労や頭痛の原因にもなる.1D程度の乱視では視力の低下はほとんどないが,quality of visionが低下する[1].

文献はp.390参照.

乱視と視力

乱視が増加するほど,視力は低下する.一般に直乱視は視力がよく,斜乱視は悪いといわれるが,過去の報告では視力検査の方法や乱視負荷の方法により結果はさまざまで[2],乱視軸の影響はないとする報告も多い.アルファベットは縦の要素が多く,縦方向のぼやけには強いため直乱視で見やすいともいわれている.単焦点眼内レンズ挿入後は,残余乱視が直乱視となる場合よりも倒乱視となる場合のほうが,近方視力がよいとする報告が散見されるが,これは近方視をすると網膜面が前焦線[*2]に近くなり,像のぼやけが縦と横で逆転する.つまり倒乱視では垂直方向の線が鮮明に見え,水平方向がぼやけるためと説明されている(図2)[3].Landolt環を用いた遠方視力は乱視が増加するほど視力は低下したが,倒乱視と直乱視間に有意差はなかった(図3).

[*2] 前焦線:強主経線方向の結像.
後焦線:弱主経線方向の結像.

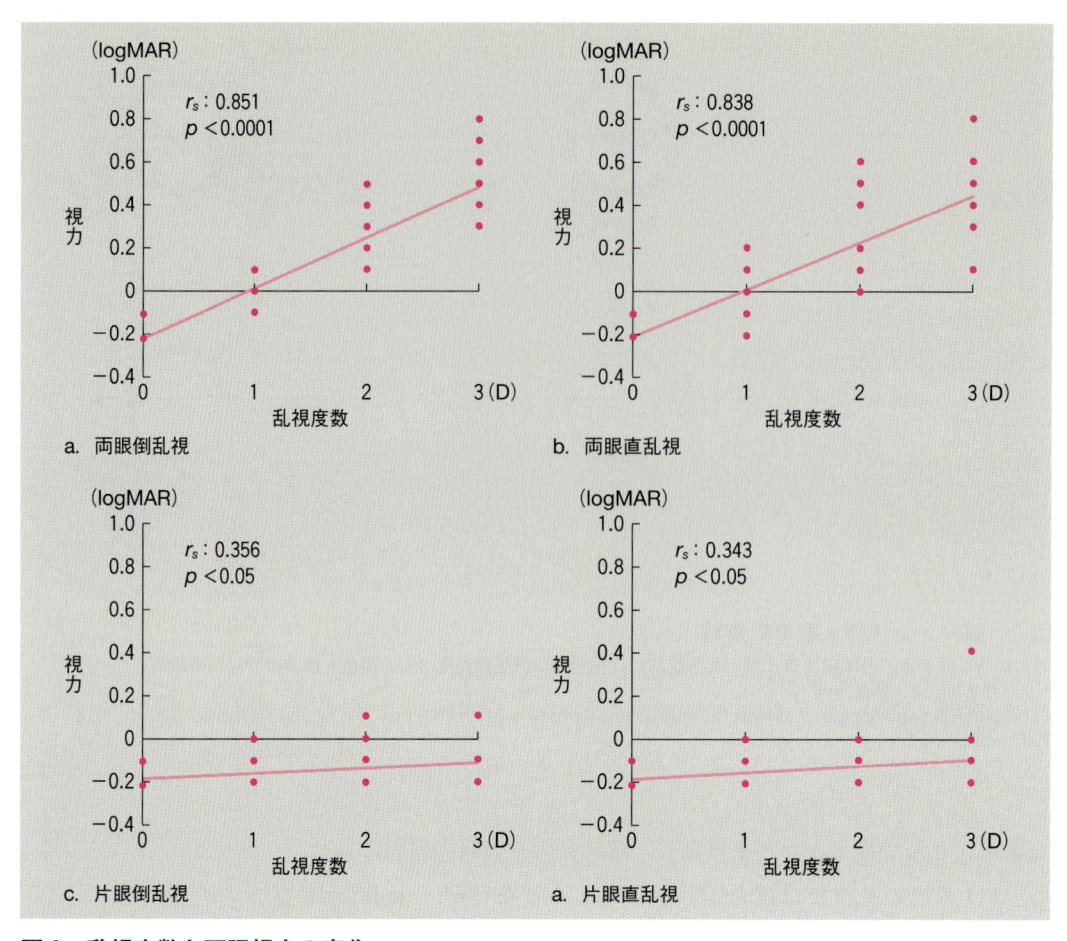

図3 乱視度数と両眼視力の変化
乱視が増加するにつれて，倒乱視も直乱視も同様に視力は低下する．片眼乱視でも乱視が増加するにつれて視力は低下する．

乱視とコントラスト感度

　コントラスト感度はさまざまなチャートが存在し，乱視の影響は評価方法により異なる．

縞視標コントラスト感度：縦方向の縞の間隔（空間周波数）と濃淡（コントラスト）を変化させた視標を，各空間周波数でどのコントラストまで判別できるかを測定する．直乱視は影響を受けにくく，倒乱視では乱視度数に応じて低下するが，これは視標が垂直方向の縞模様であるためである．低周波数領域では影響を受けにくく，高周波数領域で低下しやすい[4]．

文字コントラスト感度：すべて同じ大きさの文字でコントラストを変化させ，どの程度のコントラストまで判別できるか評価する．乱視度数にも乱視軸にも影響を受けにくい[4]．

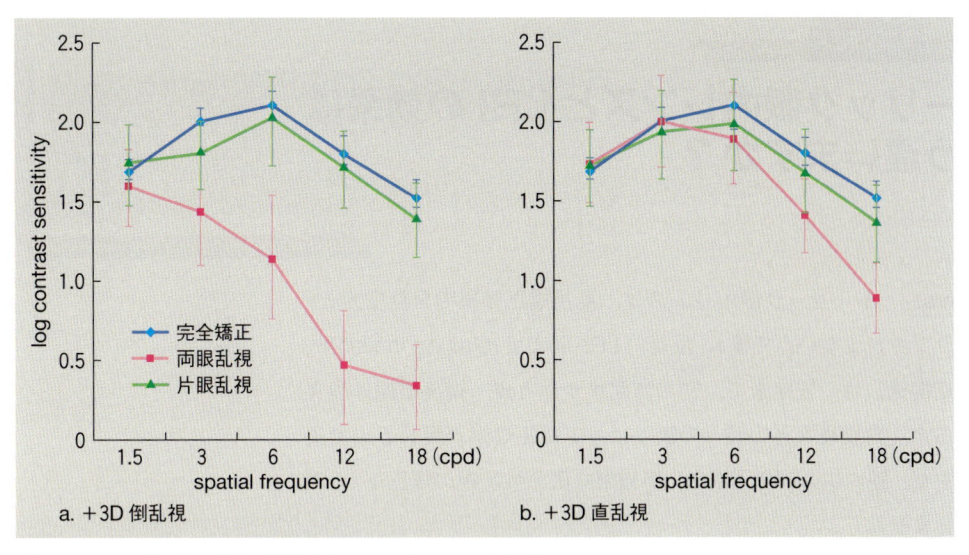

図4 3Dの乱視と両眼縞視標コントラストの変化
片眼乱視の両眼コントラスト感度は，完全矯正とほぼ変わらない．両眼乱視は特に高周波数領域でコントラスト感度が低下し，直乱視よりも倒乱視で顕著である．

低コントラスト視力：従来のETDRSチャートの視標のコントラストを100％から10％に低下させたもの．乱視が増加するにつれて視力が低下する．直乱視が，倒乱視や斜乱視より結果がよいとされる[5]．

乱視と立体視

乱視が増加するにつれて立体視は低下する．斜乱視がいちばん乱視の影響を受けて低下し，次に倒乱視が影響を受けやすく，直乱視は影響を受けにくい[1,6]．

片眼乱視の両眼視機能

片眼のみに乱視を負荷すると，両眼乱視より両眼視力，コントラスト感度，立体視が良好であった．
視力：1.25Dまでの乱視を片眼に負荷しても完全矯正の両眼視力と変わらないが[7]，2D以上の片眼乱視は完全矯正より視力が低下する．
コントラスト感度：縞視標コントラスト感度では，片眼乱視は完全矯正とほぼ変わらない（図4）．
立体視：1D以上の片眼乱視では，完全矯正より立体視が低下する[8]．

（長谷川優実）

クリニカル・クエスチョン
トーリック眼内レンズとLRIの効果はどう違いますか？

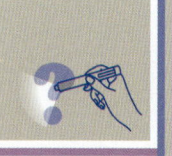

Answer トーリック眼内レンズは，乱視矯正効果の早期安定と，成績のバラツキが少ない点で優れ，反対にLRI（limbal relaxing incision；輪部減張切開術）は，安定まで，やや時間がかかる点，術後早期は高次収差が残る点，角膜径などの個々の眼によって矯正効果が異なる点で劣っていますが，眼内レンズ挿入眼や，不規則な医原性乱視の矯正は，LRIでしかできません．

トーリック眼内レンズの利点，LRIの欠点

トーリック眼内レンズ挿入手術は，角膜形状に影響を与えない手術で，術翌日以降の軸回旋（眼内レンズの回転）は考慮する必要がなく[1]，乱視矯正効果は多くの場合，術翌日には安定している（図1）．また，角膜径や眼球組織のスタビリティーなど，個々の眼の違いによる効果のぶれが少ないのも特徴である．それに対してLRIは，術後の角膜形状変化があるので効果の安定に時間がかかり（図1），長期的には効果が減弱する症例が，特に直乱視例で散見される（図2）．

文献はp.391参照．

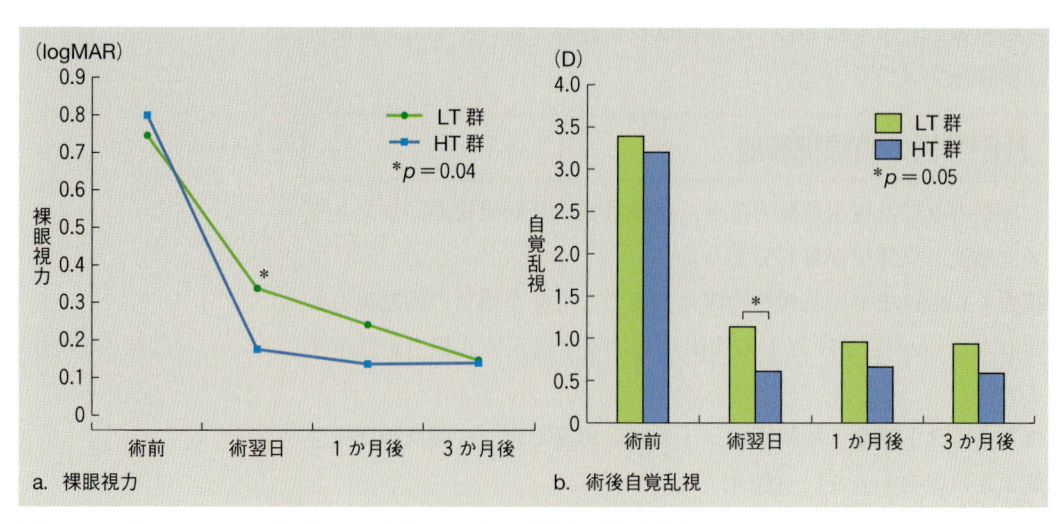

図1 LRIとトーリック眼内レンズ（T-IOL）の効果の経時変化
2.5 ジオプトリー（D）以上の術前乱視をもつ眼の術後成績を比較した．
LT群：円柱加入2DのT-IOL挿入と不足分に対するLRIの同時手術．
HT群：高円柱加入モデルT-IOL挿入の単独手術．

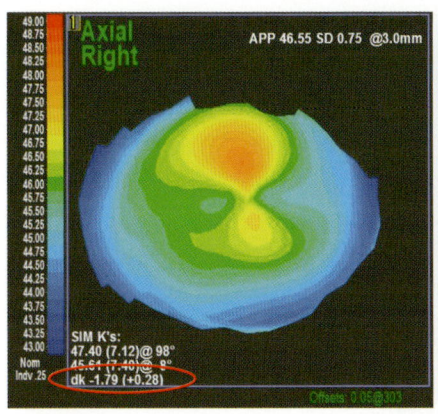

a. 術前 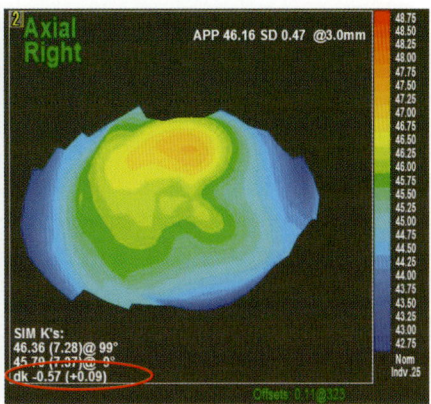   b. 術直後

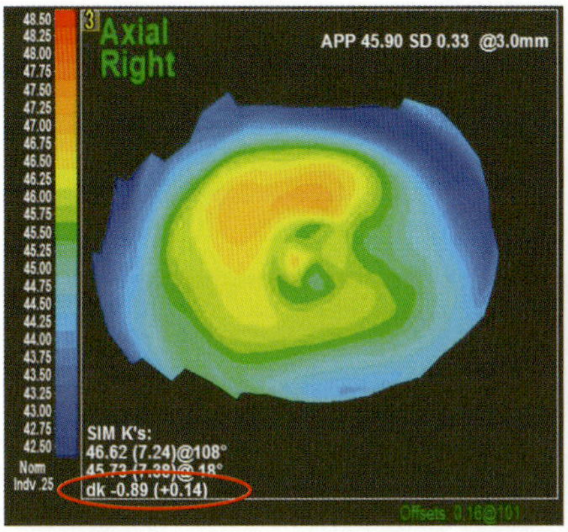

c. 術後1か月 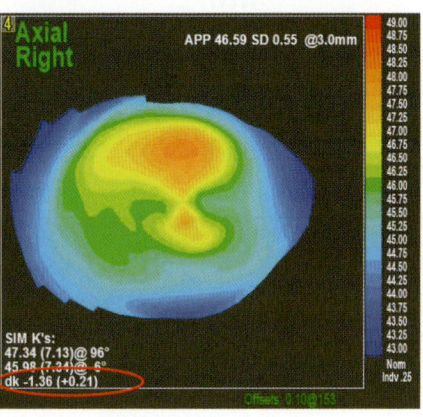   d. 術後9か月

図2 経時的にLRIによる矯正効果が減弱した症例
術前1.79Dの直乱視症例（a），術直後は0.57Dの直乱視へと良好な矯正が得られた（b）が，術後3週で0.89D（c），術後9か月で1.36Dの直乱視に戻った（d）．

また，症例間で効果のバラツキが出やすい（**図3, 4**）．また，角膜を減張切開すると，正乱視が矯正される半面，高次収差が増えることが報告されており[2]，特に大きな乱視矯正をすると，不正乱視が大きく出る．しかし，術直後の大きな不正乱視も時間とともに軽減していくため，翌日のトポグラフィをみて驚くことはない．また最近では，角膜形状異常眼，特に円錐角膜眼へのトーリック眼内レンズ挿入の成績が多数みられているように，進行の止まっている円錐角膜には，トーリック眼内レンズを挿入して正乱視成分を減らすことに，コンセンサスが得られている[3]．角膜形状を変化させる手術であるLRIは，軽度の円錐角膜でも予想外の結果を招くことがあるため禁忌といえる．

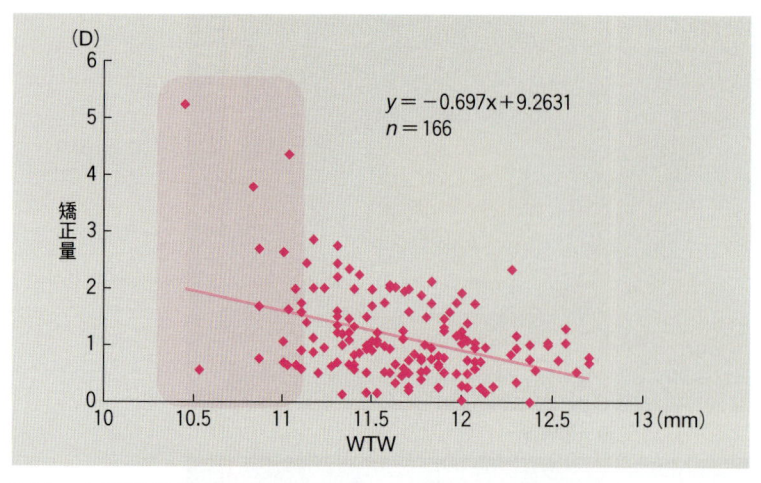

図3　角膜横径とLRI効果の関係（大内眼科のデータ）
バイマニュアル白内障手術と同時に，角膜中央厚の85%，50°一対のLRIを施行したときの乱視矯正効果．角膜横径が大きいほど矯正効果は少なくなり，角膜横径が11.3 mmより小さな眼では矯正効果が特に大きく，バラツキも大きくなる（　　）．
WTW：white to white（角膜横径）

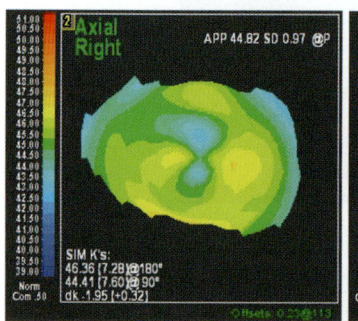

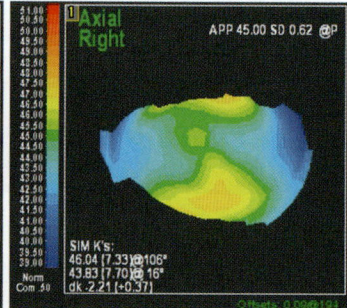

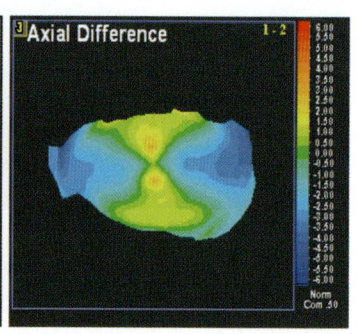

a. 左図：術前，中図：術後，右図：差分

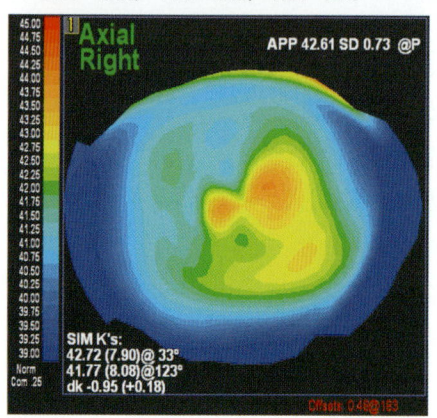

図4　角膜サイズ，形状によるLRI効果
a. 倒乱視に対しLRIを施行，大きく過矯正となった症例の術前後トポグラフィ．症例は角膜横径10.9 mm．
b. このような中央のみが急峻なタイプの角膜には，LRIは効果が出にくい．

LRIの利点，トーリック眼内レンズの欠点

　LRIの利点は，なんといっても，すでに眼内レンズ手術の終わっ

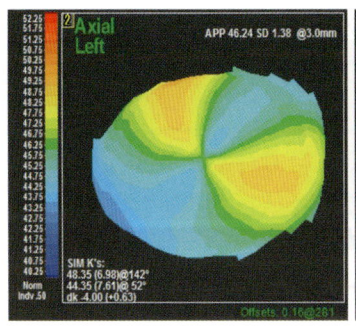

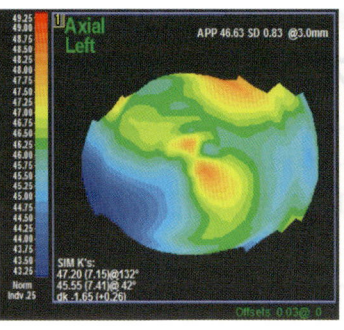

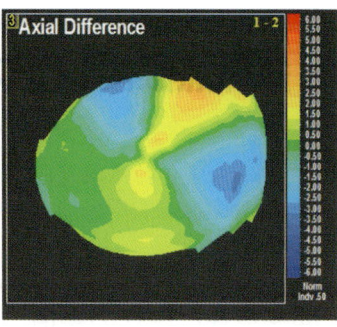

a. 術前　　　　　　　　　　　　b. 術後　　　　　　　　　　　　c. 差分

図5　医原性不正乱視に対するLRI
水晶体嚢内摘出術＋IOL縫着を受け，4Dの自覚乱視を有する症例に対し（術前，a），切開位置をmodifyしたLRIを施行し（差分，c），1.65Dの正乱視（斜乱視）になった（術後，b）．

ている眼に対して乱視矯正ができる点である．さらに，主には医原性乱視でみられる非対称な形の角膜乱視に対しても，切開位置をカスタマイズすることで，その軽減にアプローチできる長所がある（図5）．ただし当然ながら，LRIでは，円柱成分は矯正できても，等価球面値は変わらない（実際には，角膜の平坦化に伴い，若干の遠視化が起こる〈大内雅之：2010臨床眼科学会〉）ことをあらかじめ確認しておく必要はある．

術後評価の違い

　LRIの効果は，術前後のトポグラフィ，さらには，その差分解析をみることで一目瞭然であるが，トーリック眼内レンズの効果は，一般には，全眼球収差から角膜前面収差を引いた内眼収差で評価することになる．しかし，この内眼収差には，角膜後面収差と眼底の乱視も含まれてしまうため，症例によっては正しい確認ができていないこともある点に注意が必要である．

（大内雅之）

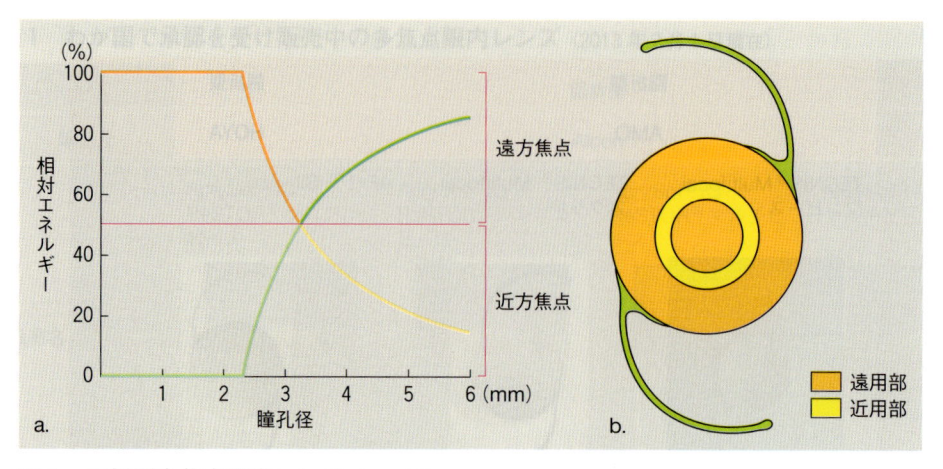

図1 屈折型多焦点眼内レンズ（AF-1™ iSii, HOYA）
a. 中央の第1遠用ゾーンの2.3mmに実瞳孔径が満たない場合，単焦点眼内レンズと同等の役割しか果たさない．3.24mmで遠近ほぼ均等になり，それ以上瞳孔径が大きくなると遠方優位となる．
b. 光学部が三つの領域からなっており，中心2.3mm径が遠用，2.3～3.24mm径が近用で，それより外側が遠用となっている．

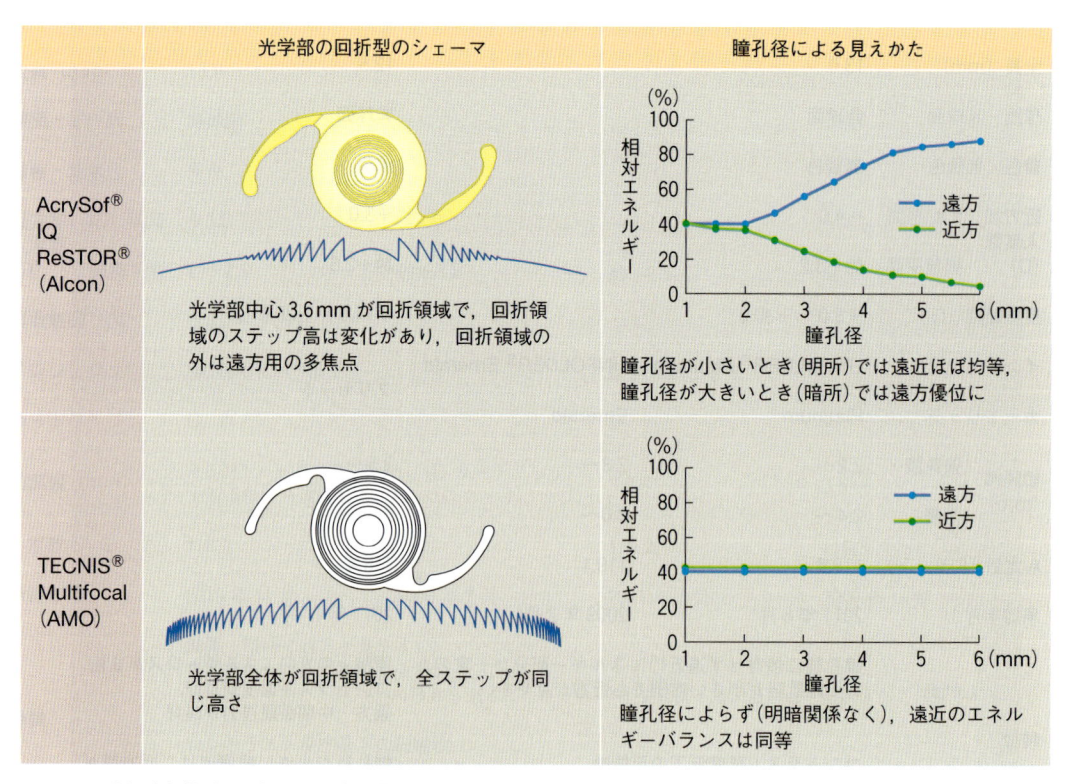

	光学部の回折型のシェーマ	瞳孔径による見えかた
AcrySof® IQ ReSTOR® (Alcon)	光学部中心3.6mmが回折領域で，回折領域のステップ高は変化があり，回折領域の外は遠方用の多焦点	瞳孔径が小さいとき（明所）では遠近ほぼ均等，瞳孔径が大きいとき（暗所）では遠方優位に
TECNIS® Multifocal (AMO)	光学部全体が回折領域で，全ステップが同じ高さ	瞳孔径によらず（明暗関係なく），遠近のエネルギーバランスは同等

図2 回折型多焦点眼内レンズの模式図と光学設計の違い
アポダイズ回折型の利点：瞳孔径が小さいときでも，近方と遠方の光エネルギーバランスがほぼ等しく，良好な近方視と遠方視が得られる．瞳孔散大時には遠方焦点が優先され，近方用の光が少なく配分される→夜間のコントラスト，グレア・ハローも軽減．
回折型の利点：瞳孔が大きくなった場合でも，近方をよくみることができるが，遠方のコントラストは低下する．常に近方視力を維持できるメリットはあるが，瞳孔散大時のグレア・ハローは大きくなること，夜間視の遠方視のQOV（quality of vision）を得られないなどのデメリットがある．

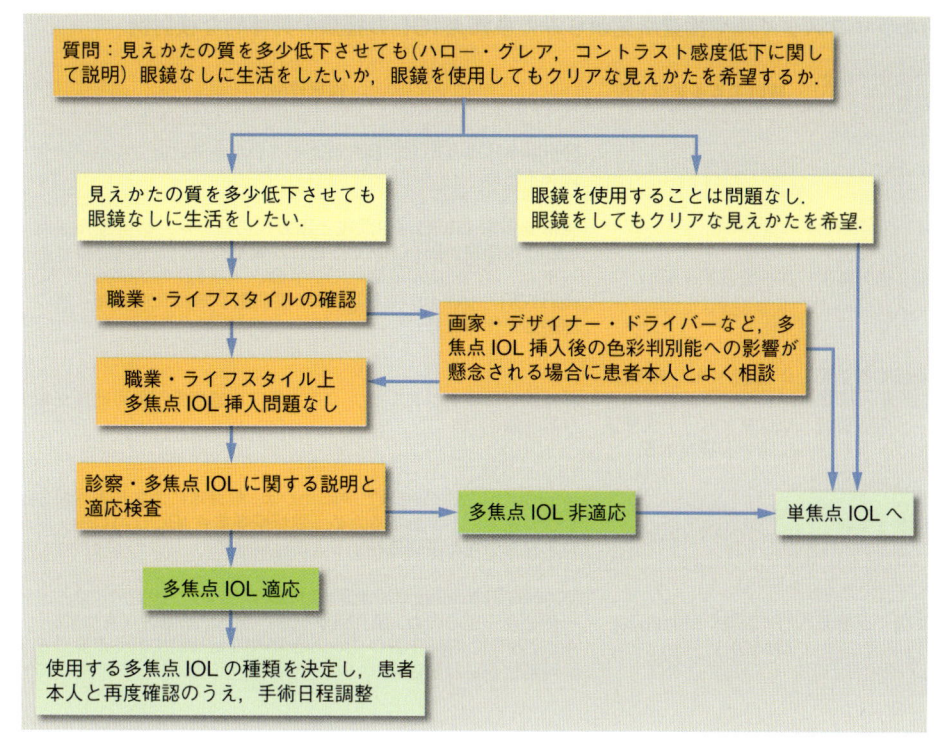

図3 単焦点・多焦点 IOL 選択のフローチャート

もに約40％であり，中間距離が0％，残りの約20％が結像せずエネルギーの損失となりコントラスト感度低下の原因となりうる．近方加入度数は+4.0 D（眼鏡面+3.2 D 相当）である[7]．

適応症例の選択

まず，白内障手術を予定する全患者に，多忙な外来のなかで多焦点 IOL に関してすべてを伝えることは難しいと思われる．そこで，筆者が行っている適応症例の選択に関してのフローチャート（**図3**）を参考程度に示す．ハロー・グレア，コントラスト感度低下などの視機能の低下があっても，眼鏡なしに生活をしたいか，それとも眼鏡を使用することは問題なし，もしくは眼鏡を使用してもクリアな見えかたを希望するか，ということを聞き，スクリーニングする．そこで，もし視機能の低下があっても眼鏡なしに生活をしたい，という場合，職業・ライフスタイルのチェックをして多焦点 IOL の適応検査を行う．運転を職業としている人の場合，夜間運転時にハロー・グレアを強く認める屈折型はあまり奨められない．また，微妙な色彩の判別が必要な画家やデザイナー，写真家，歯科医師などの職業の人には不向きのこともあり，十分なインフォームド・コンセ

表2 具体的なライフスタイルや検査所見からみた多焦点IOLの種類の具体的な検討例

具体的なライフスタイルや検査所見	検討する多焦点IOL	選択理由
明所瞳孔径が小さい	回折型多焦点IOL	屈折型多焦点IOLは,瞳孔径が小さい症例では近方視が不十分になるため.
近方よりも中間と遠方重視	屈折型多焦点IOL	屈折型多焦点IOLは中間視と遠方視に強いが,回折型多焦点IOLは中間視が弱い.ただし患者が希望している焦点距離によっては,近方加入度数(IOL平面)が+3DのAcrySof® IQ ReSTOR®(Alcon)も検討する.屈折型多焦点IOLは瞳孔径の加齢性変化に注意.
色彩の濃淡を判断する必要のある職業(画家・写真家・デザイナー・歯科医師など)	単焦点IOL.多焦点IOLを強く希望の場合にはデメリットを慎重に話す必要がある.	特に回折型多焦点IOLは,コントラスト感度低下の可能性があり要注意.
夜間運転する機会が多い	AcrySof® IQ ReSTOR®(Alcon)	AcrySof® IQ ReSTOR®(Alcon)は,散瞳時にエネルギー配分がより遠方にシフトするため.屈折型多焦点IOLはハロー・グレアが強いため夜間運転する人には要注意.
夜起きたときに近くが見えないのは困る	TECNIS® Multifocal(AMO)	TECNIS® Multifocal(AMO)は瞳孔径に依存せず遠近のエネルギー配分が一定のため,瞳孔径が小さい症例でも近方が見やすい.AcrySof® IQ ReSTOR®(Alcon)は夜間散瞳時に近くが見づらい可能性があり要注意.

ントが必要である.また,多焦点IOLは種類によって眼鏡を必要とする距離に特徴があり,それに応じて使い分ける.屈折型や+3.0D加入の回折型では近方の細かい文字をみるときに,+4.0D加入の回折型では中間距離で作業を行うときに眼鏡を使用する場合が多い[8].

表2に具体的なライフスタイルや検査所見からみた多焦点IOLの種類の具体的な検討例を示す.実際にはさまざまなライフスタイルをもつ人がいるため,表2に記載している内容を複数重ねあわせて患者の希望にあわせた最適な多焦点IOLを選択する.

術前検査と注意点

多焦点IOLの適応を決める際に最も重要なのは,白内障以外の眼疾患の有無と,角膜乱視の程度・角膜不正乱視のチェックである.角膜混濁やZinn小帯断裂,緑内障,黄斑変性症などの網膜疾患,視神経疾患などの眼疾患がある場合,原則多焦点IOLは奨めない.ただし,これらの疾患があっても多焦点IOLを入れてもらったことで高い満足度が得られる症例もあるため,デメリットをよく説明したうえで,どうしても患者の希望がある場合には挿入することもある.また,角膜乱視・不正乱視の有無に関して問題となるのが,コンタクトレンズ(contact lens;CL)装用者である.適応検査の段階ではまだCL装用に関しては特に制限を設けていないが,適応検査で,

適応・非適応の境界のような症例に対しては，CLの影響を除外するためCLを中止させ，後日再検査を行っている．ハードCLは3週間以上，ソフトCLは1週間以上の装用中止期間を設けている．ハードCLの場合，装用中止後の形状安定に時間がかかる場合も多いので装用中止後，術前検査での角膜形状解析は間隔をあけて最低2回は行い，形状が2回で変化する場合は安定するまで経過をみる．角膜乱視の計測にはオートケラトメータで測定し，角膜乱視が1.0D以上の症例には，術後の問題・注意点とその対策で後述する，術後残余屈折異常に対する対処が必要になる可能性を話しておく．角膜不正乱視は，角膜形状解析装置・波面収差解析装置により確認し，角膜不正乱視がある場合にも術後視力が出にくい可能性を話しておかなくてはならない．

多焦点IOL適応検査の項目は，通常の白内障術前検査項目（遠方視力検査，オートレフケラトメータ，細隙灯・眼圧・眼底検査，角膜内皮細胞検査，眼軸長検査）に加えて角膜形状解析，波面収差解析，優位眼の確認，明所瞳孔径，コントラスト感度検査などを行っている．また，眼軸長測定には精度の高いレーザー光干渉法を用いた非接触型測定機器による測定が推奨され，慶應義塾大学病院眼科ではIOLMaster®（Carl Zeiss Meditec）を用いている．ただし，IOLMaster®で測定できない症例があることは通常の白内障手術術前検査と同様であり，超音波Aモード法での測定にも慣れておく必要がある．

生体計測の精度および手術手技の改良により，近年，IOL度数予測精度は以前よりも向上し，手術による惹起乱視は減少しているが，皆無ではない．多焦点IOL使用の際には，術前に"術後残余屈折異常は，ある程度避けられないものである"ことを説明し，術後対処が必要になる可能性があることについて，あらかじめ同意を得ておくことは非常に重要なステップである．術前にすでに"術後の対処"は始まっているといっても過言ではない．

術中の注意点

手術手技は，通常の白内障手術と同様であるが，IOL挿入後の正確な中心固定が重要なポイントとなる．後発白内障抑制目的もあり，CCC（continuous curvilinear capsulorrhexis）径はIOL光学部を完全囊内固定（前囊切開縁全周がIOL光学部を覆う）できるサイズにすることが望ましい．手術終了時に光学部中心が水晶体囊の中心に

あることを確認し，手術終了とする．破囊時には，3ピースの多焦点IOLを用いて毛様溝に挿入する．ただし，センタリングが不良になる場合には単焦点IOLを挿入したほうがよく，単焦点IOLになる可能性とその際の希望するピントの位置も含め術前にインフォームド・コンセントを得ておく必要がある．そのほか前嚢亀裂などが生じてしまった際は，術者判断によるがセンタリングが良好であれば挿入禁忌ではない．

術後検査と注意点

多焦点IOL挿入術後の検査は，基本的に単焦点IOL挿入後の検査に準じ，追加する項目としては多焦点機能を評価するために近方（近方加入度数により，+3D加入の場合は40cm，+4D加入の場合は30cmなど）視力検査，中間（50cm，1mなど）視力検査，コントラスト感度測定を行う．近方視力は，裸眼視力で日常の見えかた，遠方矯正下近方視力で，多焦点機構が視機能に反映されているかどうか，最良矯正下近方視力で到達できる最良の見えかたを判断する．裸眼視力が不良でも遠方矯正下近方視力が良好であれば，近方が見えにくい原因は残余屈折異常のためである[9]．

日常臨床で，他覚的屈折値はオートレフラクトメータや波面収差解析装置で測定される．これらの測定光は赤外光が用いられており，赤外光はほとんどの光が回折しないため，回折型多焦点IOLでは遠方焦点の屈折が測定される．一方，屈折型多焦点IOLの場合は遠・近の順に同心円状のゾーンが配置されているため，測定光が実際に通過した部位によって決まり，測定部位によるばらつきが生じてしまい参考にできない場合があることに注意を要する[9]．つまり，屈折型ではIOLの近方領域を通過して測定された場合は近視と出てしまうため，このような場合にはケラトメータの値を参考に円柱度数を付加し，その後，球面度数を補正する[8]．

手術成績

2012年に報告された，多焦点IOLの結果を単焦点IOLの結果と比較したコクランレビュー[10]によると，遠方裸眼視力はほぼ同等（遠方裸眼視力が1.0未満となるrisk ratio〈RR〉は0.98），眼鏡依存率は多焦点IOLのほうが低く（RR＝0.60），ハロー・グレア症状は多焦点IOLのほうが高い（RR＝1.94）という結果であった．近方裸眼視力は結論が出ていなかったが，近方裸眼視力がJ3/J4[*4]未満

[*4] 近見視力はわが国では小数視力が使用されているが，欧米では分数視力やJaeger（J）スコアが使用されている．ここで登場するJ3は小数視力では0.67，J4は小数視力では0.63に対応する．

となる RR は 0.02〜0.87 であり，多焦点 IOL のほうが良好な傾向があるとコメントしている．コントラスト感度に関しても測定方法が報告ごとに異なるため結論はでていなかったが，すべての報告で，多焦点 IOL の光学部の構造に起因するコントラスト感度の低下は報告されていたとのことであった．ただし以上の結果は，わが国で承認を受けた多焦点 IOL 以外の多焦点 IOL も含み，また，屈折型と回折型の両方を含んでいる．屈折型と回折型を比較した解析結果も報告されていたが，サブグループに 1 スタディの結果しか用いられていないため，結果の解釈には注意が必要であると思われる．

また，多焦点 IOL の術後裸眼視力に関する systematic review[1] でも，多焦点 IOL が裸眼遠方・近方視力を向上させることを報告している．

最後に，国内で承認されている個々の多焦点 IOL の術後成績について簡潔に述べる．SN6AD1（Alcon，近見加入度数＋3 D）に関して Lane ら[11] は，術後 6 か月の平均裸眼視力（logMAR[*5]）が近方（40 cm）0.10，中間（60 cm）0.17，遠方 0.04 であったことを報告した．SN6AD3（Alcon，近見加入度数＋4 D）に関して Moreno ら[12] は，術後 6 か月の平均裸眼視力（logMAR）が近方 0.12，遠方 0.11 であったことを報告した．ZMA00（AMO，近見加入度数＋4 D）に関して Hutz ら[13] は，術後 6 か月の平均裸眼視力（logMAR）が近方 0.18，遠方 0.17 であったことを報告した．PY60-MV（HOYA）に関する術後成績は 2013 年 2 月 1 日現在まだ報告がないが，同 IOL の治験時（SFX MV1）の成績に関して Hayashi ら[14] の報告によると（文献[14] の図中の数値による），術後 3 か月の平均裸眼視力（小数視力）が近方（30 cm）約 0.4，中間（50 cm）約 0.6，遠方約 0.8 であった．

これらの結果をもとに，**表 1** で示した個々の多焦点 IOL の特徴を理解し患者のライフスタイルにあわせて使用していくことが重要であるとともに，欠点もあることをよく理解して多焦点 IOL を慎重に使い分けていく必要があると思われる．

術後の問題・注意点とその対策

不満症例の存在とその原因：多焦点 IOL 挿入後の問題点としては不満症例が少なからずある，という点である．多焦点 IOL 挿入後の不満の原因には，術後残余屈折異常，インフォームド・コンセントの不足，霧視，ハローやグレアといった photic phenomena などが挙げられる．多焦点 IOL の場合は，眼鏡装用率を下げることが使用の主目的であるため，残余屈折異常による裸眼視力不良は不満の主

[*5] 小数視力は，最小視角（minimum angle of resolution；MAR，単位：分）の逆数で表され，logMAR 視力は，MAR の対数値である．logMAR 視力は視標の大きさの変化が等間隔である．ここで登場する logMAR 視力と，小数視力の対応をイメージしやすいように例として挙げる．logMAR 0.00 は小数視力で 1.0，logMAR 0.10 は小数視力で 0.8，logMAR 0.20 は小数視力で 0.63 である．

表3 多焦点IOL挿入後の不満原因の症状と原因疾患の内訳

症状	原因疾患	症状	原因疾患
霧視	後発白内障（54%，22眼）	photic phenomena（ハロー・グレア）	後発白内障（67%，12眼）
	屈折異常（29%，12眼）		IOL偏位（11%，2眼）
	ドライアイ（15%，6眼）		ドライアイ（5%，1眼）
	原因不明（2%，1眼）		水晶体一部残存（5%，1眼）
			原因不明（11%，2眼）

(Woodward MA, et al：Dissatisfaction after multifocal intraocular lens implantation. J Cataract Refract Surg 2009；35：992-997.)

原因となるのは当然である．また，残余屈折異常があると，ハローやグレアなども強くなるため，これも不満の原因となる．過去の報告[3]によると，多焦点IOL挿入後の不満例43眼の主な原因には**表3**のようなものがあり，後発白内障・屈折異常・ドライアイ・IOL偏位・水晶体一部残存といった，治療が可能な疾患が大半を占めている．特に後発白内障は霧視，photic phenomenaで不満を訴える症例の半数以上の原因疾患となっている．軽度の後嚢混濁の場合には，それが視機能低下の原因となっているのかどうか判断に迷うことも多い．経過観察の際には，術直後から後嚢混濁の有無について注意を払い，軽微な混濁の増加でも気づくように記録しておくべきである．そのほかの霧視の原因として，屈折異常が約3割を占めていることから，術前の適応判断（術前角膜乱視量が大きい場合は術後不満の原因となる）と，インフォームド・コンセント（残余屈折異常に対する屈折矯正治療の可能性）については慎重に行うべきである．また，白内障術前の検査で角膜乱視が1.0D以上ある症例（特に，かつ全乱視がほとんどなく乱視の自覚症状がない症例）は，術後の残余屈折異常に対する屈折矯正治療の可能性についてインフォームド・コンセントを十分に行う必要がある．術後のドライアイも不満の原因となりえるが，術前適応検査において，眼表面の状態をチェックしておけば少なくとも重症例は予測できると考えられる．また，不満例に対し，屈折矯正や屈折矯正手術などの原因に対する処置をしても症状がとれず，最終的にIOL交換をしたのは3眼（7%）で，そのうち1眼はほかの種類の多焦点IOL（種類記載なし）に，2眼は単焦点IOLに交換し，結果として3症例すべてで不満は解消したと報告[3]されている．しかし，不満例に対しIOL交換が奏効しない症例もわれわれが報告[4]しており，不満例に対し必ずしもIOL交換

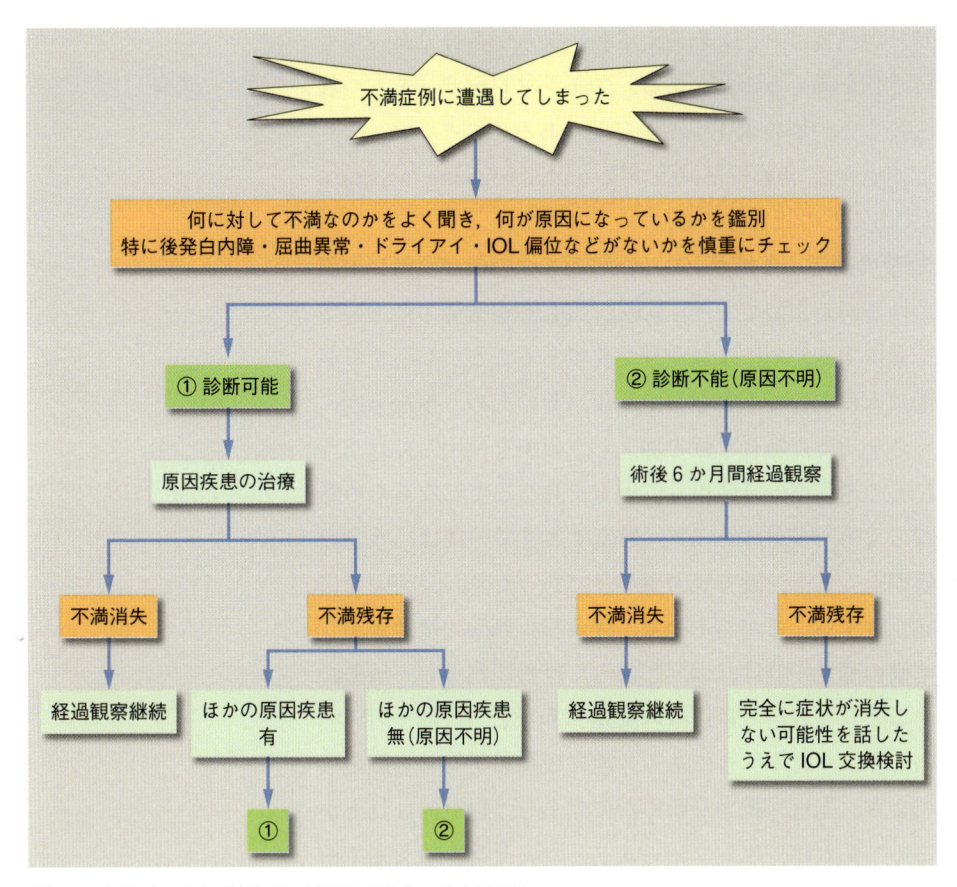

図4 多焦点IOL挿入後の不満症例への対処法

で症状が消失するとは断言しないほうがよいと思われる．不満例に遭遇してしまった場合の対処法の例を**図4**に示す．

術後の度数ずれへの対処：主な不満原因となっている多焦点IOL術後の度数ずれ（残余屈折異常）へはどのように対処すればよいか．対処方法には，眼鏡やCLによる保存的治療と，IOL交換，輪部減張切開術，エキシマレーザー手術などの観血的治療がある．しかし多焦点IOLを希望する患者では，眼鏡やCLによる矯正を好まない場合も多いので，保存的方法で満足が得られない場合は，再手術も考慮する．エキシマレーザーのある施設では，適応があればlaser in situ keratomileusis（LASIK）などの屈折矯正手術による矯正が有効である．エキシマレーザーがなく，度数ずれの程度が大きい場合は，IOLを交換する．IOLを交換する場合には惹起乱視により，術後裸眼視力が低下しないように，切開位置や創の縫合などに留意する．筆者は，多焦点IOL挿入患者の場合，術後の球面誤差は±0.5D以内を目標とすべきであると考えている．また，術後乱視は裸眼視力

に影響し，特に倒乱視は 0.5 D を超えると，視力が良好であっても患者が見えにくさを訴えることがある．エキシマレーザーをもつ施設では，LASIK などの屈折矯正手術が有効である．エキシマレーザーがないなどの場合は，角膜輪部減張切開（limbal relaxing incision；LRI）が有効であるとの報告もある．

多焦点 IOL 術後の順応：多焦点 IOL は，遠近二つの像が同時に網膜上に結ぶいわゆる同時視型であり，多焦点 IOL が視機能の最大のポテンシャルを発揮するためには数か月必要であること，順応する能力とその期間は人によってさまざまである．そのため，術後早期に近方の見づらさを訴えた場合に近方加入した眼鏡を使用してしまうと，多焦点 IOL の遠用部分を使用して近方を見ることになるため順応が得られなくなる可能性がある[9]．順応するまでの間は，残余屈折異常の影響がなくても，近方視力が不良であったり，見えかたに違和感を覚えたりすることがあるので，残余屈折異常の度数が小さく，患者の不満の程度が軽ければ，しばらく経過観察をし，早期に眼鏡を処方するとしても遠方矯正用の眼鏡のみとし，それを用いて近方を見てもらうようにすべきである．逆に残余屈折異常を眼鏡矯正することにより，遠近の視力が明らかに向上し，自覚的な見えかたも改善するのであれば，インフォームド・コンセントのうえで術後の追加治療を考慮する．特に治療として LASIK を選択する場合は，術後屈折の安定とフラップ作製時の眼球圧迫に耐えうる白内障手術の切開創閉鎖のため，慶應義塾大学病院眼科では原則として術後 3 か月間は保存的な経過観察期間をとるようにしている．

ハロー・グレアなどの症状：多焦点 IOL への順応により時間とともに自覚症状が軽減する．夜間の運転に支障が生じる場合，特に屈折型の場合はピロカルピンの点眼が有効である場合があるが，点眼中は近方が見えにくくなるので，使用前に患者に説明が必要である[9]．

後発白内障：後発白内障が生じてしまった際は，単焦点 IOL と同様に YAG レーザー後嚢切開術が適応となる．IOL 光学部の破損（クラック）を避けるため，後嚢切開は中央部を避けて円形切開にするのが基本とされるが，慶應義塾大学病院眼科では，YAG レーザーの設定で焦点位置を後ろにずらして IOL の破損を防ぐようにして十字切開で行っている[9]．

今後の展望

多焦点 IOL は，白内障術者が特別な手技を必要とせずに導入で

き，かつ，適応を正しく選択すれば高い患者満足度が得られ，今後のさらなる普及が期待される．また，多焦点と乱視矯正効果を組み合わせた IOL もヨーロッパではすでに発売されており，国内での承認が待たれるところである．

カコモン読解　第22回 一般問題93

屈折型多焦点眼内レンズで近見効果に最も影響するのはどれか．
a 眼圧　　b 瞳孔径　　c 眼軸長　　d 角膜横径　　e 眼位異常

解説　屈折型多焦点眼内レンズ（IOL）は，同心円状に遠用と近用の領域が交互に配置されているため，瞳孔が近用の領域まで広がらない症例では遠用部のみ使用する単焦点 IOL となってしまう．そのため屈折型多焦点 IOL の近見効果は瞳孔径に依存する．

模範解答　b

カコモン読解　第23回 一般問題90

多焦点眼内レンズのインフォームド・コンセントで正しいのはどれか．
a 眼鏡は不要となる．
b 保険診療で行える．
c 乱視矯正効果がある．
d 遠方から近方まで焦点が合う．
e 術後にグレアやハローが生じることがある．

解説　多焦点 IOL は，遠方から近方まですべての距離に焦点があうわけではなく，遠方＋近方（もしくは中間）に焦点があう二重焦点レンズのため，距離によっては眼鏡が必要となることがある．海外で販売されている多焦点 IOL には乱視矯正効果があるものもあるが，日本国内で承認されている多焦点 IOL には，乱視矯正効果はない．また，施設によっては先進医療で行えるが，保険診療ではない．術後ハローやグレアを生じることは術前に話しておかなければならない．

模範解答　e

（鳥居秀成）

> **クリニカル・クエスチョン**
>
> # 多焦点眼内レンズが不満となる症例を教えてください

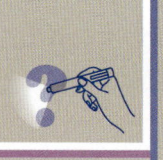

Answer 多焦点眼内レンズ（IOL）挿入術後に不満を訴える原因としては，グレア現象，ハロー現象などの光学的現象，中間距離の視力の低下，屈折誤差や術後残余角膜乱視，コントラスト感度低下などが挙げられます．これらには，多焦点IOLを用いるのであれば致しかたないものもあり，不満足症例をつくらないためには術前のインフォームド・コンセントが重要です．

多焦点IOLの特殊性

IOLの分野において，着色，非球面，極小切開対応，大光学径，乱視矯正などのさまざまな付加価値を有するIOLが開発，臨床使用されている．多焦点IOLも付加価値IOLであるが，ほかの付加価値IOLとその扱いが異なるところがある．第一の相違点は，術前に付加価値を患者が想像しやすく，おのずと術後視機能に対しての期待が高くなることである．第二には，術後にその付加価値が自覚症状に直接影響し，患者は遠近ともにどのくらいの視機能があるかを自覚することができることである．そして最後に挙げられるのが，保険適応外であり，保険診療で単焦点IOLを挿入する場合に比べて，金銭的負担が大きいことが挙げられる．多焦点IOLは症例選択を正しく行えば，非常に有用であり患者の満足度は非常に高くなるが，上記のように多焦点IOLの特殊性より，時に術後視機能に不満を訴える症例を経験することがある．

不満足の原因

グレア現象，ハロー現象：屈折型多焦点IOLは，グレア現象，ハロー現象の発生が回折型に比べると理論上は出現しやすくなる（図1）．そのため，夜間の運転の機会が多い症例には，適応を慎重に考慮するか，ほかのレンズを選択する必要がある．

中間距離視機能に対する不満：多焦点IOLはその名称から多くの焦点を有することによって，すべての距離を明視できるようになると患者が期待している場合がある．しかし実際の焦点は二つであり，すべての距離を完全に明視可能ではなく，遠方焦点と近方焦点の間

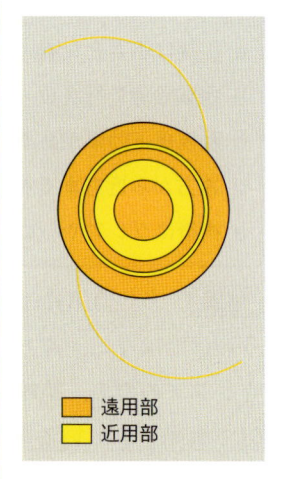

■ 遠用部
■ 近用部

図1　屈折型多焦点IOL
図は光学部中心より遠方（■），近方（■），遠方，近方，遠方の五つの領域から構成されている屈折型多焦点IOLの模式図である．瞳孔径の拡大とともに，遠方視時にリング状の近方焦点が原因となり，グレア現象，ハロー現象などの光学的現象を生じる．回折型多焦点IOLでも生じるが，屈折型多焦点IOLのほうが生じやすい．

表1 多焦点IOLの光学的エネルギー配分

	瞳孔径（mm）	遠方（％）	中間（％）	近方（％）
アポダイズ回折型	2.0	40	0	40
	5.0	84	0	10
回折型	2.0	40	0	40
	5.0	40	0	40
屈折型	2.0	83	17	0
	5.0	60	10	30

多焦点IOLの光学的デザインの違いによる，光学的エネルギー配分の例を示す．アポダイズ回折型多焦点IOLと，屈折型多焦点IOLはエネルギー配分が瞳孔径に左右される．

の距離が見えづらくなることは避けられない．もしも，どんな距離も明視可能で，絶対に眼鏡装用の必要性はなくなると患者が考えているのであれば，正しい情報を与える必要があり，それでも理解が得られなければ，場合によっては多焦点IOLの選択を中止することも考えるべきである．

近方視機能に対する不満：屈折型多焦点IOLとアポダイズ回折型多焦点IOLは，遠近のエネルギー配分が瞳孔径によって左右される（**表1**）．屈折型多焦点IOLの場合は，瞳孔径が小さくなると近方へのエネルギー配分が低下する．また，アポダイズ回折型多焦点IOLでは，薄暮視など瞳孔径が大きくなると近方へのエネルギー配分が低下する．そのため術前の瞳孔径測定や，患者の職業やライフスタイルの把握が重要になる．また，軽度の近視症例などの，術前に近方が裸眼で見えていた場合には，多焦点IOLの近方の見えかたに違和感を生じて，不満に思う症例もあるので，術前の屈折状態を把握することはとても重要である．

屈折誤差，術後残余角膜乱視：患者が多焦点IOLを選択する大きな理由は，良好な裸眼視力を獲得することであろう．屈折誤差や術後残余角膜乱視は，裸眼視力に大きく影響する[*1]．また実際に生じてしまい，裸眼視力向上を患者が望む場合には，IOLの交換やLASIKなどの屈折矯正手術も行われている．

コントラスト感度低下：多焦点IOLはそのデザインにより単焦点IOLに比べて，コントラスト感度低下の可能性がある．白内障の程度が軽度の症例では，視力は良好であっても「何となくすっきりしない」などと訴えることを経験する．また，角膜不正乱視が強い症例，エキシマレーザー屈折矯正手術既往例，黄斑疾患，視神経疾患など，すでにコントラスト感度が低下している症例においては，さらに低下してしまう可能性がある．

（柴 琢也）

[*1] 長眼軸長眼，短眼軸長眼などのIOL計算式の精度が低下する症例や，1.00 D以上の角膜乱視を有する症例に対しては，裸眼視力低下の可能性についてのインフォームド・コンセントを特に念入りに行う必要がある．

クリニカル・クエスチョン

多焦点眼内レンズの+3.0Dと+4.0Dの使い分けを教えてください

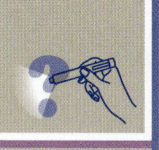

Answer 現在は+3.0Dを使用するのが主流となっています。しかし、近方作業を重視する患者、体格が非常に小柄な患者などには+4.0Dを使用したほうが、より高い満足度を得られることがあります。

レンズの概要

現在、わが国で発売されている多焦点眼内レンズには屈折型と回折型があるが、近方加入度数が選べるものとしてはアポダイズ回折型[*1]のAcrySof® IQ ReSTOR®（Alcon）がある（図2）。加入度数が+3.0D（眼鏡で約2.5D相当；AcrySof® IQ ReSTOR®+3.0D）のものと、+4.0D（眼鏡で約3.2D相当；AcrySof® IQ ReSTOR®+4.0D）である。アクリル製着色シングルピースレンズで全長13.0mm、光学部径6.0mm、回折領域径は3.6mmである。加入度数のほかに両者の違いとしては、回折リング数が+3.0Dでは9、+4.0Dの12に対して少なくなっている（表1）。グレア・ハローの頻度や術後コントラスト感度に関しては、両者で差はないとされている[1]。

先に2008年に+4.0Dが発売されたが、中間距離（40cm〜1m）の見えにくさが指摘され、改善すべく加入度数を落とした+3.0Dが

[*1] アポダイズ回折型は、レンズ周辺部ほど緩やかなステップ高へと変化していく構造になっており、瞳孔が散大するほど遠方への光エネルギー分配が増大する。屈折型に比べ、グレア・ハローが少ないといわれている（図1）。

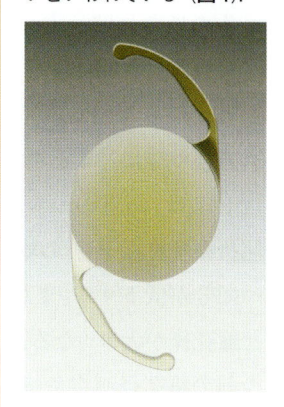

図2 AcrySof® IQ ReSTOR® +3.0D（Alcon）

文献はp.391参照。

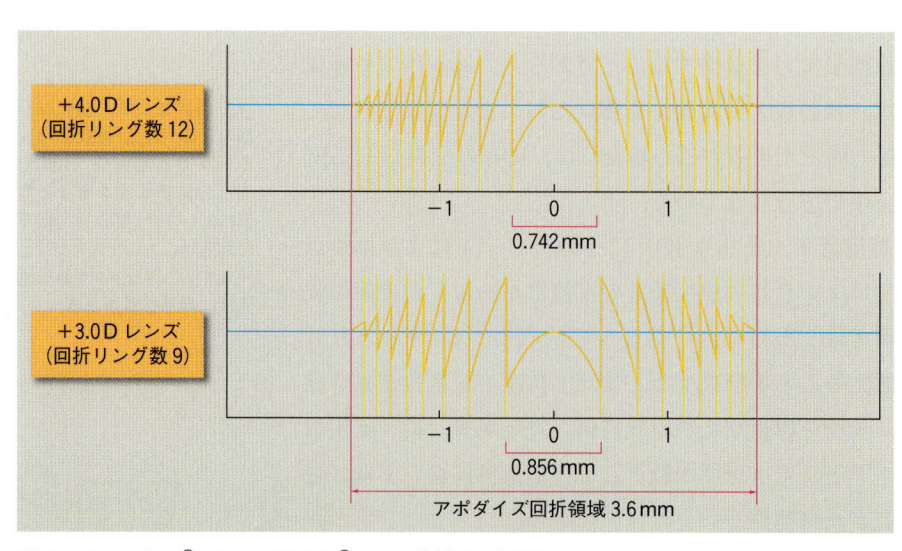

図1 AcrySof® IQ ReSTOR®のアポダイズ回折
（+4.0Dレンズ（回折リング数12）：0.742mm）
（+3.0Dレンズ（回折リング数9）：0.856mm）
アポダイズ回折領域 3.6mm

表1 ＋3.0Dと＋4.0Dの比較

IOLモデル	SN6AD1（AcrySof® IQ ReSTOR® ＋3.0D）	SN6AD3（AcrySof® IQ ReSTOR® ＋4.0D）
光学部・支持部材質	紫外線・青色光吸収剤含有軟性アクリル樹脂	
寸法	全長13.0mm，光学部径6.0mm，アポダイズ回折領域径3.6mm	
加入度数	＋3.0D（眼鏡で約2.5D相当）	＋4.0D（眼鏡で約3.2D相当）
回折リング数	9	12
屈折率	1.55	
支持部角度	0°（STABLEFORCE®）	
A定数	118.9（Aモード使用時 参考値）・119.0（ULIB上参考値/SRK-T式）	
度数範囲	＋6.0〜＋30.0（0.5Dステップ）	
対応カートリッジ	Cカートリッジ，Dカートリッジ（＋27.0Dまで）	

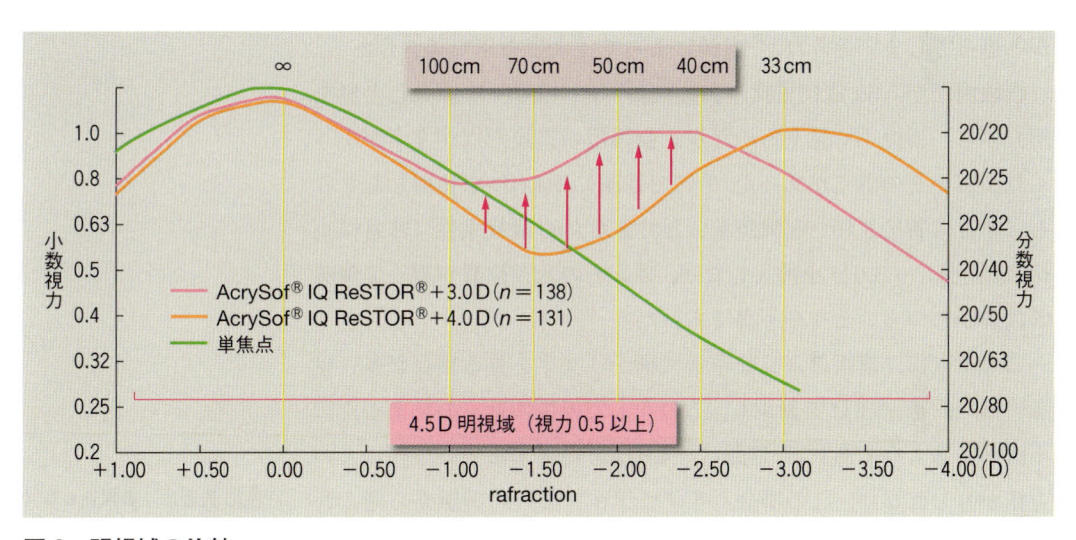

図3 明視域の比較

2010年に発売された．

＋4.0Dから＋3.0Dへ

当初＋4.0Dの加入度数での販売であったが，＋3.0Dを追加した理由として患者の生活スタイルの多様化が挙げられる．従来，近見視力というと読書を中心とした約30cmでの見えかたを指すが，近年コンピュータの普及により，モニターに合わせたもう少し遠い距離での見やすさが求められるようになってきた．多焦点レンズは遠方と近方に視力のピークが二つあるが，＋4.0Dでは図3に示すように，この二つのピークが離れているため中間距離（40cm〜1m）

での視力が正視合わせの単焦点レンズよりも低い部分がある[2]．

　この点を改善するため＋3.0Dが追加されたわけだが，これにより近方での最も見やすい距離は＋4.0Dが33cmだったのに対し，＋3.0Dでは40cmとなり，遠方と近方の視力のピークが近づいたため中間距離での視力が向上した[2]．言い換えれば従来の＋4.0Dよりも＋3.0Dのほうが明視域が拡大し，より患者に奨めやすく，術者としても使いやすいレンズになったといえるだろう．これを裏づけるように実際の両者の使用状況をみると，2010年11月現在，＋3.0Dの使用率がアジア・南米で94％，ヨーロッパ・米国では97％以上と，圧倒的に多くなっている．

＋4.0D推奨例

　この状況をみると，＋4.0Dの使用価値はほとんどないのではないかと思ってしまいそうだが，症例によっては大変有用な場合がある．

　自験例だが，50歳代男性（会社役員）に＋3.0Dを挿入した例を紹介する．術後よく見えるのだが，会議用の書類だけが文字が小さく見づらいとの訴えがあった．そこで他眼に＋4.0Dを使用したところ，非常に満足された症例があった．また，60歳代女性（非常に小柄）は両眼に＋3.0Dを挿入したが，ピントの合う位置が遠くて趣味の読書がしづらいとやや不満であった．

　このように，辞書のような非常に細かい文字を見る機会が多い患者には，まず＋3.0Dを使用し，そのうえで術後の近くの見えかたに不満があるようであれば，他眼に＋4.0Dを使用するというのはよい方法かもしれない．この場合，モノビジョン法[*2]の経験から考えれば，非優位眼に，より近方視をする＋4.0Dを挿入するのが望ましいと思われる[3]．

　また，体格のとても小さい患者は当然腕も短いわけで，近方焦点距離が40cmというのはいくぶん遠すぎる．この場合は，＋4.0Dを選択したほうが近方視における満足を得られやすい．欧米人と日本人の体格の差も適応を考える際には考慮すべき点と思われる．

　世界的な流れとしては＋3.0Dが主流となっているが，現状では＋3.0Dと＋4.0Dが選べるのであるから，患者のニーズや体格などを考慮して使い分けをし，より高い満足度を得られるようにしたい．

（藤澤邦俊）

[*2] 最近は，多焦点レンズ使用によるグレア・ハローの軽減のために，優位眼に単焦点レンズ，非優位眼に多焦点レンズを用いるハイブリッドモノビジョン法も研究されている．

クリニカル・クエスチョン

多焦点眼内レンズとLRIの併用手術について教えてください

Answer 通常の白内障眼内レンズ手術との併用と，術前準備や手技は変わりありません．ただし，その成否，精度から受ける影響が，単焦点眼内レンズ挿入症例とは異なりますので，予測性やその他の矯正オプションについて，術前に十分説明しておくことが大切です．

多焦点眼内レンズ挿入の適応

多焦点眼内レンズ挿入手術は，自費診療であることと，基本的に患者は，術後に眼鏡を装用しない生活を期待しているため，遠方視，近方視ともに影響を与える術後残存乱視に関しては，十分に意識をもっておく必要がある．そのため，一般的には，術前角膜乱視 1.0 ジオプトリー（D），あるいは 0.75 D 以下が，多焦点眼内レンズ挿入の適応の一つといわれている．しかし，この種のレンズを希望する症例には，前述の 1 D 以上の術前角膜乱視を有する症例が比較的多い．これは，多焦点レンズ希望者のコアな年代層の一つ，つまり若年例で，直乱視が多いことやアトピー性皮膚炎の症例が比較的多いことも関係しているかもしれない．大内眼科でも，2010 年の 1 年

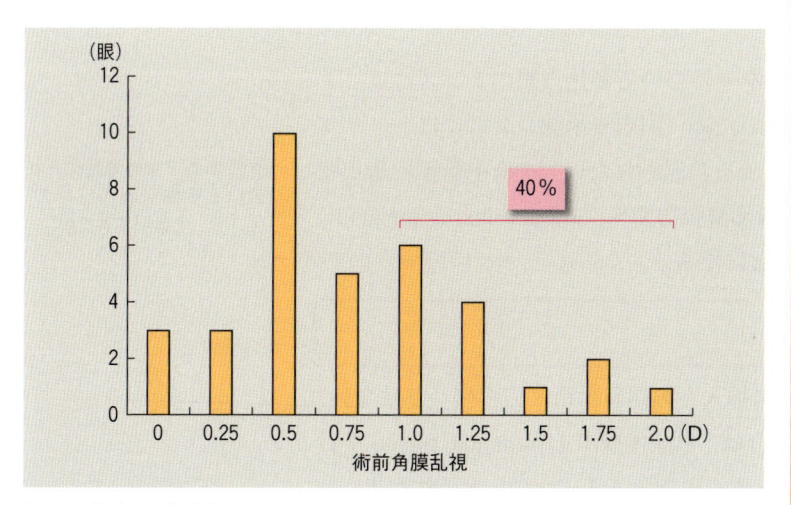

図1 術前角膜乱視の分布（2010 年に大内眼科で多焦点眼内レンズ挿入手術を行った症例）
術前，1.0 D 以上の角膜乱視を有する症例が約 40％ を占めていた．

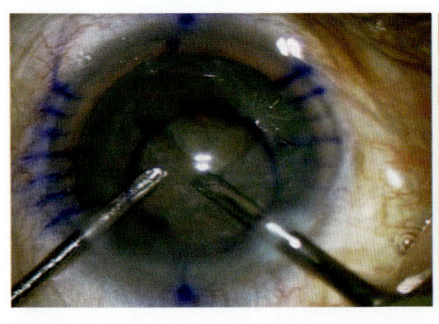

a.
b. 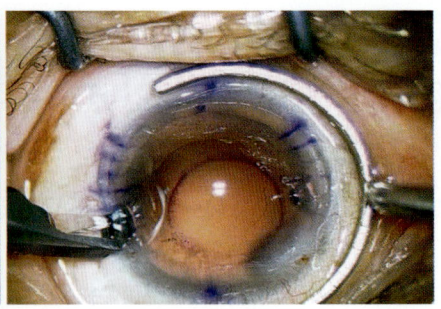
c. 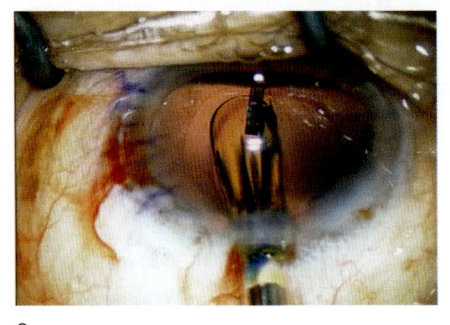

図2 輪部減張切開術併用多焦点眼内レンズ挿入手術

a. 0.9mmのサイドポートからbimanual phacoで水晶体を摘出.
b. 粘弾性物質を充填後,ノモグラムに沿ってLRI.
c. LRI切開部から90°離れた場所より眼内レンズを挿入.

間で,多焦点眼内レンズを挿入した35眼では,約40％が1D以上の術前乱視を有していた(**図1**).ただし,これらの症例に対しても,多焦点眼内レンズを選択することで,① 乱視矯正眼鏡,② 円柱加入近用眼鏡の二つの眼鏡のうち,②から解放されるメリットがあることを知らせておくことも必要である.しかしながら,実際には,術前乱視の大きな症例でも,術後の眼鏡からの解放を目標に手術を行うケースが多く,そのような場合は術中矯正もしくは術後のタッチアップが必要となる.

現在のところ,国内承認を受けている多焦点眼内レンズには,トーリックモデルの設定がないため(国内未承認レンズにはトーリックモデルの設定があり,次項を参照されたい[*1].術中矯正の選択肢としては,現在のところ,輪部減張切開術(limbal relaxing incision;LRI)の同時手術ということになる.

[*1] 本巻"海外で発売されている多焦点眼内レンズ"(p.181)を参照されたい.

手術手技

手技は,単焦点眼内レンズ挿入との同時手術と何ら変わりはない.筆者は,LRIを併置する場合は,水晶体摘出をbimanual phacoで行っているが,co-axial phacoでも可能である.ただ,水晶体摘出,粘弾性物質注入後の眼球のスタビリティーが,bimanual phacoのほうが優れているために,LRIの眼球固定,切開操作が行いやすい[1].こ

文献はp.392参照.

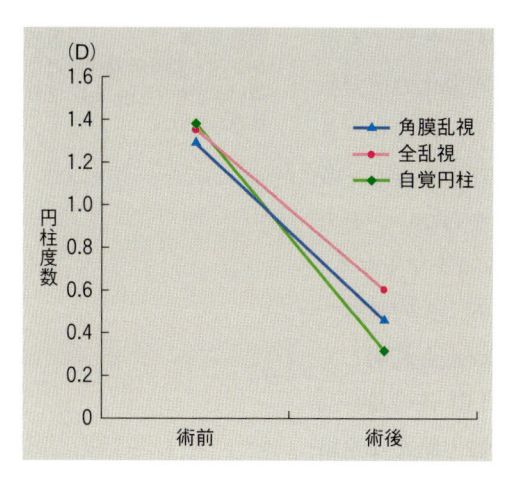

図3 輪部減張切開術併用多焦点眼内レンズ挿入手術前後の乱視変化

使用眼内レンズは，AcrySof® IQ ReSTOR®（+4.0D），TECNIS® Multifocal, Acri.LISA® 366D．

表1 LRI併用多焦点眼内レンズ挿入手術成績

	術前	術後
裸眼遠方視力	0.16（0.89±0.33 logMAR）	1.24（−0.08±0.12）
矯正遠方視力	0.60（−0.18±0.06 logMAR）	1.49（−0.17±0.05）
裸眼近方視力	―	1.03（0.004±0.13）
矯正近方視力	―	1.18（−0.06±0.10）

LRI：limbal relaxing incision（輪部減張切開術）
使用眼内レンズは，AcrySof® IQ ReSTOR®（+4.0D），TECNIS® Multifocal, Acri.LISA® 366D．

ちらの術式は，まず，10時，2時の2か所に0.9mmのサイドポートを作製し，そこから22ゲージ（G）の灌流チョッパー，超音波チップを挿入して，水晶体を摘出する（図2a）．この時点で0.9mmのサイドポートが開いているだけなので，粘弾性物質を注入すると，非常に優れた眼球堅牢性が維持できるため，ここで，眼球を固定し，術前乱視に合わせた任意の位置にLRIを行う（図2b）．LRIのノモグラムは，世界共通のものはなく，個々の術者が，それぞれの考えかたで決めているのが現状である．切開角度と切開深度の二つのファクターから成るが，代表的なものおよび日本人のノモグラムと成績を参考にされたい[2-4]．筆者の手技では，その後，LRIと最も離れた位置，つまり弱主経線に主創口を作製し，眼内レンズを挿入して終了する（図2c）．前述の35眼中，14眼で，このLRI併用多焦点眼内レンズ挿入を行った．これらの成績を示す（図3，表1）．

多焦点眼内レンズ挿入における乱視矯正の考えかた

現状，国内では多焦点眼内レンズのトーリックモデルの設定がな

く，LRIの併施が唯一の一期的手術であるが，別項データ[*2]でも示したように，LRIには再現性と効果の耐用期間や経時変化の面でハンディキャップがあることは免れない．しかしながら，前述したように，単焦点眼内レンズ挿入手術では認容されるこれらの点も，多焦点眼内レンズ挿入では，より厳しく臨まなくてはならない．そのため二期的に，より精度の高いLASICによる術後タッチアップも，選択肢として初めに提示しておくべきであると考える．大内眼科ではエキシマレーザーは装備されていないが，必ずその点も説明している．ただし，熟練した屈折矯正手術専門医では，LRI後の残存乱視にも対応できるため，日ごろからバックアップ施設と緊密な連絡をとりあっておくことも，多焦点眼内レンズ手術を行う術者の備えであろう．

(大内雅之)

[*2] 本巻"トーリック眼内レンズとLRIの効果はどう違いますか？"(p.154)を参照されたい．

海外で発売されている多焦点眼内レンズ

　LASIK（laser *in situ* keratomileusis）および phakic IOL（有水晶体眼内レンズ）の普及により，眼鏡・コンタクトレンズを使用せずに生活したいという希望は，技術的に可能になった．次なるステップは老視の克服である．老視矯正手術には，モノビジョン LASIK，LASIK の老視用プログラム，CK（conductive keratoplasty；熱伝導角膜形成術），角膜内インレイ，多焦点眼内レンズなど多くの手法があるが，現在，主流となっているのは眼内レンズ（intraocular lens；IOL）によるものである．眼内レンズにおいても，多焦点眼内レンズと調節可能眼内レンズに分類されるが，今回は多焦点眼内レンズに関して，主に海外にて発売・使用されており，筆者が使用している2種類の眼内レンズに関して述べる．筆者の使用してきた老視用眼内レンズの年表を**図1**に示す．

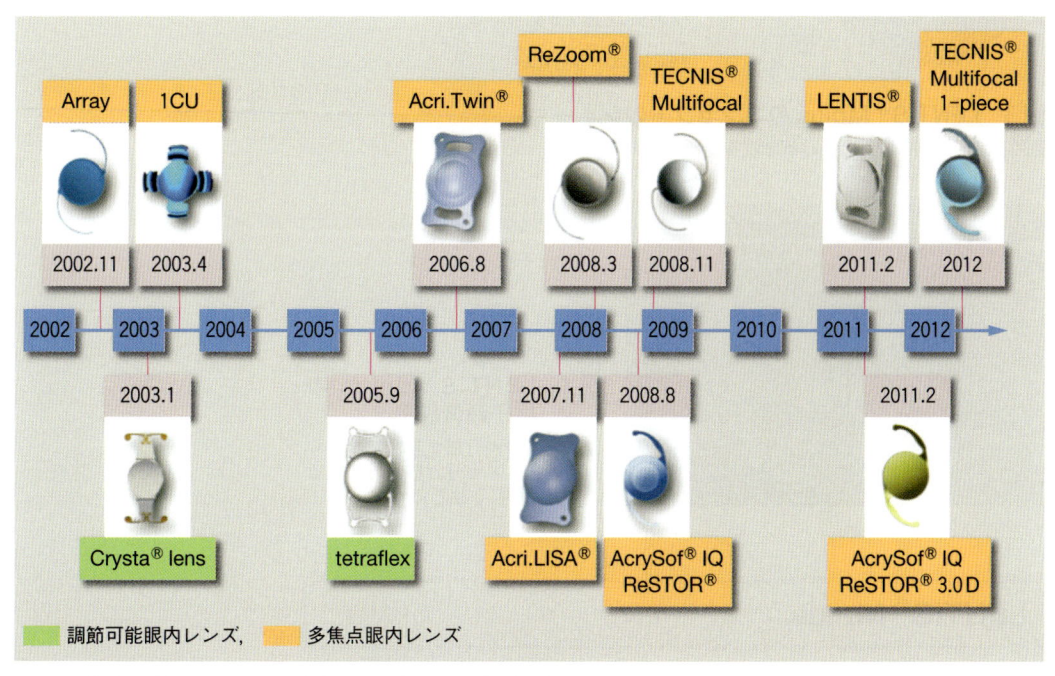

図1　筆者が使用してきた老視用眼内レンズの経緯
初期は調節可能眼内レンズが多かったが，現在は多焦点眼内レンズが主流である．

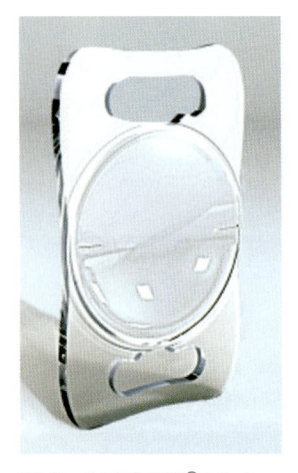

表1 LENTIS® Mplus の仕様

レンズ直径	11.0 mm
光学部径	6.0 mm
非球面レンズ	
素材	25％含水性アクリル
親水性表面処理	
加入度数	＋3.0　＋1.5 D
製作度数	0 D～36 D（0.5 D ステップ）
切開創	2.2 mm

レンズは硬めであり，インジェクターからの挿入時には相当の抵抗があるが，眼内での安定性は良好である．

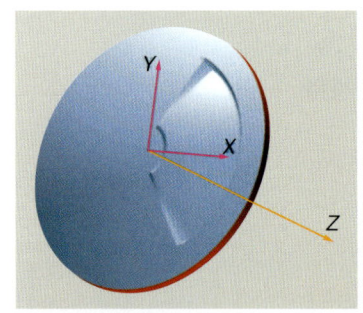

図2　LENTIS® Mplus の外観
近用部分が下方（6 時方向）になるように囊内に固定する．マーカーラインは水平方向を示している．

- 分節型の近用部
- 非球面
- イメージジャンプはない
- 加入度数は 1.5 D または 3.0 D
- 光学的ロスは 5％
- 入射光の 95％ が焦点する
- 瞳孔径に依存しない

図3　LENTIS® Mplus のコンセプトのシェーマ
近用部を分節状に設計しているところが斬新である．

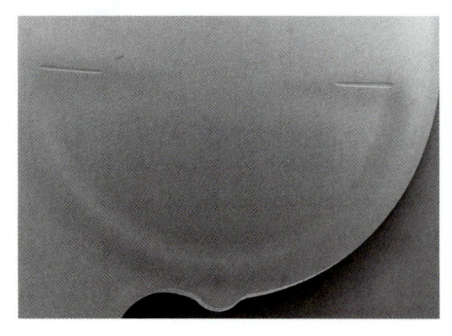

図4　LENTIS® Mplus の電子顕微鏡像
遠用近用の移行部が非常になめらかに連続しており，移行帯による入射光の散乱が生じにくい．

LENTIS® Mplus

　ドイツの Oculentis 社が開発した，分節状屈折型多焦点眼内レンズである．2009 年に CE マークを取得し，欧州を中心に発売されて

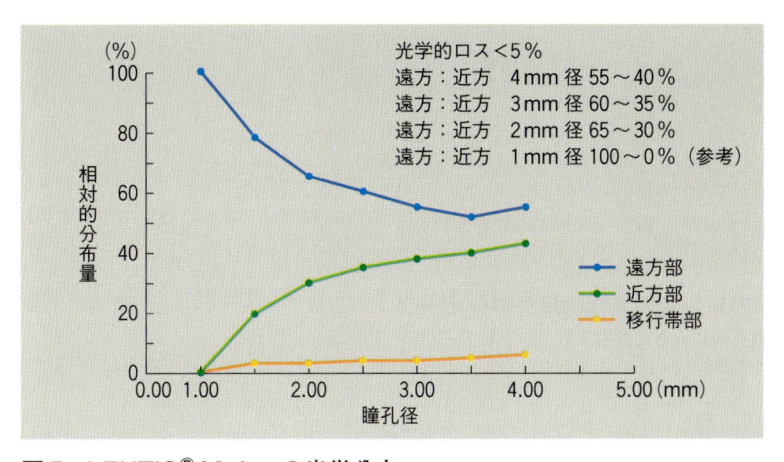

図5 LENTIS® Mplus の光学分布
遠用部と近用部の移行帯は一本のラインのみであるため，光学的損失は非常に少ない．

おり，現在までに100,000眼の挿入実績がある．外観を**図2**に示す．以前は，1ピースのCループ形状も製作していたが，現在はプレート型のみの製作である．

分節状（segmental）と呼ばれる，独特の光学デザインである．はじめてこの眼内レンズを知った際には懐疑的な印象をもつかもしれないが，実績が証明しているとおり，多焦点眼内レンズとしての機能は優れている．レンズの仕様およびコンセプトを**表1，図3，4**に示す．

この眼内レンズの最も優れている点は，光学的なロスが少ない点である（**図5**）．今までの多焦点眼内レンズの多くは，屈折型・回折型の双方とも最大約20％の光学的なロスが発生する（**図6，7**）．LENTIS® Mplus に関しては，最大5〜7％の光学的なロスにとどまる．そのため，夜間の運転時などを考慮して，多焦点眼内レンズの使用を躊躇せざるをえなかった場合にも，選択肢の一つになりうるようになった[1,2]．

LENTIS® Mplus には2種類の加入度数が準備されている．標準的には＋3.0Dを使用するが，中間視力を確実に確保したい場合には＋1.5Dの加入レンズを選択することも可能である．優位眼に＋1.5Dを非優位眼に＋3.0Dを選択することにより，modified monovisionの状態にして，遠方から近方までの視力を確保しようとする提案である（**図8**）．

LENTIS® Mplus の手術結果を**表2，図9**に示す．加入度数が＋3.0Dであるため，近方視力は両眼視で0.7付近であるが，日常生活には十分であると思われる．後述するが，コントラスト感度が良

文献は p.392 参照．

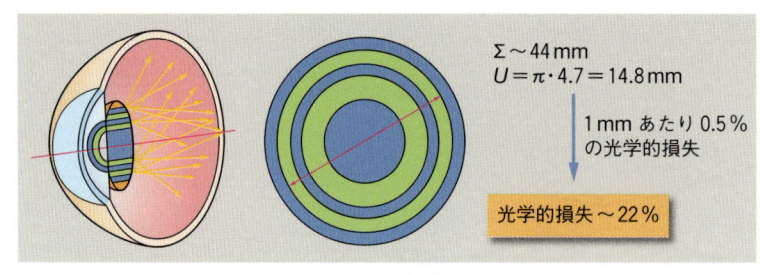

図6 従来の屈折型多焦点眼内レンズの光学的損失のシェーマ
遠方と近方の光学的な分布量は，瞳孔径に大きく左右される．グレア・ハローの出現．瞳孔径が大きくなると損失量も大きくなる．

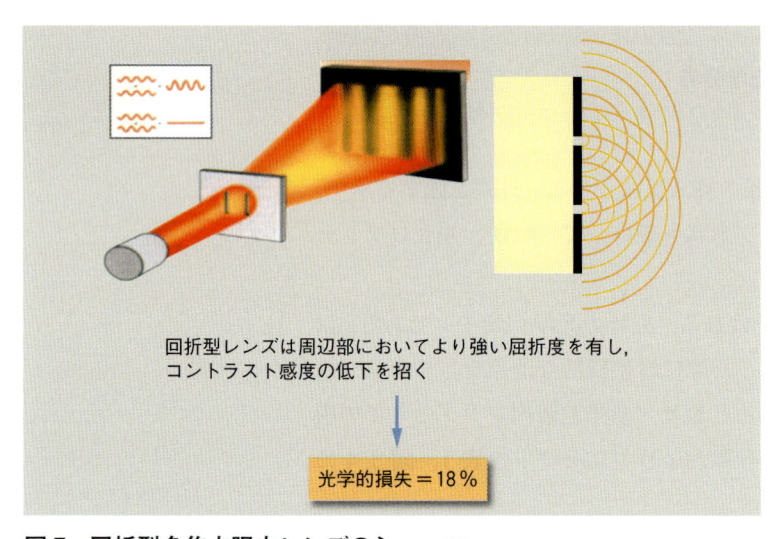

$\Sigma \sim 44\,\text{mm}$
$U = \pi \cdot 4.7 = 14.8\,\text{mm}$
1 mm あたり 0.5 % の光学的損失
光学的損失 ~ 22 %

図7 回折型多焦点眼内レンズのシェーマ
すべての回折型レンズは，物理的な光学特性により，理論上 18 % の光学的な損失が発生する．

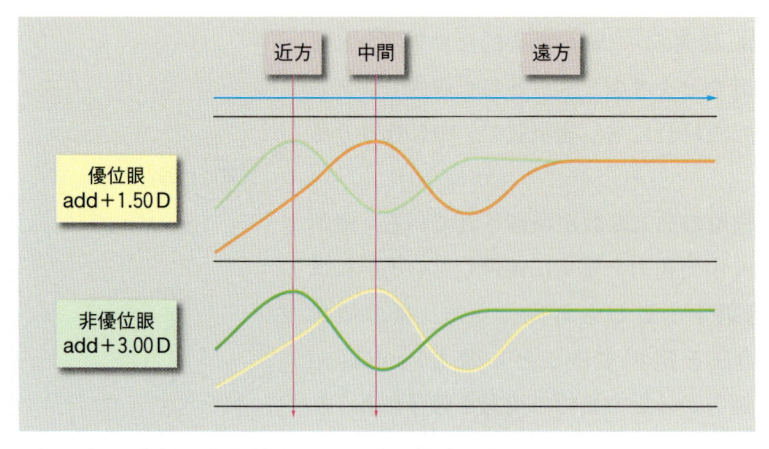

回折型レンズは周辺部においてより強い屈折度を有し，コントラスト感度の低下を招く
光学的損失 = 18 %

図8 加入度数に左右差をつけた際の焦点距離のシェーマ
1.5 D と 3.0 D を左右に使用することで，中間距離と近方距離を相互に補完している．

優位眼 add + 1.50 D
非優位眼 add + 3.00 D
近方　中間　遠方

表2 LENTIS® Mplus の術後結果における対象（両眼手術，眼底病変なし）

60例120眼	男性12例，女性48例
平均年齢	60.5（47〜75）歳
手術既往歴	なし
術前平均視力	遠方0.16，近方0.14
術後平均度数	−3.12D（−18.25〜+7.63D）

図9　LENTIS® Mplus の術後結果
a. 片眼での裸眼視力の経緯である．+3.0Dの加入であるため，近方の視力はやや弱めである．
b. 両眼視では，近方は0.7付近であり，日常生活においては十分な視力が得られている．

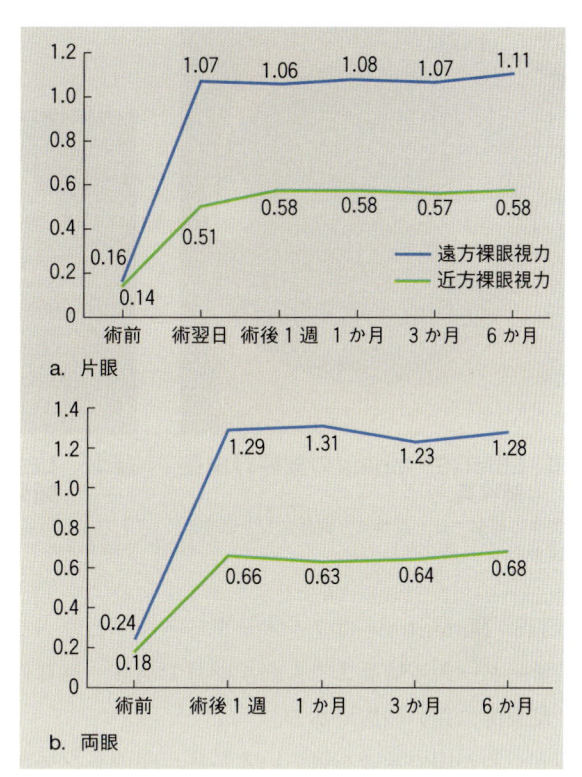

a. 片眼

b. 両眼

好であるため，通常の多焦点眼内レンズを使用した際の"なんとなく見えにくい"という訴えはきわめて少ない[3]．術後の細隙灯顕微鏡写真を図10に示す．

　問題点としては，屈折型多焦点眼内レンズの特徴であるセンタリングであろう．手術後に細隙灯顕微鏡で観察した際に，瞳孔領内に表出する遠用部と近用部の割合は，理想的には3：1もしくは2：1である．瞳孔中心は必ずしも眼内レンズ中心は一致しないため，この割合を大きく外れる場合には，ゴーストやハローなどが出現する可能性がある．こうした場合の対処法としては，LENTIS® Mplusは必ずしも近用部が下方に位置しなくてもよいため，再度手術を行い，レンズを90〜180°回転させ，瞳孔領からの遠用近用の表出割合が適切になるように調整する．また筆者は未経験だが，アルゴンレーザーによる瞳孔形成術を行う方法も有効である可能性もある．

LENTIS® Mplus toric

　LENTIS® Mplusの乱視用レンズである（図11）．製作可能な円柱レンズ度数は0.25〜12Dである．特筆すべきは，0.01Dステップの度数設定であろう．このステップは球面度数にも適応されるため，

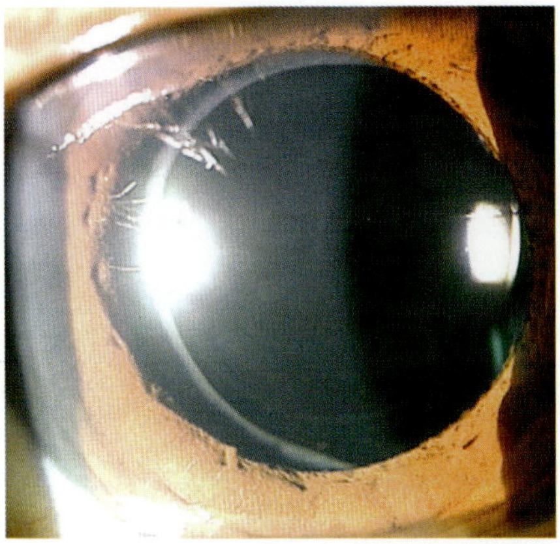

図10 LENTIS® Mplus の細隙灯顕微鏡写真
通常光束の観察では，単焦点と同様なレンズ表面反射である．

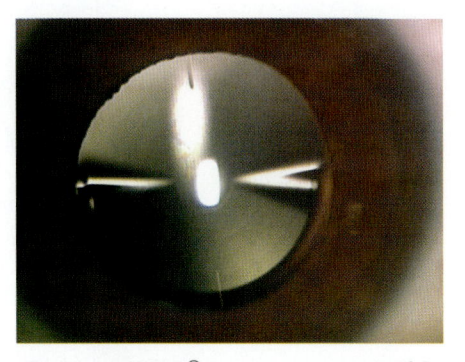

図11 LENTIS® Mplus toric の細隙灯顕微鏡写真
下方に近用加入部が分節状に入っており，11時-5時方向にトーリックラインが観察できる．

LENTIS® Mplus toric はフルオーダーメイドといっても過言ではない．オーダーから納品までも約1か月であり，筆者の経験からすると，驚異的に短い納期である．

現在，わが国で承認を得ている多焦点眼内レンズには乱視用がないため，国内でも注目されている．円柱レンズの軸方向は，すべてレンズを縦方向（プレートの長径が12時-6時の方向）に挿入すれば軸が一致するように製作されており扱いやすい（**図12**）．

LENTIS® Mplus toric の乱視矯正効果を，AcrySof® IQ Toric（Alcon）および Acri.LISA® toric（Carl Zeiss Meditec，後述）と比較した結果を**図13**に示す．母集団のマッチングはしていないため，あくまでも参考値であるが，LENTIS® Mplus toric の乱視矯正効果が優れていることが推察される．

Acri.LISA® および Acri.LISA® toric

筆者は Acri.LISA® の前身である Acri.Twin®（AcriTEC）という多焦点眼内レンズを2006年から使用していたが，AcriTEC が買収され，現在は Carl Zeiss Meditec が製造元である．Acri.LISA® の外観を**図14**に示す．

このレンズの一番の特徴は，その光学的な設計である．回折型多焦点眼内レンズの回折面のシェーマを**図15**に示す．各ステップがつくりだす入射光の焦点までの距離（optical path length difference）は，入射光の波長の整数倍でなければならず，多くの多焦点レンズの場合一つのステップの高さは1波長（λ）分である．ステップと

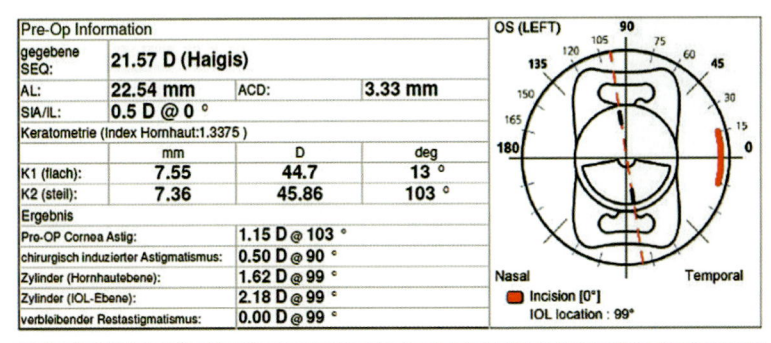

図12 LENTIS® Mplus toric のオーダーフォーム

製作段階で乱視軸をあわせてあるので，どの軸方向でもレンズは12時-6時の方向に留置すればよい．図に示されているとおり，100分の1Dの単位で製作される．

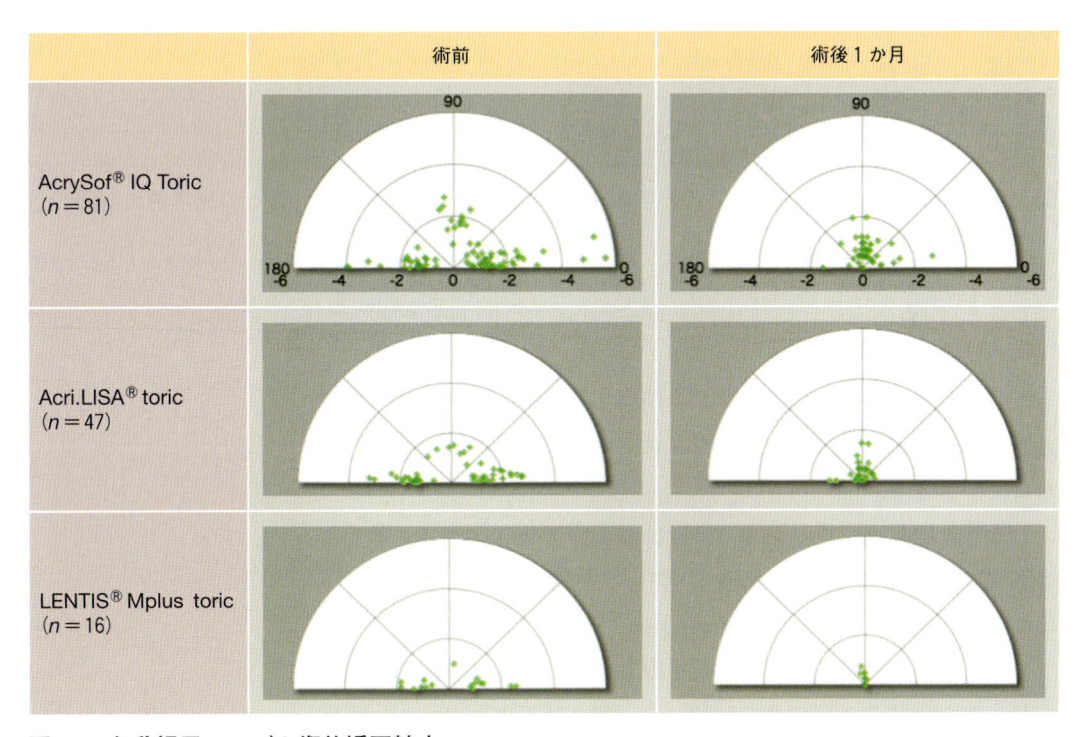

図13 各乱視用レンズの術後矯正精度

あくまでも参考データであるが，LENTIS® Mplus toric の収束性が優れている結果である．Acrisof® IQ Toric は AT3〜AT5 のデータである．

は，レンズの軸に平行な段差のことである．また，加入度数をより強くするためには，ステップの間隔を詰め，密度を上げる必要があ

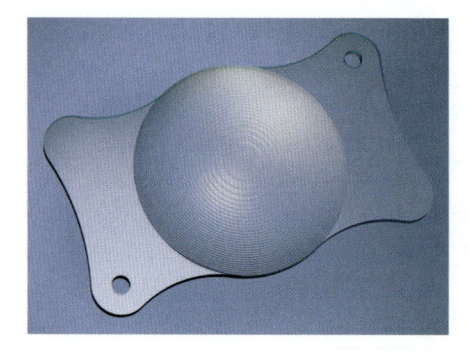

図14 Acri.LISA® の外観
形状はプレート型である．親水性アクリルの素材で，非球面であり，回折面は前面．加入度数は＋3.75D，製作範囲は 0D～＋32D である．

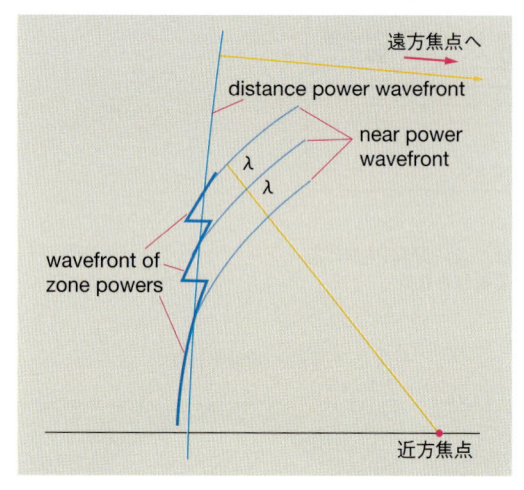

図15 通常の回折型多焦点レンズの光学的設計図のシェーマ
シェーマとして近方焦点は誇張されている．ステップを刻むことにより，二つの焦点をつくりだしていることがわかる．

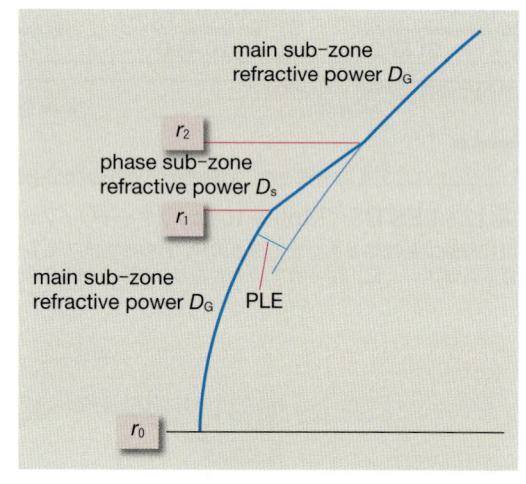

図16 Acri.LISA® toric の光学的設計図のシェーマ
ステップを刻むことなく，phase zone をつくることで二つの焦点をつくりだしている．
PLE：path length effect.

る．さまざまな回折型眼内レンズを観察する際に，このステップの密度を認識することにより，設計されている加入度数の強弱をつかむことができる．

しかし，回折型眼内レンズに特徴的なこのステップが，分散光による光学的なロスを生じ，waxy，グレアなどの原因ともなっている[4]．Acri.LISA® は，二つの phase-zone をつくることにより，ステップを形成することなく回折効果を得るため，グレアなどの分散光を最小限に抑えることに成功している（**図16**）．この"ステップがない"ことが Acri.LISA® の光学的な最大の特徴である．眼内レンズの外観写真にてステップのように見えるのは，sub-phase zone の屈折差による反射の違いである．

このレンズの問題としては，後発白内障の発生頻度が高いことである．原因はプレート部からレンズ光学部にかけて，なめらかにつ

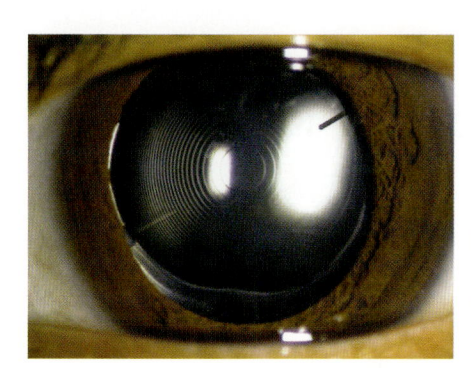

図17　Acri.LISA® toric の細隙灯顕微鏡写真
回折型特有の同心円状の反射と，2時-8時の方向にトーリックラインが観察できる．

くられているため，水晶体上皮細胞の侵入をブロックできない可能性がある．しかし，YAG レーザーによる後嚢切開後の視力安定性はすばらしく，レンズの光学特性のよさをうかがわせる[5]．

　Acri.LISA® toric の円柱度数の製作範囲は 0.25～12 D であり，0.5 D ステップである．AcrySof® IQ Toric と同様に乱視軸の方向にレンズを回転させて留置する．プレート型の利点として，LENTIS® Mplus toric も同様であるが，前後嚢との接触面積が大きいため，術後のレンズ回転が少ないことが挙げられる．レンズ挿入後の I/A 操作においても，水流によりレンズが回転することはない．欧州のレンズメーカーがあえてプレート型にて製作する理由の一つは，この嚢内での安定性にあるのではないかと推察している（図17）．

最も大切なのは適応

　いかにすばらしいレンズを使用しても，適応を誤れば，視力は不良となりクレームに直結する．いずれの多焦点眼内レンズも，入射光を分散して網膜面に投影するため，網膜機能が正常でなければ，予想以上に視力は出ないであろう．個々のレンズの特性をよく理解し，ベストな選択や組みあわせを考慮する．最近では，上記 LENTIS® Mplus と Acri.LISA® の mix & match（左右に機能の異なるレンズを挿入する方法）の報告もあり，筆者も症例により行うことがある[6]．また，通常の白内障手術と同様，すべての症例が予測通りになるわけではないので，LASIK による touch up や LRI（limbal relaxing incision）など，"次の手"を常に考慮しておくことも大切である．

（荒井宏幸）

クリニカル・クエスチョン

追加型多焦点眼内レンズ（Add-On）について教えてください

Answer Add-On は，単焦点眼内レンズ（単焦点 IOL）移植ずみ患者が，多焦点眼内レンズ（多焦点 IOL）に変更を希望した場合，レンズ交換時の水晶体囊破損，硝子体脱出，レンズ固定不能などの危険を回避するために，既存の単焦点 IOL は保存し，多焦点機能をもつ本レンズを新たに毛様溝にピギーバック*1 固定するものです．

Add-On レンズの特性

多焦点 Add-On は HumanOptics 製（ドイツ）で，光学系は 7 mm（有効光学系 6 mm）のシリコーン製の 3 ピースで，レンズ中央に近方加入度数 3.5 D の回折機能をもつ．レンズ前方は凸面，後面は凹になっている．支持部は PMMA（polymethylmethacrylate；ポリメチルメタクリレート）の全長 14 mm の C ループをもち，毛様溝とは支持部の約半分が接触するよう作製してある．これらは，瞳孔捕獲や移植済みのレンズとの接触を予防するためとされる．球面度数は−6 D から＋6 D の範囲で，乱視矯正可能（6 D 以内）レンズもある（図 1）．また，同社は，多焦点機能はもたない球面，乱視用 Add-On レンズも有している[1]．なお，Add-On レンズは，わが国では 2013 年 2 月現在未承認である．

患者選択

遠方近方ともに良好な裸眼視力を得る目的で行う手術のため，上記の球面度数の範囲で術後屈折値 0 が可能な症例が選択される．片眼のみ移植の場合は，不同視が生じない範囲の僚眼の屈折度数が選ばれる．非適応は，病的眼，神経質な人など従来の多焦点 IOL に準じる．また，すでに移植されている単焦点 IOL が囊外固定，虹彩癒着や，囊内の残余水晶体皮質が不均一に盛り上がり，Add-On が毛様溝固定に適さないか水平に固定できない場合なども含まれる．さらに，コントラスト感度低下と高次収差の増加が指摘されるため，職業や生活スタイルを見きわめた適応が望ましい[2]．

*1 ピギーバック（piggy-back）とは，移植した IOL が術前目標とした屈折値から外れるか不同視を生じた場合に，挿入された IOL は温存し IOL と虹彩の間に新たな IOL を移植するものである．二つの IOL に隙間がないと IOL 間に混濁が生ずるため，既存 IOL は囊内，新たな IOL は毛様溝固定が原則である．

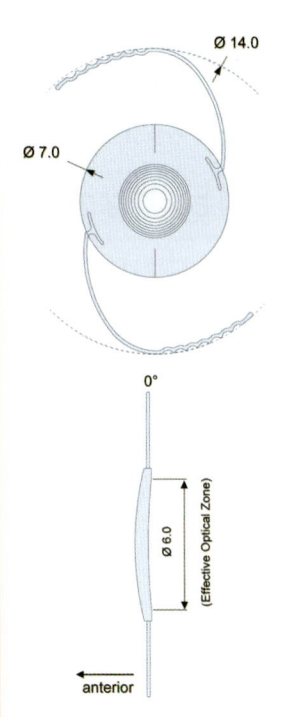

図 1 多焦点トーリック Add-On レンズ
（写真提供：HumanOptics）

文献は p.392 参照．

表1 多焦点Add-On移植前後の視力

	症例	使用Add-Onの度数	遠方視力 術前	遠方視力 Add-On移植後	近方視力 術前	近方視力 Add-On移植後
A群（僚眼：単焦点レンズ）	1	44歳, 男性	−0.5D加入 3.5D	1.2(nc)	1.0(1.2×cyl−0.75D Ax110°), 僚眼1.2(nc)	0.3(1.0×+2.5D)	0.8(1.0×+cyl−0.75D Ax110°), 僚眼0.5(1.0×+2.5D)
	2	72歳, 女性	+0.5D加入 3.5D	0.8(1.2×1.0D cyl−1.0D Ax105°)	1.2(nc), 僚眼1.2(nc)	0.4(1.0×+4.0D cyl−1.0D Ax105°)	1.0(nc), 僚眼0.4(1.0×+3.5D cyl−1.0D Ax65°)
	3	69歳, 男性	−1.0D加入 3.5D	1.0(1.2×−0.5D)	1.2(nc), 僚眼1.0(1.2×−0.5D)	0.2(1.0×+2.5D)	0.9(nc), 僚眼0.5(1.0×+2.5D)
B群（僚眼：多焦点レンズ〈ZMA00〉）	4	78歳, 女性	−1.5D加入 3.5D	0.2(0.9×+1.0D cyl−2.5D Ax75°)	1.0(1.2×−0.5D), 僚眼1.0(1.2×−0.5D)	0.2(0.6+4.0D cyl−2.5D Ax75°)	0.6(nc), 僚眼0.6(nc)
	5	65歳, 男性	0.0D加入 3.5D	1.2(nc)	1.2(nc), 僚眼1.2(nc)	0.1(0.8×+3.0D)	0.9(nc), 僚眼0.9(nc)

移植後は，近方裸眼視力の向上が認められる．また，遠方裸眼視力の低下は認められない．

挿入時の注意点

切開創約3.5mmでAdd-Onを縦折りにして，前足を虹彩下に滑り込ませ，回転しながら両足を毛様溝に固定する．長く軟らかい足なので，挿入時に足がよじれてしまうこともある．乱視矯正をもつレンズの足は，術後に回転しないよう細かな溝が刻んである．術中無理に回転すると，毛様溝部から出血することがある．手技は，白内障手術を手掛けている医師なら容易である．

自験例

両眼単焦点IOL移植済みの片眼に多焦点Add-Onを移植した3例（A群），多焦点IOL（TECNIS® Multifocal, ZMA00, 回折型＋4D加入，AMO）移植の僚眼（単焦点IOL眼）に，多焦点Add-Onを移植した2例（B群）を経験した（**表1**）．

A群：1年以上の観察が可能で，症例1～3で近方裸眼視力は0.8, 1.0, 0.9，遠方裸眼視力は3例とも1.2を得た．全例眼鏡は不要となり，眼位，立体視，両眼視機能は正常に保たれ，日常生活でグレアやハローの訴えはなく満足と返答している．しかし，患者自身が自覚する程度ではないが，コントラスト感度低下と高次収差の増加が認められた．なお，3例とも片眼のAdd-On移植で満足し，僚眼へ

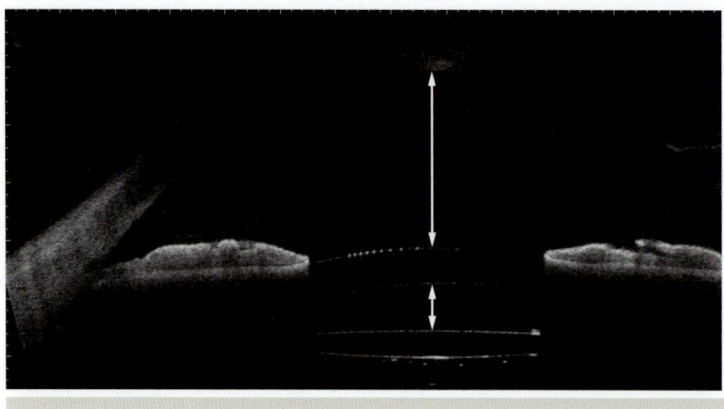

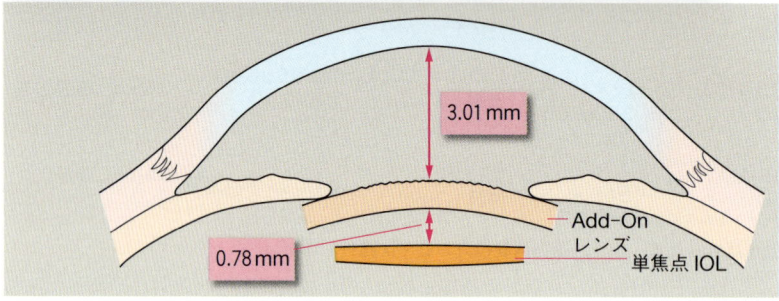

図 2 前眼部 OCT による眼内レンズの位置
2 枚のレンズには十分な間隔があるが，Add-On レンズ表面の回析の溝と虹彩裏面の接触が認められる．

の移植は希望していない．

B 群：術後 3 か月と 9 か月で観察期間が短い．症例 4，5 で近方裸眼視力 0.6，0.9，遠方裸眼視力 1.0，1.2 であった．僚眼（ZMA00 移植）との自覚の差は，症例 4 は Add-On 眼で術後早期にやや油膜が張ったよう，症例 5 は差は感じなく，同じように見えると返答している．

次に，前眼部 OCT（SS-1000 CASIA）の観察では，Add-On と既存の単焦点レンズ間で十分な空間があるが，Add-On の回折機能の溝部分と虹彩の接触が気になるところである（**図 2**）．現在は，角膜内皮細胞，眼圧，前房炎症ともに正常で臨床に使用可能であると思われるが，色素性緑内障も考慮した長期的な観察が必要である．

（杉田 達）

調節眼内レンズ

　調節眼内レンズは，白内障術後の調節力欠如の改善を目的とした眼内レンズ（intraocular lens；IOL）である．現在臨床使用されている調節 IOL は，毛様体筋の緊張に伴う光学部の光軸方向の移動で調節を実現しようというものが主であるが，開発中の調節 IOL の設計概念には，その他に毛様体筋の緊張に伴う光学部曲率の急峻化により光学部の移動なしに調節を得ようとするものがある．以下に，発売中および開発中の調節 IOL について記載する．開発中の IOL が将来的に臨床使用されるかどうかは不明である．

光学部が 1 枚の調節 IOL

　光学部が 1 枚の調節 IOL の調節機序の多くは，毛様体筋の収縮時に毛様体が後方に突出し周辺部の硝子体を圧出することにより，IOL に接している硝子体圧が増加すること，また Zinn 小帯の平面が前方移動することにより IOL の光学部が前方移動することによると考えられている．代表的なものとして米国食品医薬品局（Food and Drug Administration；FDA）承認の Crystalens®（Bausch & Lomb）があり，2010 年より最新モデルである Crystalens® Aspheric Optic（Crystalens AO™，光学部が非球面デザイン）が発売されて

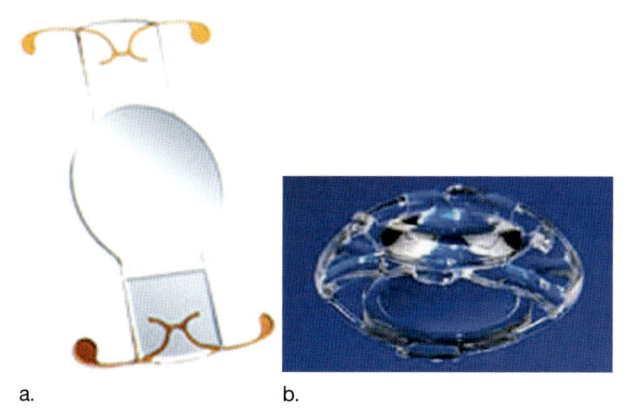

a.　　　　　　　　b.

図 1
a. Crystalens AO™（Bausch & Lomb）
b. Synchrony（Abbott Medical Optics）

いる（**図1a**）．この他にも光学部が1枚の調節IOLは数社より発売されている．光学部が1枚の調節IOLは，IOL自体の度数が小さいほど調節力も小さくなるため[1,2]，挿入IOLの度数が小さい症例では調節がうまくできないという欠点がある．しかし一方で，多焦点IOLと違い，コントラスト感度低下がないことは，このIOLの利点といえる．米国では別途に費用を請求できる"premium IOL"として認められていることもあり，一定のシェアを占めるが，日本で承認されているものはなく，国内の施設の臨床成績では十分な近方視力は得られていない[3,4]．

文献はp.392参照．

光学部が2枚の調節IOL

光学部が二つの調節IOLで臨床で用いられているのはSynchrony（Abbott Medical Optics，**図1b**）である．Synchronyは1ピース型で，シリコーン製の2つの光学部がバネのような動きをする支持部で連結され，このバネ作用により，光学部を移動させて調節を可能にしようとしている．毛様体筋安静時にはZinn小帯の緊張が維持されて水晶体嚢は赤道方向に拡大して前後軸方向が短くなる．このため，水晶体嚢でIOLの光学部が圧迫されて二つの光学部の間隙が狭くなり，支持部（バネ部分）に緊張のエネルギーが蓄積される．調節努力が起こると，Zinn小帯が弛緩し，嚢の緊張が緩み，バネ部分に蓄積したエネルギーが放出され，前方の光学部が前方移動する．これによって，調節力が生み出される．具体的スペックとしては，前方の光学部のパワーは32Dであり，後方の光学部のパワーは挿入された眼の屈折が正視になるように設定される．前方光学部は5.5mm，後方光学部は6.0mmでレンズの全長は9.5mm，全幅は9.8mm，厚さは2.2mmである．挿入はインジェクターで行う．過去の臨床成績は良好だが[5]，最終的な効果については，長期経過を待たなければならないことはいうまでもない．また，Synchronyの最新型（Synchrony Vu）では，明視域拡大のため調節時の水晶体に似せて光学部に負の球面収差を付加しているが，臨床成績は出始めたばかりである[6]．

NuLens

NuLens（Herzliya Pituach）はPMMA（polymethylmethacrylate；ポリメチルメタクリレート）の平面と一体化して毛様溝に固定されたPMMA支持部と，フレキシブルなシリコーンゲルが充填された

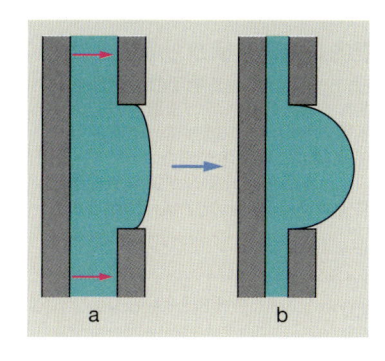

図2 NuLens
NuLensの機構の概念図．遠方視の状態（a）から屈折度数を増加させるため，ピストンがフレキシブルなシリコーンゲルを押し，PMMA板中央の丸い開口部よりフレキシブルなシリコーンゲルが前方に突出する（b）．突出部が急峻であるほど大きな調節力となる．
（Sheppard AL, et al：Accommodating intraocular lenses：a review of design concepts, usage and assessment methods. Clin Exp Optom 2010；93：6：441-452, Figure 5.）

小空間，水晶体嚢によって動く後方のピストンの役目をする部分から構成される．後方のピストンがフレキシブルゲルを押すことによりPMMA平面中央の丸い穴からフレキシブルゲルが前方突出することによって，屈折力の変化が生まれ，調節が得られる仕組みである（図2）[7]．このIOLでは，突出部の曲率が小さいほど屈折力が強くなる．網膜像のぼけに反応して，毛様筋の力が嚢に伝わると，それがピストンに伝わり，網膜に焦点が合うまでシリコーンゲルが変形する[6]．Nulensでは毛様筋が弛緩したときに近方に焦点が合い収縮したときに調節が緩む，すなわち生理的な反応とは逆であり，輻湊と調節の関係も逆になるため，像を一つに保つのが困難となるが，順応可能であるとされる[8]．NuLensは霊長類の眼[9]と加齢黄斑変性のあるヒト眼[8]に移植された．ヒト眼における12か月後の結果では，IOLは中心固定で安定しており，調節幅は自覚検査で10Dだったという[8]．

FluidVision

FluidVision（PowerVision）調節眼内レンズは中空の支持部と光学部をもち，支持部と光学部の空間は連結され，空間には液体が満たされるようになっている眼内レンズである．毛様筋が弛緩している遠方視時は，赤道部付近の支持部にほとんど力が掛からないので支持部には液体が満たされており，近方視時は，毛様筋の収縮により水晶体嚢の直径が減少し支持部に圧が掛かることにより，液体が支持部から光学部に移動する．そして光学部の液体の体積が増加し中央部が膨らむことにより表面カーブが急峻化し，屈折力が増加する（図3）．筆者が検索したかぎりでは，臨床使用例の成績は報告されていない．

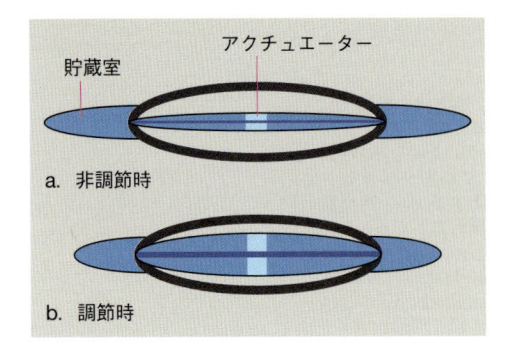

図3 FluidVision 眼内レンズを横からみたところ

中空の支持部と光学部をもち，支持部と光学部の空間は連結され，空間には液体が満たされるようになっている眼内レンズである．毛様筋が弛緩している遠方視時は，赤道部付近の支持部にほとんど力が掛からないので支持部には液体が満たされており，近方視時は，毛様筋の収縮により水晶体嚢の直径が減少し支持部に圧が掛かることにより，液体が支持部から光学部に移動する．そして光学部の液体の体積が増加し中央部が膨らむことにより表面カーブが急峻化し，屈折力が増加する．
（資料提供：Samuel Masket 先生．
http://www.ophthalmologyweb.com/Featured-Articles/20038-Future-IOL-Technology/）

SmartIOL[9)]

　SmartIOL（Medennium）は温度応答性の形状記憶疎水性アクリルでできており，室温においては 2×30 mm の棒状で，屈折率は 1.47，軟化する温度は 20〜30℃ である．嚢内に移植され，体温に曝露されると IOL は約 30 秒で直径 9.5 mm，中央厚さ 2〜4 mm（平均約 3.5 mm で厚さはレンズ度数による）のゲル様のバイコンベックスレンズとなり，嚢内を満たす．このレンズは非常に伸展性に富んだゲル状の素材である．このため，Helmholtz の調節の理論に従って，毛様筋の緊張に伴い厚みが増加し，表面カーブが急峻化し，毛様筋の弛緩に伴い逆の現象が起こる．また，嚢内が完全に充填されることにより，水晶体嚢内の細胞増殖や線維化が抑制され，良好な中心固定とエッジグレアの減少が期待できると考えられている．最近では異なる大きさの嚢のサイズに対応するため，3 ピース型のものも開発されているが，得られる調節幅はより少ないとのことである．また，前嚢切開を行った場合，眼内レンズに嚢による圧力がどの程度伝わるかなども不明である．筆者が検索したかぎりでは，臨床使用の報告はない．

〈根岸一乃〉

5. 術中合併症

光学部と支持部の固着

文献は p.393 参照.

シングルピースアクリルレンズ

現在,白内障手術時の眼内レンズ挿入において主流となっている,シングルピースアクリルレンズは,光学部と支持部が同一のアクリル素材で構成されており,インジェクターとカートリッジ,あるいはプリセット型インジェクターを使用して眼内への挿入を行う.近年カートリッジへの充填のしやすさ,より小切開からの安全な眼内挿入,術後長期にわたる屈折の安定と良好な中心固定を工夫されたアクリル素材の眼内レンズ(intraocular lens;IOL)を各社が販売している(図1).

インジェクターを使用して挿入することで,創口近傍での汚染が少なく挿入方法も容易といわれている.しかし装填時のさまざまな要因により,IOL挿入時の挙動異常やIOL光学部と支持部が固着していることをしばしば経験する.

IOLの支持部と光学部が固着した症例の術後経過

通常,光学部と支持部の固着が発生した場合,特別な処置を行わなかったとしても,術後数日で固着は自然に解放される.今回,固着が5年以上にわたって継続している症例を経験したので,固着が

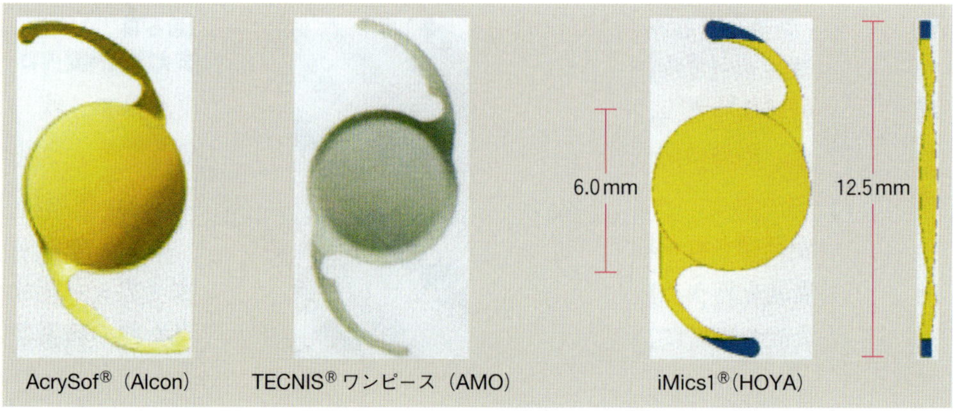

AcrySof® (Alcon)　　TECNIS® ワンピース (AMO)　　iMics1® (HOYA)

6.0mm　　12.5mm

図1　アクリル樹脂製 foldable レンズの製品写真

a. インジェクターで眼内レンズ挿入. b. c.

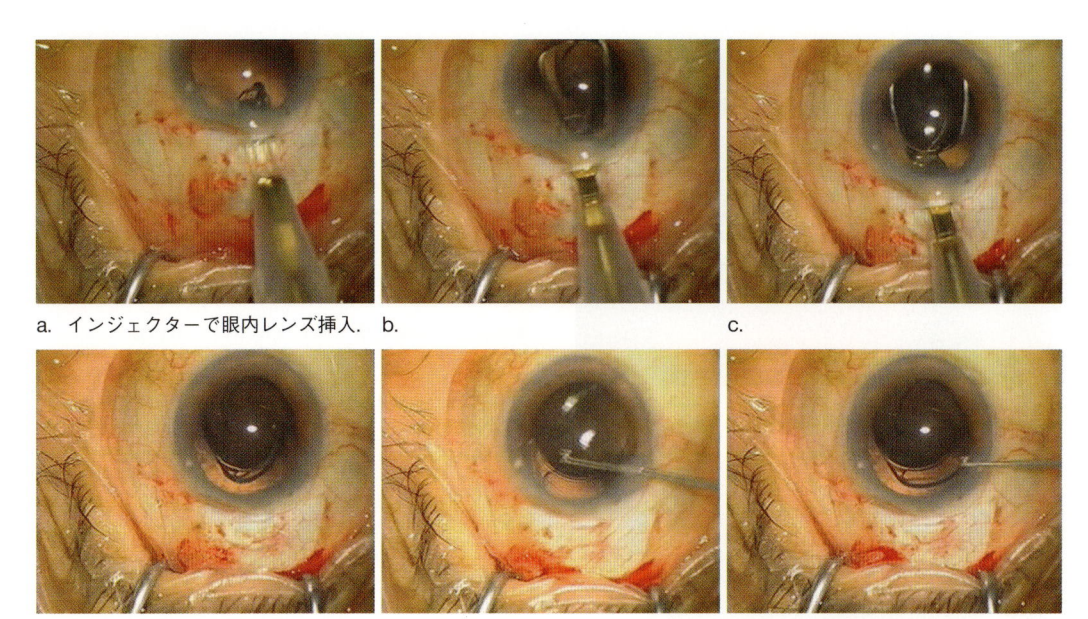

d. 6時と12時の支持部固着がみられる. e. 12時の固着を解除. f. 6時の固着部位を残したまま手術終了.

図2 術中の画像

長期にわたって存在したときの視機能への影響を検証してみた.

症例：75歳，男性．加齢性白内障を認める以外，既往歴，家族歴に問題を認めない．IOL挿入までの手術もIOLデリバリーシステム（カートリッジタイプB），ヒーロン®0.85眼粘弾剤1％を用いて特に問題なく行われた．しかし，IOL（AcrySof® SA60AT，Alcon）挿入時に，IOLの12時と6時方向の支持部と光学部がIOL前面に固着していた．12時の固着部位は解除することができたが，6時の固着部位は2本のフックを使用しても固着を解除できなかった（**図2**）．Zinn小帯への負担が増すこと，また，自然な固着解放を期待してそのまま手術を終了した．しかし，その後固着が解放されることはなく，現在に至っている．さらに，術後3か月，6か月および1年において，視力，コントラスト感度，眼内レンズの偏心・傾斜，高次収差について比較検討を行った（**図3，表1，図4〜6**）．

経過観察中，視力は1.0（1.0×sph−0.25 D◯cyl−0.75 D Ax60°）のまま変化せず，コントラスト感度も全周波数において感度低下なく，夜間のグレア・ハローの訴えもなかった．眼内レンズの偏心量は1.25 mm，傾斜度は1.59°でほとんど変化することはなかった．本症例においてはIOLの光学部と支持部の固着による，患者の視機能への影響はほとんど認められなかったが，今後，水晶体囊の収縮などにより，IOLの偏心量・傾斜度が大きくなると，視機能に影響を

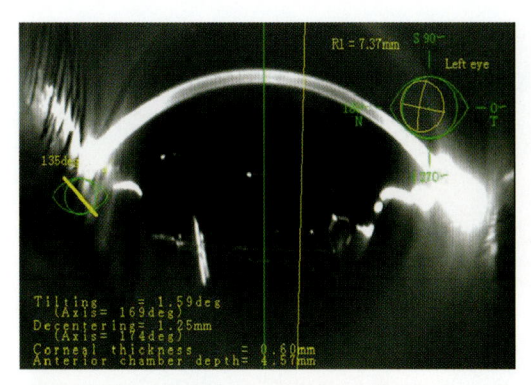

図3 術後1年のScheimpflug像

表1 固着眼内レンズ挿入後の矯正視力，偏心量，傾斜度の比較

	矯正視力	偏心量	傾斜度
術後3か月	1.0	0.47 mm	6.07°
術後6か月	1.0	1.31 mm	1.77°
術後1年	1.0	1.25 mm	1.59°

眼内レンズの偏心量・傾斜度についてはEAS-1000（ニデック）を用い，水平，垂直の2方向のスリット断面を撮影後，角膜の任意の3点と虹彩面より視軸に相当する基準線を設定し，次に眼内レンズの前・後面より光軸を決定し，この2線の角度を求めて測定した．

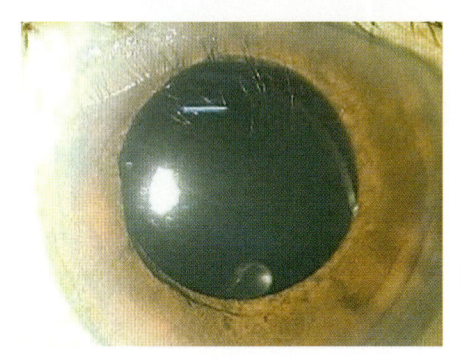

図4 術後5年の前眼部固着写真

眼内レンズの支持部と光学部が固着したまま，水晶体嚢に固定されている．

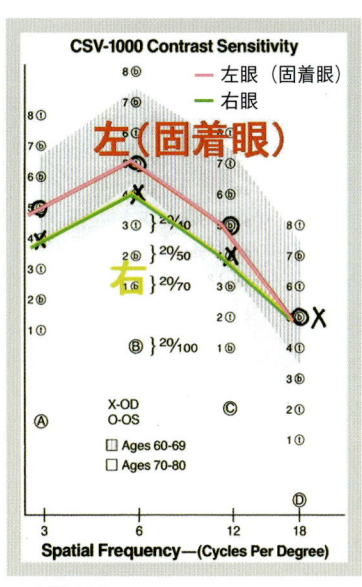

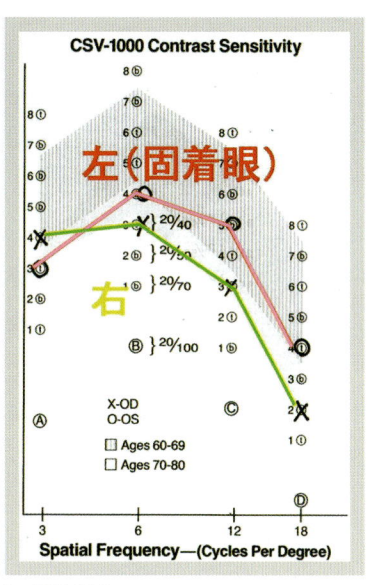

a. 瞳孔径3mm　　b. 瞳孔径6mm

図5 術後1年のコントラスト感度（CSV-1000〈Vector Vision〉測定条件 照度85cd/m²）

3mm，6mmの瞳孔径とも，全周波数においてほとんど影響がない．

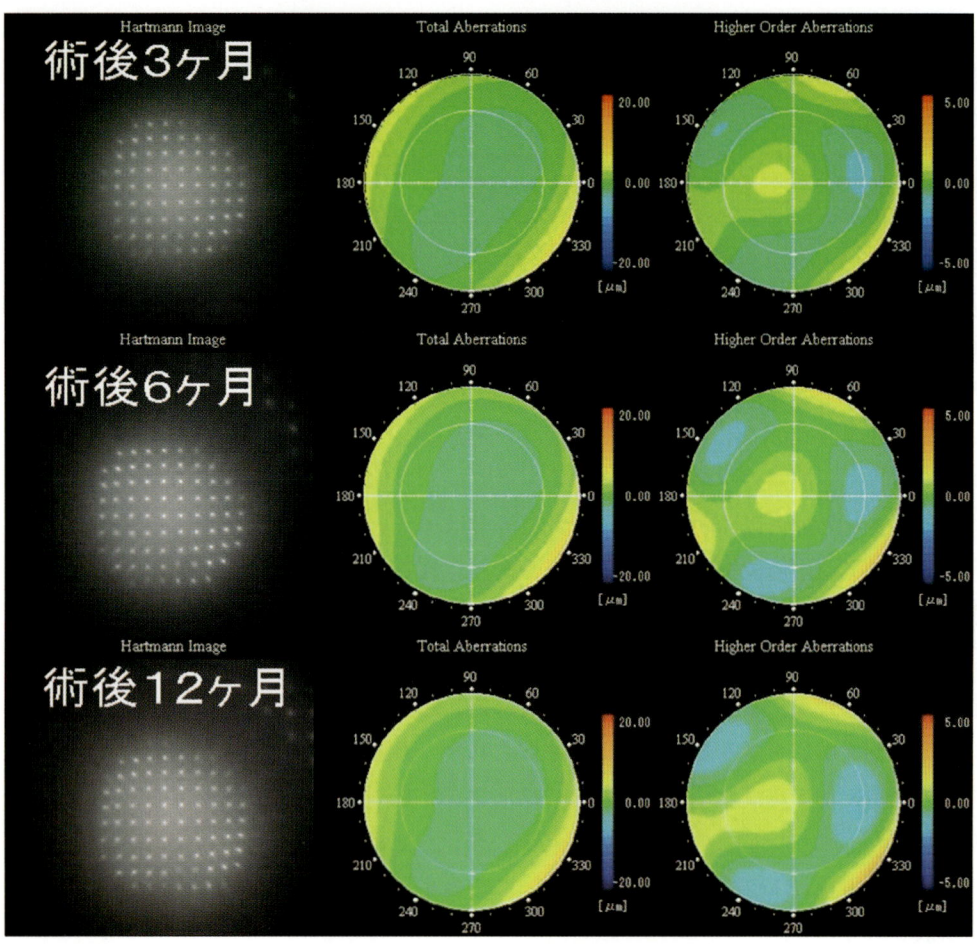

a. 上から術後3か月, 6か月, 1年の計測結果で, それぞれ左側は全収差, 右側は高次収差のマップ表示で, 球面収差, 円柱度数を取り除いた収差, 不正乱視成分のマップ表示である.

	瞳孔径	S3	S4	S5	S6	S3+S5	S4+S6	total
3か月後	4mm	0.116	0.068					0.134
	6mm	0.378	0.252	0.082	0.071	0.386	0.262	0.467
6か月後	4mm	0.17	0.106					0.2
	6mm	0.488	0.348	0.09	0.089	0.497	0.359	0.613
1年後	4mm	0.21	0.105					0.234
	6mm	0.626	0.337	0.101	0.092	0.634	0.349	0.724
SA60AT	4mm	0.193	0.118					0.232
	6mm					0.579	0.509	0.787

b. 奈良県立医科大学附属病院眼科でのSA60AT挿入眼（n=50）の平均収差の値と比較検討してみた. 4mm径では, 高次収差にはほとんど影響が認められなかった. 6mm径では, IOLの固着部位と瞳孔領にIOLがかからない部分が存在してくるため影響がでていると予想された. 奈良県立医科大学附属病院眼科でのSA60AT挿入眼（n=50）における平均収差の値は, S3+S5（コマ様収差）: 0.579μm, S4+S6（球面収差）: 0.509μm, total（高次収差）: 0.787μmであることを検討しても, 12か月経過した時点での収差S3+S5 0.634μm, S4+S6 0.349μm, total: 0.724μmはほぼ平均の値であるといえる.

図6 波面収差解析による術後全収差および高次収差（KR-9000PW, トプコン）

及ぼす可能性も考えられる．過去の学会においても，固着したまま放置することは本来避けるべきであるとの指摘もあるため，あくまで参考として結果を供覧した．

IOLの光学部と支持部の固着の予防と対処法

　対処法としては，カートリッジへのセッティングの工夫による固着の予防と，固着が確認された後の確実な解放作業を心掛ける必要がある．

固着の予防：カートリッジへのセッティング前に，眼内灌流液や粘弾性物質をIOL光学部前面に塗布してから，カートリッジへのセッティングを行うと，固着の防止に有効である．

固着への対処：IOL挿入後に固着が確認された場合は，I/A（灌流/吸引）チップにて眼内灌流を行うだけで固着が解放される場合がほとんどである（理由は，眼内灌流液の温度によってIOLが冷却され，表面の粘着性が低下して，固着解除されると推定される）．固着が強く解放されない場合は，まず粘弾性物質を固着部位に注入して固着部位に圧力を加え解放を試みる．それでも解放されない場合は，十分な粘弾性物質で前房を満たしたあとレンズフックなどをバイマニュアルで使用し，片方でIOLの辺縁を押さえ，もう一方で固着しているループ状のIOL支持部を引っ掛けて，ループをめくるように剝がすと解放されやすい．

〈葛城良昌，松浦豊明〉

眼内レンズの破損

　現在の foldable 眼内レンズ（intraocular lens；IOL）は，6.0〜7.0 mm 光学径をもつレンズを，おおよそ 2.0〜3.0 mm 程度の小切開創からの挿入を目的として設計されており，フレキシブルな性質をもつ．多くはアクリル素材で，装填システム（インジェクター＋IOL 装填カートリッジ）が汎用されている[1-3]．

　また，最近の超音波水晶体乳化吸引術（phacoemulsification and aspiration；PEA）の術式，機械の進歩により，破嚢などの合併症発症率は以前に比べ格段に低下しているため，眼内レンズ挿入の段階まで至ると，術者はそれまでの工程が難症例であっても気づかずにいることがある．挿入時に眼内レンズ破損を引き起こすと，術後成績も大きなダメージを受けてしまう．今回は，現在よく使用される小切開対応眼内レンズ（intraocular lens；IOL）[1-3]を3ピース型，1ピース型に分類し，破損とその対処方法[4]について述べていきたい．

文献は p.393 参照．

3ピース型

　3ピース型，1ピース型，どちらの眼内レンズもそうであるが，インジェクターへの装填ミスは眼内レンズの破損につながる．最初に破損の対処方法を述べてしまうが，対処方法は正しい装填を熟知することである．したがって，正しいセッティングは各メーカーの取り扱い説明書，正書[3]，を熟読していただきたい．特に3ピース型は，眼内レンズの構造上，1ピース型の比べ，非常にデリケートにできているので取り扱いも留意が必要である[3]．

ループ変形，破損（図1）：最も多い破損で[5]，特にカートリッジを折り畳むタイプに生じやすく，カートリッジに IOL をセットする際のミスが原因で生ずる．図1のループ変形，破損は，IOL カートリッジにすでにループを挟み込んだ状態，もしくは前方ループの根元が光学部内に過剰に巻き込まれている状態や，プランジャー先端がレンズに乗り上げた状態で（図2），IOL を挿入すると，光学部のみが強く押し出され，ループに変形，破損が生じる．対処方法はフォルダーを閉じる際にループをカートリッジに挟み込まないことを確

a.

b.

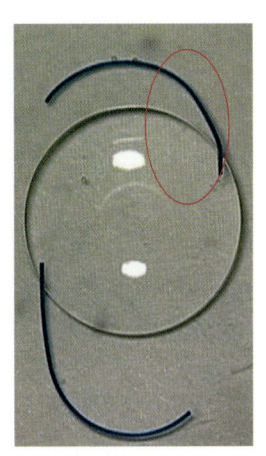

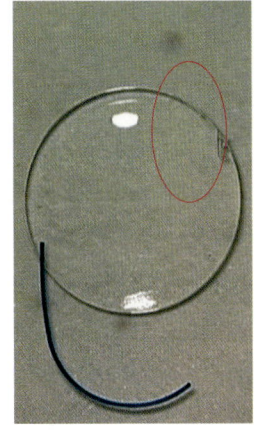

図1　3ピース型ループの破損
a. ループの変形が生じている．
b. 先行ループが欠損．
（石井　清：眼内レンズにまつわるトラブル．レンズ挿入時の不具合．眼科 2011；53：643-648．）

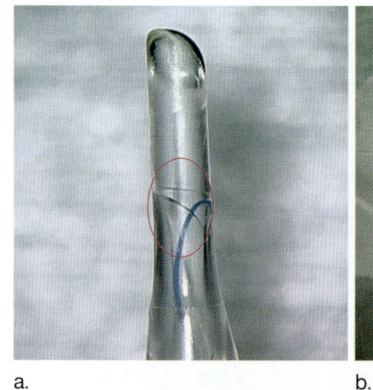

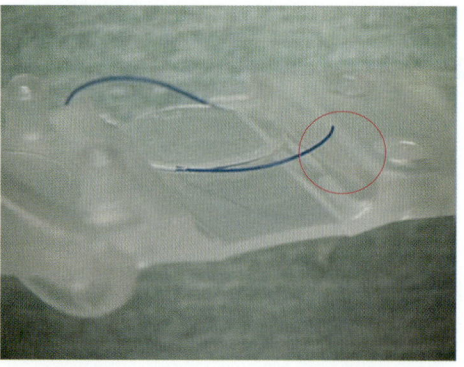

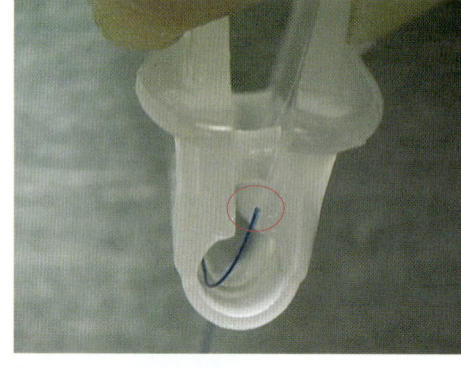

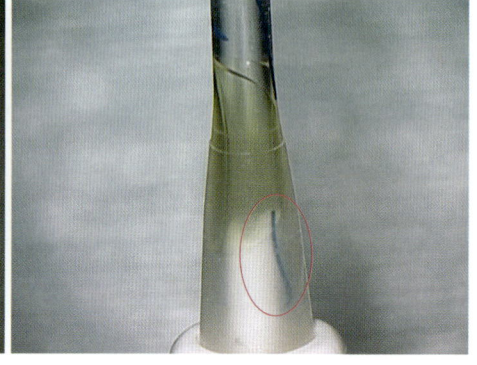

図2 ループの状態
a. 先行ループの根元が，光学部内に過剰に巻き込まれている．
b. 前方ループが，カートリッジウィングに乗り上げている（○）．
c. カートリッジフォルダーが前方ループを挟んだ状態（○）．
d. プランジャー先端がレンズに乗り上げてしまっている．

認すること．また，粘弾性物質（ophthalmic viscosurgical device；OVD）の量や質により[6,7]，特にviscoadaptive型の場合IOLがカートリッジから浮いてしまい，ループが乗り上げることが多いので留意したい．また，挿入する際にも普段より強い抵抗感がある場合は，IOLの装填に問題があるか，すでにトラブルが生じている場合があるので，インジェクター先端に進んだIOLやループの確認を常に行い，挿入を中止し新しいIOL用意し，正しくセットするべきである．

なぜなら，前方ループの欠損は早い段階で気がつくことが多いが，後方ループの欠損や，ループ変形は眼内でIOL光学部が展開してから気がつくことが多い．そのため，そのままの挿入では術後にIOLの偏心をきたし，最近の付加価値のある非球面IOLはコマ収差の増加の原因となるので[8]，大半は眼内レンズを摘出することになるので留意が必要である．

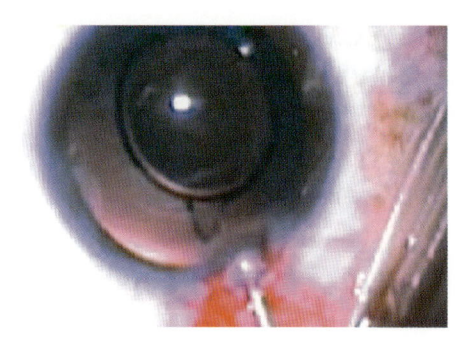

図3　後方ループの破損
プランジャーで後方ループをギロチンのよう切ってしまった場合．後方ループが破損，欠損している．

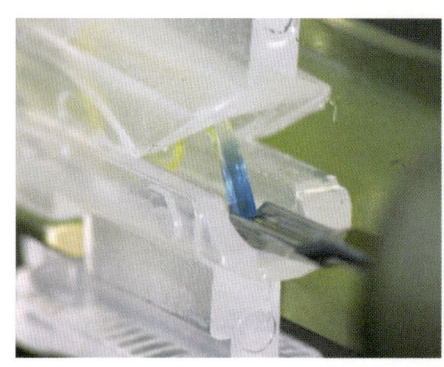

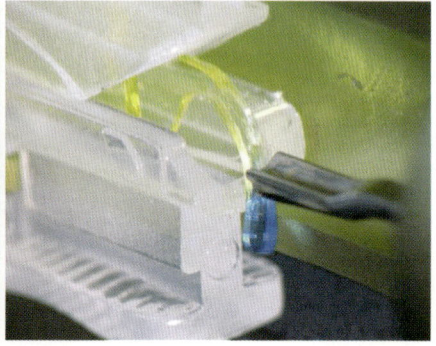

図4　カートリッジ内での後方ループの様子
a. 正しく装填され，プランジャーが後方ループを押し始めている．
b. IOLが後方にセッティングされ後方ループが下がっているため，後方ループをプランジャーが挟み込んでいる．
（石井　清：眼内レンズにまつわるトラブル．レンズ挿入時の不具合．眼科 2011；53：643-648.）

1ピース型

　3ピース型に比べ，光学部，支持部とも同一素材でつくられていることが多く，その構造上，狭いインジェクターの中を通っての挿入時に加わる外圧による変形に強いため，小切開向きとされている[3]．したがって，IOLの破損はもともと生じにくいが，やはりプリセット以外では，ループの破損（変形は同一素材のため生じるも，形状は回復する）が生じることがある（図3）．原因は後方ループがカートリッジ内への装填時に正しくセッティングされていないことによる（図4）．図4bのようにIOLの装填位置が後方，下向きの場合，後方ループがカートリッジ下方にはみ出した状態でプランジャーを無理に進めると，後方ループはカートリッジとプランジャーに挟まれ，切断を生じる．こうなるとIOLの囊内での偏位は避けがたく，摘出を余儀なくされる．

IOL光学部の圧痕，破損（クラック，図5）：前述のループの変形，

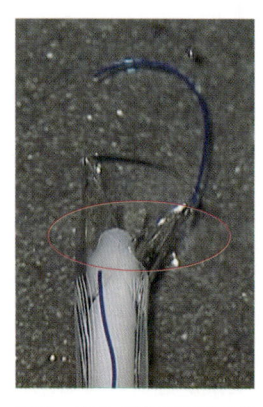

図5　IOL光学部の圧痕
前方IOL光学部に圧痕が生じている．

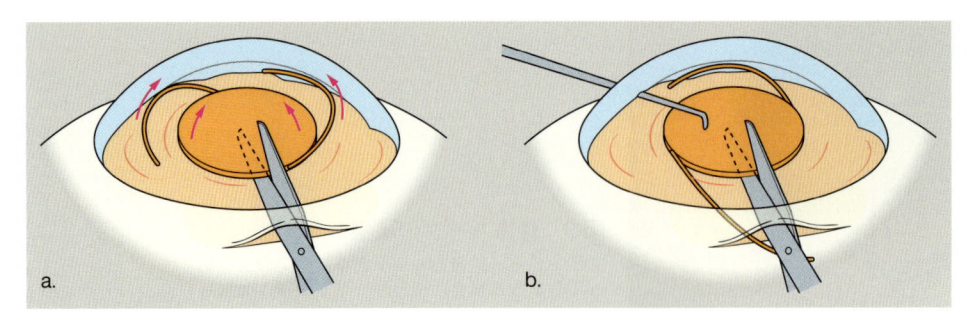

図6 IOL 切断
a. 切断を始めるとレンズ両端が持ち上がり，角膜内皮に接触する恐れがある．
b. フックなどをサイドポートから入れ，光学部を固定して切断を行う．
（石井　清：新しい手術器械，手技　剪刀．山本哲也ら編．新 ES Now 5　眼科手術のロジック．こう考えれば手術は上達する．東京：メジカルビュー社；2011．p.133-137．）

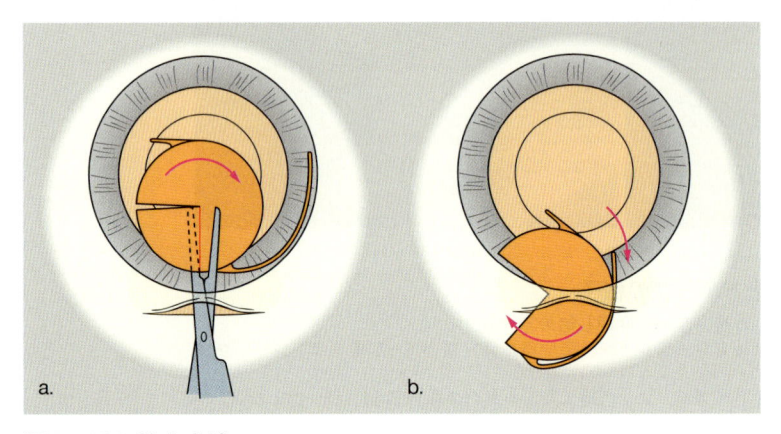

図7 IOL 摘出方法
a. IOLの半分まで切開を入れ，90°回転させ同じ操作を行い1/4をカットする．
b. 1/4カットしたIOLを摘出した後，残りを回転させながら摘出する．
（石井　清：新しい手術器械，手技　剪刀．山本哲也ら編．新 ES Now 5 眼科手術のロジック．こう考えれば手術は上達する．東京：メジカルビュー社；2011．p.133-137．）

破損に比べると生ずる頻度は少ないが，大きな場合は視機能に影響を与えることもあるので，入れ替えも考慮する場合もある．

破損のIOL入れ替え[9]

　ここでは実際に挿入した直後，眼内レンズの破損に気がつき，IOL交換方法を行う場合の手順について述べる．すでにIOLが眼内に挿入された状態を想定して話しを進める．摘出，交換が必要となるケースは，IOLのループ欠損や光学部破損をきたしている場合である．理由は先にも述べたが，術後視機能に問題を生ずるため[5,8]，レンズ交換が必要になる．まずviscoadaptive型の前房深度保持機能の高いOVDを注入し，剪刀でIOLを切断する．IOLを中央から切ると，光学部の両端や，場合によっては支持部が大きく持ち上がり，角膜内

皮面と接触し，内皮障害をきたすことがあるので，サイドポートからシンスキー（Sinskey）フックなどを入れ，IOLの跳ね上がりを防止するのが望ましい（図6）.

また，江口眼科病院の江口秀一郎先生が推薦される"パックマン法"は，IOL半分まで切断し90°回転させ，IOLの1/4をカットできるように切断すると，約3～4mmでIOLの摘出は可能となるので，テクニックとして覚えておくことは有用と考えられる（図7）.

素材特性による注意点

アクリル素材は，フレキシブルな性質をもつことは周知の事実であるが，ガラス転移温度があり，ある一定以上の温度以下になると，ガラス様に硬くなる性質をもっている．各メーカーの素材ごとに異なるため（表1），IOLの保管場所，特に冬期ではかなりIOLが硬化していることも予想され，硬化したままでは挿入時のIOL折り畳み段階で大きく破損すること（その前に非常に大きな抵抗感があるが）もあるため，事前に保管場所の温度管理にも留意されたい.

プリセットIOL

小切開用IOLは，6.0mm光学径以上のIOLをカートリッジとインジェクターを使用することで，2.0～3.0mm程度までの切開創で挿入を可能とした．しかし装填ミスは，IOLの破損，挿入合併症をきたしかねないので，手順にも遵守する部分が大きいことは忘れてはならない．近年はpreloaded IOL[*1]が登場し，カートリッジにあらかじめIOLが装填されているため[10)]，前述のIOL装填ミスに起因する破損の懸念は若干減ると思われるが，インジェクター内部で，IOLがローテーションをすれば，やはり挿入時の抵抗感は強くなり，破損につながるケースもあるので，仕様書，手順書の確認は必ず行うべきと思われる.

（石井　清）

表1　各メーカーのアクリル眼内レンズガラス転移温度

メーカー	ガラス転移温度（℃）
A社	18.5
B社	12
C社	12
D社	3.6
E社	15
F社	23～24

約4～20℃まで，メーカーによりさまざまである.

[*1] わが国では，"プリセットIOL"といわれる和製英語で使用されている.

後嚢破損眼への眼内レンズ挿入

破損状況の把握と眼内レンズ固定法の選択

　後嚢破損眼において術中に眼内レンズ（intraocular lens；IOL）を挿入できる場合というのは，連続円形前嚢切開（continuous curvilinear capsulorrhexis；CCC）の出来と後嚢破損部分の大きさにより異なると思われる（**図1**）．CCCに亀裂なしとCCCに亀裂あり二つの状況に大きく分けられる．CCCの亀裂位置が下方で，後嚢破損部が大きめの場合や前嚢に複数の亀裂や後嚢も大きく破損した場合は，眼内レンズの長期安定性の面から，眼内レンズの毛様溝縫着法あるいは強膜内固定法を選択することになる．これらについては，術中合併症を起こした日に行わず，後日に計画してもよいことから，本巻"眼内レンズの特殊な使用法"を参照されたい．

　筆者は，手術教育を行う観点から，後嚢破損のリカバリーをする場合は，確実に70点の合格点を目指して行うべきだと考えている．

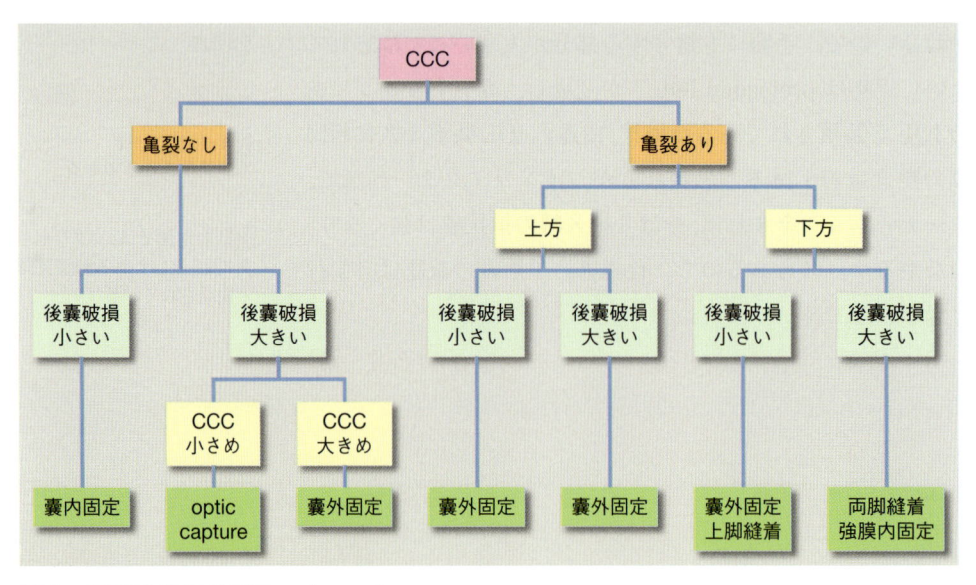

図1　固定法選択のフローチャート
連続円形前嚢切開（continuous curvilinear capsulorrhexis；CCC）の出来と後嚢破損の大きさにより，挿入眼内レンズの固定方法は異なる．手術侵襲の度合いは，嚢内固定，optic capture，嚢外固定，縫着または強膜内固定の順で大きくなるため，症例ごとに適切な方法を選択したい．

何が何でも囊内固定するというこだわりは捨て，硝子体を確実に処理し，眼内レンズを安全に囊外固定する方法をマスターすることが後囊破損眼への基本操作であり，そのほうが術者にも患者にもストレスは少ないと思われる．

まずは核片の処理

後囊破損眼において，眼内レンズを挿入するスペースを確保するためには，脱出硝子体の確実な処理が重要となる．各術者によりさまざまな方法があるだろうが，硝子体切除は核片の処理がすんでから行うことが大前提である[1]．核片があるのに硝子体切除を行えば，切除を行った分だけ核片は眼内に落下してしまうからである．

核落下を防ぐ：後囊破損をきたしたら，まずハンドピースを抜く前に，粘弾性物質を前房内に注入し前房虚脱を防ぐ．さらに灌流ボトルの高さを下げてから器具を優しく引き抜くことで，硝子体脱出を予防できる．決して慌てないことが重要である．超音波乳化吸引の最中に後囊破損した場合でも，硝子体があれば硝子体の支えで核落下を防げる．後囊破損に気づかず超音波をかけて硝子体を吸引してしまうと核片は落下し，その核片を処理しようと無理に眼内で超音波をかけると，網膜剝離などの合併症を引き起こすことになる．

前部硝子体カッターでは，核処理は無理：核片除去するには，粘弾性物質を有効利用することが鍵となる．よく知られている方法にビスコエクストラクション法[*1]がある．粘弾性物質を注入する先端の器具を使い分けるとよい．小核片（1/4核以下）にはビスコ針を，大核片（1/2核以上）にはさじ形のベクティスを用いる．移動させたい核片の下方で，切開創と遠い側にビスコ針やベクティスを挿入し，粘弾性物質を注入する．注入と同時にビスコ針やベクティスで創を押し下げて，核片が創方向に移動するような粘弾性物質の流れをつくる（図2a）．核片が創のほうに移動するのと同時に，粘弾性物質を注入する位置を創に近づける．粘弾性物質の流れは，硝子体を硝子体腔に押さえながら，核片を創のほうに移動させる．核片が創の近くに来たら，先端器具で創をさらに押し下げることで核片が滑らかに出てくるスペースをつくり，粘弾性物質をさらに注入し核片を眼外に導き出す（図2b）．大きな核片もベクティスを用いると，スプーンで物をすくうような感覚で効率よく眼外に摘出される．

核落下が生じたとき：落下核片の大きさと硬さで，眼内レンズ挿入が引き続き行えるかが決まる．核片が1/8以下で小さい，あるいは

文献はp.393参照．

[*1] **ビスコエクストラクション法**
核片が創方向に流れて移動するような粘弾性物質の流れをつくり，この流れを利用し，核片を眼外へ摘出する方法のこと．小核片（1/4核以下）にはビスコ針を，大核片（1/2核以上）にはベクティスというように，核片の大きさにより，先端の器具を変えると効率がよい．

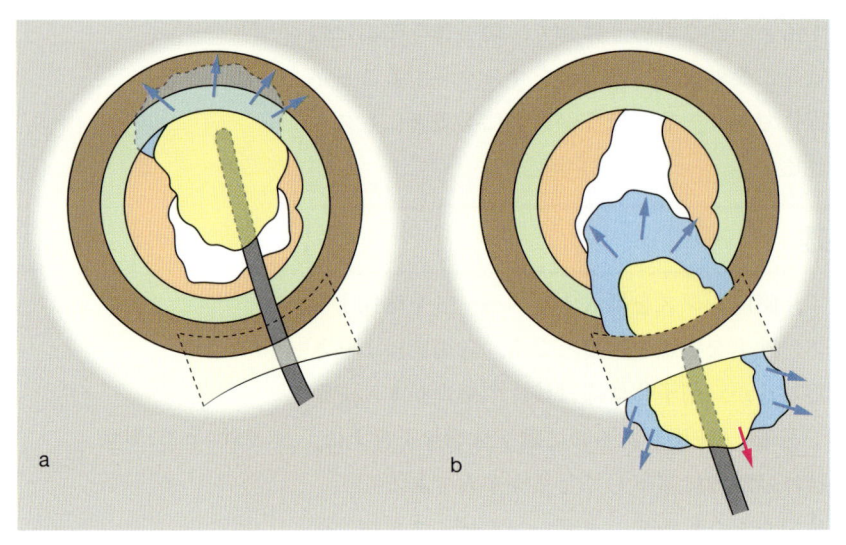

図2 ビスコエクストラクション法
粘弾性物質の種類としては中間分子（150万Da）から高分子（300万Da程度）の凝集型1％ヒアルロン酸ナトリウムが使いやすい．核片の後方遠位端から（a）粘弾性物質を十分に使用して，核片を粘弾性物質の流れにのせて眼外へ導きだす（b）ことがコツである．

epinucleus のみが落下した場合は，硝子体腔内に放置しても保存療法で経過を追えることが多いため，眼内レンズを囊外固定可能と考える．経験的に患者は飛蚊症を術後3か月程度で訴えなくなることが多い．不幸にも落下核片が1/8以上，核硬化2度以上の場合は，硝子体手術による核片処理が必要となる場合が多い．したがって自分で硝子体手術ができる，自施設内に硝子体手術装置がある場合を除き，眼内レンズ挿入は行わないほうが無難である．落下核片が1/4以上，核硬化3度以上で硝子体カッターでも処理できないような場合は，強角膜切開創から核娩出しなくてはならないため，眼内レンズ挿入は禁忌である．

次に硝子体の確実な処理

M.Q.A.® も重要な小道具：脱出した硝子体が創口に絡んだままだと，残留皮質の吸引や眼内レンズ挿入時の操作に邪魔になってしまうため，創口に絡まないように処理をしなければならない．脱出硝子体の処理にはいくつかの方法があるが，少量のときには，M.Q.A.®（Medical Quick Absorber）を使うのが簡便である．創口に絡んだ硝子体を M.Q.A.® で引っ掛け，剪刀で切除する（図3）．この方法はスポンジビトレクトミー[*2] と呼ばれている．創口の中にも M.Q.A.® を軽く押しこんで硝子体を引き出すことや，剪刀を入れて細かに開閉を繰り返すことにより，少量の硝子体なら容易に切除可能である．その

[*2] **スポンジビトレクトミー** 創口に絡んだ硝子体を M.Q.A.®（スポンジ）で引っ掛け，剪刀で切除する方法のこと．M.Q.A.®についた硝子体を引っ張りすぎると，硝子体基底部に牽引が掛かり網膜裂孔の原因になるので，創口から出ている硝子体を切除するのが無難である．

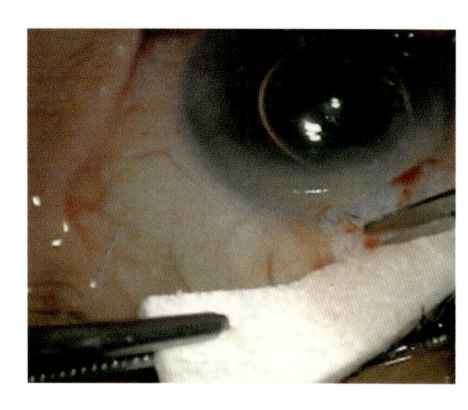

図3 スポンジビトレクトミー
M.Q.A.®（スポンジ）で創口をなぞると脱出した硝子体が絡まってくるので，それを結膜剪刀でカットしていく．

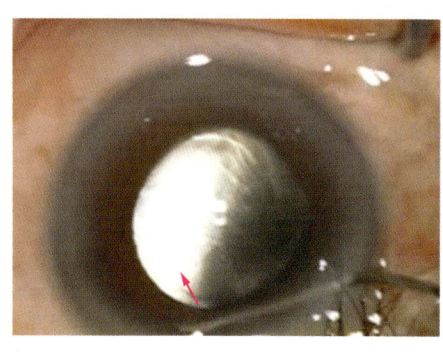

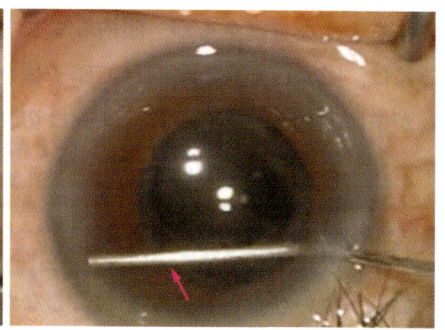

図4 ワイピング操作
創口から瞳孔中央に向けて，ビスコ針を虹彩面上と平行にワイパーのようになぞるようにすると，創口やサイドポート口に絡んでいた硝子体が外れる．前部硝子体切除のときのみならず，IOLを挿入した後にも確認作業として行うと有効である．

後，創口間には粘弾性物質を注入し，新たな硝子体脱出を予防する．さらにビスコ針をサイドポートから挿入し，創口付近から瞳孔中央に向けてワイパーのように動かすワイピング操作（**図4a,b**）により，絡んだ硝子体の束を創口から外し瞳孔領にまで戻しておくことが重要である．

大量のときは前部硝子体カッター：大きな核片をベクティスで摘出したときは，創口も拡大しているため，眼外と眼内と硝子体を比較的大量に切除しなくてはならない．この場合は，超音波白内障手術装置に装備されている前部硝子体カッターを用いる．しかし，まずは眼外に脱出した硝子体塊をスポンジビトレクトミーでおおかた切除しておくことが重要である．この操作をしておかないと，眼内の硝子体と眼外に脱出した硝子体線維が絡みあって効率のよい硝子体処理ができない．前部硝子体カッターには2種類あり，灌流と吸引が一体化しているタイプと，独立しているバイマニュアルタイプがある（**図5**）．後嚢破損が起きたときにしか使用しないため，操作方法に戸惑うこともある．効率のよい切除のコツは，切除しようとす

6. 眼内レンズの特殊な使用法

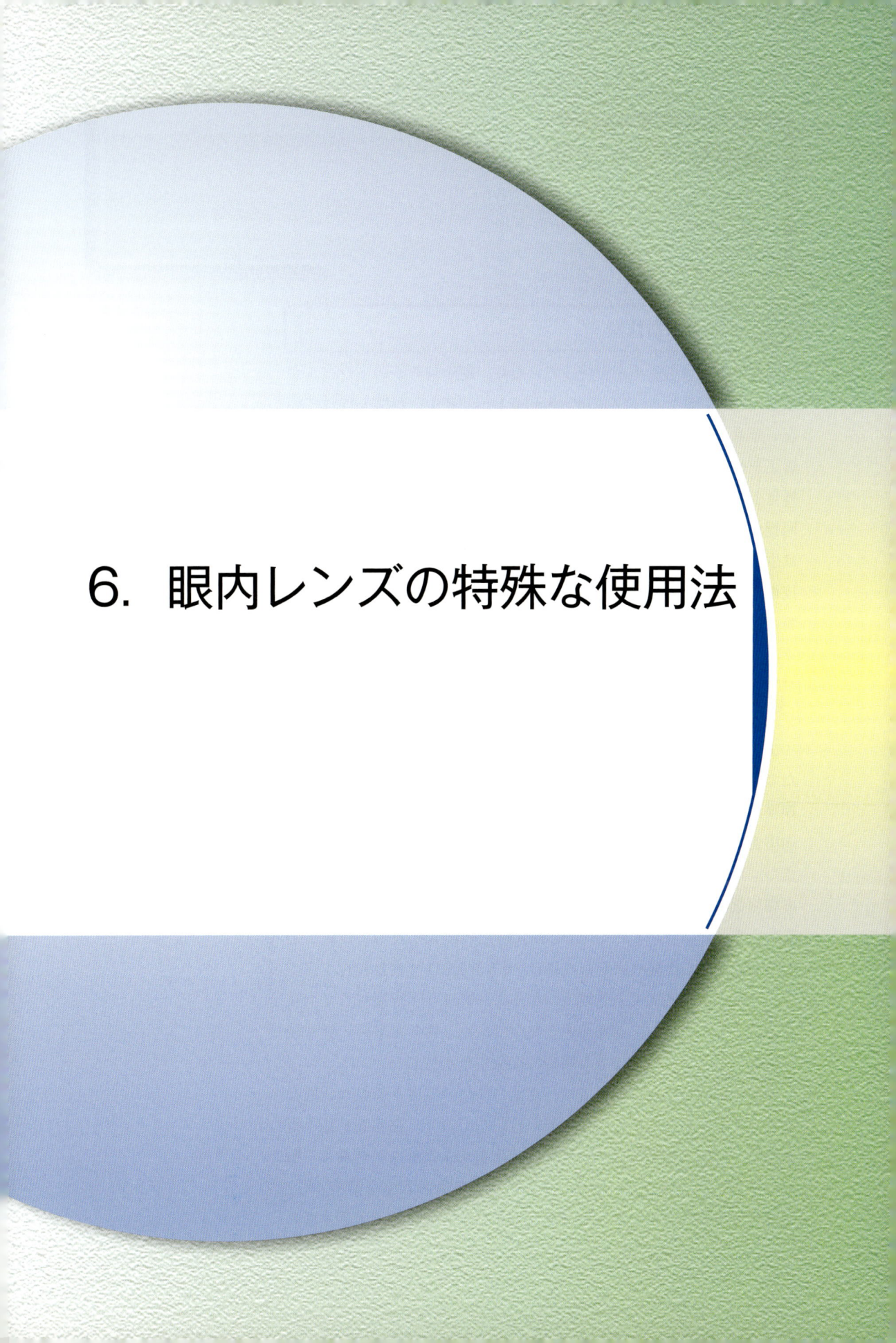

眼内レンズ二次挿入

適応となる患者背景

　以前の術式による手術を受けていたり，術中何らかのトラブルが生じたために眼内レンズ（intraocular lens；IOL）が挿入されていない無水晶体眼の場合，術後眼鏡やハードコンタクトレンズで屈折矯正を行うが，眼鏡では強度の遠視のため，眼部が拡大してみえて外見上見映えが悪く，片眼の場合は像の大きさが異なることから不同視が生じてしまう．ハードコンタクトレンズを使用すれば不同視は生じないが，高齢者にとっては手入れが大変である．近年は手術技術の進歩とともに，無水晶体眼に対する眼内レンズ二次挿入も頻繁に行われるようになった．しかし，通常の白内障手術よりは難しく，いくつかの注意点がある．

術前検査

　まず問診において，いつ初回手術を行ったのか，術式は何であったのか，情報をできるだけ集めておく必要がある．症例のなかには網膜硝子体手術を施行している症例もあり，その場合は術中の前房内圧変動に対する水晶体嚢の動きが大きくなり，操作が難しくなる．また，角膜内皮細胞数の検査も必要である．前回手術により角膜内皮細胞数の大幅な減少があると，術後に水疱性角膜症が生じることもあるので，確認しておく．IOL挿入のためにIOL度数の測定も必要である．IOLを嚢外固定した場合，0.5～1.0 D程度近視化するので，度数ずれを考えて若干遠視になるように1.0 D程度減じてIOLを選択する．ただし，前嚢切開が完全であり，IOLを嚢外に挿入後後房側にキャプチャーできる場合は度数ずれが生じない．

　術前の細隙灯検査においては，以前の創口の位置と結膜の状態をみて，どこから切開創作製が可能か確認しておく．網膜硝子体手術を施行している症例では，強膜上に縫合糸がみえることがある．術前に散瞳状態を確認し，残存している水晶体嚢の状態を観察する．水晶体嚢が残存していない場合や，Zinn小帯断裂などで水晶体嚢の

6. 眼内レンズの特殊な使用法

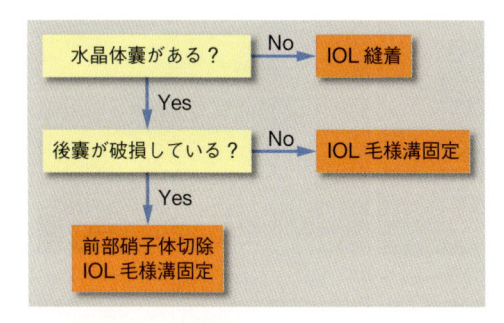

図1 二次挿入方法の選択
水晶体囊がない場合は縫着が必要になる．水晶体囊が残っていれば毛様溝固定が可能であるが，水晶体囊の破損がある場合は硝子体処理が必要になる．

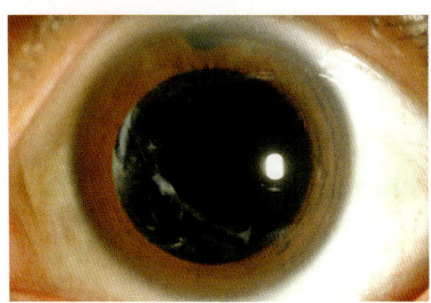

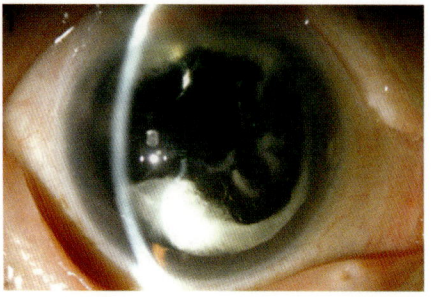

a. 水晶体囊が確認でき，増殖した水晶体上皮細胞も少ない．➡ IOL 毛様溝固定

b. 水晶体囊が確認できるが，ドーナツ状に増殖した水晶体上皮細胞（Soemmering's ring）を認める．➡ Soemmering's ring の除去後に IOL 毛様溝固定

図2 Soemmering's ring の確認
増殖した水晶体細胞塊がない場合は，そのまま IOL を毛様溝へ固定できる．ドーナツ状に増殖した水晶体上皮細胞（Soemmering's ring）を認める場合は，Soemmering's ring の除去後に IOL 毛様溝固定しなければならない．

欠損がみられる場合は IOL の固定が困難になるので，縫着の準備をする（図1）[*1]．水晶体囊が残存していて，後囊破損もない場合は，IOL を毛様溝（囊外）固定できると判断する．術中の破囊や Nd：YAG レーザー後囊切開などで，後囊破損がある場合は硝子体の処理が必要なので，硝子体カッターを準備する．また，散瞳状態で水晶体囊周辺に水晶体上皮細胞が増殖しているかについても確認が必要である（図2）．術後長期経過した症例では，水晶体上皮細胞が増殖してドーナツ状に膨れた Soemmering's ring を認める．厚い水晶体上皮細胞の塊は IOL 偏位を生じるので，術中に摘出が必要になる．

[*1] IOL 縫着に関しては，本巻 "眼内レンズ強膜縫着術"（p.225）を参照されたい．

手術操作のポイント

本項では水晶体囊が残存し，IOL を毛様溝固定できる場合のみ解説する．

麻酔：手術操作が煩雑になり，IOL 挿入時に虹彩を触る可能性がある．点眼麻酔だけでは疼痛が生じる可能性があるので，Tenon 囊下麻酔を行う．硝子体の処理が必要な場合は1か所だけでなく数か所

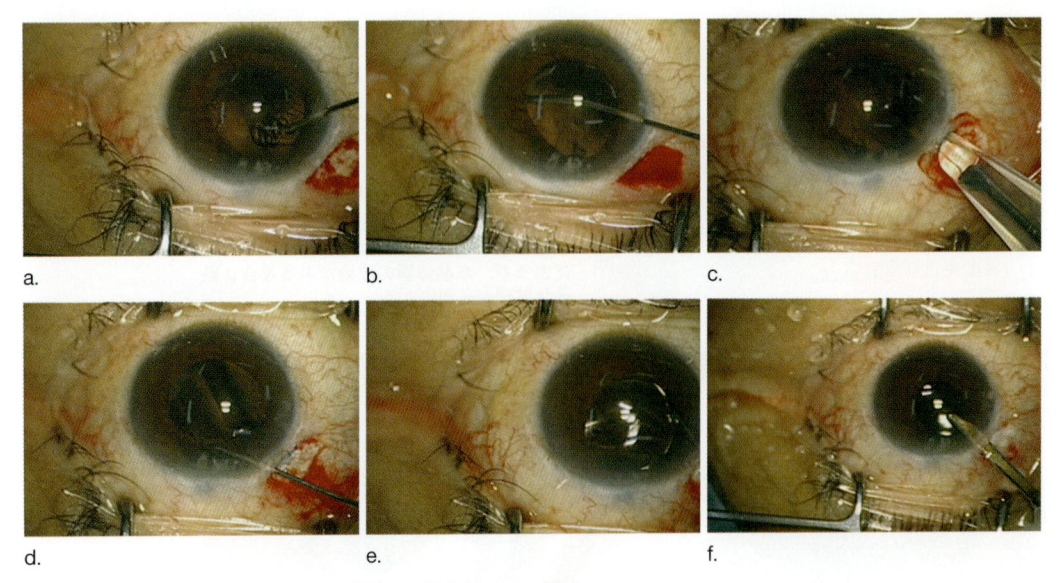

図3 Soemmering's ring が少ない場合の IOL 挿入
a. 粘弾性物質で前房を置換し，虹彩と水晶体嚢の間にも粘弾性物質を注入．
b. 虹彩と前嚢のスペースを確認し，癒着している場合は引き剥がす．
c. IOL 前方支持部をゆっくり毛様溝に挿入する．
d. 光学部が水平に広がるのを待ち，ダイヤリングで後方支持部を虹彩の下に挿入する．
e. 瞳孔にひきつれがある場合は，支持部が絡んでいる可能性があるので，IOL をさらに回転させて整復する．
f. シムコ針で，前房内圧が変動しないように粘弾性物質を吸引除去する．

に分けて麻酔を行い，術中疼痛を予防する．

創口作製：以前の手術による結膜と強膜の損傷があるので，前眼部をよく観察し，手術操作が行われていない健常な部分を探して，創口を作製する．創口の大きさは IOL のサイズに準じるが，インジェクターを使用して foldable IOL を挿入すれば，小切開からの手術が可能である．角膜のサイドポートは，3時-9時などほぼ180°離れた位置に作製すると硝子体脱出時に硝子体カッターの操作がしやすい．無硝子体眼の場合は，術中に眼球虚脱が生じてしまうので，MIVS（micro-incision vitrectomy surgery；極小切開硝子体手術）の 25 G または 23 G カニューラを強膜に穿孔してイリゲーションポートを作製するか，前房メインテナーをサイドポートから挿入して眼内圧が低下しないようにする．

IOL 挿入（1）Soemmering's ring が少ない場合（図3）：粘弾性物質で前房を置換し，虹彩と水晶体嚢の間にも粘弾性物質を注入して IOL を挿入する空間をつくる．後嚢に小さな穴があいている程度であれば，前房が虚脱しないように房水を粘弾性物質に置き換えることができれば硝子体が脱出しないので，そのまま IOL を毛様溝に挿入できる．症例によっては水晶体前嚢と虹彩が癒着している場合が

注文カード

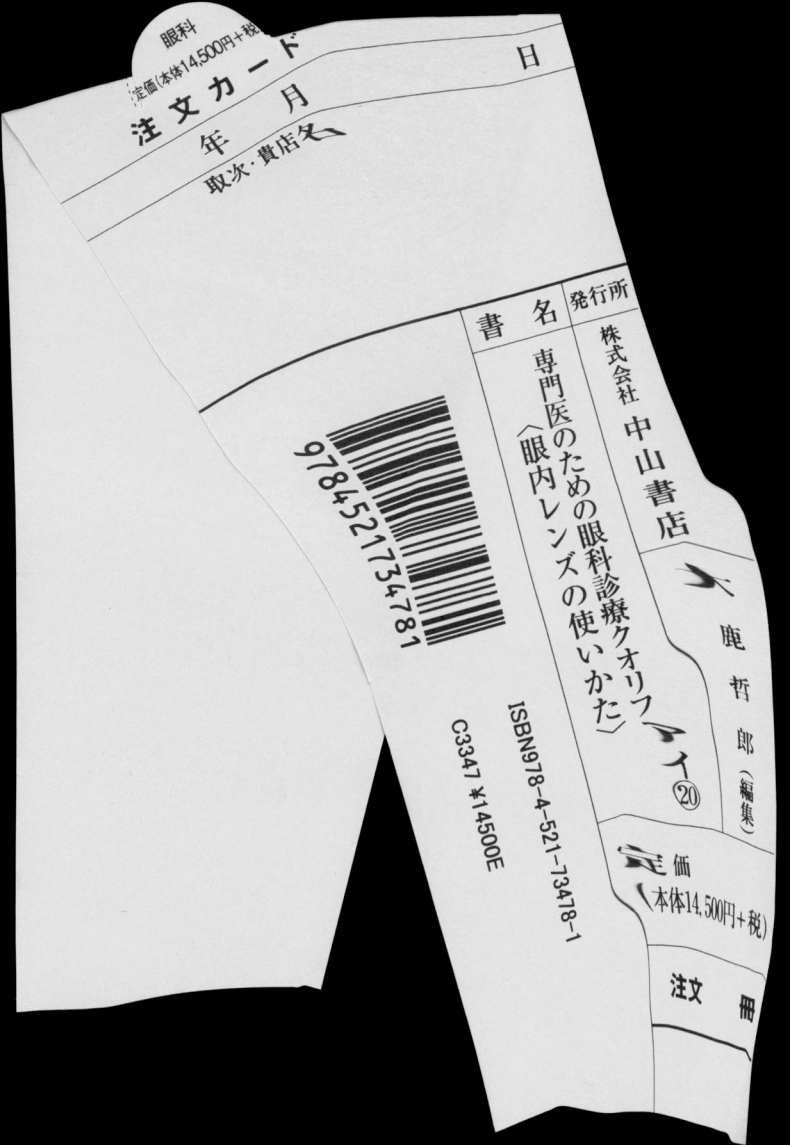

眼科
定価(本体14,500円+税)

年　月　日
取次・書店名

発行所	株式会社 中山書店
書名	専門医のための眼科診療クオリファイ⑳《眼内レンズの使いかた》

鹿嶋 哲郎（編集）

9784521734781

ISBN978-4-521-73478-1
C3347 ¥14500E

定価（本体14,500円+税）

注文　冊

売上カード

書名: 専門医のための眼科診療クオリファイ⑳ 〈眼内レンズの使いかた〉

発行所: 株式会社 中山書店

定価(本体 14,500円+税)

9784521734781

1923347145007

ISBN978-4-521-73478-1

C3347 ¥14500E

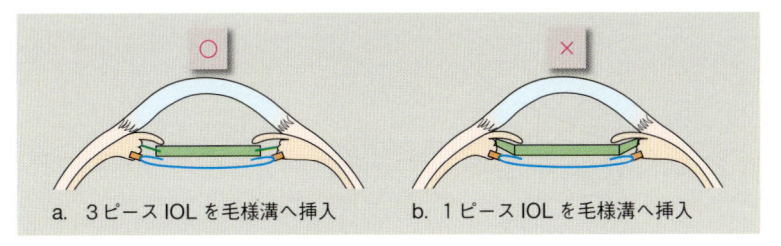

図4　毛様溝固定の IOL 選択
IOLを毛様溝へ固定する場合，支持部の細い3ピース形状のものを選択する．1ピース形状のものであると厚い支持部が虹彩裏面を刺激し，虹彩炎や pigment dispersion（色素散乱）を生じる．

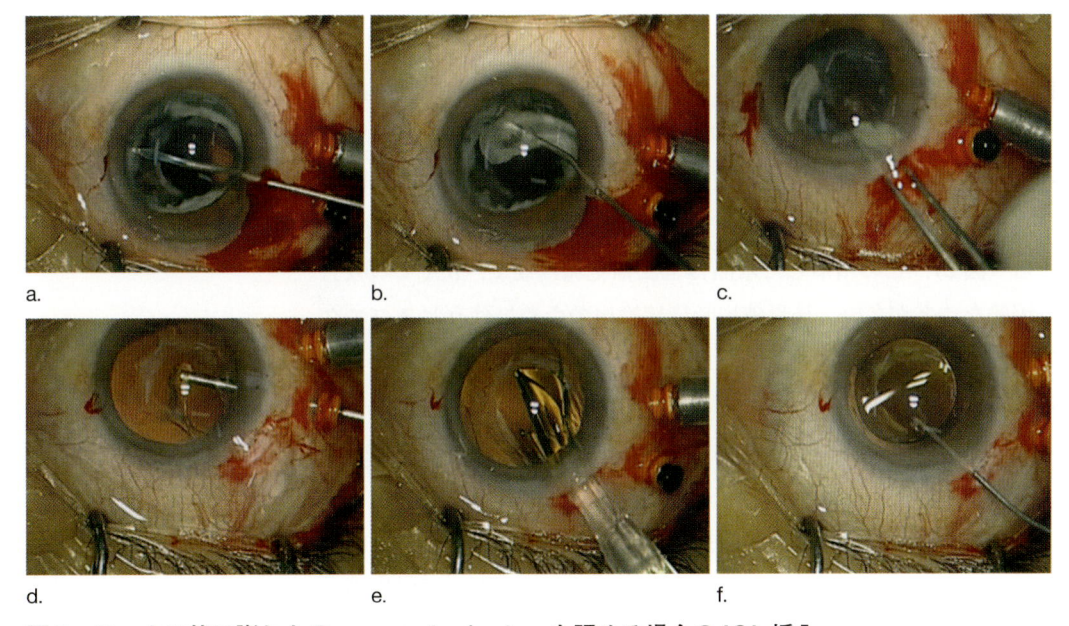

図5　ドーナツ状に膨れた Soemmering's ring を認める場合の IOL 挿入
a. 膨隆した水晶体嚢に切開を入れる．
b. 切開後は粘弾性物質を嚢内に注入して圧出すると，細胞塊が前房中にでてくる．
c. ビスコエクストラクションテクニックを使用して，細胞塊を眼外に圧出．
d. 残存細胞を硝子体カッターで吸引．
e. IOL前方支持部をインジェクターで毛様溝に挿入．
f. ダイヤリングで後方支持部も毛様溝に固定する．

あるので，ビスコ針で粘弾性物質を注入しながら，虹彩と前嚢のスペースを確認し，癒着している場合は引き剥がす．IOLは支持部の細い3ピース形状のものを選択する．1ピース形状のものであると厚い支持部が虹彩裏面を刺激し，虹彩炎や pigment dispersion（色素散乱）を生じる可能性がある（**図4**）．インジェクターでIOLを挿入する場合，IOL前方支持部が毛様溝に入ったら，光学部が水平に広がるのを待ち，ダイヤリングで後方支持部を虹彩の下に挿入する．支持部が虹彩に引っ掛かっていると，術後炎症が強くなるので，瞳孔の形に注意し，不整な場合はさらにIOLを回転させて支持部の位

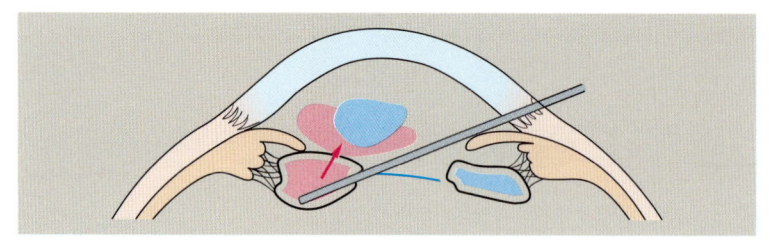

図6 Soemmering's ring の除去
Soemmering's ring は水晶体囊を切開後，粘弾性物質を囊内に注入すると前房中に圧出される．

置を整復する．

IOL 挿入（2）ドーナツ状に膨れた Soemmering's ring を認める場合（図5）：膨隆した水晶体囊に切開を入れて，ドーナツ状の水晶体上皮細胞塊を除去する．水晶体囊の切開は 23 G，25 G などの細い V-ランスがサイドポートから使用できて，操作がしやすい．切開後は，粘弾性物質を囊内に注入して圧出すると細胞塊が前房中にでてくる（図6）．この増殖した水晶体上皮細胞塊は硬く，I/A での吸引は困難なことが多い．後囊破損時に核娩出のために使うビスコエクストラクションテクニック[*2]を使用して，粘弾性物質が創口から出る流れに沿って眼外に排出するとよい．中途半端に細胞塊が残存すると水晶体融解緑内障を生じるので，徹底した除去が必要である．大きい細胞塊を除去した後に残る残存細胞は，I/A や硝子体カッターで吸引可能である．後囊の破損を認めるような場合は，前房内メインテナーをサイドポートから挿入し，硝子体カッターで脱出硝子体の処理を行った後に IOL を挿入する．IOL 挿入は前述同様に，虹彩と水晶体囊の間にも粘弾性物質を注入して IOL を挿入する空間をつくり，毛様溝に IOL を固定する．後囊破損を認めた場合，IOL 挿入後に希釈したオビソート®を使用して縮瞳し，硝子体脱出がないか確認する．

粘弾性物質の吸引

IOL 毛様溝固定後の粘弾性物質除去はボトル高を 30〜40 cm まで下げて，灌流量を減らし，眼内圧が上昇しないようにしてから行う．特に後囊破損がある場合にボトル高が高い状態で I/A を挿入すると眼内圧の上昇に伴い，IOL が硝子体側に落下することがある．シムコ針を使用して，マニュアルで粘弾性物質を吸引する方法もよい．
創口のリークを確認し，結膜をきれいに整復して，手術を終了する．

（松島博之）

[*2] ビスコエクストラクション
創口を少し広げ，粘弾性物質を使用して，核片や細胞塊を眼外に排出する方法．粘弾性物質の注入と同時にビスコ針で創口を下に押し下げて，核片が眼外に出やすいようにすることがポイントである．

眼内レンズ強膜縫着術

適応と術式分類

術中の後嚢破損に対し，破損の範囲が狭ければ嚢内固定も可能である．広範囲の破損であっても，CCC（continuous curvilinear capsulorrhexis；連続円形切嚢）が完成していれば嚢外固定で対応することができる．しかし，Zinn小帯が極度に脆弱であったり，広範囲に断裂している症例に対しては，眼内レンズ（intraocular lens；IOL）を直接強膜に縫着する必要がある．

眼内レンズ強膜縫着術は，通糸する位置より毛様溝縫着術と毛様体扁平部縫着術に分けられる．一般的には毛様溝が眼内レンズの固定位置として選択されることが多い．正確に毛様溝に固定できれば眼内レンズの偏心，傾斜が少ないからである．毛様溝縫着術の場合，全硝子体切除を必ずしも必要としないことも利点である．また本術式は，眼外から通糸する *ab externo* 法と眼内から通糸する *ab interno* 法に分けられる．

毛様体付近の解剖

毛様体は**図1**に示すように，毛様体突起を有する毛様体皺襞部と，その後方の毛様体扁平部からなっている．毛様体突起には大虹彩動脈輪から発した毛細血管網が存在し，出血の原因となる．また手術用顕微鏡下では毛様溝を観察することはできず，唯一の指標は外科的輪部になる．外科的輪部から強膜に垂直な切開を行えばSchlemm管前端にあたり，外科的輪部より約0.46 mm後方から垂直に刺入すれば毛様溝に入る[1,2]．虹彩と平行な方向で毛様溝に到達するには，外科的輪部より約2.5 mm後方から直針で刺入する必要がある[2]．

文献はp.394参照．

毛様溝縫着術（1）手技

劣化を考慮し，縫着にはプロリーン®糸の使用が推奨される．本術式のポイントは，いかに正確に毛様溝に通糸できるかである．*ab externo* 法では前述のように，強膜に垂直に刺入するか虹彩と平行に

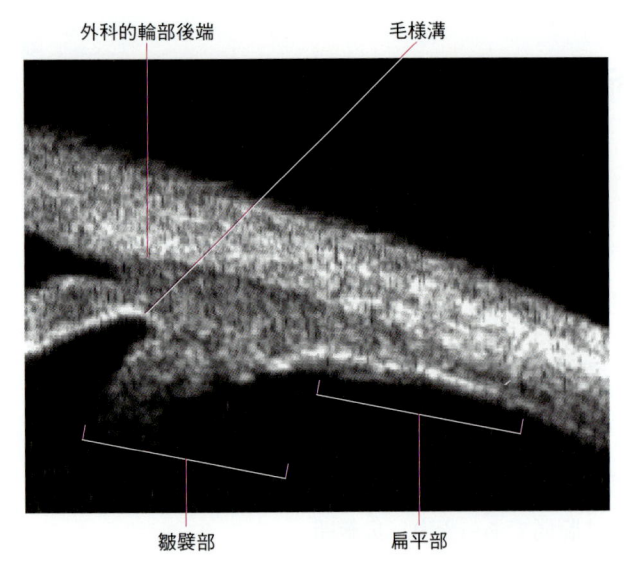

図1 毛様体付近の解剖
（写真提供：杉浦眼科 杉浦 毅先生.）

外科的輪部後端
毛様溝
皺襞部
扁平部

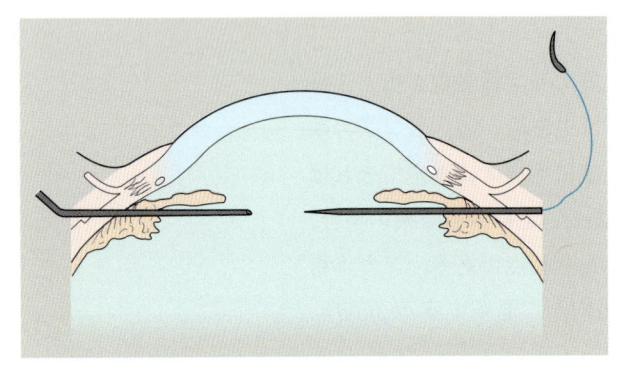

図2 対面通糸法（*ab externo*法）

刺入するかによりほぼ刺入点が決まる．一方から縫着針を刺入し，対側からディスポーザブルの注射針をガイドとして刺入して，眼内で縫着針を誘導する対面通糸法が行われることが多い（**図2**)[3]．

*ab interno*法では，毛様溝まで虹彩の後方はブラインド操作で針先を進めていかなければならない（**図3**）．その間に低眼圧になり，角膜が歪み視認性が悪化することもあり，操作は正常眼圧下で通糸が行える*ab externo*法よりも難しいと考えられる．このため*ab interno*法では，直視下にて毛様溝へ通糸するためのさまざまな試みが行われている．強膜圧迫，眼内内視鏡およびエンドミラーによる観察下での毛様溝への通糸が報告されているが，手技が複雑なため一般には普及していない[4-6]．一方で，非直視下でも正確に毛様溝に縫着針の先端を誘導するために，縫着針用のインジェクターが製品化されている（**図4**）[2]．

挿入された眼内レンズの偏心および傾斜を最小限にとどめるため

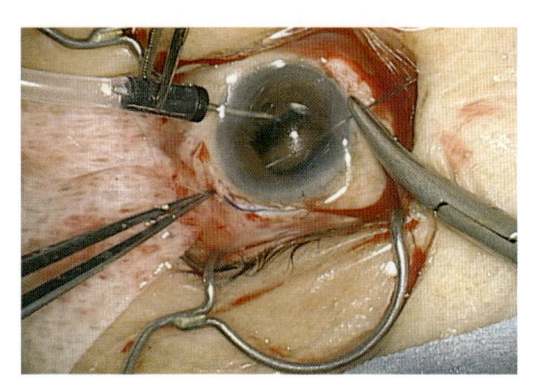

図3　*ab interno* 法
虹彩後方はブラインド操作となる．

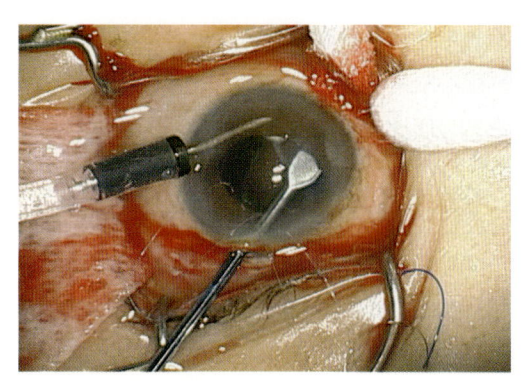

図4　杉浦氏 CSP インジェクター（Sugiura Ciliary Sulcus Pad Injector, Duckworth & Kent）

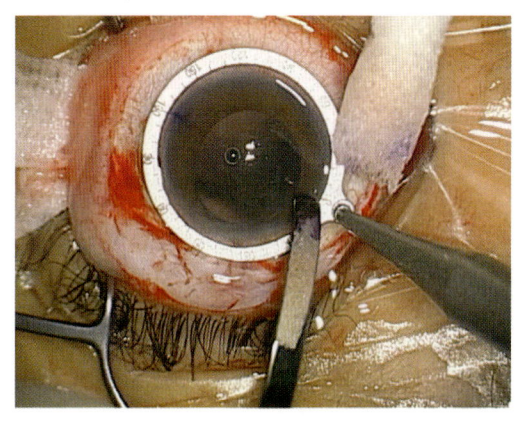

図5　強膜への通糸位置を対称にするために行うマーキング

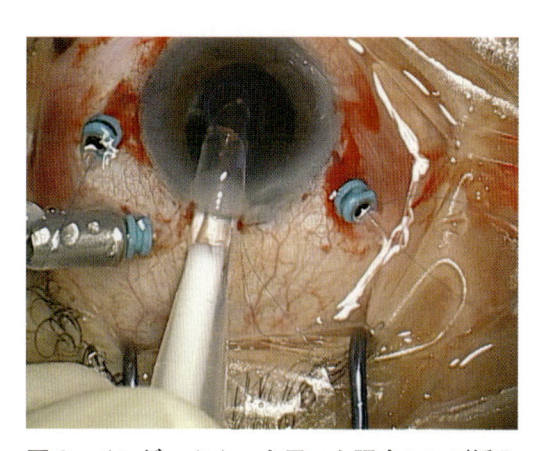

図6　インジェクターを用いた眼内レンズ挿入

には，眼内レンズの支持部に固定する縫着糸の位置が対称になっていることを確認しなければならない．また，強膜を通糸する位置も正確に 180°対側になるように強膜上にマーキングしておくことが望ましい（図5）．

毛様溝縫着術（2）眼内レンズの選択

従来は支持部に通糸用のアイレットのついた縫着専用の PMMA（polymethylmethacrylate；ポリメチルメタクリレート）製のものが多く使用されていたが，挿入のため切開創が大きな乱視を惹起することから，近年では foldable 眼内レンズを使用する術者が増えている．切開創が小さくなることで術中の低眼圧も防止しやすくなり，短い強膜トンネルでも自己閉鎖を得やすくなった[*1]．foldable 眼内レンズは鑷子で折り畳んで挿入することも可能であるが，最近ではインジェクターを用いる挿入も多く行われている（図6）．

[*1] 眼内レンズ強膜縫着術では過去の手術により強膜が障害されている場合が多く，眼内レンズ挿入のための切開創の作製および自己閉鎖に困難が伴うことが多い．

縫着された眼内レンズは，通常の囊内固定された眼内レンズに比べ偏心や傾斜しやすいので，光学的には球面レンズを用いたほうが許容範囲は広いと考えられる[7]．

毛様溝縫着術（3）合併症予防

すでに述べたように，毛様体皺襞部は血管が豊富な部位であるため，出血は注意すべき合併症である．長後毛様動脈の走行から3時－9時は避け，正確に毛様溝に通糸することが重要であるが，通糸の操作の間の低眼圧にも注意する必要がある．低眼圧は出血の重症度に関係し，まれに起こる脈絡膜出血の原因ともなりうる．粘弾性物質を前房中に十分に注入したうえで通糸を行うか，角膜サイドポートもしくは毛様体扁平部に設置したポートからの灌流により眼圧を維持した状態での通糸が望ましい．

網膜剝離を予防するための硝子体切除をどの程度行うかについての結論は得られていないが，毛様溝縫着術の場合には前部硝子体切除術のみ行っているという報告が多い．縫着糸の結膜上への露出は晩期感染性眼内炎の原因となる可能性があるため，強膜半層切開し結紮部を埋没させるのが一般的である[8]．

毛様溝縫着術（4）合併症対策

網膜剝離の発症：術後は常に網膜剝離の発症を念頭に置いて眼底検査を行うべきである．また少量の硝子体出血は自然吸収を待ってよいが，眼底の視認性が悪い場合は超音波Bモードにより網膜剝離の有無を確認しなければならない．長期にわたって出血の吸収が得られない場合は，硝子体手術も考慮する．

縫合糸の露出：縫合糸の露出の被覆は結膜もしくはTenon囊付結膜でも可能であるが，時間の経過とともに再度露出してくることが多い．半層切開した強膜フラップを折り返して縫着糸を被覆する方法が最も簡便で長期的に安定している（図7）．ただし，正確に毛様溝に固定され長期間経過した症例では，眼内レンズの支持部は図8に示すように毛様体組織に埋没しており，抜糸もひとつの選択肢と考えられる．

眼内レンズ瞳孔捕捉：縫着眼において比較的頻繁に認められる合併症である．図9に典型例を示す．散瞳もしくはフック，スパーテルなどで整復することできるが，再発を繰り返す症例も多い．

原因のひとつとして逆瞳孔ブロックが考えられている[*2]．図10に

[*2] 逆瞳孔ブロックは，色素性緑内障（pigmentary glaucoma）の原因と考えられている．水晶体と強く接触した虹彩から虹彩色素が飛散することで眼圧が上昇するとされている．

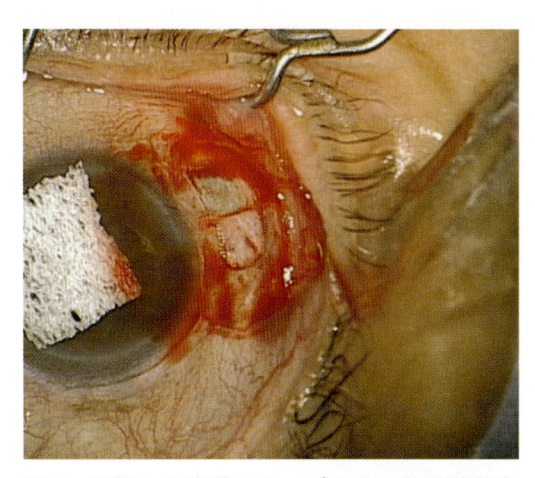

図7 反転した強膜フラップによる露出縫着糸の被覆

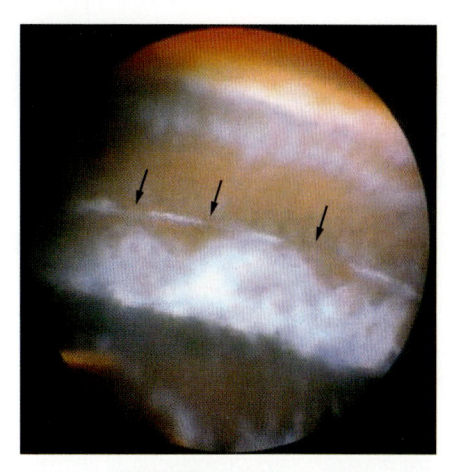

図8 毛様体組織に埋没した眼内レンズの支持部（眼内視鏡像）

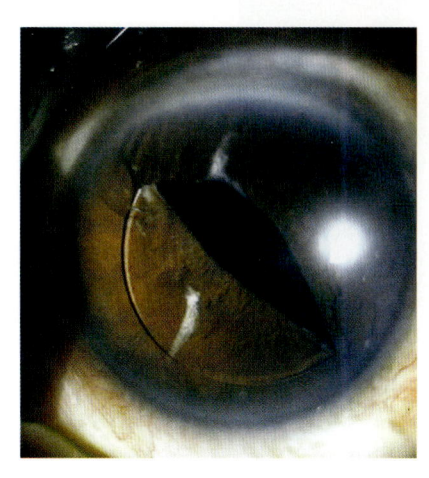

図9 眼内レンズの瞳孔捕捉

逆瞳孔ブロックの発生機序を示す．眼内レンズ縫着眼では水晶体嚢，Zinn小帯および前部硝子体がなく，後房から前房への房水の移動が容易である．洗顔の際の眼球圧迫や強い瞬目などにより，後房から前房へ移動した房水は前房容積を拡大させ，虹彩は後方へ移動する．後屈した虹彩が眼内レンズに接着し，前房から後房への房水の移動が停止する．この時点で前房圧は後房圧を一時的に上回っており，極度の深前房と虹彩の後屈を特徴とする逆瞳孔ブロックが形成される（図11）．眼内レンズが後方に偏位するため遠視化することも多い．その後，前房水は隅角から徐々に排出され，前房圧が下がり，逆瞳孔ブロックは自然に解消される[9]．この間に眼内レンズの瞳孔捕捉が起こるのではないかと考えられている．前房と後房の圧差をなくすためのレーザー虹彩切開術が有効である．

毛様溝縫着の場合，眼内レンズと虹彩の間のスペースが狭いため

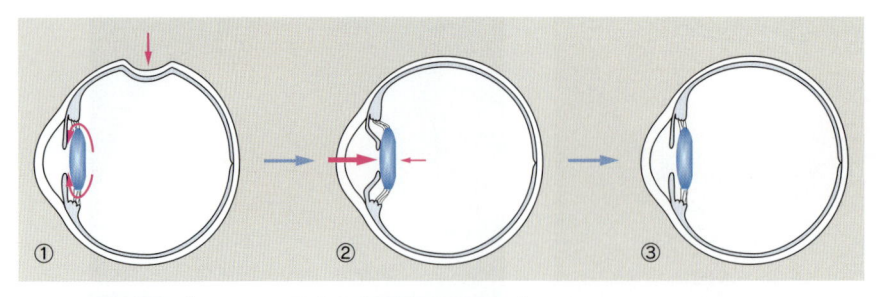

図10 逆瞳孔ブロックの発生と解除のメカニズム
① 外部からの圧力が加わり，房水が後房から前房へ移動する．
② 一時的に前房圧＞後房圧となり，虹彩が後方へ屈曲する．
③ 時間とともに房水が排水されると，前後房圧の差が消失し，逆瞳孔ブロックが解除される．

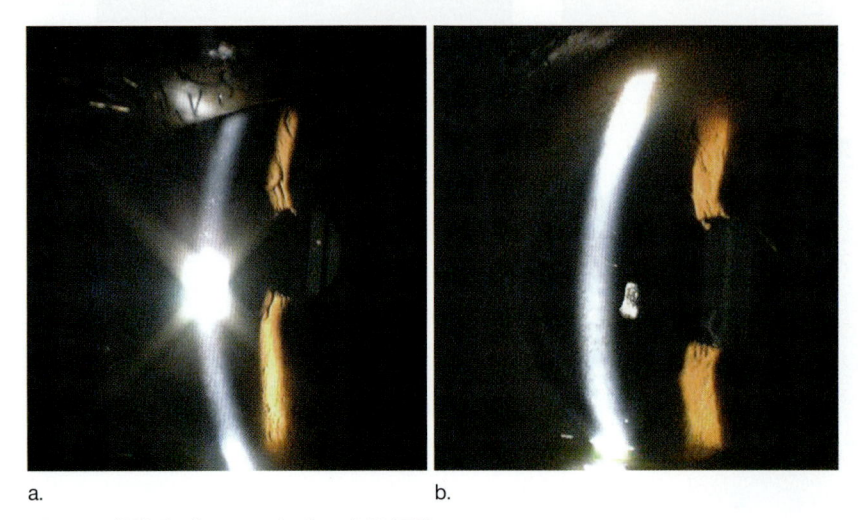

図11 逆瞳孔ブロックとその自然解除
a. 虹彩が後方へ大きく屈曲し，眼内レンズと接触することで，一時的に前房圧＞後房圧となる．
b. 逆瞳孔ブロックが解除され，虹彩と眼内レンズの位置も正常となっている．

眼内レンズ瞳孔捕捉の発生頻度は高いことが予想される．逆瞳孔ブロックの起こりやすいと考えられる若年者，近視眼および眼球突出傾向のある症例では，手術時に周辺虹彩切除術の施行も考慮されるべきである．

毛様体扁平部縫着術

毛様体扁平部は血管が少なく，通糸の際に出血する危険性が低い．毛様溝への通糸に比べ手技的にも容易である．外科的輪部後方2.5mmの位置で強膜に垂直に刺入すれば囊内固定した眼内レンズとほぼ同じ位置に固定でき，虹彩との間のスペースも確保できる．ただし，固定は縫着糸にのみ依存することになり，偏心や傾斜が起こりやすい．逆に毛様体組織と触れることがなく，接触による炎症

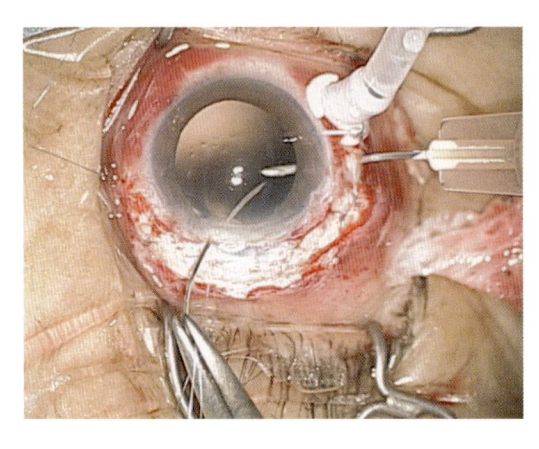

図12　毛様体扁平部縫着の従来の縫着針誘導法
外科的輪部から2.5mm後方の強膜に垂直に刺入した27G注射針を用いて縫着針を誘導する.

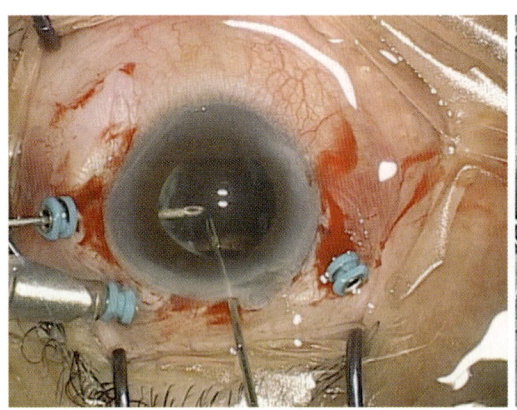

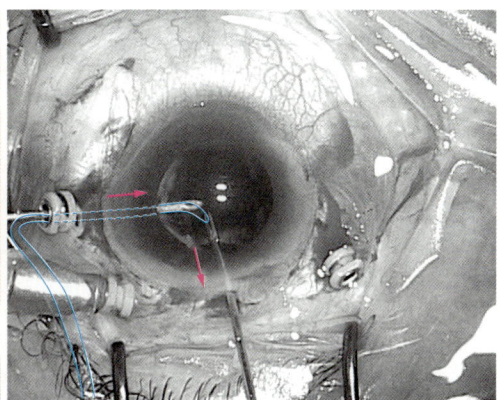

図13　毛様体扁平部縫着のトロカールによる縫着針誘導
硝子体切除時に25Gトロカールを180°対側に設置し,縫着糸の通糸に利用する. 27G鉗子を用いることで,糸を保持した状態でもトロカール内を容易に通過できる.

を最小限にできるというメリットもある[10]. 以前は外科的輪部の2.5mm後方の強膜に垂直に刺入した27G注射針を用いて縫着針を誘導していたが (**図12**), 現在は, 硝子体手術に使用するトロカールを通して縫着糸を眼内に挿入し, 眼内レンズ挿入用の切開創から引き出すようにしている (**図13**).

カコモン読解　第18回　一般問題96

眼内レンズの毛様溝縫着で縫着糸を通糸する角膜輪部からの距離はどれか.

a 0〜1.0mm　　b 1.2〜2.0mm　　c 2.2〜3.0mm
d 3.2〜4.0mm　　e 4.2〜5.0mm

解説　組織学的輪部は手術顕微鏡下では確認できないので, 角膜輪部とは外科的輪部を指していると考えられる. *ab interno*法では

眼内から通糸を行うので，角膜輪部からの距離は問題にならない．この問題は *ab externo* 法で通糸を行う際の刺入部位を問う問題であると考えられる．ここで重要なのは刺入を強膜に垂直に行うか，虹彩に平行に行うかである．本文中で述べたように強膜に垂直に刺入するのであれば，外科的輪部後方 0.41〜0.46 mm が刺入点となる．虹彩と平行に直針で刺入するのであれば，直針では外科的輪部後方 2.5 mm が刺入点となる．したがって，a か c が正解となるが，強膜に垂直に刺入する場合，毛様溝に達した時点で方向を変え瞳孔領に針の先端を進めなければならない．経験が少ない術者には少し複雑な操作になるので，虹彩に平行に刺入しそのままの方向に針先を進めて瞳孔領に到達するほうが容易だと思われる．そう考えれば正解は c になる．

[模範解答] c

[カコモン読解] 第 21 回 一般問題 93

眼内レンズ毛様溝縫着固定術の合併症で頻度が高いのはどれか．3 つ選べ．
a 網膜剥離　　b 黄斑円孔　　c 硝子体出血　　d 囊胞様黄斑浮腫
e 虚血性視神経症

[解説] 本手術において最も多い合併症は，刺入の際の硝子体出血である．また，硝子体の牽引による網膜剥離も報告されている．同様に硝子体牽引による囊胞様黄斑浮腫も頻度が高いと考えられる．黄斑円孔は硝子体が黄斑部に強く癒着している特殊な症例でしか発症する可能性がなく，臨床上も経験することはまれである．虚血性視神経症も素因をもつ症例では硝子体手術を契機に発症する可能性はあるが，本手術特有の合併症とはいえない．したがって，正解はa，c，d と考えられる．

[模範解答] a, c, d

（井上　康）

眼内レンズ強膜内固定術

IOL 強膜内固定術とは

　眼内レンズ（intraocular lens；IOL）を固定する囊が存在しない術後無水晶体眼に対する IOL 二次挿入術として，IOL 縫着術，IOL 虹彩縫着固定術，前房レンズ挿入術が報告されている．わが国においては IOL 縫着術が主に行われているが，煩雑な縫着操作が必要なこと，縫着糸に起因する IOL の偏心や傾斜，落下などの合併症，縫着用 IOL が必要なこと，などの問題点が指摘されている．そこで，最近 IOL 強膜内固定術が登場した．

　IOL 強膜内固定術とは，眼内に挿入した IOL の支持部を，強膜内に作製した小孔より硝子体鑷子などで把持して眼外へ抜き出し，その支持部先端を強膜トンネル内に挿入して固定する，新しい IOL 二次挿入術である．IOL 強膜内固定術は，手術手技が簡便であり，支持部が強膜内に直接固定されるために，IOL の眼内での固定が良好であること，通常の 3 ピース IOL が使用可能なことなどの利点を有している（図 1）．IOL 強膜内固定術の概念は，2007 年に初めて報告され，注射針を用いて強膜内に小孔を作製して抜き出す方法[1]や，フィブリン糊で IOL 支持部と強膜半層弁を接着させて固定する方法[2]などが報告されている．筆者は，より簡便で安全な Y-fixation

文献は p.394 参照.

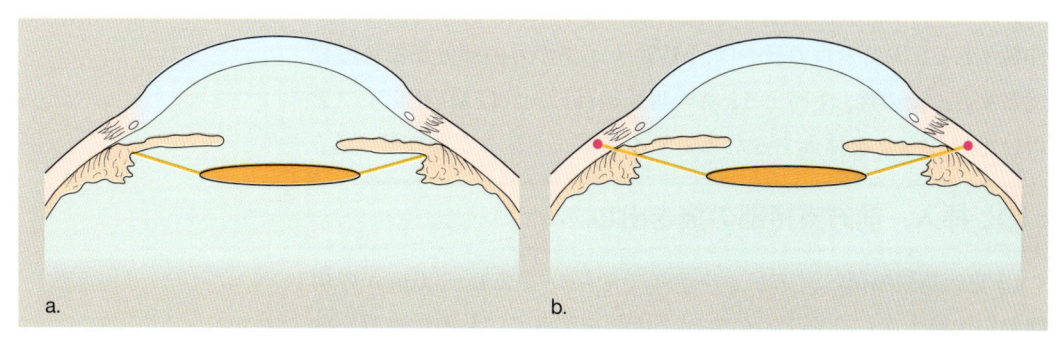

図 1　術式と IOL 支持部固定位置
a. IOL 強膜縫着術．IOL 支持部は縫着糸により毛様溝，あるいは毛様体扁平部に固定される．
b. IOL 強膜内固定術．IOL 支持部は強膜内に直接固定される．

tenchnique[3-6)]を用いて，本手術を行っている．

実際の手技

切開位置マーキングと結膜切開：Tenon 囊下麻酔後，3 面マーカーを用いて 2 時と 8 時の切開位置をマーキングする（**図 2a, b**）．マーキング後に，2 時と 8 時の位置に幅 5 mm の結膜切開を行い，強膜を露出してバイポーラにて止血する．

強膜創作製と硝子体切除：2 時と 8 時の強膜上に，Y マーカーを用いて強膜切開位置をマーキングする（**図 2c**）．Y マーカーの先端部を角膜輪部にあわせると，輪部から 2 mm の位置に Y 字の切開部位がマーキングされる．その後，両側の強膜上のマーキングに沿って，フェザーナイフを用いて Y 字の強膜半層切開を行う（**図 2d**）．次に，4 時の角膜輪部より 3.5 mm の位置に 25G トロカールを刺入して灌流カニューラを設置し，眼内灌流を行う．硝子体切除が必要な場合には，10 時の角膜輪部より 3.5 mm の位置にカニューラを設置して 25G 硝子体カッターにて硝子体切除を行う（**図 2e**）．硝子体手術装置がない場合には，前房メインテナーを用いて眼内圧を維持し，必要があれば白内障手術装置の硝子体カッターを用いて硝子体切除を行う．硝子体切除を行う範囲は，瞳孔領と 2 時，8 時の虹彩裏面を中心に行う．本手術は，IOL 支持部が毛様溝を通過するのみであり，扁平部縫着術と異なり，圧迫を併用して周辺部硝子体を念入りに切除する必要はない．次に，2 時と 8 時の Y 字強膜創において，24G MVR（micro vitreoretinal）ナイフ（曲）を用いて毛様溝へ至る強膜穿孔創と角膜輪部に平行に強膜トンネルを作製する（**図 2f, g**）．穿孔創作製時には，MVR ナイフを虹彩に平行に刺入する．強膜トンネルから MVR ナイフを抜き出す際には，Y 字強膜切開創の三角形の部分でナイフ先端を少し横に動かすことにより，三角形の半層弁が作製される．トンネルの長さは，MVR ナイフの刃の部分が隠れる程度とする．その後，1 時と 11 時の角膜輪部に，20G MVR ナイフを用いて U フックを挿入するためのサイドポートを 2 か所作製する．

IOL 挿入，前方支持部の抜き出し

10 時の角膜輪部に，スリットナイフを用いて 2.4〜3.0 mm の切開創を作製する．インジェクターに IOL を装着し，粘弾性物質を前房内へ注入後，IOL を前房内に挿入する．挿入時，インジェクターのカートリッジ先端より瞳孔領中心へ前方の IOL 支持部をわずか

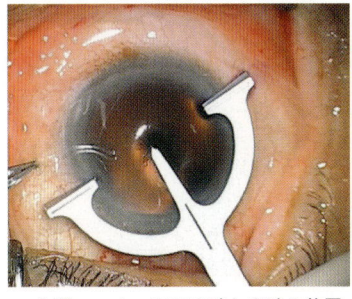

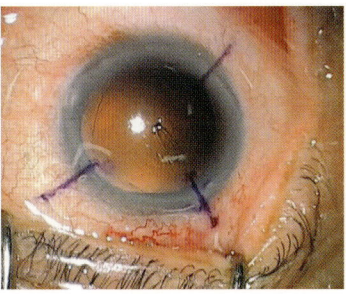

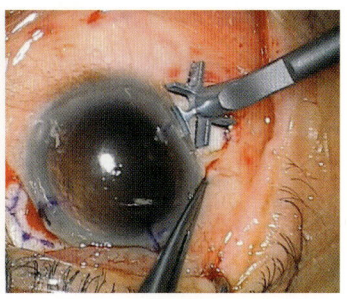

6. 眼内レンズの特殊な使用法　235

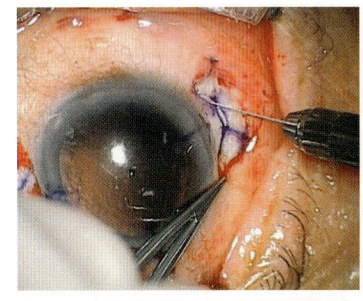

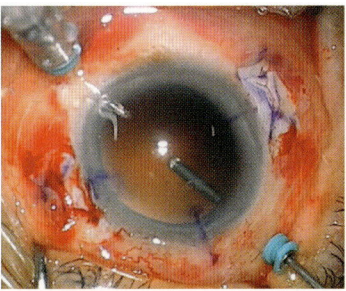

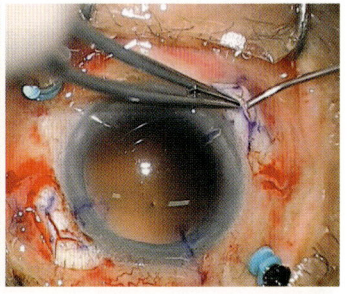

a. 3面マーカーにて2時と8時の位置にマーキングを行う.
b. マーキング後.
c. Yマーカーにて強膜切開位置をマーキングする.
d. マーキングに沿って,Y字の強膜半層切開を行う.
e. 25G硝子体カッターにて前部硝子体切除を行う.
f. 24GMVRナイフを用いて強膜穿孔創を作製する.
g. 24GMVRナイフを用いて角膜輪部に平行に強膜トンネルを作製する.
h. IOL挿入時に左手の硝子体鑷子にて前方の支持部を把持して眼外へ抜き出す.
i. ガスキン鑷子にて後方の支持部を眼内に挿入する.

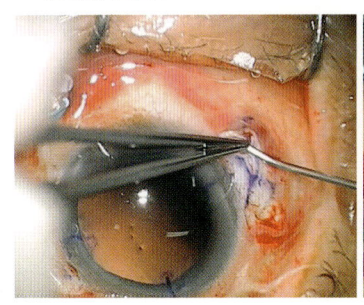

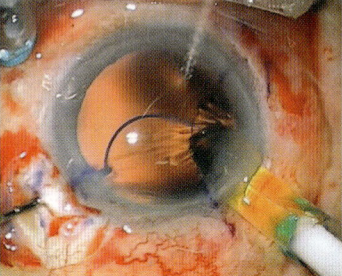

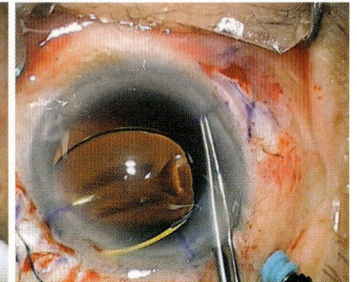

図2　実際の手技

に押し出し,2時の強膜穿孔創より挿入した左手の25G強膜内固定術用鑷子にて,その支持部先端を把持する(**図2h**).助手がインジェクターのプランジャーを回転させてIOLを眼内に押し出すとともに,術者は前方の支持部を強膜内固定術用鑷子にて眼外へ抜き出す.

後方支持部の抜き出し

　眼外の後方支持部を右手のガスキン鑷子で把持して眼内へ挿入し,8時の虹彩面上にのせる(**図2i**).しかし,支持部の素材や形状によっては,挿入操作が困難な場合がある.また,IOLが時計回り

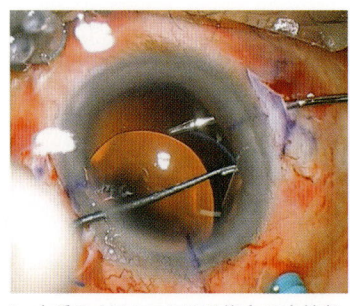

j. 左手のUフックにて後方の支持部を瞳孔領へ誘導して、右手の硝子体鑷子で把持して眼外へ抜き出す. 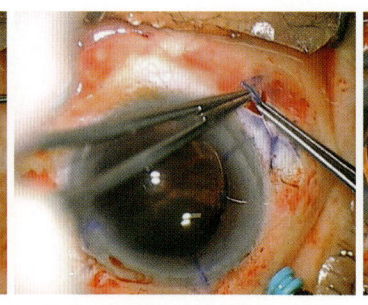
k. 眼外へ抜き出した支持部を、ガスキン鑷子で強膜トンネル内へ挿入する. 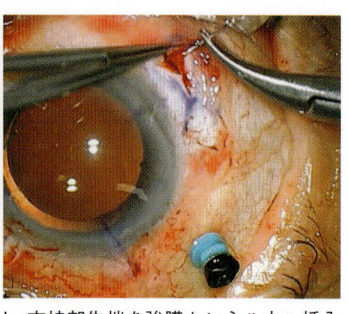
l. 支持部先端を強膜トンネル内へ挿入後、8-0 ナイロン糸で強膜床と縫合する.

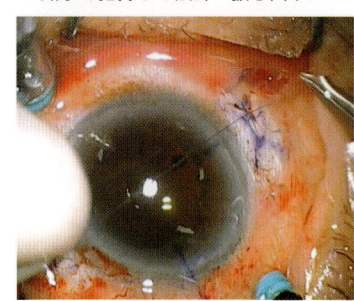

m. 強膜創と結膜を 8-0 バイクリル® 糸にて縫合する.
n. 手術終了. 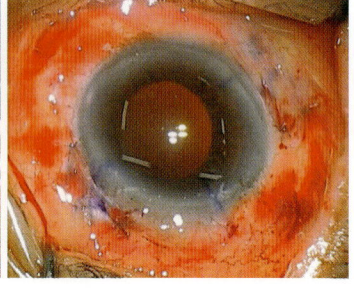

（図2のつづき）

に回転して，眼外へ抜き出した前方支持部が眼内へ戻ってしまう可能性がある．その場合，1時のサイドポートより挿入したプッシュアンドプル鉤を用いて，IOL光学部を虹彩裏面に押し込み，2時方向（左手前）に移動させる．本操作により，後方支持部の眼内への挿入は容易となり，前方支持部が眼内へ戻ることもない（push and pull hook technique）．その後，同様にサイドポートより挿入した左手のUフックの先端部分を用いて，後方支持部先端を瞳孔領へ誘導する．8時の強膜穿孔創より眼内へ挿入した右手の強膜内固定術用鑷子にて，後方の支持部先端を把持して眼外へ抜き出す（U-shaped hook technique，図2j）．

支持部の強膜トンネル内挿入と中心固定

両側の眼外へ抜き出した支持部先端を，ガスキン鑷子を用いて強膜トンネル内へ挿入する（図2k）．トンネル内挿入後，両側の支持部の位置を調整してIOLの中心固定を行う．

強膜縫合と結膜縫合，周辺虹彩切除：術直後のIOLの位置ずれを予防するために，Y字強膜切開創の三角形半層弁の部位にて，IOL支持部と強膜床を8-0ナイロン糸にて縫合する（図2l）．Y字強膜切開創，結膜は8-0バイクリル®糸にて縫合する（図2m）．角膜切開創

a. 3面マーカー

b. Yマーカー

c. Uフック

d. IOL強膜内固定術用鑷子

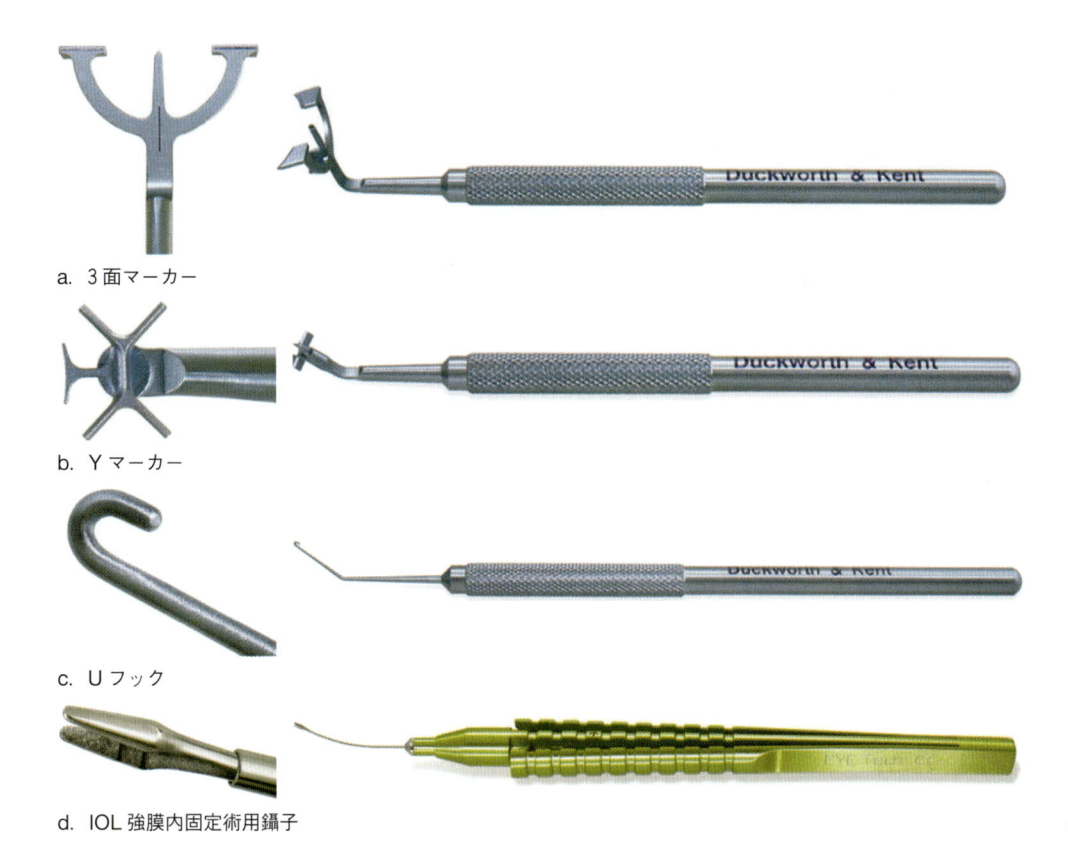

図3 IOL強膜内固定術用器具

は10-0バイクリル®糸にて1針縫合する．最後に，逆瞳孔ブロック予防目的にて，25G硝子体カッターを用いて鼻上側に周辺虹彩切除（peripheral irdectomy；PI）を行い，灌流カニューラを除去して手術を終了する（図2n）．

IOL強膜内固定術用器具

3面マーカー：角膜中心より180°左右対称な切開位置のマーキングが可能．IOL縫着術においても使用可能（図3a）．

Yマーカー：先端部を角膜輪部に当てると，輪部より2mmの位置にY字切開のマーキングが簡便に行える（図3b）．

Uフック：U字形の先端部分をIOL支持部に引っ掛けて瞳孔領へ誘導するために用いる．プッシュアンドプル鉤と異なり，IOL支持部を引っ掛ける際に下方に外れにくい（図3c）．

IOL強膜内固定術用鑷子：従来の硝子体鑷子よりシャフトが短く弯曲しているため，眼内（主に虹彩レベル）での操作性は良好である．特に鼻側からのアプローチの際，鼻にシャフトが当たらないために

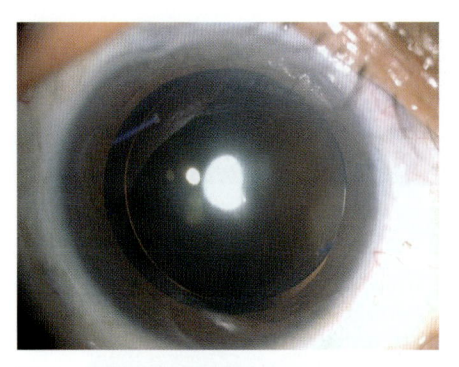

図4 術後前眼部写真
72歳，女性．術後1年4か月．IOLの偏心，傾斜を認めず，固定は良好である．
Vd＝0.8×IOL（1.2×IOL×−0.5D◯cyl−0.25D Ax90°）

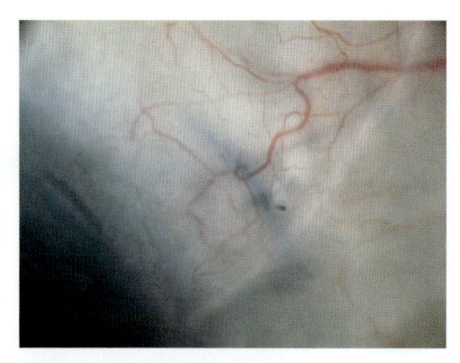

図5 強膜内固定部位（図4と同一症例）
強膜内にIOL支持部が透見される．

操作しやすい（**図3d**）．

IOLの選択と度数

　強膜内固定術においては，従来の縫着術と異なり，特殊な形状の支持部を有するIOLを必要としない．通常の3ピースIOLが使用可能なことが本術式の一つの利点である．しかし，強膜内固定術では全長が15〜16mmまで伸展されることや，術後の偏心，瞳孔捕獲などの問題もあり，IOLの全長，支持部がともに長く，光学径が大きい球面レンズが適している．最近わが国で販売されているIOLはほとんどが全長13mm以上で問題はないが，全長が12.5mm以下のIOLは本手術に適さない．PMMA（polymethylmethacrylate；ポリメチルメタクリレート）製1ピースIOLは，全長，支持部ともに短く支持部が硬いために破損しやすく不適である．現在一般に用いられている支持部が太いアクリルfoldable 1ピースIOLも，その支持部の形状により不適である．挿入IOL度数は，囊内固定IOL度数より1Dを減じたものを使用している[7]．

利点と問題点

利点：強膜内固定術の一番の利点として，IOL支持部が強膜内に固定される[*1]ことにより，IOLの眼内での固定はより強固であるとともに，IOLの偏心や傾斜をほとんど認めないことが挙げられる（**図4, 5, 6**）．IOLの眼内での解剖学的安定性（anatomical stability）は，術後屈折など光学的安定性（optical stability）につながる．強膜内固定術のもう一つの大きな利点として，術後に打撲などにより

[*1] 強膜内固定術の術後の模式図

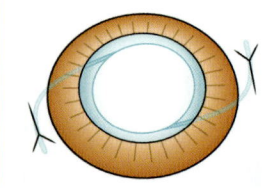

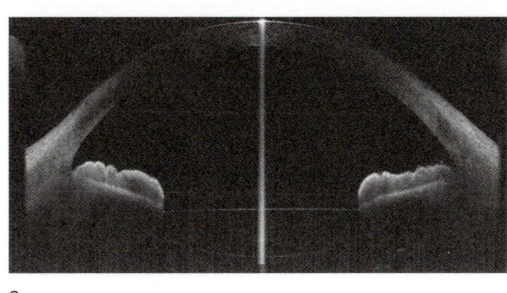

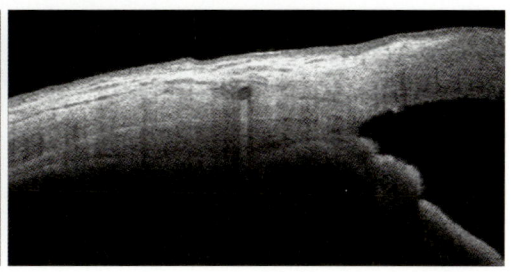

a. b.

図6 前眼部光干渉断層計（OCT）所見
80歳，男性．術後1年6か月．
a. IOLの偏心，傾斜を認めず，眼内での固定は良好である．
b. 強膜内にIOL支持部が観察される．

IOL偏位を認めても，容易に整復可能なことが挙げられる．縫着術施行眼では術後に整復が困難であるが，強膜内固定術施行眼では結膜，強膜切開部位をもう一度開けてIOL支持部の位置を調整することにより，容易にIOL位置の整復が可能である．さらに煩雑な縫合操作がないこと，縫着用IOLを必要としないこと，小切開手術が可能なこと，learning curveが短いこと，手術時間の短縮化が期待できることなどが利点として挙げられる．

問題点：強膜内固定術の一番の問題点として，術中のIOL落下のリスクが挙げられる．縫着術では，縫着糸が命綱の役割を果たしている．一方，強膜内固定術ではその命綱がないために，手術操作を誤るとIOL落下につながる可能性がある．すべての眼内操作を虹彩レベルで行うことが，この合併症の予防につながる．

まとめ

現在わが国では，IOL二次挿入術としてIOL縫着術が第一選択として行われているが，将来的には，縫着術と比較して種々の利点を有するIOL強膜内固定術に移行していく可能性がある．IOL強膜内固定術の手術手技は，IOL位置異常例の整復時や，無水晶体眼における角膜内皮移植術（Descemet's stripping automated endothelial keratoplasty；DSAEK）施行時，多焦点IOLの二次挿入時にも有用であり，さらなる発展が期待される．

（太田俊彦）

ピギーバック法（primary, secondary）

ピギーバック法とは

ピギーバック（piggyback）とは英語で"背負う"の意味であるが水晶体再建術で piggyback IOL とは眼内レンズ（intraocular lens；IOL）を2枚重ねて挿入すること，または2枚目のIOLのことを指す（図1, 2）．IOLを2枚同時に挿入する場合（primary）と二次的に挿入する場合（secondary）とがある．

primary ピギーバック IOL

一度の手術でIOLを2枚重ねて挿入する方法である．
適応：この方法は，たとえば強度遠視で使用すべきIOL度数が製造されてない場合，2枚のIOLを一度に挿入し，レンズ度数を加算して目標度数を得るために行う．現在では40Dくらいまでの度数が作製できるので，この方法を行うことはまれである．
方法：たとえば，42DのIOLが必要なら42D＝30D＋12Dでこの2枚を挿入する．2枚のIOLはそれぞれ囊内と囊外に挿入するのがよい．2枚を同じ囊内に固定すると合併症として inter lenticular

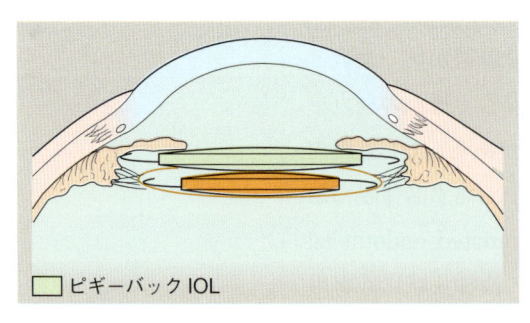

図1　ピギーバック IOL
1枚のIOLが囊内固定されており，ピギーバックIOLが囊外に挿入（毛様溝固定）されている．

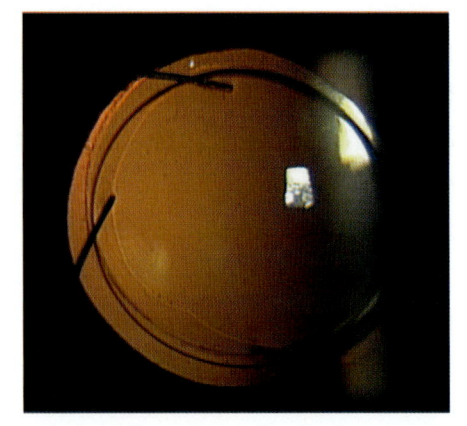

図2　ピギーバック IOL の挿入されたスリット写真
26歳，男性．2枚のIOLが挿入されている．

opacification[1] *1 が生じやすいといわれている．2枚目のIOLは囊外固定となるので，3ピースレンズを使用する．IOLの材質について異なるものがよいと考えられていたが，2枚を囊内に同時に入れることがなければ問題ない．

secondary ピギーバック IOL

水晶体再建術後に屈折度数ずれが生じ，その補正目的でIOLを追加挿入する方法である．この方法は限られた条件で可能であるが，症例を選べば非常に有効な方法である．

適応例

症例：59歳，女性．主訴：右眼のかすみと疲れ．
術前視力：右 0.07（0.4×−5.0D◯cyl−0.75 D Ax175°），左 0.2（1.0×−2.0D◯−0.75 D Ax155°）

眼軸長は右 24.77 mm，左 23.55 mm，右の核白内障のみを認めた．右眼の白内障手術を計画．それまでが眼鏡矯正でもともと不同視であったことを配慮し，右眼の術後屈折値目標を−2.9Dとして手術を行った．結果，右眼視力 0.09×IOL（0.8×−3.50D◯cyl−2.00D Ax180°）となった．眼鏡で生活をしていたが，バランスが悪く裸眼でもっと遠くが見えるようにしたいとの希望が強く，右眼に遠方視をねらってトライアルコンタクトレンズでシミュレーションしたところ良好であったため，右眼度数補正を行った．最初の手術から1年3か月経過していたためIOL入れ替えは侵襲が大きくなることを考え，ピギーバックIOLでの補正を選択した．ピギーバックIOL（乱視を軽減するために強主経線切開で−4.0D）を囊外に挿入した．再手術後，右眼視力 0.6×IOL×ピギーバックIOL（1.0×−1.0D◯cyl−0.75 D Ax170°）となり，左右のバランスも本人の満足を得られた．

適応に必要な条件

1. 最初に挿入されたIOLが囊内固定され，かつ追加IOLの入る隙間がある（図3）．
2. 度数ずれが極端に大きくない．

非適応となる場合，最初のIOLが囊外固定されている，または囊内固定されていても厚い Soemmering's ring*2 が存在する場合は，IOLを追加挿入できない場合がある．また，Zinn 小帯にダメージがあり囊外固定が不安定な場合も困難である．

文献は p.394 参照．

*1 interlenticular opacification（ILO）
AcrySof® を primary に2枚を囊内固定した場合，術後，レンズとレンズの間に混濁した膜が生じて視力が低下したとの複数の報告がある．摘出された組織（ILO）を調べた報告によると，水晶体皮質残と水晶体上皮の増殖によると思われものでできていて，後発白内障と同様の組織であった．また，AcrySof® と PMMA，シリコーンなど異種の素材同士では生じた報告はない．治療は，レンズ2枚の複合体ごと摘出手術が必要になる．

*2 Soemmering's ring とは，水晶体再建術後に水晶体前後囊間に水晶体残留物やその増殖したものが虹彩下に輪状の白色塊になっていることがある．時に非常に厚いドーナツ状になっている．

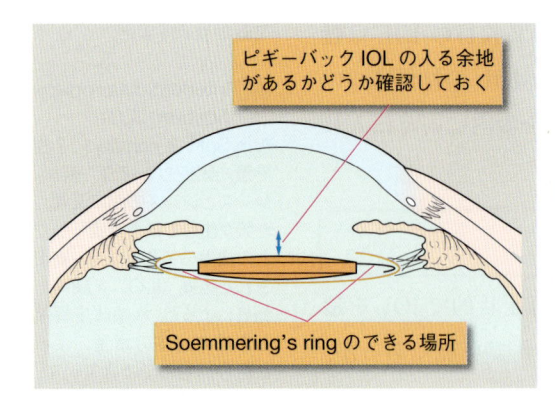

図3 ピギーバックIOLの入るスペースを確認

嚢内固定されているIOLと虹彩との距離が，ピギーバックIOLを追加できるかどうか散瞳して隙間を観察する．

（図中ラベル）
- ピギーバックIOLの入る余地があるかどうか確認しておく
- Soemmering's ringのできる場所

表1 術後度数補正法の比較表

	IOL入れ替え	ピギーバック法	角膜屈折手術
禁忌	Zinn小帯断裂，後嚢の大幅欠損など	1枚目が嚢外固定，広範なZinn小帯断裂など	円錐角膜・ドライアイなど
度数補正精度	不確定要素あり	比較的正確	正確
多焦点・トーリックなどの付加	場合により可能	輸入IOLで可能	乱視矯正可能
手術時期と難易度	術後早期ほど容易	いつでも可	術後1か月以降
後嚢切開術後の難易度	やや難	可能	容易
コスト			高

ほかの矯正方法とピギーバック法との比較

　表1は水晶体再建術後の各種屈折度数補正法の比較である．度数ずれは，まずIOLの入れ替えを考える．特に術後1か月くらいまでの早期であれば，IOL入れ替えは行いやすい方法である．しかし，術後長期経過してくるほどIOL入れ替えが難しくなる．IOLをとり出すだけでも困難となる．後嚢破損やZinn小帯にダメージを与えやすい．また，初回手術時に後嚢破損している場合やNd：YAGレーザーで後嚢切開している場合も困難となりやすい．もし，IOL摘出時に後嚢破損やZinn小帯断裂を起こすと，以前と同じ嚢内（前房深度）に新しいIOLを固定することができなくなることがあり，度数補正が不正確になる可能性も大きくなる．また，非常にまれであるが最初のIOLの度数表示に間違いがあった場合は，入れ替えるIOLの度数計算はより困難となる．

　ピギーバック法はIOLを追加するだけで比較的侵襲が少ない．最

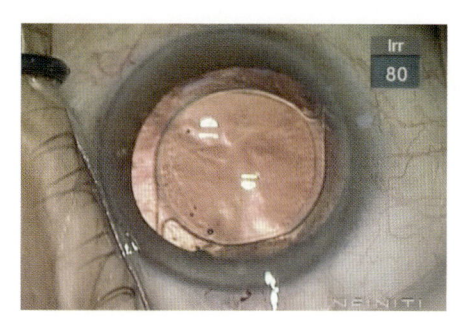

図4　粘弾性物質注入
最初に囊内に挿入されたレンズ上と虹彩下に粘弾性物質を注入.

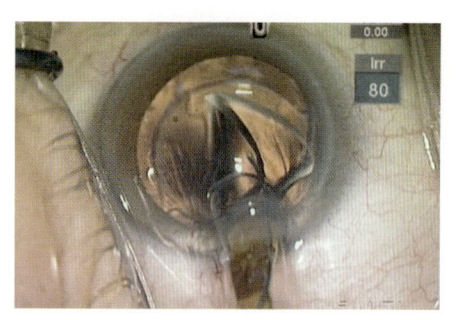

図5　ピギーバックIOL挿入
ピギーバックIOLを最初のIOL上に挿入する.

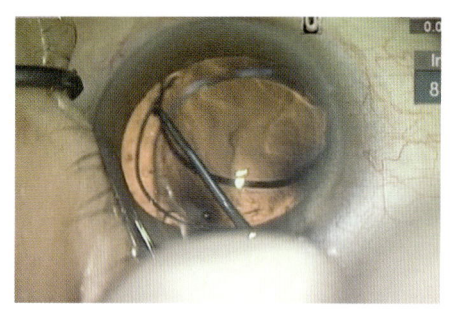

図6　ピギーバックIOLのループを虹彩下に導く
後方ループはフックでIOLを回転させながらループを虹彩下に導き，センターリングを行う．ループの位置は安定するところでよい．

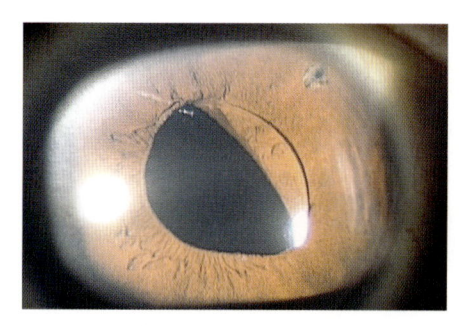

図7　瞳孔捕獲（pupillary capture）
26歳，男性．術後数か月経過後，眼圧上昇を伴って瞳孔捕獲を生じた．LI（laser iridotomy；レーザー虹彩切開）後にもたびたび起こしたため，ピギーバックIOLを摘出した．

初のIOL度数が不明であった場合でも，眼軸長とA定数に左右されずにピギーバックIOLが比較的正確に計算できる．さらに，万が一には，とり出すことが可能である．度数補正の最も正確なのは角膜屈折手術によるものであるが，コスト面やできる施設が限られる．

ピギーバックIOLの挿入術

1. 十分な散瞳と麻酔（Tenon囊麻酔または点眼麻酔＋眼内麻酔）のうえ，角膜または強角膜切開[*3]．できるだけ強主経線切開．
2. 粘弾性物質注入：高濃度凝集性粘弾性物質を前房内に注入，虹彩の後方にも注入する（図4）．
3. ピギーバックレンズ挿入：IOL挿入はインジェクターまたは鑷子で折り畳んで挿入．先行ループを虹彩の後方に導く（図5）．後方ループは一気に虹彩後方に挿入しにくいので，粘弾性物質下で光学部を回転させながら虹彩後方に導き（図6），センターリングがよいところで固定．

[*3] 切開創は，最初の手術から術後早期（数か月）なら同じ創部を剝離して利用可能であるが，半年以上経過しているなら切開創は別につくるほうがよい．

表2　簡便なピギーバックIOLの度数計算式

	簡略なピギーバックIOLの度数計算式
プラスにずれを生じている場合	① （補正したい度数）×1.5 D＝ピギーバックIOLの度数 ② （補正したい度数）×1.4 D＋1.0 D＝ピギーバックIOLの度数
マイナスにずれを生じている場合	（補正したい度数）≒ピギーバックIOLの度数

プラスにずれた度数の補正には②の式がよく使われているようだが，筆者の経験では②はやや過矯正（マイナスにずれる）となるため①で計算し，0D〜+0.5Dくらいを加えるのがよいと思われる．逆に，マイナスにずれた度数補正は，ほぼ計算通りにいくと考えてよい．

表3　ピギーバックIOL計算の例

補正例	計算式	選択するピギーバックIOLの度数
プラスずれの例 （+3.5Dを0Dにする）	①式 3.5×1.5＝5.25 または ②式 3.5×1.4+1.0＝5.9	+5.5Dか，少し近視寄りを狙うなら+6.0Dを選択する
マイナスずれの例 （−4.0Dを−1.0Dにする）	−3.0≒−3.0	−3.0Dを選択する

表は補正の計算例を示している．上はプラスにずれた場合の補正，下はマイナスにずれた場合の補正例．

4. 最後に，粘弾性物質を除去，アセチルコリンを注入し縮瞳を確認．創を閉鎖する．

度数計算（表2, 3）

ピギーバックIOLの度数計算は，あまりずれが大きすぎなければ眼軸長・A定数に左右されず計算することができる．1993年のHolladayの計算式[2]は，前房深度が正確であれば非常に正確といわれている．しかし，ピギーバックIOLとして選べるIOLは1.0Dステップでしか選べないことも多く，実用的にはもっと簡便な計算式で行うことができる．プラスにずれた場合とマイナスにずれた場合では計算法が違うことに注意．

筆者の自験例[3]では，プラス側にずれた場合の補正では+1.0D追加あたり平均−0.69Dの補正となった．マイナス側にずれた場合は−1.0D追加あたり平均+0.97Dの補正であった．

手術合併症

追加挿入する際の合併症は少ないと思われるが，術後晩期の合併症は以下のものがある．

IOL 間膜形成（inter-lenticular opacification；ILO）：IOL を同時に嚢内に挿入したときに起こる．手術でとり出さなければならなくなる．同時に2枚の IOL を嚢内に挿入しない．

色素散乱症候群（pigment dispersion syndrome）[4]：虹彩とピギーバック IOL が接触して起こる．眼圧が上昇する．

瞳孔捕獲（pupillary capture）[5]：ピギーバック IOL が後方から押されたところで，虹彩が光学部を捕獲する（図7）．高眼圧を起こしやすい．ピギーバック IOL はできるだけ薄いものを使用する．

ピギーバック IOL 偏位：ピギーバック IOL は嚢外固定なので，Zinn 小帯断裂部がある場合やループの腰が弱いもので偏位を起こしやすい．

ピギーバック IOL の選択

国内ではピギーバック専用 IOL は販売されていないので，通常の IOL を使用する[*4]．HOYA のローパワーレンズ群は度数のレンジも広く，比較的光学部が薄く，ループの腰が強いのでピギーバック IOL として使いやすい．

海外ではピギーバック専用 IOL が販売されているが，国内では未認可なため個人輸入して使う必要がある．Sulcoflex®（英国の Rayner），Add-On IOL（ドイツの HumanOptics）がある．どちらも嚢外専用であり球面補正以外に多焦点，トーリック，またはそれらをあわせたものも用意されている．

今後のピギーバック IOL

ピギーバック IOL は条件により屈折誤差補正のよい選択肢となることがある．今後は球面度数補正のみならず多焦点，トーリックなど追加機能なども含め，もっと利用されることが予想される．

（稲村幹夫）

[*4] スター・ジャパンの後房型有水晶体眼内レンズ（phakic IOL）アイシーエル（−3.0〜−23.0 D）がピギーバック IOL としても使用可能である．薄いのでピギーバック IOL として有望であるが，術者が講習を受け認定が必要，コスト面での問題などがある．

モノビジョン法

これまでの経緯と矯正原理の概略

　モノビジョン法とは，一眼を遠見用，他眼を近見用に矯正する老視矯正法で，固視眼の切り替えや両眼視機能を活用しながら，すべての距離が鮮明に見えるようにする老視矯正方法であり，1966年にFondaにより報告された[1]．古くは眼鏡・コンタクトレンズ（CL）を用いて行われ，近年では角膜屈折矯正手術の際にも行われている．北里大学病院眼科（以下，当院）では，1999年より白内障手術において眼内レンズ（intraocular lens；IOL）によるモノビジョン法を施行している[2,3]．

　本法は両眼を使って外界を見ることが重要で，両眼から入力される情報は中枢で統合処理（選択・抑制）される．この視覚情報の処理をスムーズに行うためには，利き目（眼優位性）の強さが弱いことが前提となる．

　CLや屈折矯正手術によるモノビジョン法では，有水晶体眼で残余調節力を有した初期老視群を対象としているため，左右の屈折差は1.00D程度ですむのに対し，眼内レンズによる本法は，調節力が消失した状態であり，遠見から近見までの良好な視力を得るにはより大きな屈折差が必要となる．

文献はp.395参照．

瞳孔径を考慮したモノビジョン法

　当院では優位眼を遠見用として正視（0〜+0.25D）に，非優位眼を近見用として近視（−2〜−2.5D）になるよう眼内レンズの度数を設定するconventional monovision[*1]を推奨し[4]施行してきた．しかし，屈折差が大きいと良好な裸眼視力は得られるものの，両眼視機能の低下や適切なぼけの抑制ができないことにより，眼精疲労や見えにくさを自覚する患者もいる．

　そこで左右の屈折差を少なくするため，瞳孔径による偽調節に着目した．つまり，瞳孔径が小さいほど焦点深度は拡大し，より良好な近方視力が得られるのではないかと考えた．ZEMAX（Zemax）を

[*1] conventional monovision
優位眼を遠見，非優位眼を近見に矯正する方法．

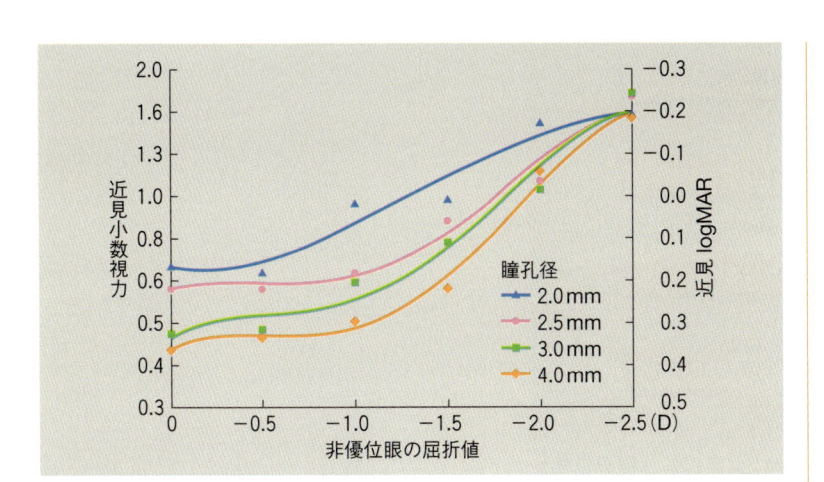

図1 瞳孔径と近見視力の関係

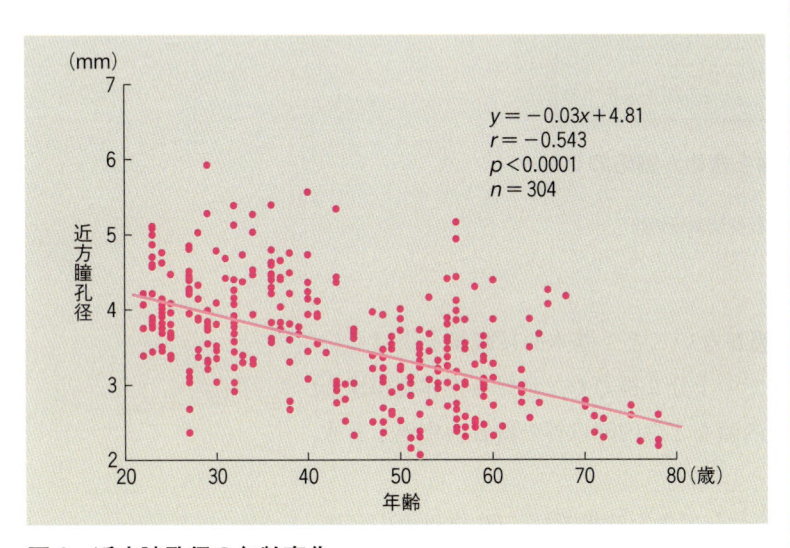

図2 近方瞳孔径の年齢変化
(張 氷潔ら:日常視時における瞳孔径の年齢変化. 神経眼科 2008;25:266-270.)

用いたシミュレーションでは,瞳孔径が小さい場合,少ない屈折差でも良好な近方視力が得られ,瞳孔径 2.50 mm では屈折差 1.50 D でも近方視力約 0.8 を得られる結果であった(**図1**)[5]. また瞳孔径は加齢に伴い小さくなる傾向があり(**図2**)[6],白内障手術時年齢の 70 歳前後の患者には有効と考えられる. そこで 2009 年から,瞳孔径の小さい症例に対して,より屈折差を小さくした mild monovision[*2]を施行している[7].

[*2] mild monovision
屈折差を 1.5 D 程度と,より小さく設定した方法.

適応

当院における手術計画を含めた適応について示す(**図3**).

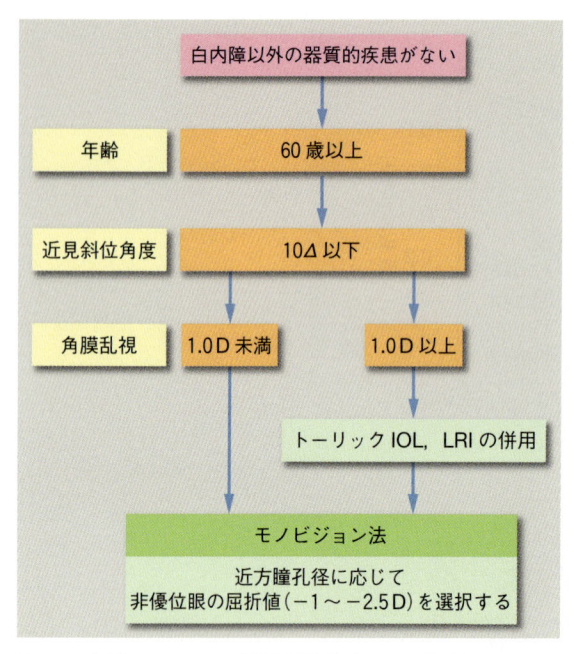

図3 当院における手術計画を含めた適応のフローチャート
LRI：limbal relaxing incision（角膜輪部減張切開）

1. **白内障以外の器質的疾患がないこと**：基本的に眼鏡を掛けないことを目的とし，単眼ずつでの十分な視力や，良好な立体視が求められるので，網膜疾患や緑内障など白内障以外の器質的疾患を有する場合は除外とする．
2. **年齢**：これまで当院で施行してきた結果では，60歳以上の症例で高い満足度を得られており[3]，瞳孔径が比較的大きい若い症例では，優位眼に単焦点眼内レンズ，非優位眼に多焦点眼内レンズを用いた方法（hybrid monovision[8]*3）を選択する場合もある．
3. **近見外斜位角度**：左右眼の屈折差をつけることから，術後に斜視が顕性化する症例がまれにみられる．術前に斜視，内斜位，上下斜位のある例は眼優位性が強く，術後斜視化の可能性を示唆するため除外する．また，術前の近見眼位が10Δ以内の外斜位の症例が術後に立体視を保ちやすい傾向であった[9]ことから，近見斜位角度が10Δ以内の症例とする．
4. **角膜乱視**：本法の満足度は優位眼の裸眼視力と相関している[10]ので，トーリックIOLや角膜輪部減張切開（limbal relaxing incision；LRI）の併用を考慮し，全乱視を1D未満に矯正することを目標とする．

＊3 hybrid monovision
優位眼を単焦点眼内レンズ，非優位眼を多焦点眼内レンズで矯正する老視矯正方法．若年者，瞳孔径の大きな症例，両眼多焦点眼内レンズ挿入後の不満足のレスキュー手段として有用である．

5. **優位眼**：hole-in-the-card test を用いて，単眼視下で習慣的に使用する眼（sighting dominance[*4]）を優位眼とする．

6. **近方瞳孔径と屈折度数選択**：前述のとおり，当院では，優位眼を遠見用（正視～＋0.25D），非優位眼を近見用（－1D～－2.50D）として屈折度数を設定している．非優位眼の目標屈折度数に関しては，近方瞳孔径が小さい（2.5mm 以下）症例では－1.50D 程度と比較的弱めに設定している．

　瞳孔径の測定は，さまざまな環境因子・年齢において変動するので，術前の測定方法には注意を要する．当院では，被検眼開放下，リアルタイムで測定可能なポータブル電子瞳孔径（FP-10000, T.M.I）を用い，照度約300lx下，小数視力0.4に相当する視標を用いて測定している．

7. **生活適応**：暗所視ではぼけの抑制が十分に機能しないため，低照度での精密作業をする職業や特殊運転免許が必要な職業は除外する．術後良好な視機能を得ても，左右差があるだけでストレスを感じる場合があるため，特に神経質な性格の人には注意が必要である．

　術前遠視もしくは正視であり，老視で困っている人は術後の満足度が高い傾向にある．術前にCLによるモノビジョン法を経験している例や，元来不同視でモノビジョンに近い屈折を有していた例では適応は容易である．

[*4] sighting dominance
単眼視下で習慣的に使用する眼．

臨床成績

全距離視力：全視能域・全距離視力測定計 AS-15（興和）を用いて非屈折矯正下で両眼開放および単眼視力を5点（0.3, 0.5, 0.7, 3, 5m）で測定すると，両眼開放裸眼視力の平均は，いずれの距離においても0.8以上であり，良好な裸眼視力を得られている（図4, 5）．

近見立体視：遠方から近方まで良好な視力を獲得するために，大きな屈折差が必要になると両眼視機能の低下が懸念されるが，正常範囲内の 100sec. of arc（″）以下の割合は，conventional monovision では全体の67％，屈折差のより少ない mild monovision では89％であった．Titmus stereo test（TST）を用いて検査距離40cmで両眼非屈折矯正下にて測定する（図6）．

術後満足度と眼鏡使用率：術後アンケートによる満足度評価では，高い満足度が報告されており，現在，当院では満足度を術後3か月目に筆記式のアンケートにて調査しており，「あなたの両眼でのものの見えかたは100％のうちどのくらいですか．眼鏡を使っていない

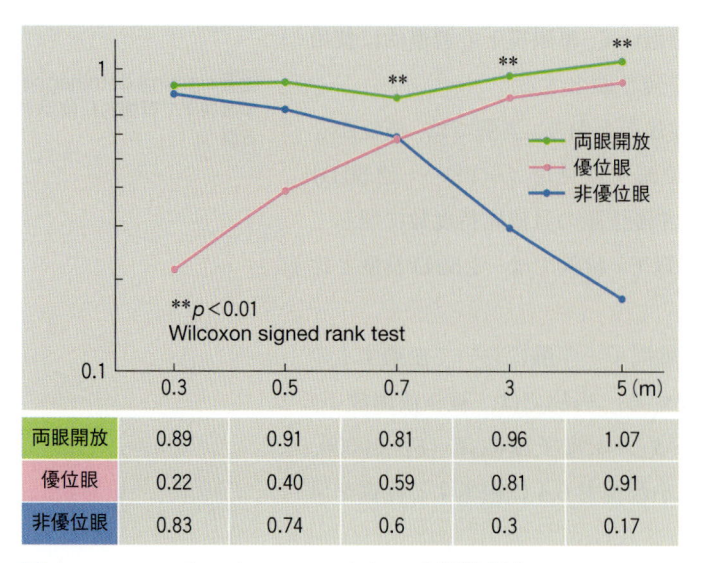

	0.3	0.5	0.7	3	5 (m)
両眼開放	0.89	0.91	0.81	0.96	1.07
優位眼	0.22	0.40	0.59	0.81	0.91
非優位眼	0.83	0.74	0.6	0.3	0.17

図4 conventional monovision の術後視力(全距離視力)
全視能域・全距離視力測定計 AS-15(興和)を用いて非屈折矯正下で両眼開放および単眼視力を5点(0.3, 0.5, 0.7, 3, 5m)で測定. 両眼開放裸眼視力, 全距離 0.8 以上.

	0.3	0.5	0.7	3	5 (m)
mild monovision	0.87	0.99	1.09	1.04	1.19
conventional monovision	0.89	0.91	0.81	0.96	1.07

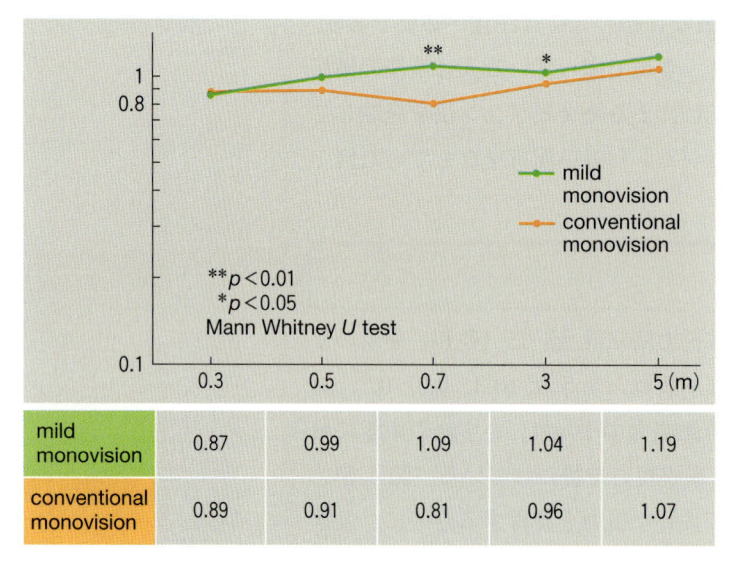

図5 conventional monovision と mild monovision の術後視力(全距離視力)
中間距離で有意差あり.

状態として答えてください」という質問に対する満足度の平均は, conventional monovision, mild monovision ともに 80% 以上であった[3,7,10]. また, 常時眼鏡を装用する症例はなく, 眼鏡を使用していることが必ずしも不満足となるわけではない.

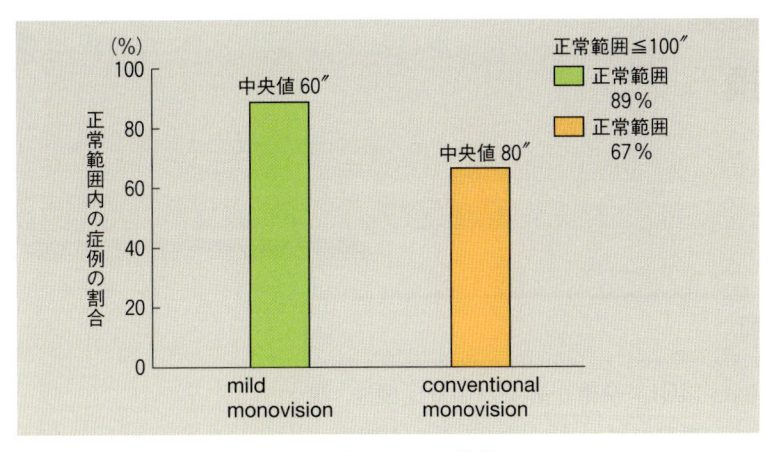

図6 Titmus stereo test による近見立体視 (0.4 m)
100″ 以内の正常範囲内は，mild monovison で 89％，conventional monovision で 67％．

インフォームド・コンセント

　本法は，術前にシミュレーションができないという大きな問題がある．よって本法に伴う利点や問題点について術前に十分説明し，理解を得ることが重要である．

　本法の最大の利点は，眼鏡なしで遠方から近方までの良好な視力が期待されることである．しかし，意図的に左右眼に屈折差をつけるため両眼視機能の低下を起こす場合がある．たとえ術後の視機能が良好であっても，両眼の屈折差から眼精疲労や見えにくさを自覚し，満足度が十分でない場合がごくまれにある．その際は非優位眼を遠見矯正する眼鏡装用，CL 使用や角膜屈折矯正術，または眼内レンズの入れ替えを症例に応じて検討する．術前に十分な説明が必要である．

本法施行時の注意点

　術前の目標屈折度数と術後の屈折値に差が生じることにより，満足度が十分でない症例があり，眼内レンズの目標屈折度数の精度の向上は課題の一つといえる．

〔天野理恵〕

眼内レンズ交換

交換が必要となる症例

　眼内レンズ（intraocular lens；IOL）交換が必要となる症例は，眼内レンズ挿入時に眼内レンズが破損してしまい，挿入された眼内レンズを交換する術中交換症例が最も頻度が高いと思われるが，ほかに，初回手術後一定期間が経過してから，術後屈折誤差が大きく，屈折矯正誤差補正のために眼内レンズを交換する症例，挿入された多焦点眼内レンズへの適応障害があり眼内レンズ交換を要する症例，術後長期経過してからカルシウム沈着をはじめとする眼内レンズ混濁により眼内レンズ交換が必要な症例，眼内レンズ偏位または亜脱臼を呈し，眼内レンズ交換・再固定を要する症例，前房レンズ挿入眼にて術後角膜内皮障害が進行し，前房レンズから後房レンズへの交換が必要な症例など，**表1**のような場合が眼内レンズ交換適応症例に相当する．ここでは眼内レンズ偏位，亜脱臼を伴う，または前房レンズから後房レンズへの交換症例に関しては他項に譲り，本項では位置異常を呈さない後房レンズの交換に関し記載する．

　最近の折り畳み可能な眼内レンズは，インジェクターを用いて眼内に挿入することが一般的となっており，インジェクターやカート

表1　眼内レンズ交換が必要となる症例

術中交換症例	眼内レンズ挿入時に眼内レンズが破損してしまい，挿入された眼内レンズを交換する症例
二次交換症例 （光学要因）	初回手術後一定期間が経過してから，術後屈折誤差が大きく，屈折矯正誤差補正のために眼内レンズを交換する症例
	挿入された多焦点眼内レンズへの適応障害があり眼内レンズ交換を要する症例
	術後長期経過してから，カルシウム沈着をはじめとする眼内レンズ混濁により眼内レンズ交換が必要な症例
二次交換症例 （その他の要因）	眼内レンズ偏位または亜脱臼を呈し，眼内レンズ交換・再固定を要する症例
	前房レンズ挿入眼にて術後角膜内皮障害が進行し，前房レンズから後房レンズへの交換が必要な症例

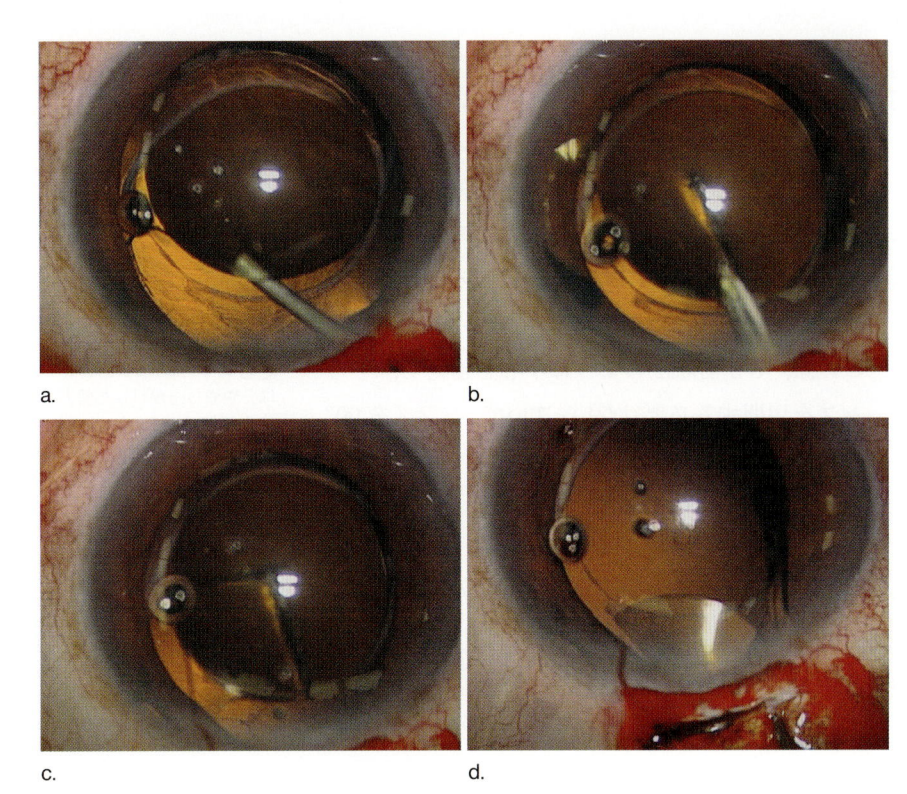

図1 foldable 眼内レンズ交換術
a. 粘弾性物質を用いた眼内レンズと水晶体嚢の剥離操作．
b. 剪刀を用いた眼内レンズ光学部切断操作．
c. 眼内レンズを90°回転して光学部に第二切開を行い，眼内レンズ光学部を1/4切断除去する．
d. 3/4残った眼内レンズ光学部を回転させながら眼外へ摘出する．

リッジへの眼内レンズ固定やループ折り畳みが適切に行われないと，挿入操作時に眼内レンズ光学部や支持部が破損した状態で眼内に挿入されてしまうことがある．そのような場合，水晶体嚢の破嚢や硝子体脱出，角膜のDescemet膜剥離などの付随した眼侵襲が生じていないか，また，眼内レンズの破損状態を十分観察する．眼内レンズ光学部辺縁の小さなクラック程度は術後前嚢混濁に隠れ，術後視機能に悪影響を与えないので，そのまま眼内レンズを嚢内に固定して差し支えない．ループの変形が著しい場合は，ループのみを創口から眼外へとりだして形状を修正してから水晶体嚢内へ固定する．眼内レンズ光学部やループが大きく破損，断裂してしまった場合は，破損眼内レンズを摘出し，新たな眼内レンズを眼内に挿入し直さなければならない．

foldable レンズの摘出

折り畳み可能な軟らかい素材でできた眼内レンズ（シリコーン，

アクリル，poly-HEMA[*1]）が挿入された症例では，小切開創を拡大せずに前房内で眼内レンズを切断して摘出することも可能である[1]．まず，分子量が大きい粘弾性物質を前房内，続いて破損眼内レンズ後面に十分量注入し（**図1a**），角膜内皮，水晶体後嚢と眼内レンズの間に広い操作空間を確保する．その後，レンズフックを用いて眼内レンズを回転させながら，レンズを水晶体嚢内より前房内へと脱臼させる．次いで，剪刀を用いて光学部をその中心まで切開する（**図1b**）[*2]．この際，1/2切断法のように中心を越えて，さらに6時方向までレンズを切開する必要はない．次いで，レンズを90°回転させてさらにレンズ光学部中心まで切開し，2本の切開線をつなぐことにより眼内レンズ光学部の1/4が切断される（**図1c**）．切断後，まず，有鈎鑷子で切断した1/4の眼内レンズ小片を眼外へ摘出する．残りの3/4のレンズ光学部は創口に切断された部位を陥入させながら回転させることにより半径3mmの切開創を通り抜け，小切開創から破損眼内レンズを摘出することができる．具体的には，まずレンズフックを用いて，1/4切除した切り込みのある部分を創口に陥入させ，有鈎鑷子でレンズをくるりと90°回転させると，レンズ光学部の半分は眼外へ出てくる（**図1d**）．

アクリルレンズの場合は，レンズ光学部の厚さも薄く粘着性も強いので切断操作は容易である．しかし，シリコーンレンズの場合，表面が滑りやすく，レンズ光学部も厚いので切断時は左手にフックなどをもち，眼内でレンズを固定して行ったほうが安全である．また，切断時に剪刀を完全に閉じてしまうと剪刀の2枚の刃に挟まれた眼内レンズ光学部が前房の中で立ち上がり，角膜内皮損傷や，後嚢破嚢を生ずる危険性があるので，剪刀の刃は完全に閉じずに切断していく．

眼内レンズ交換は初回術後早期であれば特別な器械を必要とせず，長期予後も良好で安定している水晶体嚢内への眼内レンズ再挿入が行えるが，初回手術から3か月以上経過すると水晶体嚢と眼内レンズ光学部または支持部との癒着が強くなり，眼内レンズのとりだしが手技的に難しい場合がある．このような二次交換の症例では，挿入されている眼内レンズ光学部，ループの素材，形状，Nd：YAGレーザーによる後嚢切裂術の有無，水晶体嚢の破嚢の有無，CCC（continuous curvilinear capsulorrhexis；連続円形切嚢）に亀裂が入っていないか，Zinn小帯断裂の有無などは術前に十分に観察し，交換術に臨む．

[*1] poly-HEMA
poly（2-hydroxyethyl methacrylate）

文献はp.395参照．

[*2] あまり繊細な剪刀よりは，ややしっかりした剪刀のほうが使いやすい．

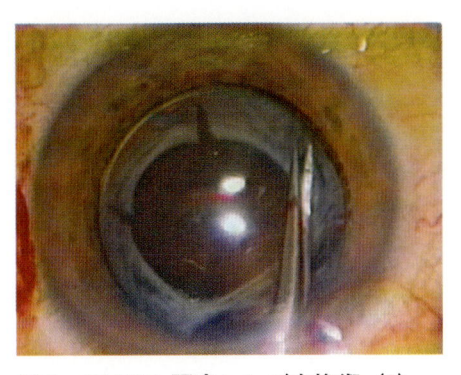

図2 PMMA 眼内レンズ交換術（1）
術後長期を経過した症例では，粘弾性物質で前後嚢の癒着を完全に剝がすことは難しい．そのような症例では，前嚢縁の線維性結合組織を切断除去する．

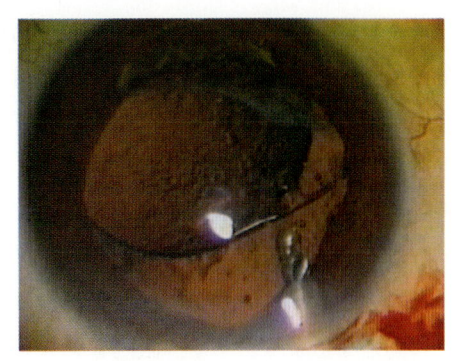

図3 PMMA 眼内レンズ交換術（2）
摘出の困難なレンズループは切断して留置する．

PMMA レンズの摘出

　PMMA（polymethylmethacrylate；ポリメチルメタクリレート）レンズ挿入時に破損が生ずるのは，レンズ光学部ではなくループの破損である．ループが光学部より脱落したり，ループが大きく破断し，鋭利なループ断端を残す場合は，眼内レンズ偏心や挿入されたループによる水晶体嚢破嚢や虹彩，毛様体損傷を引き起こす可能性があるので，眼内レンズを摘出し，新たなレンズを挿入し直すことが必要である．

　具体的な手技としては，まず，foldable レンズの場合と同様に，分子量が大きい粘弾性物質を前房内と眼内レンズ後面に十分量注入する．次いで，眼内レンズフックを眼内レンズ光学部の裏側へ挿入し，眼内レンズループの接合部にレンズの裏側からフックを引っ掛け，眼内レンズを回転させながら前房内に引きだしてくる．創口を眼内レンズ挿入時よりわずかに拡大してから，ループから手繰り寄せるようにレンズ光学部を摘出する．この際，創口内方弁に眼内レンズ光学部側面が引っ掛かり円滑に光学部を創口に陥入して，摘出することができない場合があるので，いたずらに強く眼内レンズを牽引して前房出血，虹彩根部離断などの術中合併症を生じないよう注意する．眼内レンズ光学部がうまく引きだせない場合は，レンズ光学部の後面にレンズフックやレンズグライダーを挿入して創口を大きめに開け，眼内レンズを創口に陥入させるか，眼内レンズループを右手で引きだしながら，左手にもった鑷子で水晶体嚢外摘出術の水晶体核娩出の要領で強膜をわずかに押し込むことにより創口を開

き，眼内レンズ光学部を娩出する[2]．術後長期を経過した症例では，粘弾性物質で前後嚢の癒着を完全に剥がすことは難しい．そのような症例ではまず，前嚢切開縁に形成された輪状の厚い線維性増殖を八重剪刀と前嚢鑷子を用いてCCCを拡大するような要領で輪状に切除する（図2）．続いて眼内レンズフックを眼内レンズ光学部の裏側へ進入させ，眼内レンズループの接合部にレンズの裏側からフックを引っ掛け，眼内レンズを嚢内で回転させながら前房内に引きだし，虹彩上に移動させるようにする．眼内レンズ光学部の水晶体嚢からの剝離は比較的容易であるが，レンズループ，特にレンズループにアイレットがあるようなデザインの眼内レンズでは単純に水晶体嚢から引き抜くことができない．このような症例でレンズループと水晶体嚢の癒着が強固でレンズループを剝離できない場合，無理な眼内レンズループ牽引操作は大きなZinn小帯断裂を引き起こし，その後の眼内レンズ固定に縫着術が必須となる．そのため，眼内レンズループを切断留置し（図3），新たな眼内レンズを水晶体嚢外へ挿入したほうが手術侵襲を少なくできる．

（江口秀一郎）

クリニカル・クエスチョン

スパイラルカットによる眼内レンズ摘出法について教えてください

Answer 眼内レンズ交換または摘出を余儀なくされたときに，切開創を可能な限り小さいままで摘出する技法です．

クエスチョンの背景

現在，白内障手術で挿入されている foldable 眼内レンズ（intraocular lens；IOL）は 2.2〜2.8 mm の切開創から挿入される．しかしながらいったんレンズを挿入したものの屈折度数が術前の目標と大きくかけなれていたり，マルチフォーカル IOL やトーリック IOL が本来の機能を発揮せず，やむをえず摘出する結果になったり，インジェクターによる挿入時に IOL が破損して挿入されたりする際にも一度摘出し再度 IOL を挿入することがある．この際，従来の IOL 切断法では 3.5〜4 mm 近い切開創からでないと摘出は不可能である．IOL 挿入を小切開で行う以上，摘出時にも可能な限り小切開で行いたいし再手術で乱視がより強く出ることも避けたい場合，スパイラルカット法は光学径 6 mm 以上の IOL でも 2.4 mm 前後の切開から摘出可能な小切開にこだわった特殊な摘出法である[1]．

文献は p.395 参照．

IOL 摘出が必要となる特殊な例

一時期多発したハイドロジェル IOL は論外であるが，術後のグレアが強すぎる症例[2]，破囊時や CCC（continuous curvilinear capsulorrhexis；連続円形切囊）が不完全な症例に IOL が挿入され，後に著しく偏位する症例などでは，IOL の摘出・交換が余儀なくされることがある．術後の感染性眼内炎で IOL 周囲に菌塊が認められるとき，また，まれではあるが硝子体手術がらみで IOL 摘出が必要となる症例も少なくない[3]．

従来の IOL 摘出法

IOL の標準的な摘出法は，① IOL を前房内で折り曲げる方法，② IOL を半分に切断し摘出する方法，③ 中央まで切断がすんだら IOL を回転させ 90°離れた位置で同様に IOL を中央まで切断し，扇

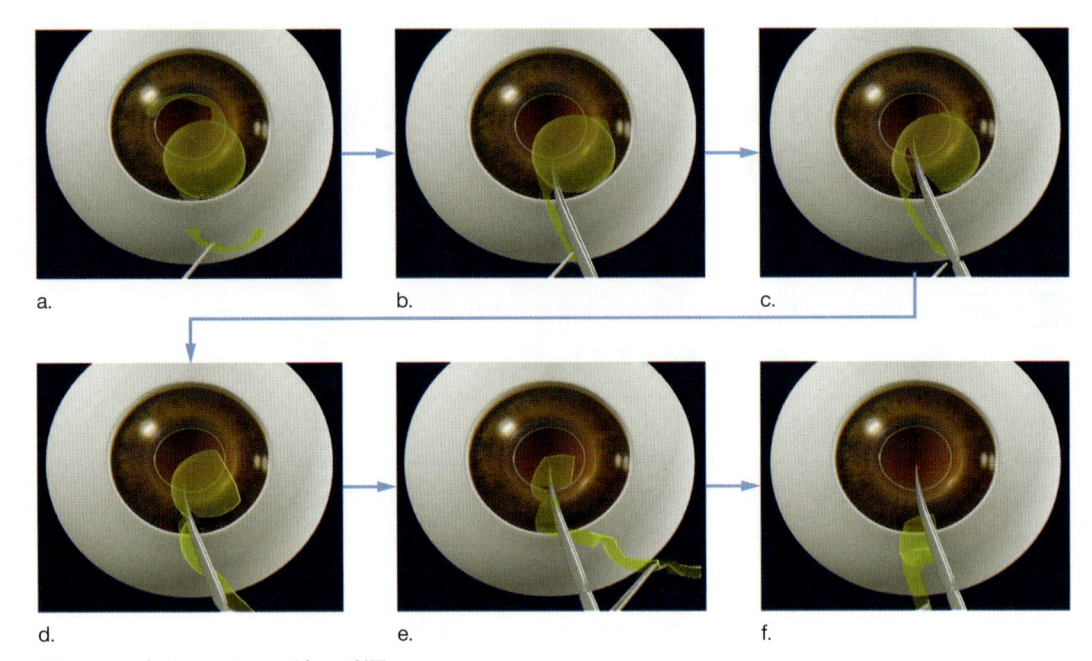

図1 スパイラルカット法の手順
支持部が両側とも残っている IOL では片方の支持部を創口から眼外に引き出し，光学部との接合部で切り落とす（a）．次に前房内で IOL を 180°回転させ，反対側の支持部を同じように創口から引き出し，鑷子で軽く引っ張りながらヴァナス剪刀，前嚢剪刀など先端の細い剪刀で創口よりわずかに内側で IOL の光学部を外周に沿うようにらせん状に切断する（b～e）．眼内でハサミを左奥方向に向け，少しずつ切断する．

型の断片と残りの 3/4 片を回転させながら摘出する方法などで，これらの方法では摘出に必要な創口は 3 mm 強となり，現在広く普及している 2.4 mm 前後の創口からは摘出不能である[4,5]．

　本項で紹介する方法は IOL をらせん状に連続的に切断する方法で，2.4 mm から摘出可能である．この切断法をスパイラルカット法と名づけた．

スパイラルカット法の切断手技

1. 従来の摘出法と同様に囊内に固定されている IOL に対しては，粘弾性物質を用いて完全に囊外に脱臼させる．すでに囊外にある IOL に対しては，粘弾性物質で前房内に浮かせた状態にする．

2. 支持部が両側とも残っている IOL では片方の支持部を創口から眼外に引き出し，光学部との接合部で切り落とす（**図1a**）．

3. 次に前房内で IOL を 180°回転させ，反対側の支持部を同じように創口から引き出し，鑷子で軽く引っ張りながらヴァナス剪刀，前嚢剪刀など先端の細い剪刀で創口よりわずかに内側で IOL の光学部を外周に沿うようにらせん状に切断する（**図1b～e**）．把持した支持部を徐々に斜め右手前方向に引き出しながら（**図2**），

a.

b.

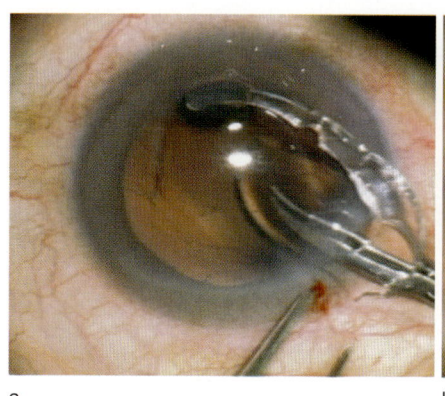

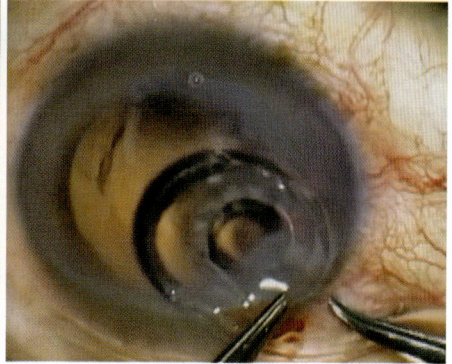

図2 手技の実際
IOLを引き出しながら，らせん状に切断している．

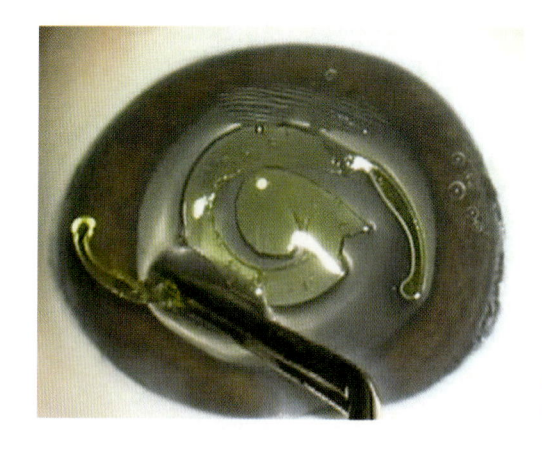

図3 切断されたIOL
IOLは，渦巻き状の形状となる．

　眼内でハサミを左奥方向に向け少しずつ切断すると，IOLは蚊取線香のような渦巻き形状となって最終的に眼外に摘出される（図1f）．

　本法で失敗しないコツは極端に細い幅での切断を避け，またIOLを引き出す際に強く引き過ぎないことである．ゆっくりとIOLを眼内で回転させ切断を進めるとIOLは渦巻き状に一塊となって眼外に摘出される（図3）．

　本法の利点は，レンズの一番厚い中心部の切断を避けるため従来の切断法に比してレンズの挙動が安定することと，連続的に摘出することで破囊例でも切断中のレンズの破片の落下の心配をせずに摘出が可能となり，この点でも優れた方法であると思われる[1]．

（郡司久人）

人工虹彩

手術適応

　人工虹彩が必要になる状態は，先天無虹彩，ぶどう膜欠損，虹彩欠損，外傷性虹彩部分欠損，無虹彩，散瞳または麻痺性散瞳である（表1）．散瞳の場合は，極端な散瞳のみが適応となる．これらの疾患は臨床的にそう多くないし，わが国で認可されている人工虹彩はなく，手術手技は煩雑であり，よい成績を得るには白内障手術に熟練していなければならないため，虹彩つきコンタクトレンズで対処されている眼科医も多いかもしれない．また，わずかな部分欠損であれば，虹彩縫合による瞳孔形成のほうがはるかにやさしい手技である．このため人工虹彩手術の適応となるのは，主に外傷性または先天性の無虹彩とぶどう膜欠損である．また，白内障手術と同時に行うのが通常である．人工虹彩には，虹彩のみのものと眼内レンズと一体化したものがあり，それぞれについて以下に解説する．

表1　適応疾患

1. 先天性
   無虹彩
   ぶどう膜欠損
   虹彩欠損

2. 外傷性
   虹彩部分欠損
   無虹彩
   散瞳（極端な散瞳のみ）

3. 麻痺性散瞳（極端な散瞳のみ）
   瞳孔括約筋麻痺
   緑内障発作後など

人工虹彩の種類と選択（1）眼内レンズ一体化人工虹彩

　ドイツのMorcher（67B，67F，67G，67L，68，94A，図1）は古くから，またドイツのOPHTEC（311 Aniridia Lens II，図2）からも最近販売しているが，MORCHERは黒のみ，OPHTECは青，茶，緑がある．いずれもPMMA（ポリメチルメタクリレート）製で約10 mmと非常に大きな切開を要し，囊外固定または縫着を基本としており，術中・術後合併症が多く，術後の視機能もあまりよくない．

人工虹彩の種類と選択（2）虹彩のみの人工虹彩

MORCHERの分節型虹彩リング（50C，50E，50F，96C，図3）：PMMA製で色は黒しかない．Black PMMAは比較的もろく，折れやすいのが欠点である．水晶体囊内に2枚挿入し，リングを回転し分節の欠損部をお互いに補うようにして虹彩をつくるものである[*1]．type 50C（図3a）は比較的小切開（メーカー推奨は2 mm以上だが，折れやすいので3 mm以上が望ましい）から挿入できるが，挿入後

[*1] 下記ウェブサイトで術式を動画で閲覧できる．
http://www.morcher.com/nc/produkte/aniridia-implants.html

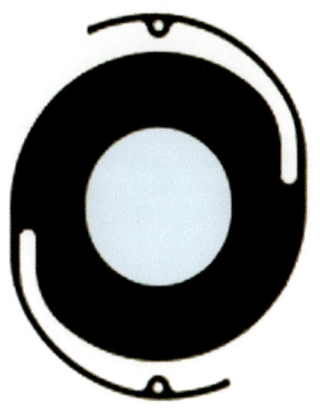

6. 眼内レンズの特殊な使用法　261

図1　MORCHERの虹彩つき眼内レンズ　TYPE 67G（全長12.5mm, 光学部5.0mm）

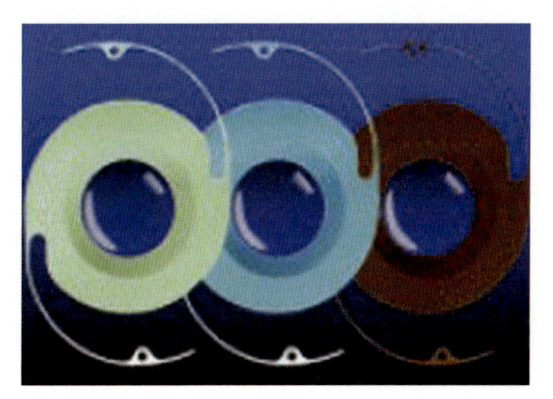

図2　OPHTECの虹彩つき眼内レンズ　311 Aniridia Lens II（全長13.75mm, 光学部4.0mm）

の瞳孔径が6mmになるように設計されており，ピンホール効果は期待できず，明所でのグレア，ハローが出やすい．type 50Eは瞳孔径が3.5mmとなるため視機能と整容的には比較的良好であるが，比較的大きい切開（メーカー推奨は3.25mm以上，実際は4.5mm以上）が必要である．type 50F（**図3b**）は瞳孔径4.0mm，メーカー推奨切開3.0mm，実際に必要な切開3.5mmであり，比較的使いやすいため筆者は好んで使っている．type 96C（**図3c**）は，部分虹彩リングであり分節型ではないが，主な用途は無虹彩症なので，ここでとりあげる．type 50シリーズとは違い，type 96Cは半分の虹彩がリングにとりつけられた形状であり，やはり2枚挿入して組み合わせて虹彩を完成させる．瞳孔径は4.0mmで，メーカー推奨の切開は4.5mmである．筆者は使用経験はないが，実際は5.0mm以上必要ではないかと思われる．

　外傷または先天無虹彩においてtype 50シリーズは視力改善，グレアの軽減に有用であることが報告されている[1,2]．

OPHTECの虹彩リング：IPS-SE（**図4a**）は4枚（**図4b**），IPS-DE（**図4c**）は2枚（**図4d**）を水晶体嚢内に挿入して人工虹彩をつくるものである．いずれのリングも筆者は使用経験がない．PMMA製であるが，青，茶，緑，黒の4色があり，患者の虹彩色にあわせることができるという点では整容的に比較的良好と言える．瞳孔径は3mmと4mmの2種類がある．実際に必要な切開長は筆者は知らないが，5.0mm以上必要ではないかと思われる．部分虹彩欠損に対しては，IPE-SEを1ないしは2枚挿入して欠損部を補填する．

a．分節型虹彩リング　type 50C

b．分節型虹彩リング　type 50F

c．部分虹彩リング　type 96C

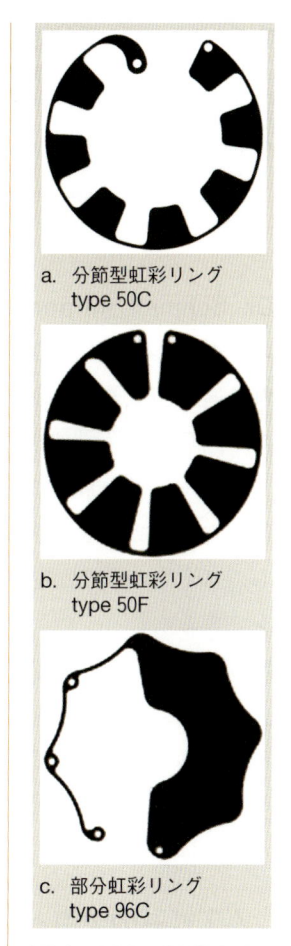

図3　MORCHERの虹彩リング

文献はp.396参照．

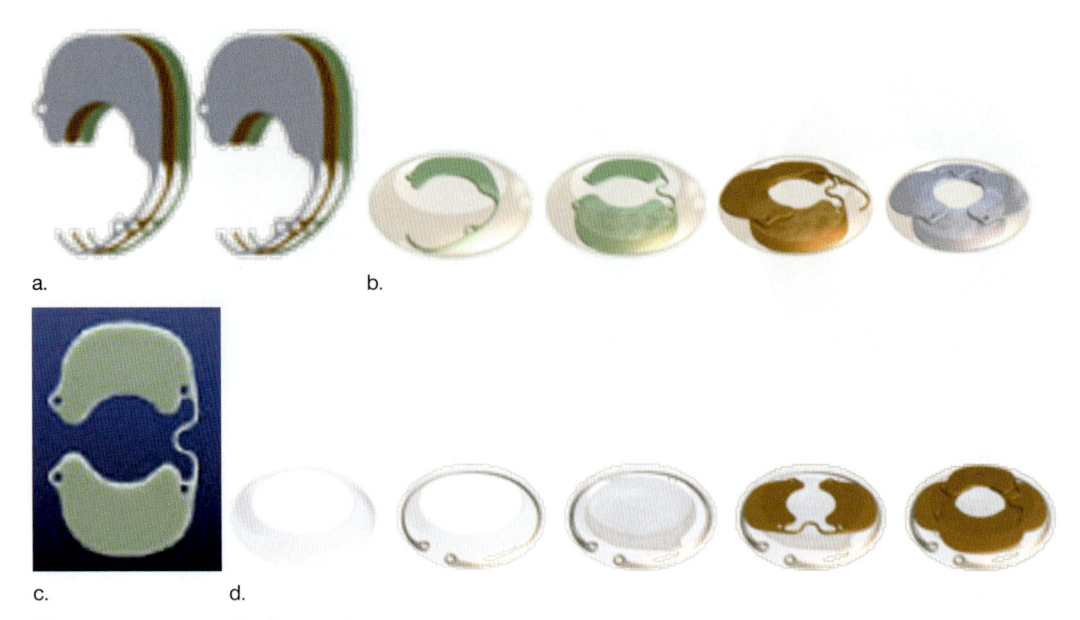

図4 OPHTEC の虹彩リング
a. IPS-SE（色は青，茶，緑の3色）．
b. IPE-SE の使用方法．四枚の IPS-SE を直行する方向に挿入すると人工虹彩が完成する．
c. IPS-DE．
d. IPS-DE の使用方法．Zinn 小帯断裂がある場合は，まず CTR を挿入する．その後，2枚の IPS-DE を直行する方向に挿入すると人工虹彩が完成する．
CTR：capsular tension ring（水晶体嚢拡張リング）

Dr. Schmidt Intraocularinsen 社（HumanOptics 関連会社）のオーダーメイド人工虹彩（図5）：最近発売されたもので，主に外傷例に適応され，健眼の虹彩の写真からその人の虹彩を忠実に再現するため，整容的には非常に優れている．全長 12.8 mm，瞳孔径 3.35 mm，シリコーン製で非常に薄く，ロールした状態で 1.8～3.2 mm の切開創から挿入できるとされている．大きさは術者が切ってトリミングし，基本的に嚢外固定で使用するが，メッシュ入りのタイプは縫着もできる[3]．

MORCHER の部分虹彩リング（94G，96E，96F，96G，図6）：部分虹彩リングは，先天ぶどう膜欠損による下方虹彩欠損や外傷性の部分虹彩欠損に対して用いられるものであるが，全虹彩欠損と比較して部分欠損では術後のグレアやハローは強くないので，用いられることは少ない．

人工虹彩の欠点と注意点

いずれの人工虹彩も術後の瞳孔径が固定されてしまうことが，大きな欠点である．術後に網膜剝離などの眼底疾患をきたした場合に

図5　Dr. Schmidt Intraocularinsen社のオーダーメイド人工虹彩

図6　MORCHERの部分虹彩リング　type 96F

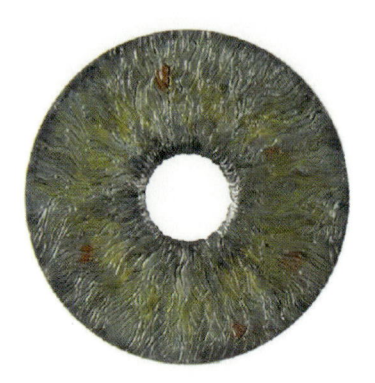

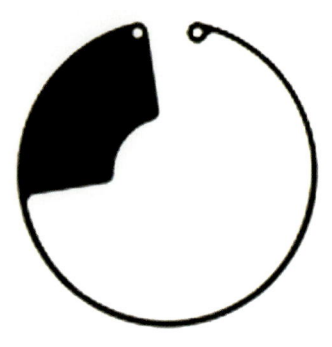

は，その診断と治療に苦慮することになりかねないため，眼底疾患を発症しやすい症例（糖尿病，強度近視，先天異常など）においては6mm程度の瞳孔径を選択するほうが無難かもしれない．しかし，大きい瞳孔径は明所での視機能（視力，コントラスト，ハロー，グレア）という面では不利であり，視機能と眼底検査のいずれを優先させるべきかを術者は患者と話しあって選択しなければならない．

先天無虹彩での注意点

先天無虹彩の約70％は優性遺伝（*PAX 6*の遺伝子異常）で，その82.5％に白内障を併発するが，それだけではなく黄斑低形成（81.8％），角膜症（71.6％），緑内障（51.6％）を伴いやすい．また，時にPeters異常，Wilms腫瘍を合併する．角膜症は周辺部混濁と血管侵入から始まり，多くは進行性で時として中央まで混濁が及ぶ．白内障は，前囊下・後囊下白内障が多く，進行すれば成熟する．白内障手術時の平均年齢は25～28歳であり，Zinn小帯も弱く約15％で水晶体偏位を伴い，前囊が脆弱であり，術中合併症が多く，術後は緑内障の出現・進行，角膜混濁の進行が多いと報告されている[4]．前囊の厚さは，通常症例の1/3の厚さしかないとされている[5]．このため白内障手術中，特に（分節型）虹彩リングを囊内に挿入する際には前囊および後囊の破損を生じやすいので十分な注意が必要である[1,2]．また，角膜混濁の術後の進行を考慮すると，切開創は小さいほうが望ましいと考えられる．

（永本敏之）

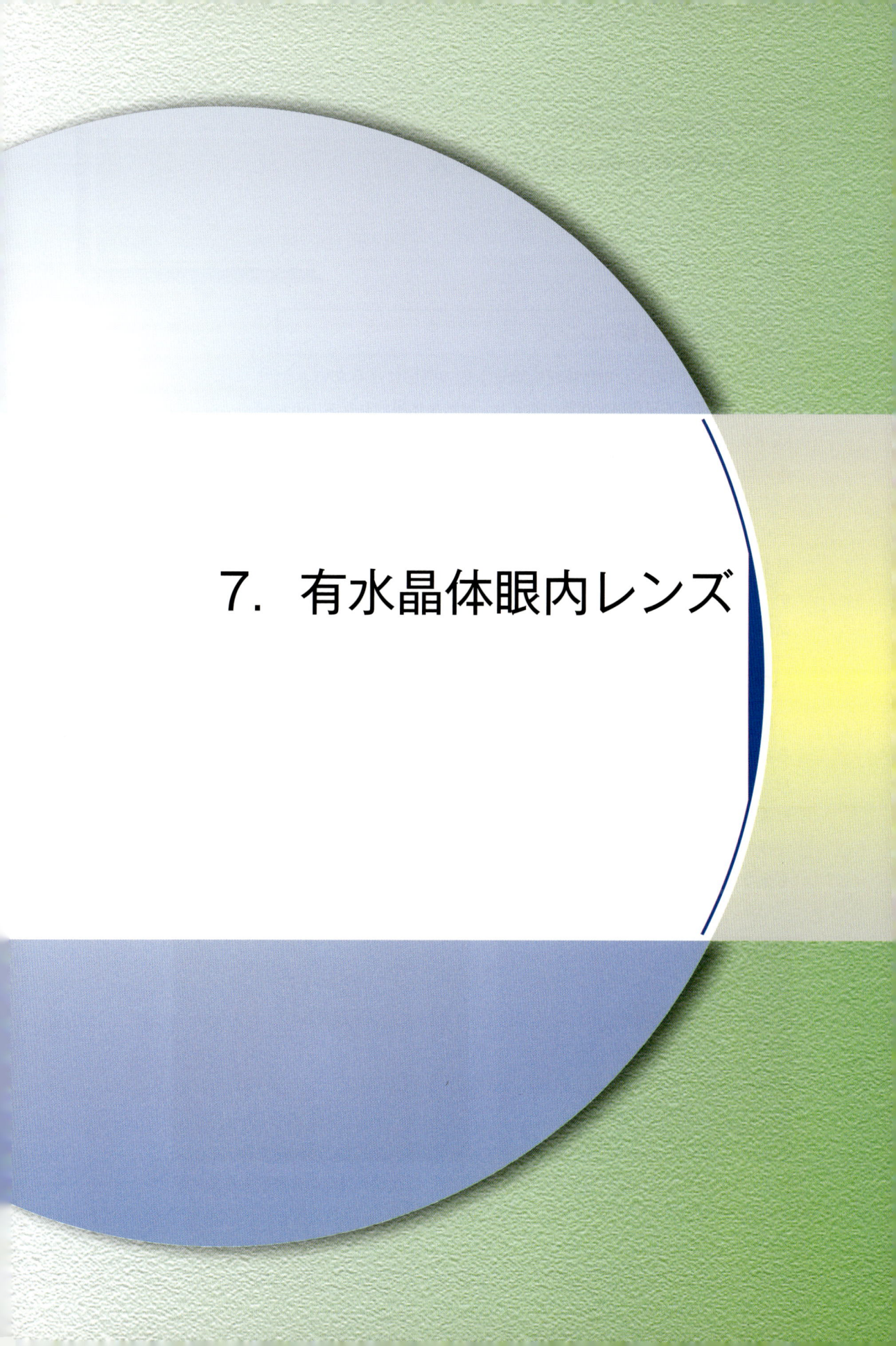

7．有水晶体眼内レンズ

後房型有水晶体眼内レンズ

後房型有水晶体眼内レンズ

　LASIKをはじめとした角膜屈折矯正手術の適応にならないような，強度近視や不正角膜乱視眼の矯正に，有水晶体眼内レンズ（phakic IOL）が行われるようになってきている．phakic IOLとしては，後房型のimplantable collamer lens（ICL：図1）が広く使用されている．わが国では，2010年にICLが，2012年に乱視矯正可能なトーリックICL（図2）が認可された．レンズをどこに挿入するのが最も安全であるのか？　という問題への結論はいまだ出ていないが，術後長期的な合併症が前房では隅角・角膜内皮に，後房では水晶体に起こりうるものと予想される．

implantable collamer lens（ICL）

　ICLは非常に軟らかく，弾性に富みながら伸展に対する強度ももちあわせているコラーゲン/HEMAポリマー素材である．1ピース型のfoldable IOLで，全長11.0～13.0mm，光学部4.5～5.5mm，厚み100μmで毛様溝に固定されるように設計されている．小切開で挿入でき，角膜内皮への影響が手術時にも手術後長期にわたっても少ない．2005年には米国で認可され，これまでに全世界で64か

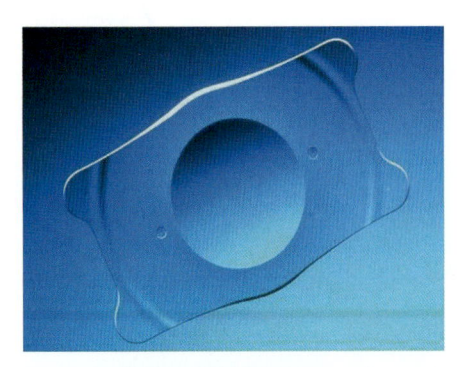

図1　後房型有水晶体眼内レンズ
implantable collamer lens（ICL）の外観．

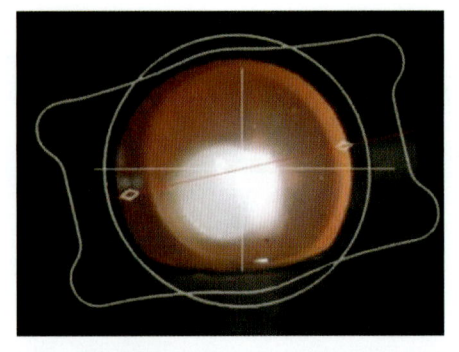

図2　乱視矯正可能な後房型有水晶体眼内レンズ
トーリックICLにはマークがある．

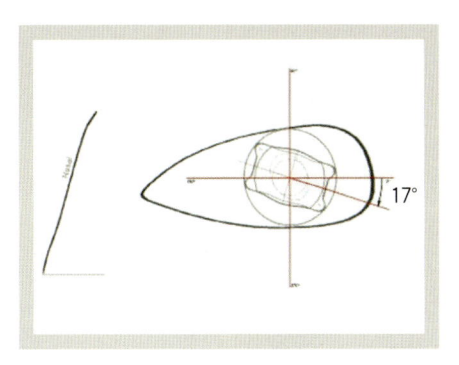

図3 トーリック ICL の方向を示す図
マークを水平方向より 17°傾けて固定する．

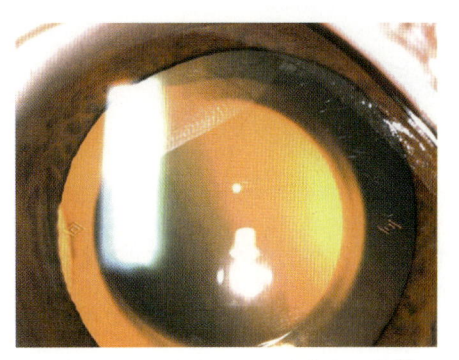

図4 トーリック ICL が挿入された眼
散瞳することでマークの方向が確認できる．

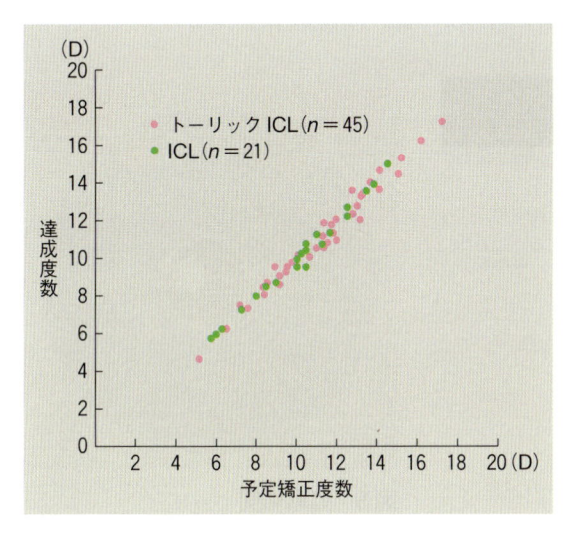

図5 ICL の正視ねらいでの矯正精度（術後3か月）
トーリック ICL で 1.0D 以内に 98％，通常 ICL で 100％と強度近視矯正に非常に良好な成績である．

国において承認されており，30万枚以上使用された実績がある．

ICL，トーリック ICL の効果

　ICL は，強度近視に対しても矯正精度が良好であることが最大のメリットである．強度近視には乱視を伴うことが多いが，トーリック ICL は水平方向に対して何度回転させるかが症例ごとに異なるので，レンズが届けば "STAAR® Surgical" のウェブサイトにアクセスして，どれだけ回旋するかをプリントアウトする（図3）．トーリック ICL のマークを予定された方向に術中にアライメントする（図4）．マニュアルの回旋合わせは，トーリック IOL と同様で，乱視矯正精度は高い．10D を超すような最強度近視であっても，また乱視があっても矯正精度は良好である（図5）．トーリック ICL の軸ずれをベクトル解析すると，ほとんど 10°以内に収まる（図6）[1]．

文献は p.396 参照．

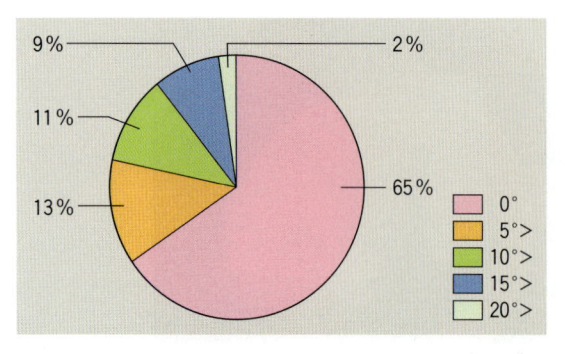

図6 ベクトル解析によるトーリックICLの軸ずれ
術前と術後3か月の自覚的な乱視度数から，ベクトル解析にて軸ずれ量を算出．ほぼ90％が軸ずれ量10°未満である．

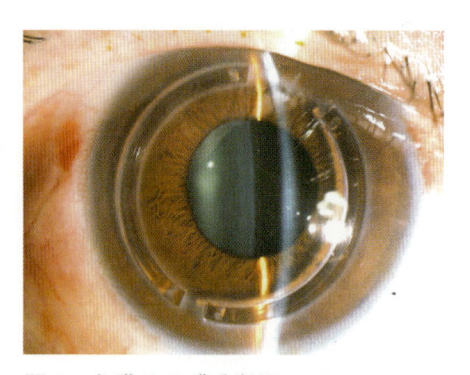

図7 角膜リング手術後のICL
角膜リングで不正乱視が軽減し，眼鏡矯正視力0.5以上で安定した屈折が得られれば，トーリックICLで裸眼視力改善が期待できる．

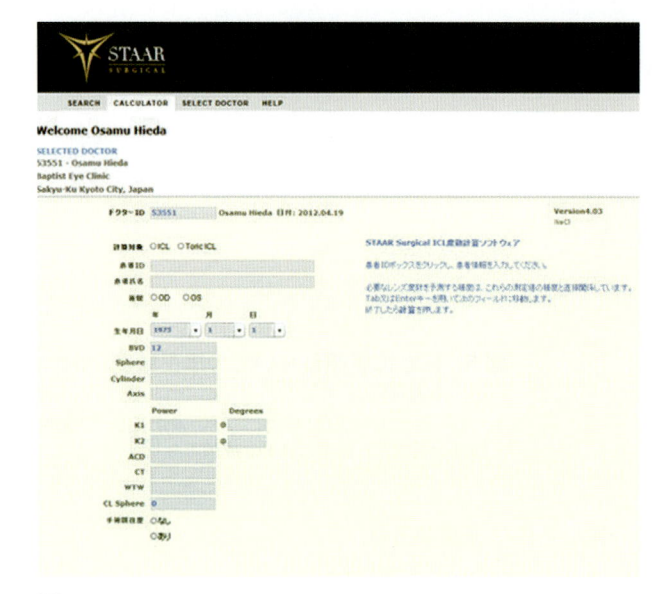

図8 ICL Power Calculation Form

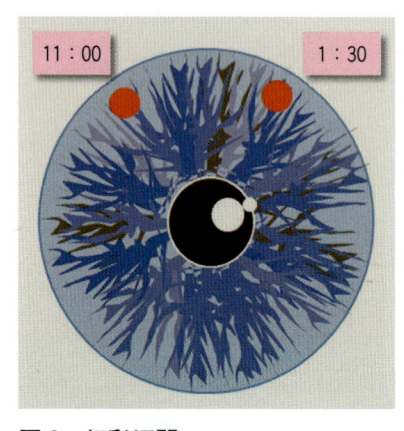

図9 虹彩切開
ICL手術前に，虹彩に2か所レーザーで切開を行う．

適応と術前の準備

　ICLの適応は，最強度の近視性乱視や，角膜形状に問題がありLASIK（laser *in situ* keratomileusis）非適応となった患者が対象となる．年齢については21〜45歳までが適応とされている．前房深度（角膜後面〜水晶体前面）に関しては2.8mm以上必要となる．角膜内皮細胞密度に関しては明確な基準はないが，2,200〜2,800 cells/mm^{2}以上あることが望ましいとされている．術前屈折度については一般的に−6.0D以上の高度近視を適応としており，−15.0D以上は慎重適応となる．円錐角膜は日本眼科学会のガイドラインで

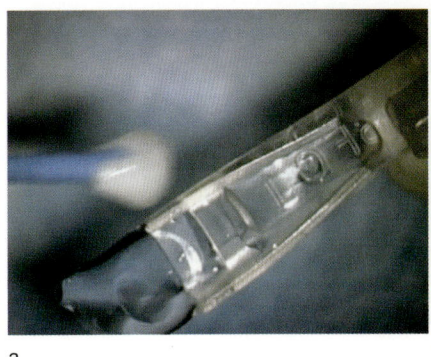

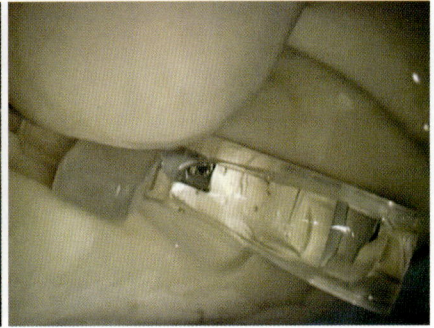

図10　手術手順（1）レンズのインジェクター装填
a. 粘弾性物質で満たしたカートリッジにレンズの前半分を装填する.
b. レンズをパックマン鑷子でカートリッジ内に引き込む.

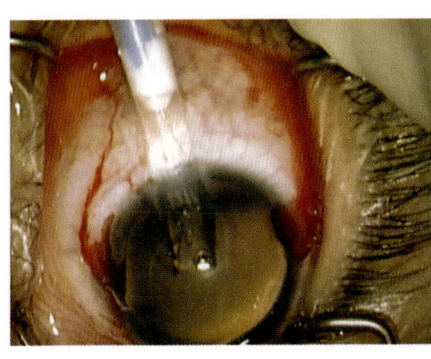

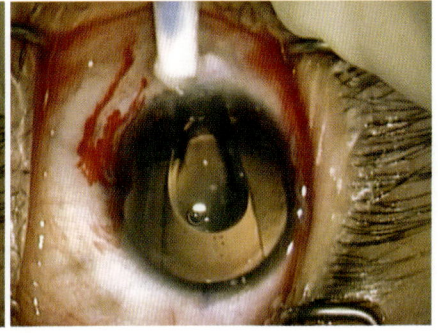

図11　手術手順（2）レンズ挿入
a. 約3mmの耳側角膜切開からレンズを挿入し始めたところ.
b. レンズを押し込むことで, 虹彩の前に光学部が挿入されたところ.

は禁忌となっているが, 症例を選択することで良好な視機能を得られることもある（図7）[2]）.

　術前検査はほかの屈折矯正手術同様, ハードコンタクトレンズは3週間以上, ソフトコンタクトレンズは2週間はずして行う. ICLのレンズサイズ・度数の決定方法としては, 術前検査で得られた, ①（他覚的・自覚的）屈折度, ②角膜屈折力, ③前房深度（anterior chamber depth；ACD）, ④中心角膜厚, ⑤水平角膜径（white to white；WTW）を, 専用のオンラインソフトウェアとして提供されているICL Power Calculation Form（STAAR, 図8）に入力することで計算される.

　後房型レンズであるので, 挿入する1週間以上前にレーザー虹彩切開（laser iridotomy；LI）[*1]を2か所に行う（図9）.

[*1] レーザー虹彩切開による光視症
若い年代にレーザー虹彩切開を行うことで, 切開後の光視症を訴えることがある. 周辺に切開したにもかかわらず, 光視症の違和感で手術自体をとりやめた症例を1例経験した. レーザー切開を行う前に起こりうる可能性は伝えるべきであろう.

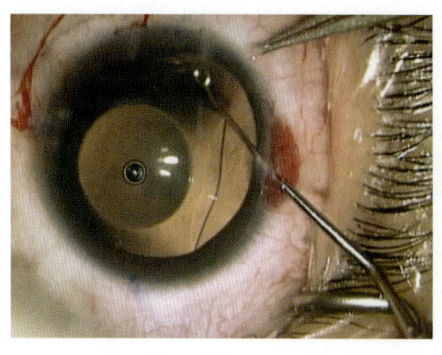

図12 手術手順（3）レンズの後房への挿入
フットプレートをわずかにたわませて，レンズの端を虹彩下に滑り込ませる．

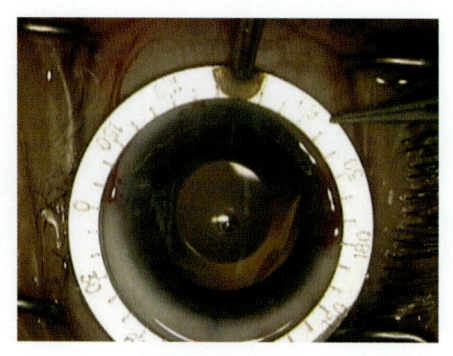

図13 手術手順（4）マークの軸合わせ
トーリックレンズの場合には，予定していた方向にマークを合わせる．

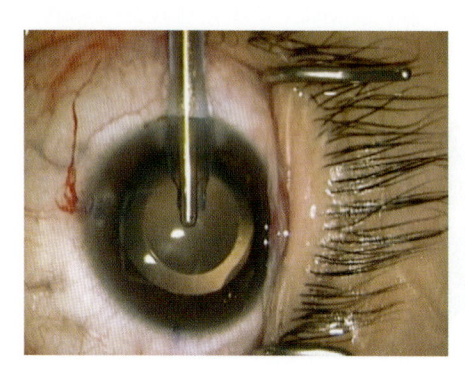

図14 手術手順（5）前房の洗浄
白内障手術の I/A を用いて，粘弾性物質を可能な限り除去する．

手術の実際

　手術は十分に散瞳したのち，バルーンなどで圧迫しソフトアイ化する．顕微鏡下でレンズをインジェクターのカートリッジにやや傾けながら装填し（図10a），引き込むことで先端まで移動させる（図10b）．

　点眼麻酔下に，12-6時方向にサイドポートをあけ，粘弾性物質で前房を満たした後，3.0～3.2 mm スリットナイフで耳側角膜切開を行う．角膜切開にカートリッジの先端を Descemet 膜を少し越えるところまで挿入し，ゆっくりと前房内にレンズを圧出し（図11a），フットプレートが虹彩上にのるようにする．このとき，まずレンズがカートリッジから前房内で1/2～3/4程度出たところでレンズが開くのを待ち，左右対称に開けば（図11b）傾かないように押し込んでいく．

　レンズが前房内に入れば，サイドポートからマニュピレータを挿入し四隅のフットプレート虹彩下に導く（図12）．トーリックレン

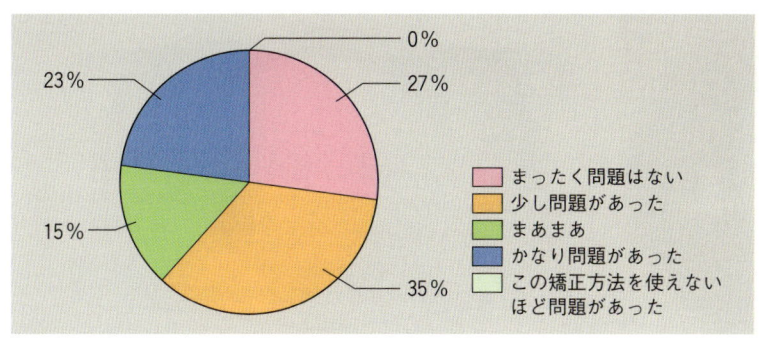

図15 phakic IOL による夜間ハロー訴え
夜間ハローがまったく問題ないのは，4分の1にとどまる．

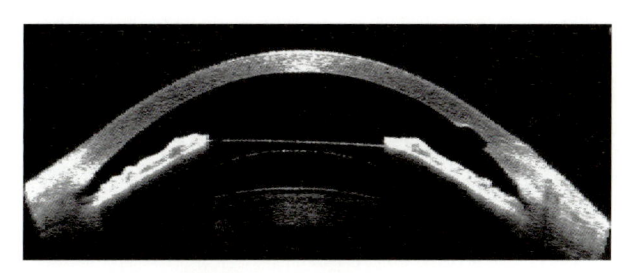

図16 ICL の前眼部 OCT 所見
水晶体表面からレンズ後面までの距離が，約1.5角膜厚あることがわかる．

ズではマニピュレータで乱視の軸合わせを行う（図13）が，常に ICL の光学部を押さえつけないように行う．レンズの位置が決まれば縮瞳し，I/A で灌流し無縫合で終了する（図14）．

術当日は術後2時間後に眼圧を測定して，瞳孔ブロックや粘弾性物質の残存による急激な眼圧上昇がないことを確かめる．

術後診察

対象は強度近視であり，術後の満足度はきわめて高いが，レンズ径と瞳孔の大きさから，暗所時にはハローを自覚することが多い（図15）[3]．残余屈折異常には，円錐角膜疑いでなければ LASIK を追加手術として行うことも可能である．

術後には，虹彩がやや盛り上がり前房が浅くなる．レンズ後面と水晶体前面の距離をボールティング（vaulting, 図16）[*2] と呼び，この距離が0.5～1.5角膜厚が望ましい．ボールティングが high であると内皮障害が，low であると白内障のリスクが高まる．白内障になった場合には，レンズを摘出して白内障手術と眼内レンズ挿入を行う．

[*2] **ボールティング（vaulting）**
ボールティングは，細隙灯顕微鏡を用いて約30～45°の角度からスリット光を細く絞って，レンズ後面と水晶体前嚢の距離を角膜厚と比較して測定する．通常，角膜厚の0.5～1.5倍が正常範囲といわれている．

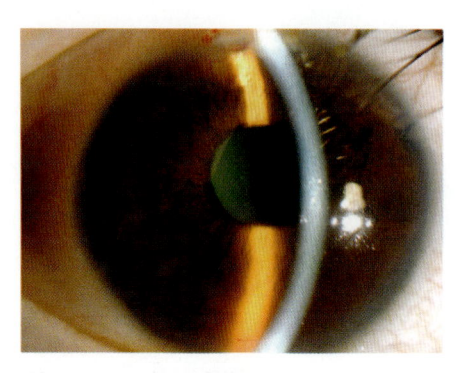

図17 ICL後の高眼圧
虹彩切開が目詰まりしたことで，ブロックを起こしている．

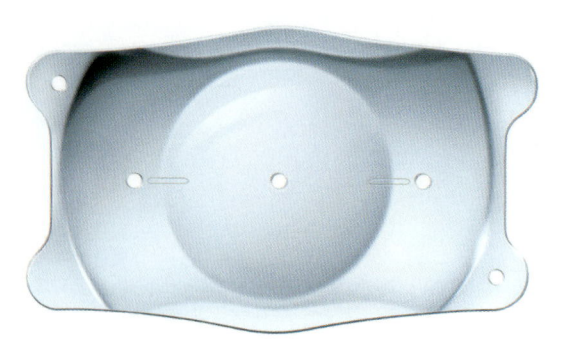

図18 穴あきICL
穴があいているので，虹彩切開をしなくても挿入可能なレンズ．

　術直後もしくは数日経過しても虹彩切開の孔が閉じると眼圧上昇が起こりえるので，二つの孔が開通していることを毎回診療時に確認する（**図17**）．トーリックレンズはまれではあるが回転して乱視矯正が変動することがあり，もし起これば再度前房内操作で回転を補正する．

今後の展望

　ICL手術は安全性・有効性が高く，患者満足度の高い屈折矯正手術である．レンズサイズ決定が懸念されるが，バージョンアップした近年のSTAARのノモグラムを使用してほとんど問題とならない．虹彩切開もしなくてよいレンズ（**図18**）も使用可能となってきている[4]．強度近視患者の視生活の不便さを考えるとき，ICLは標準的な矯正方法となる可能性をもった治療と思われる．

（稗田　牧）

クリニカル・クエスチョン

円錐角膜眼は有水晶体眼内レンズの適応になりますか？

Answer 眼鏡矯正視力が良好な比較的軽度の円錐角膜（keratoconus）に対する有水晶体眼内レンズ挿入術は，適応になると思われます．ただし，日本眼科学会の屈折矯正手術ガイドライン[1]では，円錐角膜の症例に対しては有水晶体眼内レンズ挿入術の実施は禁忌とされ，円錐角膜疑いの症例に対しては実施に慎重を要すると記されています．

文献は p.396 参照．

LASIK の術前スクリーニングで円錐角膜が疑われる症例の扱い

円錐角膜に対する LASIK（laser *in situ* keratomileusis）は，重篤な術後合併症の keratectasia[*1]を生じる可能性があるため，その疑い症例も含めてガイドライン[1]では禁忌となっている．実際，術前スクリーニングを受けた 2,784 眼中 6.4% が円錐角膜であったという報告もある[2]．角膜の突出や菲薄化が明瞭で Fleischer リングや

[*1] **keratectasia**
エキシマレーザー角膜屈折矯正手術後に生じる角膜の進行性の急峻化や，菲薄化を特徴とする医原性の角膜拡張症であり，下方の角膜に生じることが多い．1998 年に Seiler らによって初報告された．

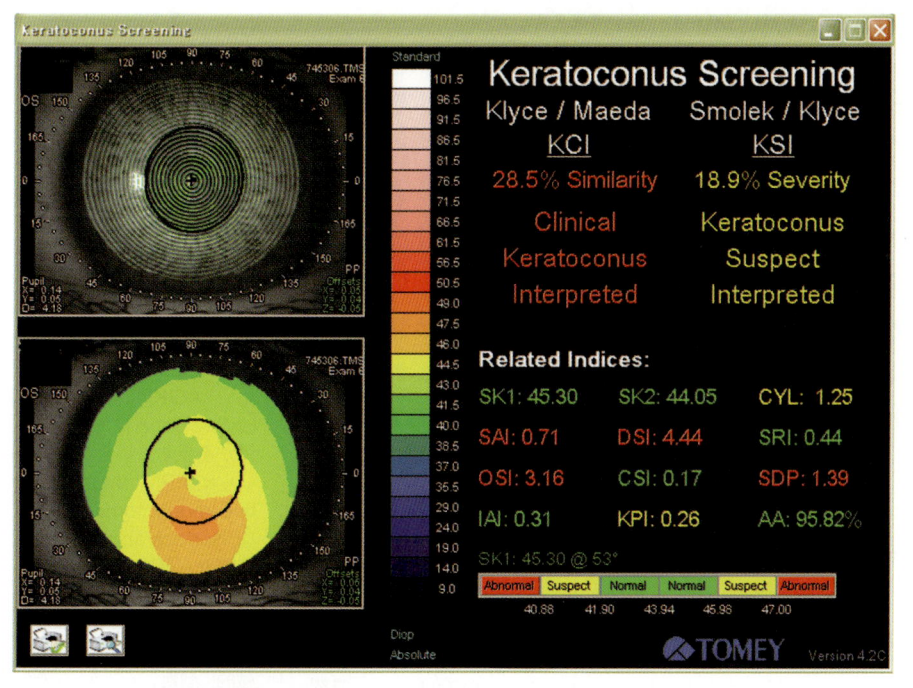

図1 TMS の円錐角膜自動診断プログラム
KCI と KSI の二つの指標がともに陽性となっている．

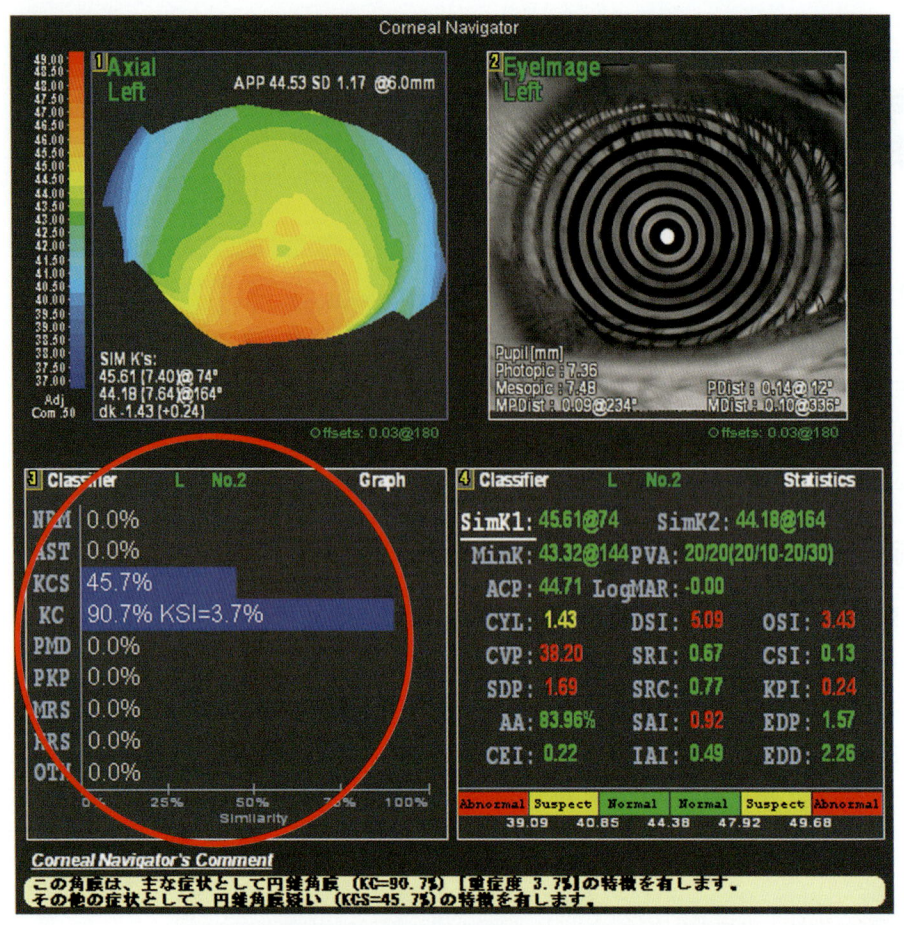

図2　OPD-Scan の角膜形状自動診断プログラム（Corneal Navigator）
角膜形状が九つのカテゴリーに分類され，KCS（keratoconus suspect），KC（keratoconus）が陽性となっている．

Vogt 線条などの臨床上明らかな円錐角膜の特徴的所見が認められる場合は，診断に苦慮することはない．しかし，TMS（トーメーコーポレーション）の円錐角膜自動診断プログラムで KCI（keratoconus index），あるいは KSI（keratoconus severity index）が陽性であったり（図1），OPD-Scan（ニデック）の角膜形状自動診断プログラム（Corneal Navigator）で円錐角膜が疑われたり（図2），Orbscan（Bausch & Lomb）で中心 3mm 以内の角膜後面カラーコード（20μm スケール表示）が 4 色以上検出された場合（図3）などは，円錐角膜の特徴的所見が認められなくても keratectasia が生じないよう屈折矯正手術の適応について慎重に判断する必要がある[3]．

バプテスト眼科クリニックでは円錐角膜が疑われる症例に対して，TMS の KCI と KSI がともに陰性で OPD-Scan や Orbscan で異常が検出された場合には，残存角膜ベッド厚をより多く確保する目

＊2　Epipolis LASIK（Epi-LASIK）
LASIK では残存角膜ベッド厚が不足する場合などに用いられ，PRK（photorefractive keratectomy）と同様に，surface ablation（角膜表層からレーザー照射を行う）に属する術式である．エピケラトームを使用して，角膜上皮を Bowman 膜から機械的に剝離してフラップを作製し，エキシマレーザーを照射する．

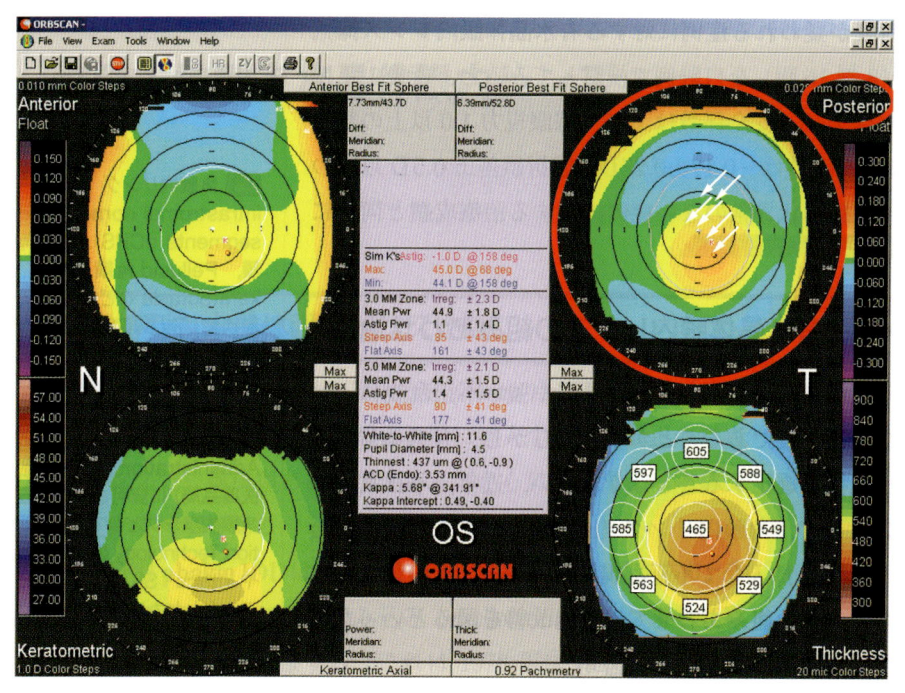

図3 Orbscanで示された角膜後面異常
中心3mm以内の角膜後面カラーコード（20μmスケール表示）が6色（白矢印）表示されている．

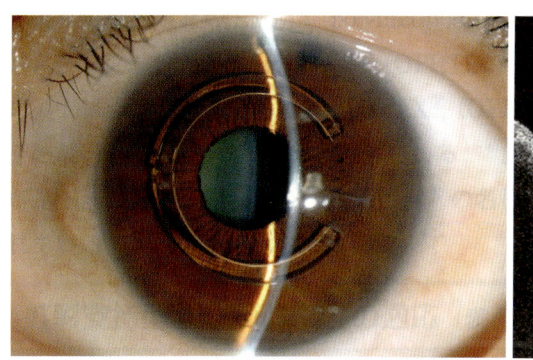

a. 前眼部写真

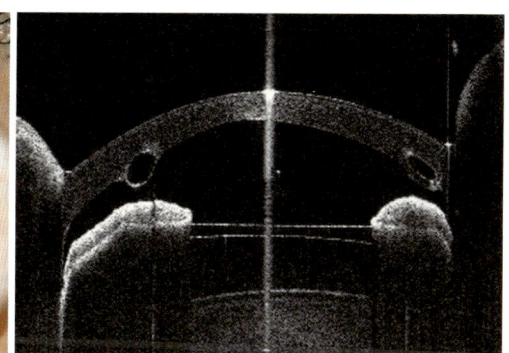

b. 前眼部 OCT（CASIA〈トーメーコーポレーション〉）断層画像

図4 角膜内リングと有水晶体眼内レンズの組みあわせ
角膜深層に位置する角膜内リングと，やや high vault な後房型有水晶体眼内レンズを認める．

的で LASIK ではなく Epipolis-LASIK（Epi-LASIK）[*2] を選択し，TMS の KCI と KSI のどちらかでも陽性の場合には，さらに厳しく判断して有水晶体眼内レンズ挿入術を選択している．したがって，強度近視や残存角膜厚が不足して LASIK や Epi-LASIK が不適応な場合だけでなく，円錐角膜が疑われる症例に対しても眼鏡矯正視力が良好であれば，有水晶体眼内レンズ挿入術は適応になると考えている[4,5]．

[*2] は p.274 参照．

表3 実際の症例

LASIK 希望で来院した 39 歳，女性	
自覚視力検査	右眼　0.01（1.0×−11.50 D◯cyl−2.50 D Ax10°） 左眼　0.01（1.2×−13.25 D◯cyl−2.50 D Ax170°）
前房深度（mm）	右眼　3.07，左眼　3.15
角膜厚（μm）	右眼　547，左眼　542
LASIK 適応外であり，虹彩支持型 phakic IOL を施行した（図13）.	
レンズ	右眼　ARTIFLEX® Toric S−12.0 D◯cyl−2.0 D Ax10° 左眼　ARTISAN® Toric S−13.5 D◯cyl−2.0 D Ax170° を挿入
手術翌日の視力	右眼　（1.2×IOL）（1.2×IOL＋0.75 D◯cyl−1.00 D Ax10°） 左眼　（0.9×IOL）（1.2×IOL＋1.50 D◯cyl−3.00 D Ax5°）
ARTISAN® Toric を挿入した左眼は縫合糸による惹起乱視があるため，手術1週間後に Laser suturelysis（レーザー切糸術）を施行した．	
手術1か月後の視力	右眼　（1.2×IOL）（1.2×IOL＋0.50 D◯cyl−0.75 D Ax90°） 左眼　（1.5×IOL）（2.0×IOL◯cyl−0.75 D Ax90°）

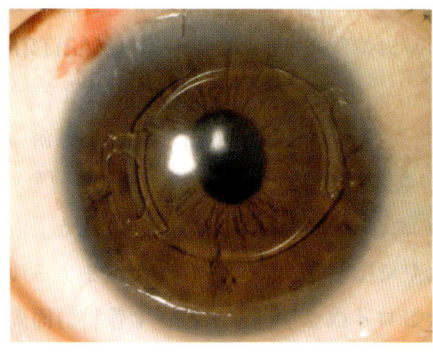

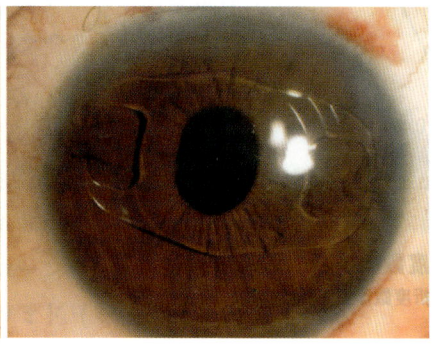

a.　　　　　　　　　　　　　　b.

図13 LASIK 適応外の症例に虹彩支持型 phakic IOL を施行した症例（39歳，女性，右眼 ARTIFLEX® Toric, 左眼 ARTISAN® Toric 挿入．術翌日前眼部写真．）
a. 右眼視力（1.2×IOL）（1.2×IOL＋0.75 D◯cyl−1.00 D Ax10°）
b. 左眼視力（0.9×IOL）（1.2×IOL＋1.50 D◯cyl−3.00 D Ax5°）．縫合糸による惹起乱視のため，1週間後に laser suturelysis を施行．

虹彩支持型 phakic IOL の利点と問題点

利点：虹彩支持型 phakic IOL の最大の利点は，レンズの固定位置が水晶体から十分な距離があるため，接触性の白内障を発症しにくいことである．隅角支持型と比べても，角膜内皮細胞までの距離があり，挿入位置としては理想的である（図14）．レンズは虹彩を把持して固定するので回旋する心配はなく，乱視を伴う高度屈折異常に有効であると報告されている[3,6,7]．レンズのサイズは2種類あるが，細かなレンズのサイズを決める必要がない．手術後はレンズの全貌

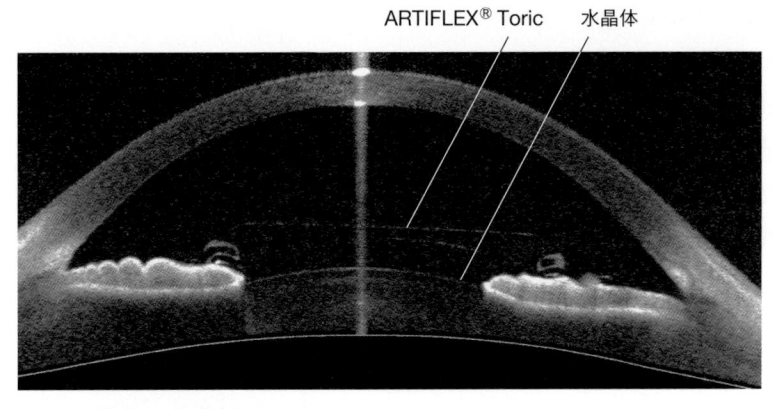

図 14　術後の前眼部 3D-OCT（CASIA，トーメーコーポレーション）
26 歳，女性．術前の前房深度は角膜内皮から 3.18 mm．ARTIFLEX® Toric を挿入．レンズの固定位置は，角膜内皮や水晶体から十分な距離がある．

が細隙灯顕微鏡で常に観察でき，虹彩の把持状態，把持部の虹彩の萎縮，合併症の有無などの把握が容易である．LASIK と比較すると屈折矯正度数の適応範囲が広い．術後のレグレッションと呼ばれる屈折の戻りも少なく，長期に屈折度数が安定している．角膜には手を加えないので，角膜拡張症やドライアイなど角膜のトラブルの心配がない．また，角膜の形状を変えないので，見えかたの質が phakic のほうがよいという報告もある[8,9]．

問題点（合併症）

切開創の大きさ：ARTISAN® は上方の強角膜を 5〜6 mm 切開するため，切開や縫合による惹起乱視を考慮しなければならない．術後角膜トポグラフィーで確認し，必要があれば 1〜2 週間後に laser suturelysis を施行して乱視を調整する．このため術後視力が安定するまで 2〜4 週間かかる．

手術手技：わずか 3 mm しかないスペースで前方の角膜内皮細胞，後方の水晶体に当たらず，可動性のある虹彩にレンズを把持させるのは繊細な技術と熟練を要する．何度も虹彩を把持すると虹彩が萎縮し固定しにくくなる．したがって，指定された角度に乱視用レンズを固定する際は慎重かつ的確に把持する．また虹彩把持鑷子で enclavation するときや片側固定後など，鑷子を対側に引っ張りすぎると隅角離断や出血を起こすことがあるので注意する．虹彩の把持量が少ないと，後にレンズが脱臼，偏位する可能性がある．

角膜内皮細胞障害：最も危惧される合併症であるが，多根記念眼科病院の短期間の経過観察期間中に角膜内皮細胞の著明な減少は認めなかった．長期的には Tahzib らは 10 年で 8.9%[1]，Saxena らは 5

年で 8.3％（1 年の自然な角膜内皮細胞減少率は 0.6％）で年齢や切開創の大きさに関係なく前房深度との関連が深い[10]などの報告がなされている．重篤な角膜障害に陥る可能性のある症例に対しては，そこに至る前にレンズを摘出する必要がある．また，術後の眼圧上昇に対する予防的処置のために周辺虹彩切開術を行っているが，これも角膜内皮細胞への影響は無視できない問題である．しかし，現在は角膜内皮移植が可能で点眼治療の開発も進んでおり，この合併症については将来克服されるかもしれない．

まとめ

虹彩支持型 phakic IOL は，手術技術に熟練を要し，術後も長期にわたり角膜内皮細胞障害など合併症の有無に留意しなくてはならないが，高度屈折異常に対し非常に有益な治療法であり，選択肢の一つとして取得しておきたい方法である．

（福岡佐知子）

8. 術後視機能

色覚異常

　近年，超音波白内障手術と眼内レンズ（intraocular lens；IOL）の進歩に伴い，術後の視機能の向上に加え，早期社会復帰が可能となっている．その一方で，IOL 挿入後に羞明感や色感覚が異なるという訴えが多いことも事実である．その色の変化のなかで訴えの多いのが，全体的に青白っぽく見えるという青視症である．また，一時的な色の変化として赤視症を経験することもある．まれに，黄視症といった報告もあるようだが，本項では色感覚の変化として青視症および赤視症について説明する．

青視症

患者の訴える色変化：ヒト水晶体は，加齢とともに黄色化（図1）をきたし，400～550 nm の可視光短波長領域の透光性が徐々に低下している[1]．一方，UV カット IOL は，ヒト水晶体と比較して，短波長光を多く透過している（図2）．この可視光短波長領域の透光性の違いにより，UV カット IOL では，青が強調されたような見えかたに変化（青視症）してしまう[2]*1．そこで，ヒト水晶体に分光透過率を似せた着色 IOL（Blue Blocked IOL, Tinted IOL）が登場し，その後 20 年以上経過して foldable 着色 IOL が登場したここ最近は，急

文献は p.397 参照．

[*1] 患者自身の訴えを聞くと，術前は黒と感じていたものを紺色であると感じたり，蛍光灯の白を薄青いように感じたりしている．

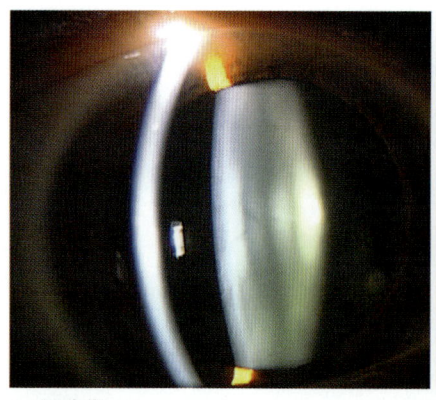

a. 30 歳代　　　　b. 70 歳代

図1　ヒト水晶体

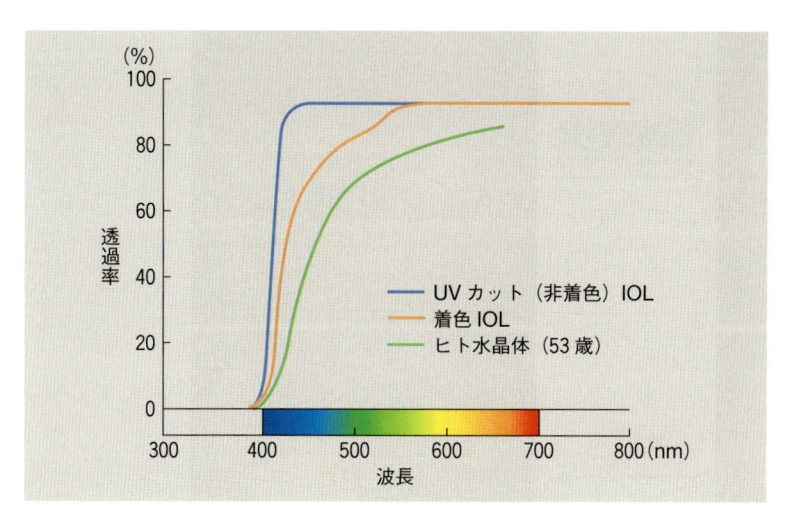

図2　分光透過率曲線

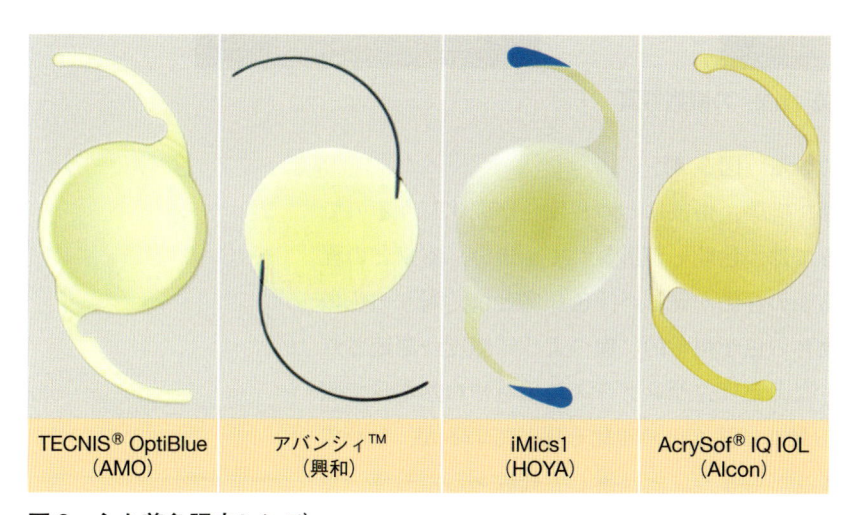

図3　主な着色眼内レンズ

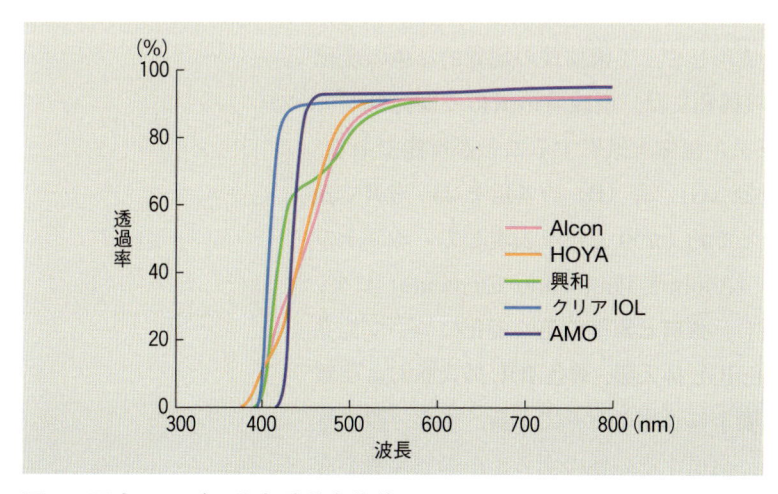

図4　眼内レンズの分光透過率曲線

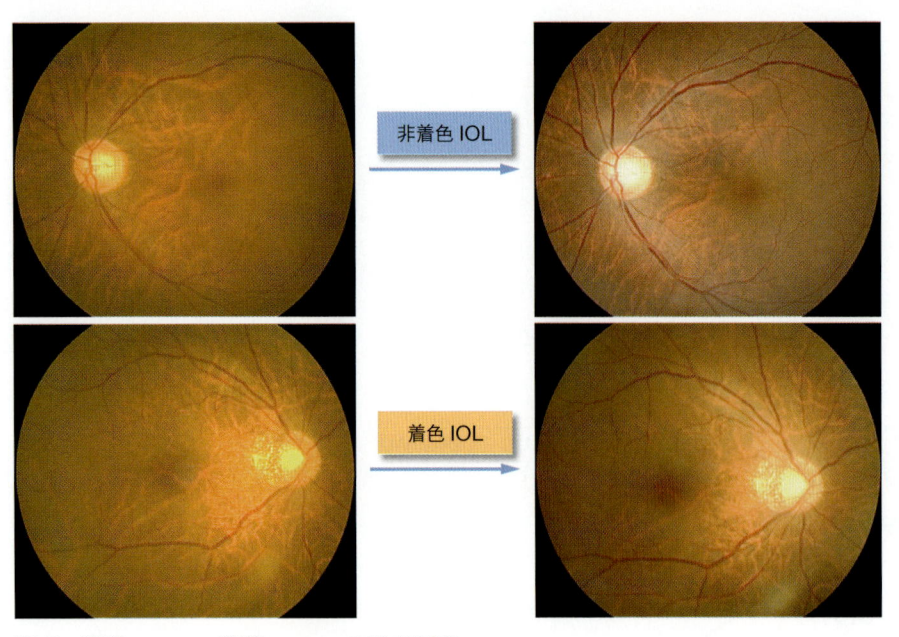

図5 術前（左図）・術後（右図）の眼底写真

速にその需要が増えている（**図3, 4**）．

色覚変化の他覚的評価：実際，術後にどの程度色が変化しうるのであろうか．自覚的検査では，色順応が影響してしまい，本来どの程度色感覚が変化しうるかの評価が難しい．色順応とは，周りの色の環境変化に対して，物体の色を恒常的に保つように感度が調節されるというものである．たとえば，サングラス装用時や白熱電球で照明された部屋などで，最初は強く色の変化を感じているが，やがて変化を感じなくなってきてしまうことは誰しも経験あるだろう．

眼底写真は，ヒト水晶体眼であるのか，IOL挿入眼であるのか，容易に鑑別できる（**図5**）．そこで，VX-10（興和）にて撮影した，デジタル画像の眼底写真を使用して，手術前後の他覚的な色の変化の評価を試みた[3]．VX-10（興和）は，散瞳時の撮影では光量が一定であり，同条件でのデジタル画像を撮影することが可能である．デジタル画像は，赤（R），緑（G），青（B）の各色を256階調で表現し，それらを合成することで約1,700万色を表現している．その眼底写真を画像処理ソフト（Adobe® Photoshop Elements）にて，輝度，R, G, B成分を解析し，術前と術後の色の変化について他覚的に評価した．対象は非着色IOL挿入眼，着色IOL挿入眼および健常ヒト水晶体眼で，内訳は**表1**に示すとおりである．また，眼底写真の色調に影響するような，出血やその他の明らかな網膜疾患を有さない症例は除外した．その結果，ヒト水晶体眼と比較して，輝度

表1 症例の内訳

	IOL	症例数	年齢	度数
非着色IOL挿入眼	ZA9003（AMO）	23例30眼	74.3±9.3	20.7±2.5
着色IOL挿入眼	SN60WF（Alcon） AN6K（興和）	7例10眼	70.7±10.3	20.9±2.0
健常ヒト水晶体眼	—	5例8眼	44.6±10.1	—

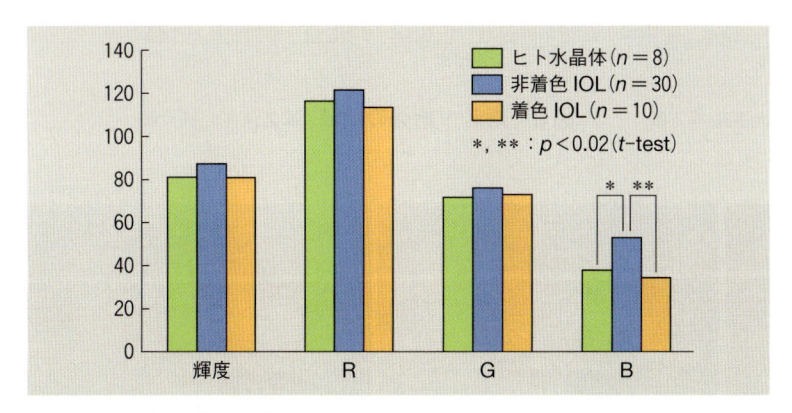

図6 各眼底写真の比較

は非着色IOL挿入眼，着色IOL挿入眼とも有意差はないものの高い値を示していた．R, G, Bの成分でみると，B成分において，非着色IOL眼で，着色IOL眼およびヒト水晶体眼と比較して有意に高くなっており，青視症の原因となりうることが示唆された（**図6**）．しかしながら，着色IOLを挿入しても術後に青視症を訴えることもある．同一症例の手術前後を比較すると，着色IOL挿入眼でも術前と比較すると，有意差ないもののB成分が高くなっているのがわかる（**図7**）．そのため，着色IOLを挿入しても術後に青視症を訴える症例があると考えられる．一方，非着色IOL挿入眼では，術前と比較してB成分が有意に高くなっている（**図8**）．非着色IOL挿入眼と着色IOL挿入眼での術前後の変化を比べると，着色IOL挿入眼のほうが明らかに少ないことになる．**図9**に解析結果から作成した核白内障，着色IOL挿入眼，非着色IOL挿入眼のシミュレーション画像を示す．非着色IOL挿入眼で全体的に青味が強く，青視症を訴えやすいことが容易に想像される．

その他，着色IOLと同様にヒト水晶体に類似した分光透過特性をもつ白内障術後用フィルターレンズ眼鏡の装用も有効であったと報告されている[4]．

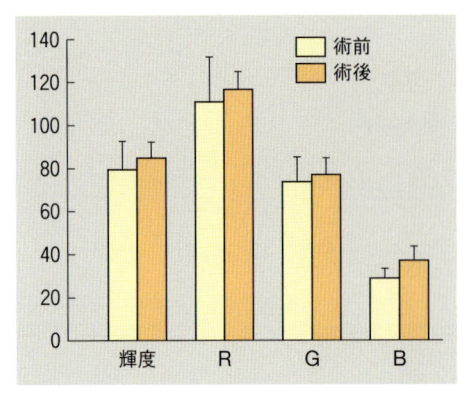

図7 術前・術後の比較（着色IOL挿入眼, $n=5$）

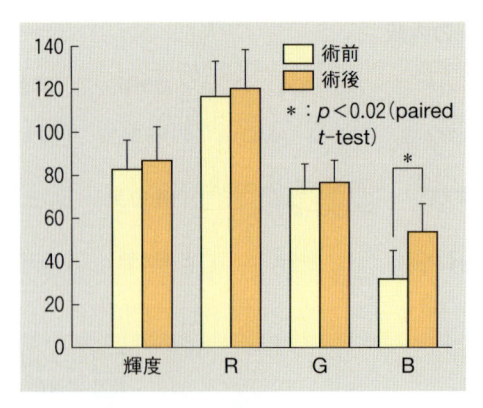

図8 術前・術後の比較（非着色IOL挿入眼, $n=22$）

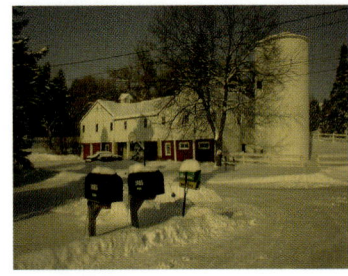

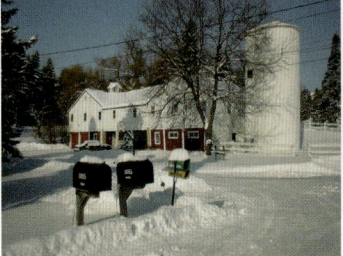

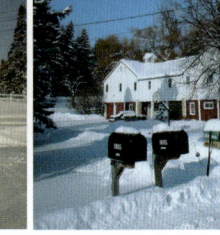

a. 核白内障眼
b. 着色IOL挿入眼
c. 非着色IOL挿入眼

図9 解析結果から作成したシミュレーション画像

赤視症

　前田らは，無水晶体眼の患者に光を与えると赤視症が起きることを実験的に確認し，報告した．この現象は健常者でも起こるが無水晶体眼では眼内に入る光量が増加し，より起こりやすいとしている．また，赤視症は年齢，性別に関係なく，同一被験者に対して同一条件下で数回実験を反復しても，その結果は変わらなかったとされている[5]．赤視症に関して，クリアIOLとUVカットIOLを比較した論文がないので断言はできないが，UVカットIOLが主流となった現在では，手術当日に顕微鏡光の残像のような赤視症を訴える患者がいたとしても，以前のように，晴天の日に雪かきをしたら，翌日赤っぽく見えたというような，典型的な赤視症を訴える患者が少ないように思われる．しかしながら，照り返しのような強い光は，網膜傷害を含め，眼にとって好ましくない．そこで，このような状況下では，サングラスの装用を奨めるのが賢明である．

〈三戸岡克哉〉

コントラスト感度，グレア

術後視機能評価における有用性

　眼科治療の進歩により，白内障手術は，治療後に安定して良好な視機能を獲得できる確立が上昇し，視覚の質 QOV（quality of vision）および視覚関連 QOL（vision-related quality of life）が問われるようになった．日々の診療において矯正視力が良好，あるいは細隙灯顕微鏡検査で白内障が軽度であるのに，患者が見えかたに不満をもち手術を希望する場面に遭遇することがある．コントラスト感度やグレア（glare）などの自覚的視機能評価法は，そのような場面で有用である．グレアを評価するためには，グレアを生じさせるための光源とコントラスト感度を測定するための視標が必要であり，コントラスト感度についての理解が不可欠である．本項では，白内障にみられるグレア障害についてコントラスト感度を含めて述べる．

コントラスト感度とは

　画像光学分野で応用されている空間周波数特性（modulation transfer function；MTF）を視覚系に応用したものである．認識できる最小のコントラストをコントラスト閾値（contrast threshold），コントラストの逆数をコントラスト感度（contrast sensitivity）という．縞の細かさや粗さを表す指標として，空間周波数（spatial frequency）を用い，単位長（視角1°）に対し，正弦波状の明暗縞が何組あるかで表され，単位は cycles/mm あるいは cycles/deg（cpd と略記される）の単位を用いる．空間周波数が高いほど縞は細かくなる[1]．縦軸にコントラスト感度を，横軸に空間周波数をとり，縞として見分けられた点を結んだものがコントラスト感度曲線である．記録用紙（図1）に正常範囲がグレーゾーンでとして表示されている．測定機種は，評価法により異なるが縞視標コントラスト感度，文字コントラスト感度，低コントラスト視力に大別される．広く用いられているのが，縞視標コントラスト感度チャートで，投影式の CSV-1000（VectorVision）が世界標準として臨床上用いられることが多く，そ

文献は p.397 参照.

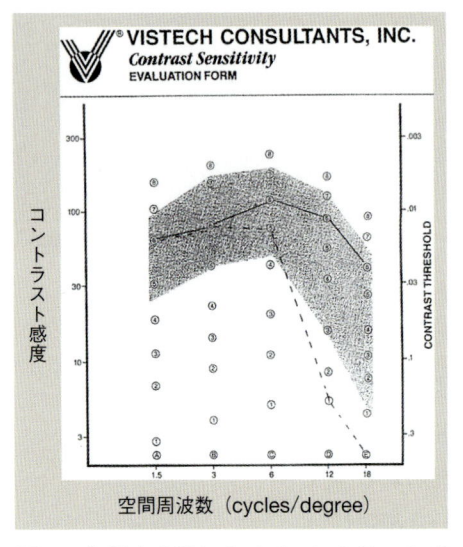

図1 皮質白内障におけるコントラスト感度曲線
健常眼（実線）は正常域であるが，患眼（破線）では高周波域の低下がみられる．

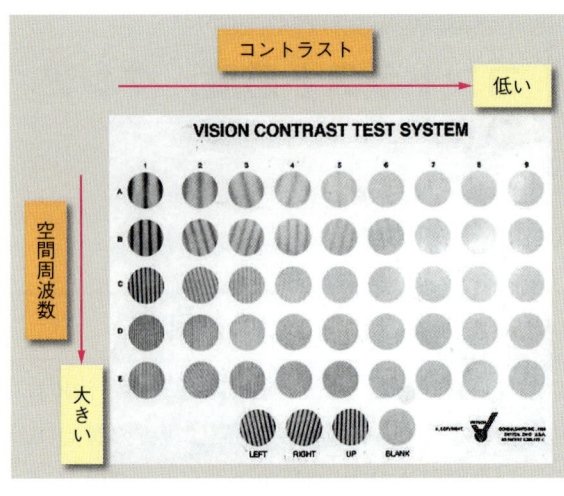

図2 縞視標コントラスト感度チャート（VCT6500, Vistech）
円形の正弦波縞視標が横に9個（コントラスト感度），縦に5個（空間周波数）配置されている．

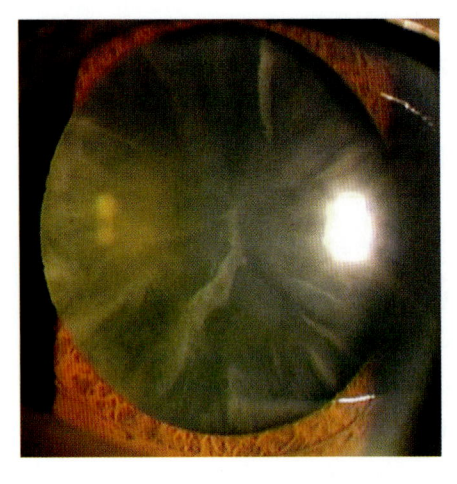

図3 図6の症例の細隙灯顕微鏡検査所見
瞳孔中央に皮質混濁が及んでいる．

のほか視標が紙に印刷された図2に示すVCT6500（Vistech）なども普及している．これらは，空間周波数とコントラスト感度で規定される平面を二次元的に広い範囲で調べることができる．空間周波数の高い領域のコントラスト感度は矯正視力の影響を受けやすいため，検査時は，被検者に完全矯正眼鏡を装用させ，検査距離は8ft（約2.5m）で行う．自覚的検査のため，集中力が重要である．とりわけ水晶体混濁が生じる比較的高齢者に対しては，注意力が散漫にならないよう留意する．

水晶体混濁とコントラスト感度：緑内障に代表される視神経疾患では低周波数域[2]の感度低下，白内障では水晶体混濁による散乱が増

表1　グレア障害の分類

減能グレア	見えかたが低下する場合
不快グレア	不快感を覚える場合
眩感グレア	長時間ものが見えなくなる場合
直接グレア	視線に近い方向にある高輝度の光源によって生じるグレア
反射グレア	明るい光源や窓が光沢のある表面で反射することによって生じるグレア

(後藤浩也：グレア検査. 眼科検査ガイド. 東京：文光堂；2004. p.121-125.)

加し，高周波領域のコントラスト低下[3]がみられる（**図1, 3**）[*1]．なかでも成人核部（皮質深層部）の後方散乱光強度（眼外に出ていく散乱光の強度）が最も増加しやすい．さらに混濁が進行すると，透明性低下により前方（網膜側）への散乱光も増加する[4]．視力が良好であるにもかかわらず視力低下を訴える場合には，細隙灯顕微鏡による白内障の混濁の程度とコントラスト感度低下が相関しているかチェックし，手術適応決定の参考資料として用いる．

グレアとは

眼光学系の異常によって，視標以外からの光がまぶしさを引き起こす現象で，グレア障害とはグレアによってコントラスト感度が低下することを指す．大きく五つに分類される（**表1**）[4]．眼科領域で行われるグレア検査は減能グレアを評価するもので，コントラスト感度のグレア負荷前後の変化を測定している[5]．検査は内部照明の暗い装置をのぞき込む，あるいは検査室の照明を消灯した状態で視標を呈示し，グレア光を負荷して視標を判読する．原則として，はじめに暗順応を行ってから検査を行うこと，夜間近視といって暗所では屈折が近視側に推移するので，−0.5〜−1.5D程度の追加矯正を行う必要がある．

機種によって視標のタイプや光源の位置が異なり，パネル型のCSV-1000（**図4**，VectorVision），CGT-2000（**図5**，タカギセイコー）などがある．現時点では，標準的な検査方法や基準値は定まっておらず，グレアを負荷した場合，コントラスト感度が大きく変化しなければ正常と判定される（**図6**）．夜間の運転困難などの主訴とグレア検査の結果に食い違いがないことを確認して，手術適応の参考データとする．グレア検査は，コントラスト検査同様，自覚検査であり，検査時の疲労や理解度に結果が左右されること[5]に注意が

[*1] 白内障による見えにくさは，散乱による網膜像の劣化と水晶体の不均一な屈折率に起因する高次収差の増大による歪みにより生じる．前者はコントラスト感度やグレア負荷で定性的に評価され，後者は波面センサーで定量化できる．

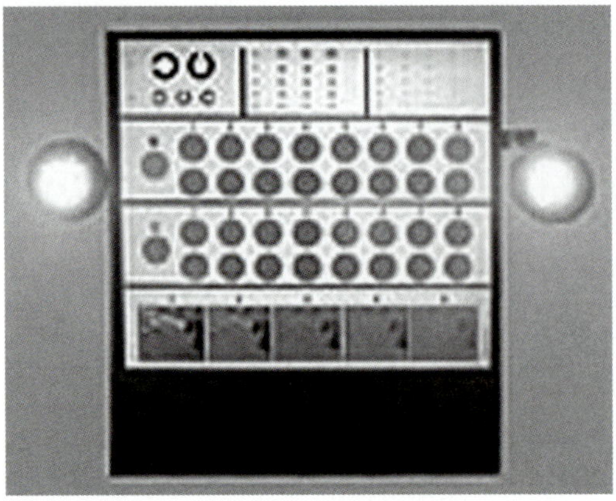

図4　CSV-1000（VectorVision） 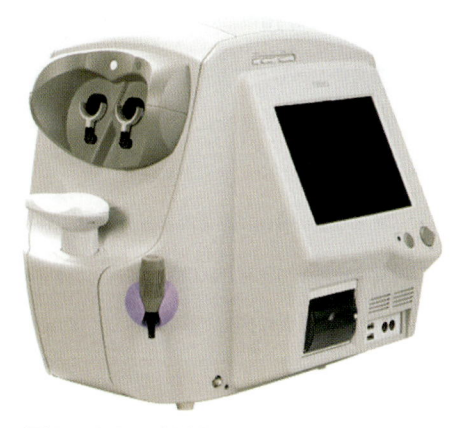　　　　図5　CGT-2000（タカギセイコー）

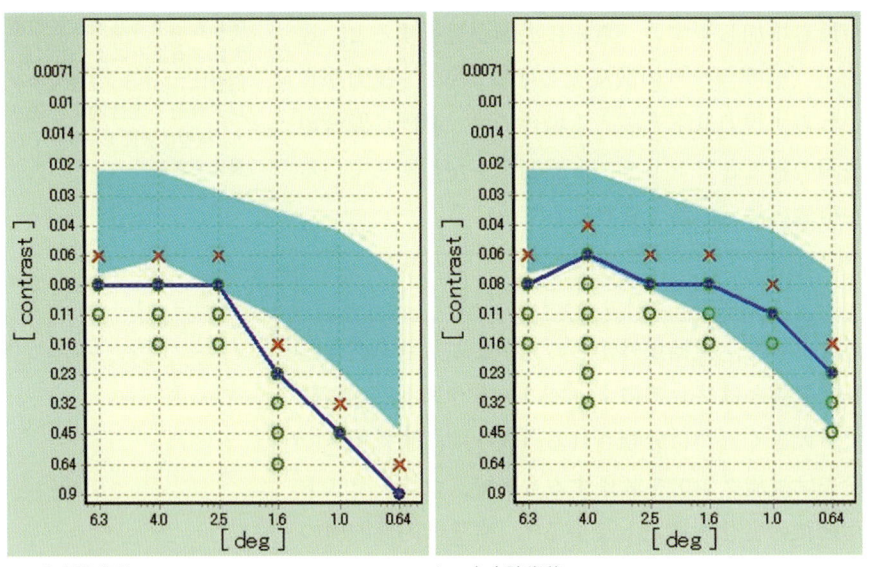

a. 白内障術前　　　　　　　　　　　　b. 白内障術後

図6　グレア検査結果
a. グレア負荷なし（赤ポイント）と比較し，負荷後はより著明な高周波領域の感度低下がみられた．
b. 負荷前の正常域に改善している．
　── ：グレア負荷時のコントラスト曲線
　■ ：正常値

必要である[6]．

水晶体混濁とグレア：水晶体混濁の進行によるグレアは，光の散乱（scattering）が注視している物体の網膜像のコントラストを低下させるために，その像の詳細部を不明瞭にさせることである．いわゆるまぶしさ（眩輝）による見えにくさのことである．矯正視力は良好であるが，羞明を訴える症例や角膜や中間透光体に混濁がある症例がよい検査適応である．特に夜間の運転困難を訴える場合でよく使用されている[*2]．

[*2]
光輪症：ハロー（halo）とは，光を見たときに，ぼんやりと光の輪が見えること．
眩輝症：グレア（glare）とは，光を見たときに必要以上にまぶしく見える症状である．

まとめ

　白内障手術を希望して来院した症例が，細隙灯顕微鏡で白内障が軽度である場合には，円錐角膜や軽度の角膜白斑，黄斑疾患，視神経疾患など白内障以外の疾患が紛れ込んでいる可能性があり，そのような症例に白内障手術を施行しても，術後の視機能に不満が残る可能性が高い．そのような症例を除外し，水晶体の散乱によって視力は良好であるが視機能が低下している症例を手術適応として選別するには，コントラストを含めたグレア検査による評価が重要であると考えられる．前述のように，コントラストやグレア検査は，自覚的評価であり，また基準値などの定義はなく，被検者の理解が得られないと正確な評価ができない．そうした利点・欠点を理解したうえでこれらの検査を術前に加えることによって，視力が良好な白内障手術の手術適応をより適切に決定できる可能性がある．

（戸田良太郎，木内良明）

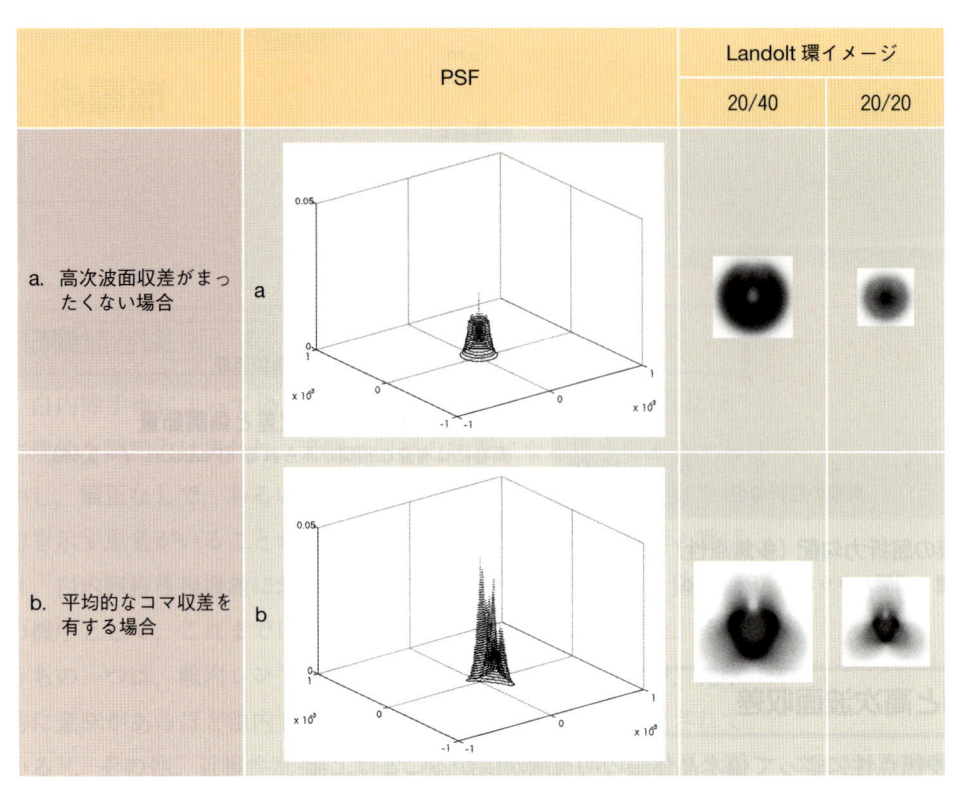

	PSF	Landolt 環イメージ	
		20/40	20/20
a. 高次波面収差がまったくない場合	a		
b. 平均的なコマ収差を有する場合	b		

図3 シミュレーションで 0.5D 近視化させた場合の point spread function (PSF) と Landolt 環イメージ

偽調節・コマ収差と視機能

　角膜の多焦点性，そしてコマ収差が，視機能全般にどのような影響を与えているのであろうか．白内障手術後眼で，偽調節量，文字コントラスト感度，低コントラスト視力を測定したところ，偽調節量と文字コントラスト感度，低コントラスト視力との間に有意な相関を認めた．偽調節量と矯正視力には有意な相関を認めなかった．すなわち，偽調節は視力には影響しないが，偽調節量が多くなるほど明視下でのコントラスト感度が悪化することがわかった[*4]．

　偽調節は，白内障手術後の視覚の質にとって重要な問題である．白内障手術後眼に調節力をとり戻そうとの試みは，現在種々のものが行われているし，今後も引き続いて行われていくであろう．そのためには，偽調節のメカニズムに関する議論は欠かせない．

（大鹿哲郎）

[*4] 角膜の多焦点性に起因するコマ収差は，眼内レンズ挿入眼の偽調節に寄与する．しかし，偽調節量が大きくなりすぎると，コントラスト感度が低下する．すなわち，コマ収差の増大によって明視域は拡大するが，同時に像のシャープさが犠牲になっているということができる．

9. 術後管理と合併症

屈折誤差

術後管理における位置づけ

　白内障手術は，もともと混濁した水晶体を取り除くことによる矯正視力の改善を目指した手術であったが，眼内レンズ（intraocular lens；IOL）が導入されたことにより，屈折異常の治療（裸眼視力の改善）をも意図されることが多くなってきた．すなわち，屈折矯正白内障手術（refractive cataract surgery）[*1]である．屈折矯正が前面に出てくると，術前の狙い（予測屈折度数）と実際との差，すなわち屈折誤差がとても重要になってくる．IOL度数決定のためのいろいろな検査法，計算式を駆使し，度数を慎重に決定したとしても，誤差がゼロということはありえないので，術後の屈折誤差に適切に対処することが重要である[1-3]．

屈折誤差が問題となる場合

　たとえば，もともと−10D程度の高度近視の患者で，術後，−3Dを狙ったとしよう．単焦点レンズの移植では，術後の老眼を考慮する必要があるが，室内での日常生活を重視して，IOLの度数を近方狙いとすることは，中等度〜高度近視症例では一般的である．このとき，術後の実際の屈折値が近視方向に1Dずれて−4Dになったとしても，ピントの合う位置は予測の眼前33cmから眼前25cmにずれるにすぎず，日常生活にあまり影響はない．遠方裸眼視力もさほど変わらない．

　しかし，同じ患者がコンタクト装用者で，術後，外出時にメガネを掛けないですませたいと希望したとしよう．遠方裸眼視力1.0以上を目指し，狙いを正視としたところ，先ほどの症例と同じく近視方向に1Dずれたとする．ピントの位置は眼前1m，遠方裸眼視力は場合によっては0.7に達せず，「遠くがボケる」あるいは「車の運転ができない」などと不満を訴えることになるかもしれない（図1）．

　このように，狙いが正視に近いほど，屈折誤差にはより神経質になる必要がある．その典型例が多焦点IOL[*2]であり，ついで，モノ

[*1] **屈折矯正白内障手術**
屈折矯正を兼ねて行う白内障眼内レンズ挿入手術．多焦点やトーリック（乱視矯正）IOLなどの付加価値レンズとともに発展してきた．術後の屈折誤差が大きな影響を及ぼす．

文献はp.397参照．

[*2] **多焦点IOL**
遠用と近用の二つに焦点を分けた眼内レンズのこと．屈折レンズを組みあわせた屈折型と，回折現象で焦点を分ける回折型の二種類がある．焦点距離の差（加入度数）は3〜4D程度である．

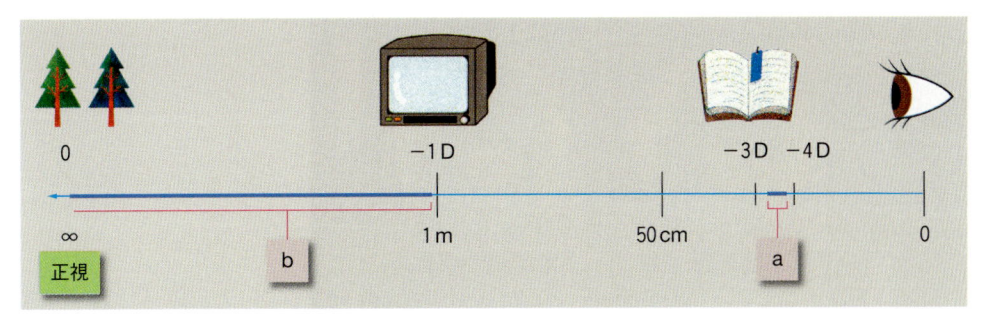

図1 屈折誤差が問題となるケース
−3D狙いが1D近視方向にずれたとき，ピントの位置は8cmずれるにすぎないが（a），正視狙いが1Dずれると，ずれた距離は無限大である（b）.

ビジョン[*3]である．患者が裸眼視力にこだわればこだわるほど，屈折誤差が問題となる可能性が高くなり，術者の負担が増えるということになる．

注意を要する症例

特に，高度近視，高度遠視，不正乱視，高度乱視など，眼軸長や角膜曲率（乱視）が平均値から大きくずれている場合，また，LASIK（laser in situ keratomileusis）やRK（radial keratotomy）などの屈折手術後が大きな問題となる[*4]．これらでは，屈折誤差が生じる可能性を含めて，術前からよく説明しておく．

裸眼視力を望むのはコンタクト装用者が多い．LASIKでは，術前検査までにHCL（ハードコンタクトレンズ）で3週間，SCL（ソフトコンタクトレンズ）で2週間の装用中止を義務づけるのが一般であり，白内障手術でも，屈折矯正を目指す場合は同じように考えたい．さもないとK値が大きく動くことにより，屈折誤差が生じてしまう（図2, 3）．

治療 (1) LASIK

白内障術後の屈折誤差といえば球面，円柱とも3D程度までの軽い異常のことが多いので，LASIKはよい適応になる．矯正の正確さ，手術の安全，確実なこと，挿入されたIOLの状態に左右されないことなどがよい点であるが，一方，高額な自費診療であること，施行可能な施設が限られていること，点状表層角膜症（superficial punctate keratopathy；SPK）など眼表面の合併症の可能性があることなどが短所として挙げられる（図4）．光学系の質が低い回折型多焦点IOL[*5]では特に注意したい点である．

[*3] **モノビジョン**
単焦点レンズを用いるが，左右の屈折に意図的な差をつけることにより，遠くから近くまでのピントの合う範囲を広げる老眼回避の一方法である．屈折の差をつけすぎると不同視となり，いろいろな副作用が考えられる．

[*4] **屈折手術後の角膜**
LASIKやRKでは中央部の角膜を扁平化させることにより近視を治すので，SRK式のように，K値から前房深度を推量するIOL度数計算式では大きな誤差を生じる．Haigis-L式のような特殊な計算式で計算する．

[*5] **回折型多焦点IOL**
このタイプの多焦点IOLでは，コントラスト感度の低下がみられる．一方，屈折型ではコントラスト感度は比較的良好なものの，ハロー，グレアが強い．ニーズに合わせた選択が必要となる．

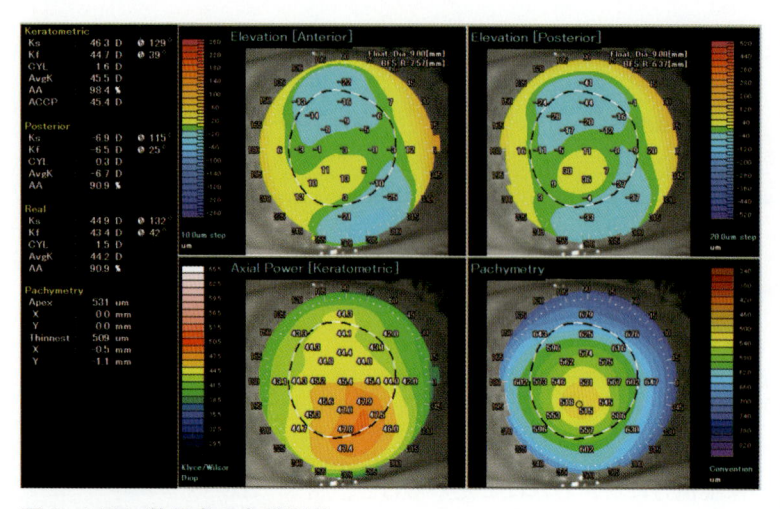

図2　HCL装用者の角膜形状
K値平均45.5D，乱視は1.5Dである．

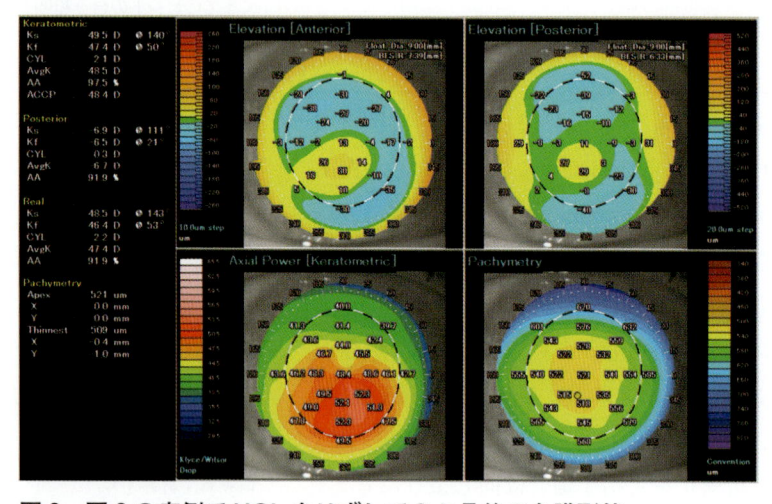

図3　図2の症例でHCLをはずして3か月後の角膜形状
K値平均は48.5D，乱視2.1Dで，円錐角膜の不正乱視が明らかとなっている．

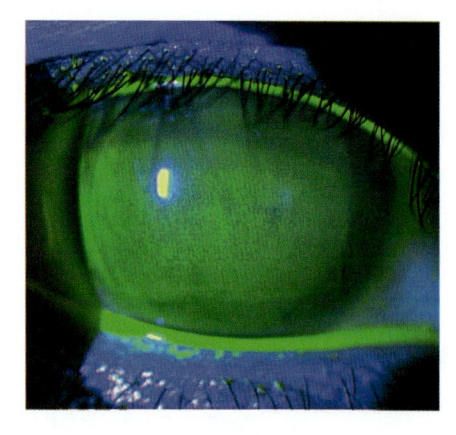

図4　LASIK術後のSPK
視力低下，屈折変化の原因となる．
SPK；superficial punctate keratopathy（点状表層角膜症）

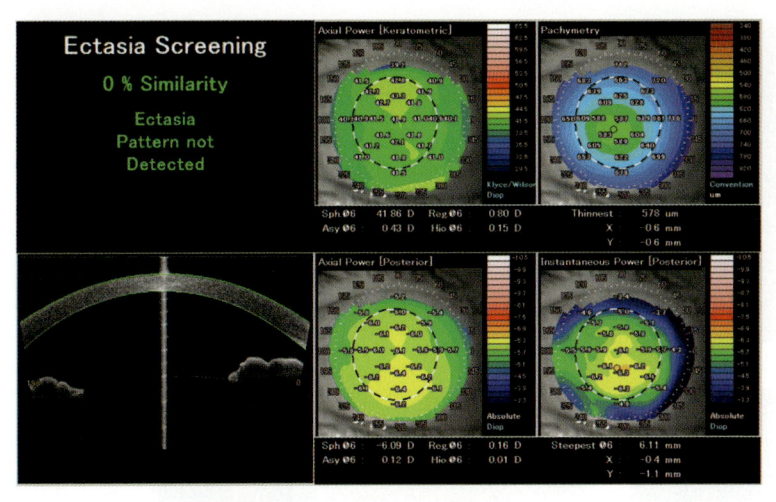

図5　LASIKの適応検査
角膜厚500μm以上，不正乱視がないことが条件となるが，矯正度数によってはこの限りではない．LASIKを行う施設の担当者とよく相談のこと．

LASIKでは角膜を削ることにより薄くなるので，中心の最薄部で500μm以上の角膜厚があること，および円錐角膜などの不正乱視がないことが術前の条件となる．他施設へ紹介する際の参考として知っておくとよい（図5）．

治療（2）IOL二次挿入（ピギーバック法）

屈折補正用としてIOLを追加挿入する方法である．度数決定方法[*6]については簡易法によると，遠視矯正では屈折誤差×1.5＝プラスのピギーバックレンズ度数，近視矯正では屈折誤差＝マイナスのピギーバックレンズ度数とすればよいとされている[4]．

本法はLASIKに比べ，特別な設備が不要で，白内障手術の術者であればだれでも行えるのがよい．低矯正用のIOLの度数が1D刻みのことが多く，度数の正確度でLASIKに劣るものの，光学系の劣化（収差の増加）が少ないので，裸眼視力は出しやすい．海外ではピギーバック専用のIOL[*7]が発売されており，度数の刻みが小さく，乱視矯正が可能といった特徴もある．

ピギーバック法では新たなレンズを囊外に挿入する．もともと囊内に挿入されているIOLがその支えとなるので，Zinn小帯が弱く，IOL亜脱臼の場合は危険である（図6）．高度近視の症例ではZinn小帯が弱いことも多いので，注意が必要である．

[*6] 詳細は本巻"ピギーバック法（primary, secondary）"（p.240）を参照されたい．

[*7] ピギーバック用IOL
ドイツのHumanOpticsのAdd-On IOLなど．レンズ後面が凹で既挿入IOLと接触しないようになっている．球面レンズのほか，トーリック，多焦点もある．わが国で認可されているSTAARの有水晶体眼内レンズ（implantable collamer lens；ICL）も既存レンズと接触しない構造から，ピギーバックとして使用できる．

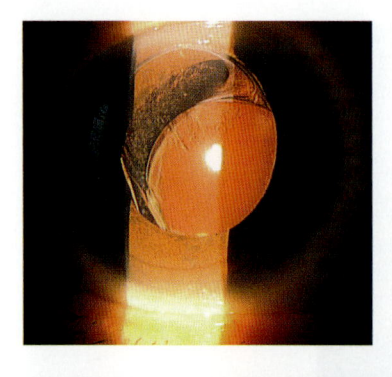

図6 脱臼した眼内レンズ
これほどではなくても，亜脱臼が隠れていることも多いので，IOLの揺れがないか，術前によく観察する．

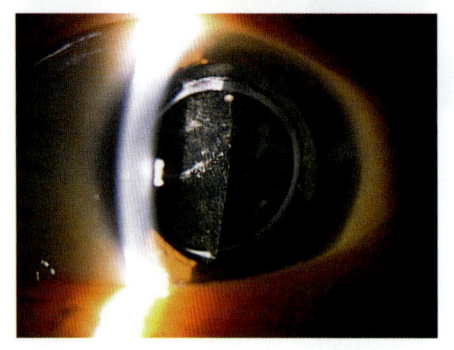

図7 理想的なCCC-IOL位置関係
　　　（術後4年目）
CCC縁が光学部を少しだけ，しかも全周で覆っている．
CCC：continuous curvilinear capsulorrhexis
（連続円形切嚢）

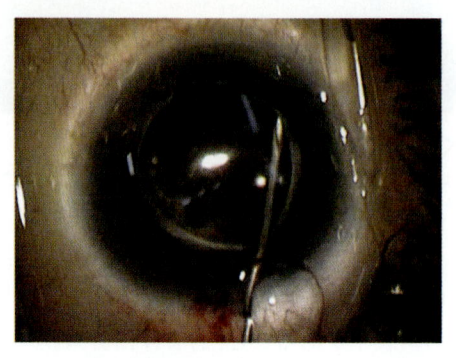

図8 図7の症例における，IOL交換手術のスナップ
術後時間が経過していても，前嚢とレンズの間に針を入れ，粘弾性物質を挿入して嚢を膨らませることができる．

治療 (3) IOL交換

　挿入したIOLをとり出し，適切な度数のものを再挿入する方法である．度数については，入れたIOLと誤差がわかっているので，術前の計算値から簡単に決定できる．ただし，再挿入されるIOLは再び嚢内に入れなければならない．極小切開創から挿入したIOLは，眼内で3～4分割すれば，もとの創を拡大することなく摘出できる．

どの方法を選択するか？

　術後1か月以内の早期に誤差の補正を余儀なくされたときは，IOL交換が比較的簡単で誤差も少なく，推奨される．他医での手術で，挿入されたIOLの種類，度数が不明の場合，ピギーバックかLASIKが適応となる．最初のIOLが安定しており，比較的年齢が若い患者ではピギーバックでもよいが，どうかわからないときはLASIKのほうが安全である．

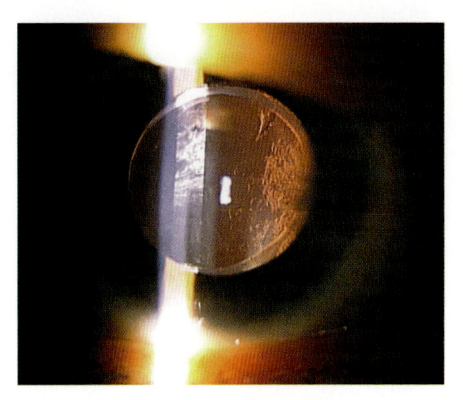

図9　図7の症例の術後写真
新しいIOLが嚢内に挿入されている.

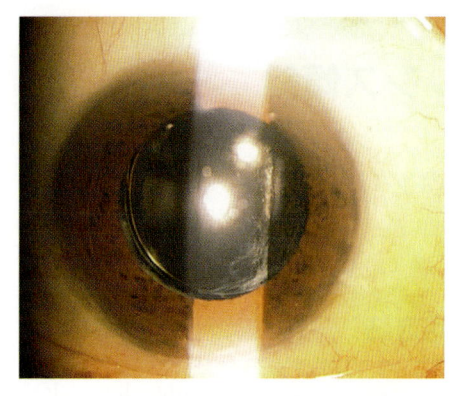

図10　CCCのサイズがIOL光学部よりも大きい症例
ほぼ全周で前嚢と後嚢が癒着している.この場合,嚢を膨らませるのが困難となり,IOL交換を行うとしても,同じ位置には再挿入できない.

　術後1年以上経過して,前嚢収縮,混濁*8が進んでいても,慎重に操作すれば,多くの場合IOL摘出が可能で,嚢内に再挿入できる(図7).前嚢下に粘弾性物質を挿入し,嚢を膨らませてIOLを脱臼させ,分割して摘出する(図8).嚢内に再挿入された新しいIOLは術前とほぼ同じ位置にある(図9).ただし,光学部が前嚢によりカバーされていない場合は,嚢内への再挿入が難しくなる(図10).また,Nd:YAGレーザー後嚢切開が行われている場合も嚢内再挿入が困難なので,ピギーバック,あるいはLASIKを選択する.

（坪井俊児）

***8 前嚢収縮,混濁**
前嚢後面の水晶体上皮細胞がIOLと接触することにより,線維性増殖を起こす現象.Zinn小帯が弱いと,収縮により開口部が小さくなる.

眼内レンズ傾斜

傾斜の測定方法

　白内障術後の眼内レンズ（intraocular lens；IOL）は，光学の中心から傾斜・偏心していることが知られている．IOL挿入眼において，術後IOLの傾斜・偏心を調べる方法としては，現在2種類の方法が用いられている．Scheimpflug像を利用した機器（EAS-1000，ニデック，図1）とPurkinje像を利用した方法である．これらの方法を利用して，術後のIOLの傾斜・偏心を測定する．

傾斜の程度

　白内障手術における前囊切開法は，can opener法やenvelope法から　現在主に用いられている，continuous curvilinear capsulorrhexis法（CCC）と変遷してきている．このCCCを用いることにより，IOLを囊内に確実に挿入することで，術後のIOLは，より安定した位置に収まるようになった[1]．このことによりIOLの囊内での安定性が増し，術後のIOLの傾斜や偏心は，軽減してきている．CCCを用いて，従来の3ピースfoldable IOLが囊内固定された場合の偏

文献はp.398参照．

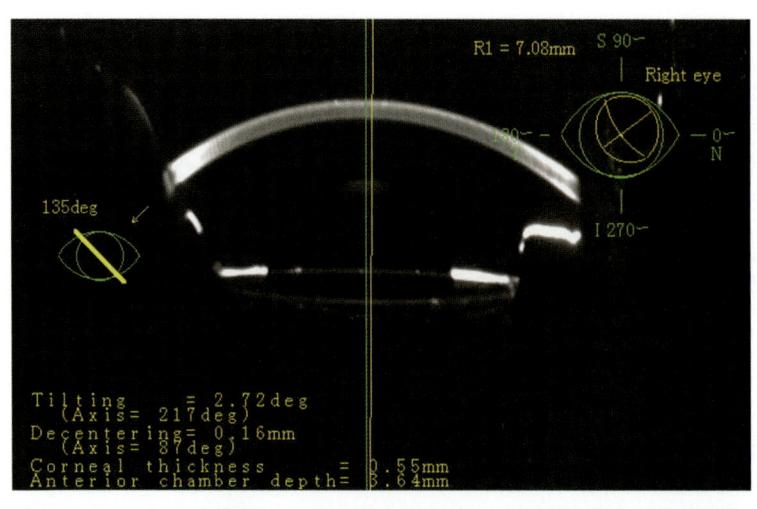

図1　EAS-1000を使用したIOL挿入眼のIOLの傾斜や偏心の測定結果

心は，およそ 0.30 mm，傾斜は 2〜3°程度[2-4]である．IOL のデザインの違いに関しては，1 ピース foldable IOL の偏心や傾斜は従来の 3 ピース foldable IOL と，ほぼ同様の結果が報告されている[5]．

また，IOL 毛様溝縫着術を行った場合には，偏心は 0.3〜0.6 mm，傾斜は 4〜6°程度と，IOL 嚢内固定よりも大きな値をとることが知られている[6,7]．IOL 毛様溝縫着術を行ったもののなかには，1.0 mm 以上の偏心や 10°以上の傾斜を認めるものもある．

IOL の傾斜により予想される問題点

IOL 術後眼の IOL の偏心・傾斜は，術後屈折値に影響し，それは 0.4 D 以内の乱視度数に相当する[8]．また近年，波面収差解析により，眼球の高次収差が，波面センサーを使用することにより，非常に簡便に測定できるようになった．この技術を用いることにより，IOL の偏心や傾斜は高次収差にも影響をもたらすことが知られるようになった．2 次の収差（defocus と astigmatism）は，従来の眼鏡やコンタクトレンズでかなりの部分を矯正できるが，3 次以上の高次収差は，一般には眼鏡では矯正できないという問題点がある．

球面 IOL の傾斜や偏心が，眼球の高次収差にどのような影響を及ぼすかを，光学シミュレーションおよび，波面収差解析を利用した実際の IOL 挿入患者について以下に述べる．

光学シミュレーションを用いた IOL 傾斜と高次収差

光学解析ソフトを使用して，IOL の傾斜と高次収差の光学シミュレーションを行った．眼球モデルは Gullstrand の模型眼，IOL は材質をアクリル，光学部は前方が後方よりも凸の曲率半径をもつものを使用した．結果をグラフに示す（図 2）．コマ収差の root mean square（RMS）値の増加が顕著に認められる．3 次収差のもう一つの成分である trefoil 収差の増加はほとんど認められない．球面収差・4 次収差の RMS 値は，IOL の傾きの増加にかかわらずほぼ一定の値をとる．3＋4 次収差の和の RMS 値の増加は，主に 3 次収差の増加が原因で増加している．このように，IOL の傾斜が増加することにより，眼球全体の高次収差が増加し，その主因はコマ収差の増加である．

模型眼を使用した IOL 傾斜と高次収差

より臨床に近い形でのシミュレーションを，模型眼に IOL を挿入

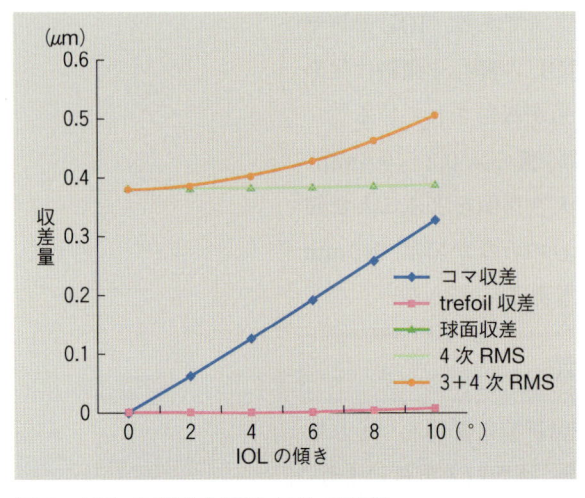

図2 IOLの傾きと高次収差の関係
RMS：root mean square

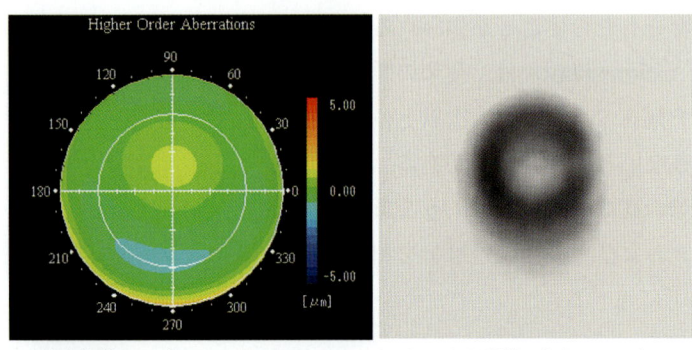

a. 高次収差マップ　　　　　　b. Landolt環像のシミュレーション
図3 模型眼におけるIOL中心固定の高次収差

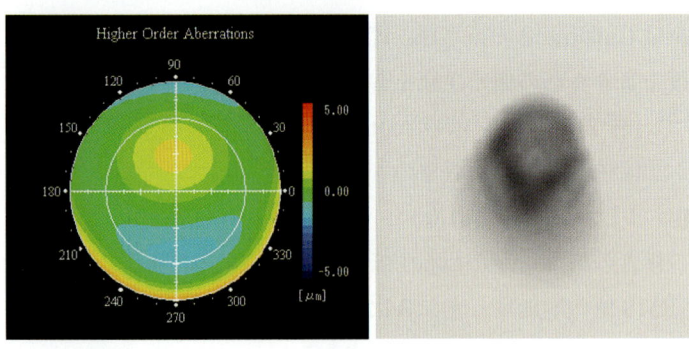

a. 高次収差マップ　　　　　　b. Landolt環像のシミュレーション
図4 模型眼におけるIOL 7°傾斜の高次収差

することで行い，IOLを中心固定したものと，IOLを7°傾斜させたものとで比較した．使用したIOLはアクリル製の球面IOLである．図3aは，IOLを中心に固定して，高次収差の測定を行った（図3b

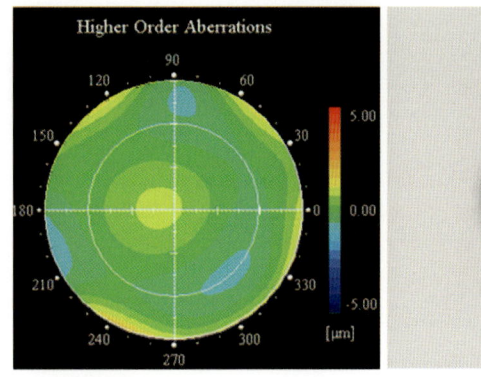

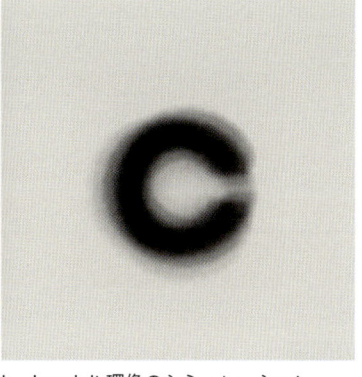

a. 高次収差マップ　　　　　　　b. Landolt 環像のシミュレーション

図5　IOL の傾きが小さい症例の高次収差

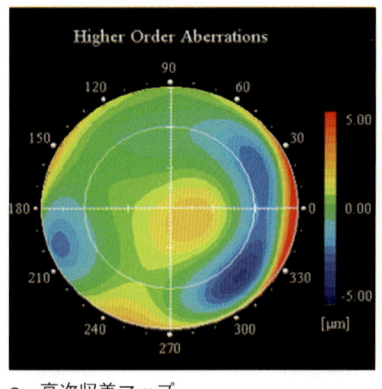

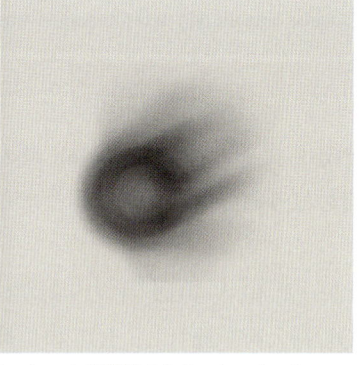

a. 高次収差マップ　　　　　　　b. Landolt 環像のシミュレーション

図6　IOL の傾きが大きい症例の高次収差

は，その高次収差を反映させた，Landolt 環のシミュレーション図である）．**図 4a, b** は，その模型眼の IOL の固定を 12 時方向を 7°傾斜させたものである．高次収差の増加は，コマ収差を含む 3 次収差が主因である．Landolt 環のシミュレーション（**図 4b**）は，それを反映し，像が尾を引いたような形になっている．

症例における IOL の傾きと高次収差の関係

　IOL の傾きと高次収差の関係を，IOL 挿入眼について検討した．角膜と眼球全体の高次収差を波面センサーで，IOL の傾きと偏心を前述の EAS-1000 を用いて測定した．代表的な症例を**図 5, 6** に示す．両症例とも同一の球面 IOL を挿入している．両者ともに，角膜の 3 次収差はほぼ同じであるのに，眼球の 3 次収差は**図 6** の症例のほうが大きい．IOL の偏心は，ほぼ同じなのに，傾きは**図 6** の症例のほうが大きい．つまり，この 3 次収差の変化は IOL の傾きによってもた

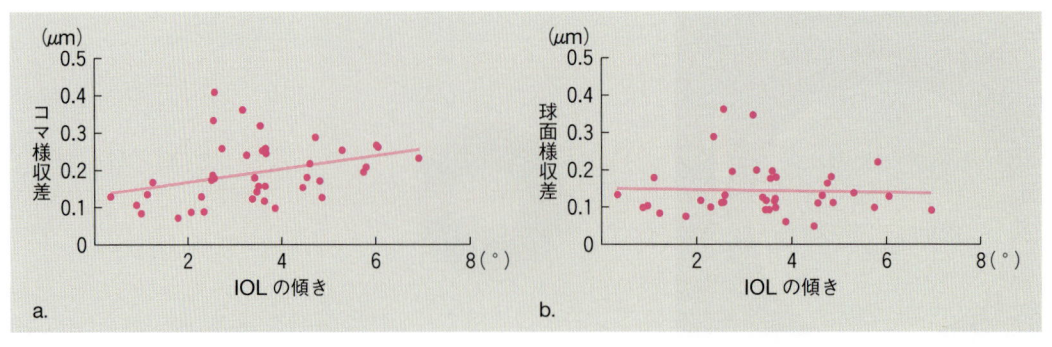

図7 IOLの傾きと高次収差の関連
a. IOLの傾きとコマ様収差の相関
b. IOLの傾きと球面様収差の相関

術中術後に合併症を認めなかった40人40眼（平均年齢72.7歳）に小切開超音波乳化吸引術＋IOL挿入術を施行し，IOLの位置と高次収差の関係をみた．コマ様収差とIOLの傾きは相関がみられたが，球面様収差とIOLの傾きには相関は認められなかった．
(Taketani F, et al：Influence of intraocular lens tilt and decentration on wavefront aberrations. J Cataract Refract Surg 2004；30：2158-2162.)

らされたものであることがわかる．そのため，Landolt環のシミュレーションでは，図6の症例のほうの，像が尾を引いたような形になっている．

　術中術後に合併症を認めなかった40人40眼（平均年齢72.7歳）に小切開超音波乳化吸引術＋IOL挿入術を施行し，IOLの位置と高次収差の関係をみた．コマ様収差とIOLの傾きは相関がみられたが，球面様収差とIOLの傾きには相関は認められなかった（図7a, b）[3]．

IOLの傾きを減らす方法

　以上に述べてきたように，IOLの傾きは術後コマ収差の増加をもたらす．このことにより，眼球高次収差の増加が起こり，結像の低下が起こる．IOLの傾きを防ぐことは，quality of visionの改善をもたらす．その方法としては，capsular tension ring[9]の挿入やfemtosecond laserを使用したCCCの作製[10]が報告されている．

カコモン読解　第21回 一般問題58

眼内レンズの傾斜で生じるのはどれか．
a 色収差　　b 球面収差　　c コマ収差　　d 像の縮小
e 回折現象

解説　同一のレンズを用いても，レンズの屈折率は光の波長によって異なる．そのため光の波長により焦点距離が異なり，像の大き

さと位置に差が生じる．このことを色収差というので，眼内レンズの傾斜によって生じるものではない．

球面収差は前述のように，眼内レンズの傾斜にかかわらずほぼ一定である．

コマ収差は眼内レンズの傾斜によって生じる．

像の拡大や縮小は，レンズの焦点距離と目・レンズ・物体の距離によって決まるため，眼内レンズの傾斜によって生じるものではない．

回折は媒質中を伝わる波に対し障害物が存在するとき，波がその障害物の背後など幾何学的には到達できない領域に回り込んで伝わっていく現象のことである．瞳孔径が非常に小さくなると，光の回折現象により像の鮮明さが低下する可能性があるが，眼内レンズの傾斜によって生じるものではない．

模範解答 c

カコモン読解 第24回 一般問題90

非球面眼内レンズの傾斜で最も生じやすいのはどれか．
a 色収差　　b コマ収差　　c 回折現象　　d 球面収差
e 前方散乱

解説　選択肢a〜dについては，前述のカコモン読解"第21回一般問題58"の解説を参照されたい．

散乱とは，光などの波や粒子がターゲットと衝突あるいは相互作用して方向を変えられることであり，眼内レンズの傾斜によって生じるものではない．

模範解答 b

（竹谷　太）

眼内レンズ偏位・脱臼

発生頻度

　眼内レンズ（intraocular lens；IOL）偏位の発生はまれであり発症率はおよそ3％以内と考えられ，さらにIOLの硝子体腔への完全な落下はきわめてまれな白内障術後合併症で0.1％以内の発症率と推測される．IOL偏位の扱いは，硝子体腔に完全に落下したIOLであっても，経験を積んだ硝子体術者にとってみれば特段に難しくはないといえる．しかしながら，これらの患者はその発症直前まで高いQOV（quality of vision）をもっていたため，術後視機能への期待・要求度は高いのは当然であろう．このような観点から術後早期からの高視機能獲得を目指し，極小切開アプローチが好ましいと思われるが，実際は物理的に難しく，大切開を要しIOL摘出後に再縫着することが一般的である．

眼内レンズ縫着法

　これまで眼内レンズ縫着法[*1]としては，眼内通刺法（ab interno），眼外通刺法（ab externo），カウヒッチ法，支持部脱出法（haptic externalization）などがあるが，最も低侵襲かつ有効で簡便な手術法はどのような方法であろうか．筆者が好んで行う方法は，25 G手術，ab externo と haptic externalization の三つを組み合わせた手技であり，今後，低侵襲度と有効性を十分に評価する必要があるが，現在最も簡便な手技と考えられ，ここに解説する．まず，古典的なIOL摘出・新規IOL縫着法（従来法）と本手法（25 G手術＋支持部脱出法＋眼外通刺法）の長所，短所をそれぞれ挙げる（表1，2）．

　最近の傾向として，QOV向上を目指しトーリックIOLなど"付加価値のあるIOL"の挿入が増加している．しかしながら，特にZinn小帯脆弱例へのそのようなIOL挿入は注意を要するだろう．IOL落下のリスクファクターとしては，偽落屑症候群，網膜色素変性，Marfan症候群，Merchesani症候群，Ehlers-Danlos症候群，ホモシスチン尿症，アトピー性皮膚炎，ぶどう膜コロボーマ，緑内障発

[*1] **さまざまなIOL縫着法**
IOL縫着術は，歴史的にさまざまなものが考案されてきた．まず，その原理的手技として1980年代に ab interno, ab externo が考案されたことが非常に大きな意味合いをもつ．その後，IOL脱臼に対して double-knot trans-scleral suture, four-points scleral fixation, cowhitch knot, modified haptic externalization などが20 G硝子体手術の時代に応用されており，最近では scleral fixation も洗練されてきた．本法は25 Gを用いて，極力縫着を少なくし術後視機能を早期から最大限伸ばす努力をしているが，縫着したIOLが decentration や tilt をしては本末転倒である．全長が短いIOLでタイトに縫着したりせず，そのようなIOLは摘出して，縫着に適した新規IOLを適切なポジショニングで固定する判断も非常に大事である．

表1　IOL摘出・新規IOL縫着法（従来法）

長所
IOL光学部や支持部の変質・変形に対応可能． 原理的に手技が単純であり，IOLを小片化し比較的小切開でも摘出可能． IOL縫着に適した支持部のIOLを改めて選択し，挿入できる． IOLパワーを再計算でき，近視化も防げる．

短所
摘出術創が大きくなった場合，術中低眼圧になる恐れがある． 摘出術創が大きくなり縫合を要した場合，術後乱視を惹起する恐れがある． IOLの摘出・新規IOLの縫着過程で角膜内皮が減少する恐れがある．

表2　25G手術＋支持部脱出法＋眼外通刺法

長所
IOLの摘出が不要．縫着部以外は無縫合． 手技がさほど複雑ではない．水晶体嚢ごと落下したIOLにも対応可能．

短所
軟性1ピースアクリルIOLには困難． 水晶体嚢内の硬化した陳旧性残存皮質には困難．

作後，強度近視，小眼球，高齢者，鈍的眼外傷後，硝子体手術後，などが挙げられる．IOL落下時に備えるという観点からは，IOLが3ピースか1ピースであるかは大きな問題ではない．光学部の大きさ，支持部の形状・剛性が，本法を行うに当たり重要であると考えられる．落下IOLの光学部がホワイトニングまたは膨化している場合，IOLを交換せざるをえないので，IOL摘出の後，新規IOLを縫着する従来法を用いる．

手術手順（図1）

　IOL脱臼には，前房脱臼と後房脱臼（硝子体腔脱臼）があるが，本法では前房を経由し，haptic externalizationを行い縫着する．前房脱臼IOLの状態がよく水晶体嚢の被覆もなければそのまま縫着可能であり，もし，水晶体嚢被覆があれば前房内または後房において水晶体嚢を除去した後に縫着する．ここでは，硝子体腔へのIOL脱臼に対する本法でのアプローチを説明する．本法はあくまで落下IOLが縫着に適しているレンズ，すなわち軟性1ピースアクリルでない場合で，かつ光学部自体の混濁や膨隆などがない場合に適応される．よって，術前の入念な前眼部・眼底検査がその適応を決めるために非常に重要であるのは，ほかの眼疾患と同様である．

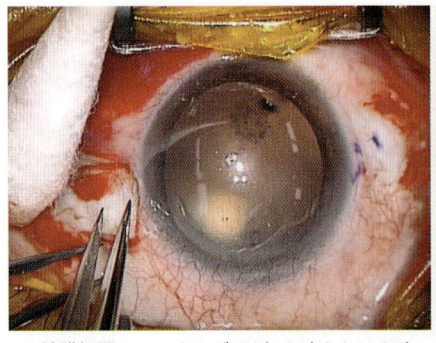

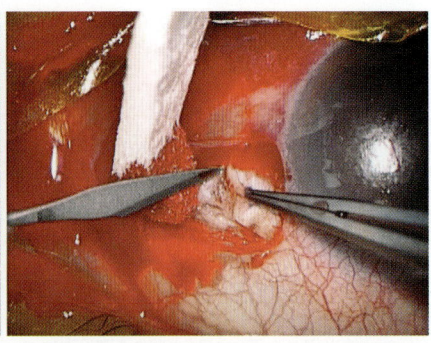

a. 結膜切開・マーキング. 3時-9時または2時-8時において，2か所の結膜切開を行う．結膜切開が小さすぎると，強膜半層三角フラップの作製が困難になるので，フラップの大きさをイメージしながら作製する．結膜切開後，止血を行い，角膜輪部から1.5mmのところにピオクタニンでマーキングする．

b. 強膜半層切開，三角フラップ作製．古典的ながら強膜半層フラップは簡便で有用である．三角フラップの底辺中央に10-0ポリプロピレン針を通刺するので，それをイメージしながら作製する．

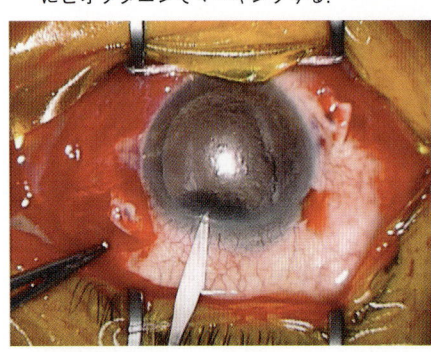

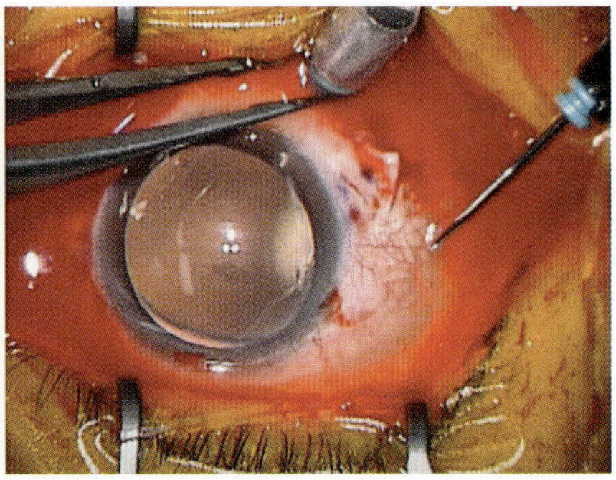

c. 角膜ポート作製．1時半，10時半の方向に角膜1mmポートを2か所作製する．

d. 25G 3ポート作製．45°でアングル刺入を行う．

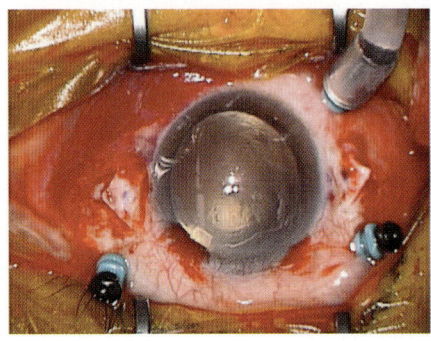

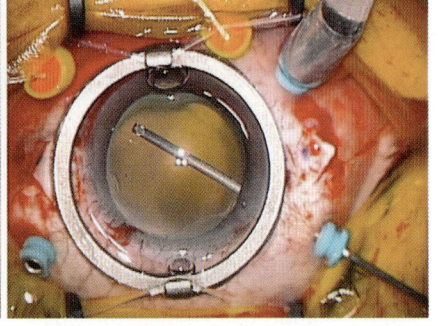

e. 3ポート作製後．

f. 前部硝子体切除術．IOL縫着術では余分な前部硝子体は，IOL固定の障害になることがある．よって，十分にゲル郭清しておく．不十分なゲル郭清のまま縫着術を行えば，術後に裂孔原性網膜剥離を生じる可能性もある．

図1 IOL脱臼に対する手術手順

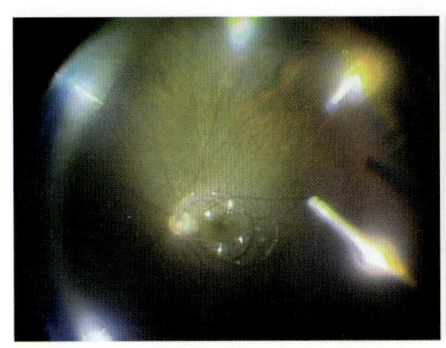

g. コアビトレクトミー．硝子体腔中心部の硝子体を切除し，ワーキングスペースを確保する．まず，後極・周辺網膜の状況を術前評価と相違がないか確認する．

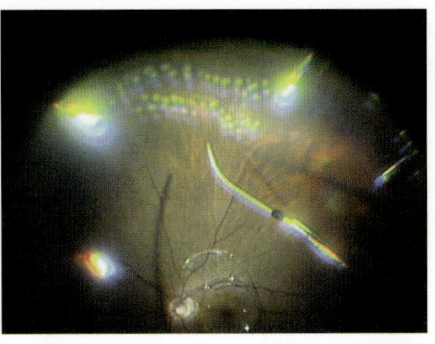

h. 網膜周辺部病変の処理．本症例では下方網膜周辺部に裂孔を伴う変性所見を認めたため，眼内光凝固を2列で施行した．wide viewing system を用いると，網膜全体が俯瞰でき光凝固が行いやすい．

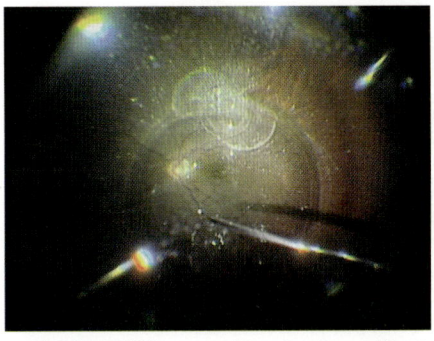

i. 硝子体の可視化．コアビトレクトミーの後，トリアムシノロンアセトニド（triamcinolone acetonide；TA）を注入し，硝子体を可視化する．TAを入れすぎると逆に硝子体腔がしばらく見えづらくなるので注意する．後部硝子体剥離（posterior vitreous detachment；PVD）が起こっていない場合，すぐにPVD作製を試みる必要は必ずしもない（IOLを縫着した後にPVD作製する）．網膜上に落下したIOLの上に液体パーフルオロカーボン（PFCL）*2 をのせるのではなく，網膜と落下IOLの間にPFCLを入れるようにする．

*2 PFCL
PFCL（perfluorocarbon liquid）はその比重の重い性状のため，PFCLと眼内液との間に表面張力が発生する．よって，手術中に前眼部などから異物が後極へ落下した際に，その質量と距離によるが，軽量の異物ならPFCL境界層で弾かれPFCL辺縁付近の網膜に着地することが多い．もし，重い異物でも境界層を通過する際にスピードが一度減弱するため，後極部の損傷を抑えることができる．PFCLはIOLを浮かせるため，または後極部を保護する観点から使用するのであり，多量に入れる必要はない．

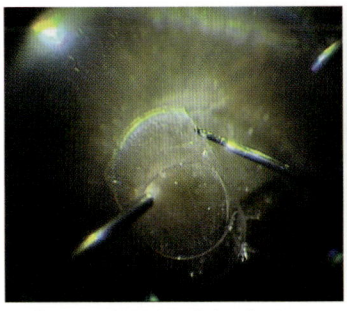

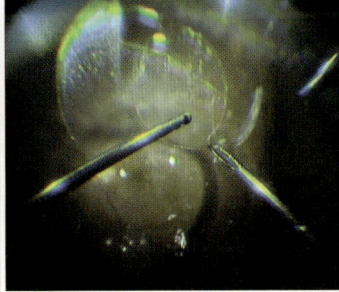

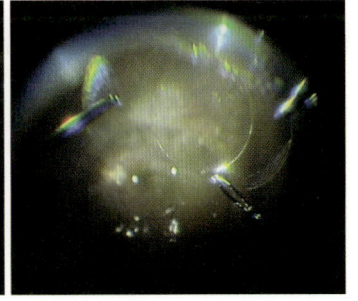

j. 落下IOL被覆水晶体嚢の処理．PFCLに浮遊したIOL，またはIOL支持部を25G鑷子で把持し，25Gカッターで水晶体嚢を切除する．IOLの光学部や支持部をカッターで損傷しないように注意する．

（図1のつづき）

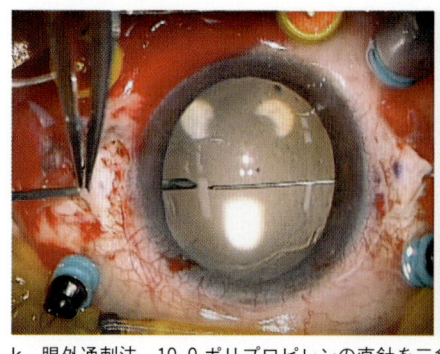

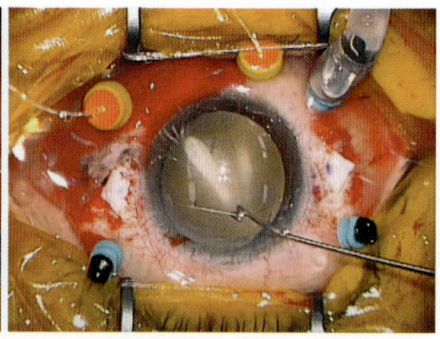

k. 眼外通刺法．10-0 ポリプロピレンの直針を三角フラップの底辺中央から刺入し，対側から 27 G 針で迎え入れる．その後，架橋された 10-0 ポリプロピレン糸を 11 時の角膜ポートからフックなどを用いて眼外へ引き出す．

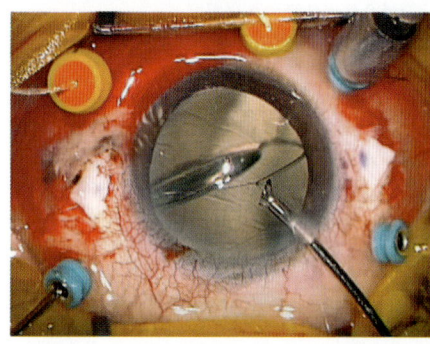

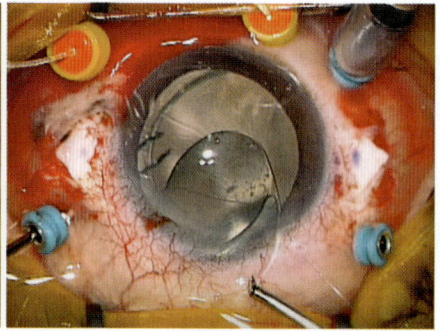

l. haptic externalization．IOL 支持部を 25 G 鑷子で把持し，虹彩面・前房へと誘導する．その後，11 時の角膜ポートからマイクロ鑷子などで IOL 支持部を把持し，眼外へ引き出す．この際，支持部の先端を把持すると容易に引き出すことができる．

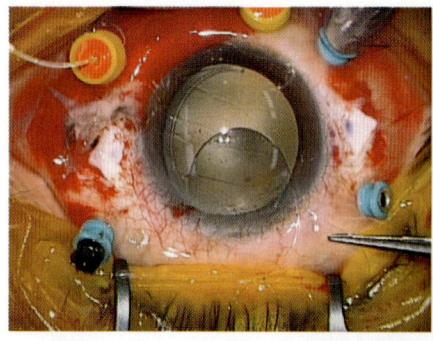

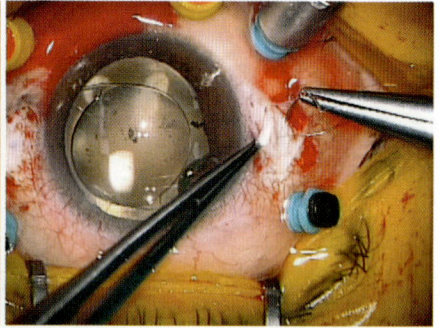

m. 10-0 ポリプロピレン糸の IOL 支持部への固定．10-0 ポリプロピレン糸を支持部に縫着する．縫着点より先端部を持針器で把持し扁平化させ，10-0 ポリプロピレン糸の誤放を防ぐ．IOL 支持部を眼内に戻し，反対側の支持部を externalization し 10-0 ポリプロピレン糸を固定することを同様に繰り返し，最終的に IOL を硝子体腔に戻す．その後，10-0 ポリプロピレン糸の強膜三角フラップベッドへの固定を行う．IOL が decentration や tilt しないように縫着する．

(図1のつづき)

n. PFCLの除去. もともとQOVの良好な患者が多いため, PFCLはわずかでも残留すると患者は術後症状を訴える. IOL縫着が終了したら, PFCLを忘れずに完全に除去すること. PVDが生じていない症例は, PFCL除去後にPVDを作製する.

o. 閉創. 切開された結膜2か所を端々縫合する. 硝子体手術初回手術であれば, 強膜創(25Gポート)の縫合は不要である.

(図1のつづき)

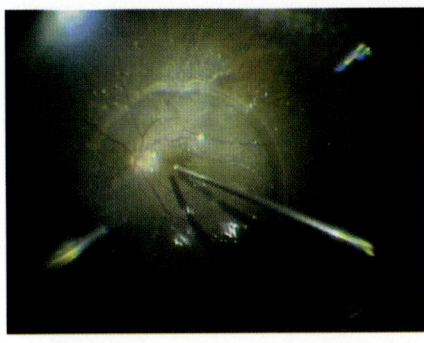

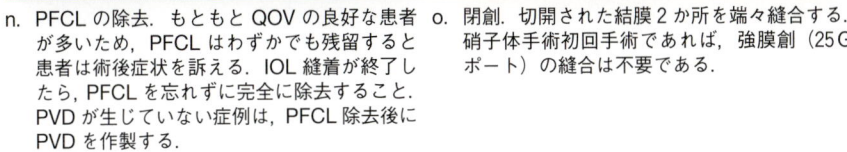

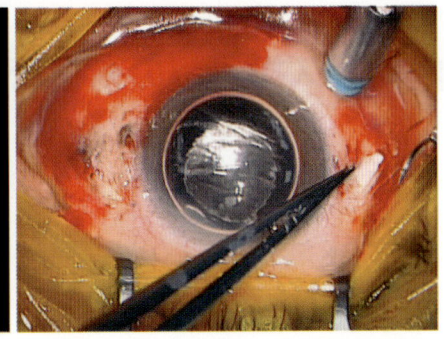

カコモン読解　第22回 一般問題92

眼内レンズ偏位を起こしやすいのはどれか. 2つ選べ.

a 滴状角膜　　b 落屑緑内障　　c 加齢黄斑変性

d 網膜色素変性　　e アベリノ角膜ジストロフィ

解説　特にZinn小帯脆弱例には注意する. 偽落屑症候群, 網膜色素変性, Marfan症候群, Merchesani症候群, Ehlers-Danlos症候群, ホモシスチン尿症, アトピー性皮膚炎, ぶどう膜コロボーマ, 緑内障発作後, 強度近視, 小眼球, 高齢者, 鈍的眼外傷後, 硝子体手術後などが挙げられる.

模範解答　b, d

(國方彦志)

小児眼内レンズ挿入眼の術後管理

小児眼内レンズ挿入の現状

　近年，小児白内障に対する眼内レンズ（intraocular lens；IOL）挿入が低年齢化し，現在は小眼球などの眼合併症がなければ2歳以上で挿入する施設が一般的となっている．さらに1歳以上で挿入する施設も少なくなく，最も早期で手術を行う場合には生後間もなくから挿入されている．

　術直後は，手術施行施設での診察が一般的と思われるが，小児白内障手術が限られた施設で行われていることもあり，術後比較的早期から患者の近くの施設に紹介されることも多い．本項では，これらの背景を踏まえ，小児眼内レンズ挿入眼の術後管理について解説したい．

眼内レンズ挿入眼の診察法

　成人の術後に行う視力検査，屈折検査，角膜曲率半径計測，眼圧検査，眼底検査に加え，眼位検査を行う．学童前後からは，成人と同じようにこれらの検査を行うことが可能になるが，それ以前では難しく，患児の年齢によって診察・検査方法を変える必要がある．

乳児の場合：覚醒時に，眼位，散瞳しての検影法（屈折検査・後発白内障の確認），さらに抑制して（図1）手持ち細隙灯顕微鏡検査，眼底検査を行う．術直後は，2週間ごとに，その後は基本的に月1回の診察を行う．定期検査で異常がなくても少なくとも3か月に1回は睡眠下にて，トノペン®などを用いた眼圧検査（図2），検影法や手持ちオートレフラクトメータで屈折検査を行う．さらに眼圧の異常が認められた場合は，乳幼児では眼軸長が過度に伸長している可能性が高く，眼軸長検査を行い確認する．

幼児以上の場合：さまざまな検査が可能になることが多い．2歳くらいまでの視力検査は，ドットカードなどを用いる．3歳くらいから，絵視力や字ひとつ視力で視力検査などが行える．続いて検影法，（手持ち）オートレフラクトケラトメータで屈折を検査し，散瞳して通常の細隙灯顕微鏡検査，さらにアプラネーショントノメータによ

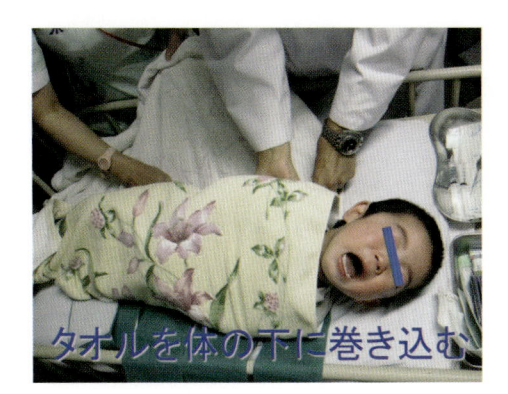

図1 乳幼児の抑制法
バスタオルで体幹・足を巻き，抑制する．

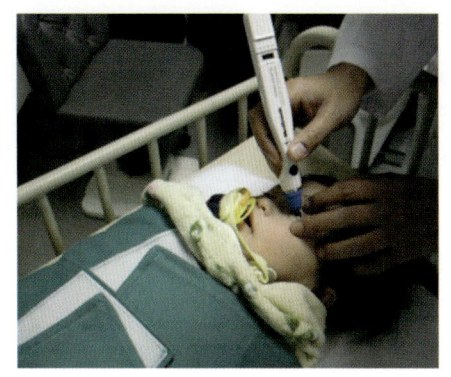

図2 睡眠下検査
トノペン®による眼圧測定．

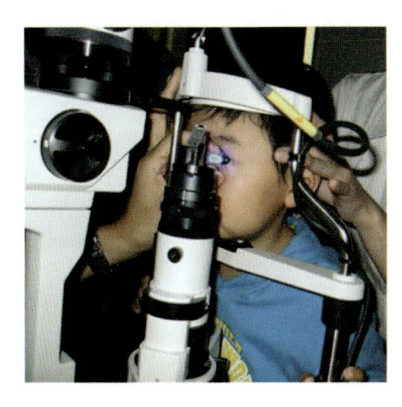

図3 アプラネーショントノメータによる眼圧測定

る眼圧測定を行う（**図3**）．後発白内障があると，時に羞明が強く，細隙灯顕微鏡検査ができない場合がある．この場合には，散瞳下に検影法で徹照像を観察すると大まかな把握が可能である．

診察のポイント

　診察にあたっては，基礎疾患を確認すること，術後合併症を念頭に置くことが大切である．2歳以上で基礎疾患がなく術中合併症が生じなかった症例では，多くの場合，重篤な術後合併症は起こしにくい．その一方，この年齢で白内障手術を行う場合には，外傷・ぶどう膜炎・アトピー性皮膚炎などの基礎疾患を有していることがある．特にぶどう膜炎患者では，術後の消炎を適切にコントロールしないと，瞳孔閉鎖など重篤な術後合併症につながる．第1次硝子体過形成遺残のように水晶体嚢と硝子体索状物との癒着があるような疾患では，術後にもこれらの変化が進行し眼内レンズ偏位などの原因となることがある．

　小児での一般的な術後合併症の種類は，成人の合併症と同じであ

るが，小児では，時にその進展が早かったり，程度が強かったりするため，迅速な診断と対処が求められることに留意すべきである．特に1歳以下，とりわけ6か月未満で眼内レンズ挿入を行った場合には，術中合併症が生じなかった場合でも，後発白内障などにより再手術がしばしば必要となる[1]．以下，代表的な術後合併症を解説する．

文献はp.398参照．

小児の組織は軟らかく，切開創は縫合するのが基本であるが，自己閉鎖創が選択された場合や術後早期低眼圧などにより創閉鎖が不良と診断された場合には，速やかな観血的治療が必要なことが多い．経過をみていると炎症が強くなり，さまざまなほかの合併症を惹起する可能性がある．

術後炎症：乳児の場合，手持ち細隙灯顕微鏡などで正確に評価することは難しい．角膜の状態，前房内のフィブリン析出の有無，瞳孔の状態などから炎症の状態を総合的に判断する．幼児期で細隙灯顕微鏡検査が可能な場合には，術後の炎症状態を把握できる．基礎疾患がない場合には，フィブリンの析出なども一過性であることが多く，瞳孔管理などに留意して経過観察を行う．一方，若年性特発性関節炎などの基礎疾患がある場合には，炎症が強くなくても術前よりの綿密な炎症コントロールが必要となる．

後発白内障：水晶体嚢を一部でも残存する限りにおいて，小児には100％に生じる（**図4**）．視覚の感受性期であれば，後発白内障も視性刺激遮断弱視の危険因子となる．したがって，6歳未満の症例では，多くの場合，視軸の透明性を確保する観点から，後嚢切除，前部硝子体切除が眼内レンズ挿入時に行われていることが多い．十分な大きさ（眼内レンズ光学部径よりも一まわり小さい程度）の後嚢切除が行われ，前部硝子体切除が行われている場合，患児が1歳以上であれば，ほぼ視軸の透明性を確保維持できる．しかし，生後6か月以内に眼内レンズが挿入された症例では，後嚢切除，前部硝子体切除が行われていても後発白内障が強く生じ，視軸の透明性が確保できない場合が多いことが報告されている．この場合には，視性刺激遮断弱視予防のため，迅速な処置が必要となる[1]．診察にあたっては特にこの点に注意し，低年齢であれば，急いで追加手術（後発白内障切除術）を行うか，行える施設を紹介する必要がある．

6歳を過ぎていれば，多くの場合YAGレーザーによる後嚢切開が可能であり，後嚢切除・前部硝子体切除が行われていないことが多い．ただ，後発白内障は，時に強い羞明をきたし，診察や治療に支障をきたす場合がある．この場合，検影法により視軸の混濁を観察

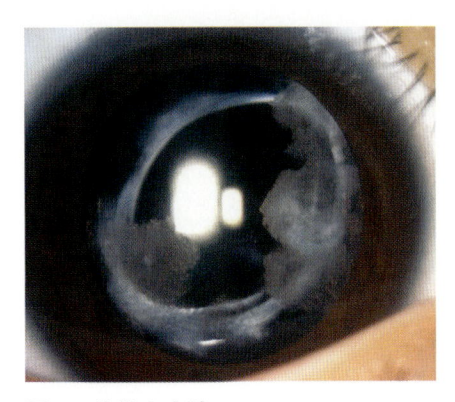

図4 後発白内障
後嚢側ばかりでなく，前嚢側にも出現する場合がある．

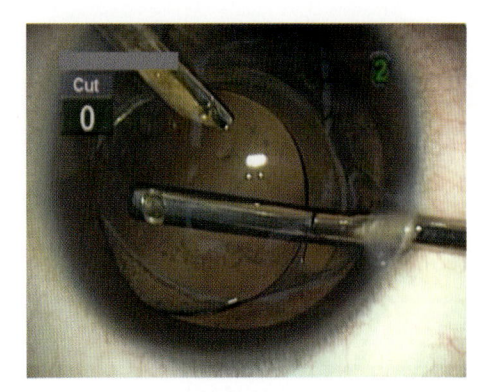

図5 後発白内障切除
後嚢とともに後発白内障を除去し，さらに前部硝子体切除を行う．

するのが最もわかりやすい．治療で観血的手術が必要な場合には，毛様体扁平部より25Gカッターを挿入し硝子体・後嚢を切除する方法，前房よりCCC（continuous curvilinear capsulorrhexis；連続円形切囊）縁を通して眼内レンズ光学部と後嚢間に25Gカッターを挿入し後嚢・前部硝子体切除を行う方法がある．後者のほうが，可能であれば，後嚢に対し角度をつけてカッターを挿入できるので，処置が行いやすい（**図5**）．

緑内障：早期から晩期を通じて最も懸念される術後合併症である．乳幼児期には，眼圧測定が困難なこともあり，見逃されやすいが，睡眠下検査などを行い，早期発見に努める．眼内レンズ挿入により，白内障術後の眼圧コントロールが不良になるのかどうかの結論はでていない[2]．しかしながら，無水晶体眼の長期経過のデータから，かなりの割合で，10年以上経過してからも緑内障を発症してくることが報告されている[3]．眼内レンズ挿入眼においても何十年にもわたる長期の経過観察が必要となる．

屈折矯正

術後の屈折状態は，挿入された眼内レンズの度数によって異なり，どの年齢でどの度数の眼内レンズを挿入するかの明確なコンセンサスは得られていない．片眼性であれば，対側眼の屈折状態，両眼であればその屈折状態によって，眼鏡・コンタクトレンズによる追加矯正が必要となる．弱視眼であれば，健眼遮閉が必要となる．生後より2歳までは，眼軸長が急速に伸び屈折が大きく変化する（近視化する）ので，左右差に気をつけながら，こまめに屈折矯正を変えていく必要がある．

（黒坂大次郎）

後発白内障

概要

　後発白内障は，水晶体嚢内に残存した水晶体上皮細胞（lens epithelial cell；LEC）が再増殖することで起こる後嚢混濁であり，白内障術後に最も多く生じる合併症である．後発白内障が進行すると，術後の視機能を低下させるが，Nd：YAG（neodymium：yttrium-aluminum-garnet）レーザーによる後嚢切開が奏効する．新しい光学機能をもった眼内レンズ（intraocular lens；IOL）には軽度の後嚢混濁でも視機能に影響すると考えられるため，後発白内障を抑制するためのさまざまな研究が進んでいるが，完全に予防する方法は現時点ではない．

発生メカニズムと種類（図1）

　白内障手術を施行しIOLを挿入すると創傷治癒反応が生じる[1]．水晶体嚢内にはLECが残存しており，創傷治癒反応によって生じたtransforming growth factor-β（TGF-β）やbasic fibroblast growth factor（bFGF）などのさまざまなサイトカインによって，筋線維芽細胞様へ形質転換される．この反応を上皮間葉系移行といい，筋線維芽細胞はLECと性質が異なるために細胞の収縮が起こり，前嚢収縮や後嚢の線維性混濁を生じる．この反応は通常，術後早期に生じるが，程度は軽度であり，視機能に影響することは少ない．水晶体嚢とIOLが接着するようになると，創傷治癒反応は鎮静化するが，術後1年以上経過すると水晶体嚢周辺に残存しているLECが再び分化増殖するようになり，水晶体嚢赤道部に小さい水晶様の水晶体線維細胞塊を形成する．この細胞塊をSoemmering's ringと呼ぶ．その後，増殖したLECがIOL光学部まで進展増殖するとElschnig's pearlsと呼ばれる真珠の粒状の後嚢混濁となり，後嚢中央部まで進展すると視機能が低下する（図2）．特殊な後発白内障として，水晶体後嚢とIOLとの間に乳白色の液体物が貯留する液状後発白内障（図3）が知られている．

文献はp.398参照．

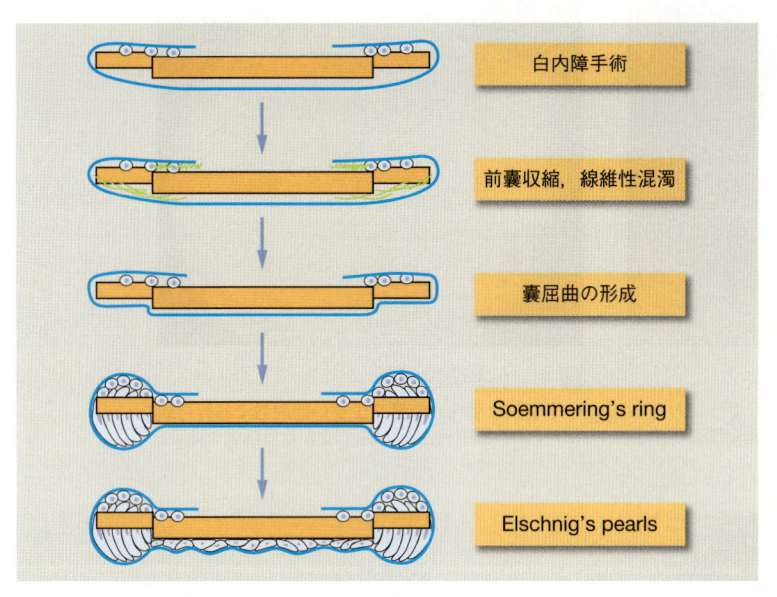

図1 後発白内障のメカニズムと種類
後発白内障には，術後早期（約6か月）に生じる上皮間葉系移行に伴う線維性混濁，また術後晩期（術後1年以上）に残存水晶体上皮細胞の増殖が徐々に進むことで発症するSoemmering's ring，Elschnig's pearls がある．

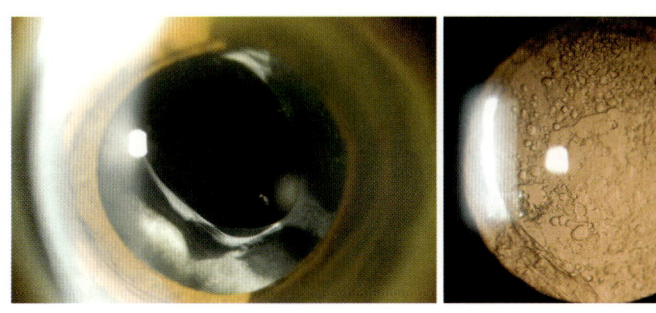

a. Soemmering's ring　　　　b. Elschnig's pearls

図2 後発白内障の典型例
IOL周辺にドーナツ状の細胞塊をつくると Soemmering's ring（a）を形成する．IOL周辺で増殖した細胞がIOL光学部を乗り越えて後方に回り増殖すると，Elschnig's pearls（b）と呼ばれる真珠の粒状の後嚢混濁を形成する．

頻度

後発白内障は術後1年で約10％，3年で約20％，5年で約30％の症例に発症するといわれている[2]．糖尿病網膜症，ぶどう膜炎，アトピー性白内障，落屑症候群，高度近視，網膜色素変性症で術後後発白内障が発生しやすいことが報告されている[3]．

治療法

周辺部の後嚢混濁は視機能に影響しにくいが，後嚢混濁が後嚢中

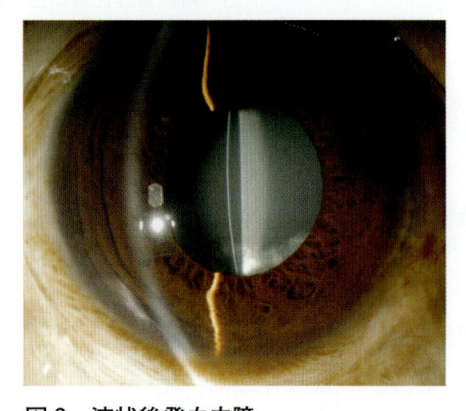

図3 液状後発白内障
全体像は IOL が混濁しているかのようにみえるが、スリット像でみると IOL と後嚢の間に乳白色の液状物の貯留を認める.

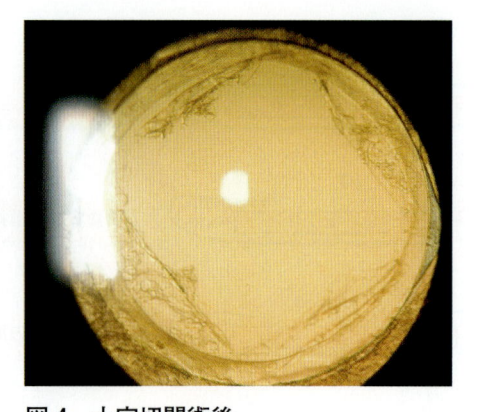

図4 十字切開術後
十字切開は手技が簡易で少ない照射数で施行可能だが、光学部中央付近に傷ができる可能性がある.

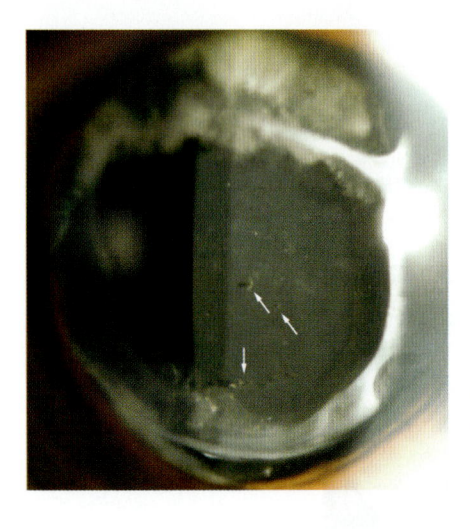

図5 アクリル IOL に生じた crack
光学部を Nd:YAG レーザーで誤照射すると crack と呼ばれる傷(矢印)が入る. 少数であれば, 視機能には影響しない.

央部まで進行すると視機能低下が生じる. 進行した後発白内障には Nd:YAG レーザーによる後嚢切開術を行う. また, 視力が良好でも霧視や羞明などの訴えがある症例やコントラスト感度, グレア難視度が低下している症例は施行を検討する.

Nd:YAG レーザーは 3 種類(yttrium, aluminum, garnet)の結晶にネオジウム(Nd)を混ぜたものを発振素子としたレーザーである. 波長は 1,064 nm であり, このレーザー光がある一点に収束したときに発生するプラズマによる衝撃波によって組織を破壊するため, レーザー光周辺組織への影響が少ない.

後嚢切開法には, 十字切開法と円形切開法がある. 十字切開(図4)は円形切開より少ない照射数で後嚢切開が可能であるが, 光学部中央付近を切開するときに視軸上の crack(クラック, 裂け目)や pit(ピット, 点状の傷)を生じる可能性がある(図5). 少数の crack

やpitは視機能に影響しないが[4]，グレア，ハローや収差が生じるという報告もあり，注意を要する．十字切開は簡易で有効であるが，線維性混濁などの症例では十字切開を行っても後囊切開が拡大しにくい場合がある．この場合は，円形切開が有効である．円形切開は12時から開始し6時の部位は切開せず，切開した後囊が後方に倒れるようにする．後囊切開術後に一過性の飛蚊症を訴えることが多く，術前に説明しておくことが好ましい．

　液状後発白内障は混濁が軽度でも視機能低下を生じやすい．Nd：YAGレーザーが奏効する[*1]が，液状物が障害となって，後囊に焦点が合わず，後囊切開が困難になることがある．IOL下方周辺部の液状物が少ない領域にNd：YAGレーザーを行うと貯留した液状物が硝子体側に流出し，残りの後囊切開が行いやすくなる．

　Nd：YAGレーザー後囊切開術は安全な手技であるが，虹彩炎，眼圧上昇，網膜剝離などの合併症の報告がある．後囊切開術後の虹彩炎は必発であるが，通常数日で消退する．虹彩炎に伴い，一過性眼圧上昇が術後3時間以内に25～60％で出現する．術後炎症に対し，アプラクロニジン塩酸塩（アイオピジンUD®）やステロイドの点眼薬を処方する．後囊切開によって，硝子体の液化，後部硝子体剝離が惹起され，網膜の牽引が生じ，網膜剝離が誘発される可能性がある．発症頻度は0.82～3.68％とされ，長眼軸眼や若年者への照射がリスクファクターとされる．

> [*1] **Nd：YAGレーザーによる後囊切開が困難な症例**
> シリコーンオイル注入眼における後発白内障では，Nd：YAGレーザーによる後囊切開が困難である．網膜疾患が落ち着いたところで，オイル抜去後に硝子体カッターで後囊切開をする．また，IOLと後囊の癒着が強い線維性混濁の症例や，小児や高齢者で顎台への顔の固定が困難な症例では，手術室にて硝子体カッターによる切開が必要となる．

抑制方法

IOL材質と形状：過去の報告では疎水性アクリルが最も後発白内障の発生が低いとされていたが，近年シリコーン素材でも後発白内障が少ないことが報告されている．IOL材質の接着性が高いと後囊と強く接着し，LECの侵入を防御して後囊混濁を抑制すると考えられている．

　光学部エッジ形状がシャープなIOLでは後発白内障の発生頻度が少ないことはよく知られている[5,6]．光学部エッジがシャープであると，術後に水晶体囊が収縮する過程において，囊がIOL光学部エッジで折れ曲がり囊屈曲を形成する．囊屈曲が形成されると，残存したLECが増殖しても折れた部分から先に進展しにくくなり，結果的に後発白内障が抑制される（図6）．近年は，材質よりもIOL形状のほうが後発白内障抑制に重要視されている．

　シャープエッジ以外のIOL形状も後発白内障の発生に関与する．

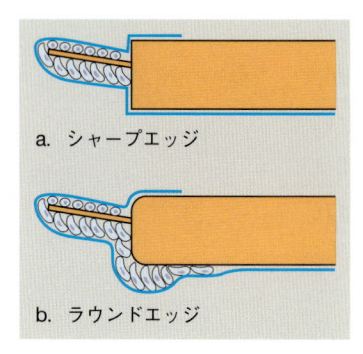

図6 IOLエッジ形状と後発白内障
光学部エッジがシャープであると，術後に水晶体嚢がIOLのエッジで折れ曲がり（嚢屈曲），残存したLECが増殖しても進展しにくいが，ラウンドエッジでは嚢屈曲が形成されないので，容易にLECが進展してしまい後発白内障が進行する．

a. シャープエッジ
b. ラウンドエッジ

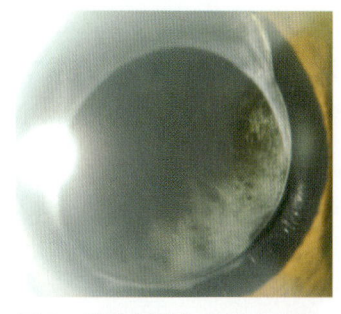

図7 前嚢切開と後発白内障
前嚢切開が光学部を覆うと嚢屈曲を形成しやすいが，大きすぎてIOL光学部エッジを覆うことができないと，前嚢切開がはずれている部分から後発白内障が発生する．

支持部角度が大きく，IOL全長が長く，光学部サイズが大きいIOLで後発白内障が少ないと報告されている[7]．1ピースIOLは3ピースIOLよりも後発白内障が多いとされ，1ピースIOLでは支持部付着部のシャープエッジ形状がないことが原因とされている[8]*2．

手術手技：白内障手術手技も後発白内障の発生に関連し，特に前嚢切開は重要な要因である．continuous curvilinear capsulorrhexis（CCC）がIOL光学部を覆うコンプリートカバーでは嚢屈曲が形成されやすく後発白内障の抑制効果が得られるが，CCCが完全でない場合や前嚢切開が大きすぎるとIOL光学部エッジを覆うことができず嚢屈曲が不完全となり，この部位から後発白内障が進行する（図7）[9]．後発白内障を抑制するためには，ていねいな手術手技により完全なCCCを作製することが重要である．

その他：後発白内障の抑制のため，その他にもさまざまな試みがなされている．房水のLEC増殖抑制作用を利用して房水を嚢内に灌流させてLECの増殖を抑制する方法，水晶体嚢内へのドラッグデリバリーIOL，IOL表面処理をしてIOLと嚢の接着性を高める方法，嚢拡張リングを嚢内に挿入し前後嚢の接着を抑制する方法なども報告されている．

　白内障術後長期にわたりIOL光学部機能を有効に活用するために，後発白内障の抑制は重要な研究課題である．

*2 現在，臨床使用されているIOLは，ほとんどすべての光学部がシャープエッジ構造をもっている．しかし，実際に拡大してみると，その構造は各社さまざまで異なっており，エッジの角度が鋭角であることが，後発白内障抑制には重要である．

カコモン読解　第23回　一般問題37

後発白内障で正しいのはどれか．2つ選べ．
a 糖尿病患者で発症率が低い．　　b 水晶体上皮細胞の増殖である．
c アルゴンレーザーで切開を行う．　　d 通常は術後1か月以内に発生する．
e 眼内レンズのエッジの形状が発症率に影響する．

解説　a. 後発白内障は，糖尿病など，術後炎症が生じやすく，いわゆる blood-aqueous barrier（血液房水関門）が破綻する症例で発生率が増加すると報告されている．
b. 水晶体前嚢に残存した水晶体上皮細胞が再増殖することで起こる後嚢混濁である．
c. Nd：YAG（neodymium：yttrium-aluminum-garnet）レーザーを使用する．
d. 後発白内障には，術後早期（約6か月）に生じる線維性混濁，また術後晩期（術後1年以上）に発症する Soemmering's ring, Elschnig's pearls がある．
e. シャープエッジ形状をもつ IOL では，後発白内障の頻度が少ないことが報告されている．

模範解答　b, e

カコモン読解　第23回　臨床実地問題45

80歳の女性．左眼の視力低下を主訴に来院した．5年前に左眼の白内障手術を受けている．左眼前眼部写真を図に示す．適切な対応はどれか．
a 経過観察
b 硝子体手術
c 眼内レンズ摘出
d 抗菌薬硝子体内注射
e Nd：YAG レーザー後嚢切開

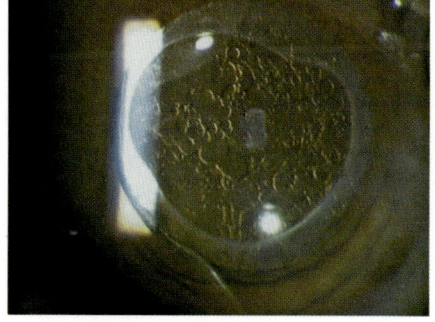

解説　写真の症例では Elschnig's pearls と呼ばれる真珠の粒状の後嚢混濁，後発白内障が観察される．視力低下を認めることから，Nd：YAG レーザーによる後嚢切開を施行する．

模範解答　e

（永田万由美）

眼内レンズ挿入眼における水晶体上皮細胞の挙動について教えてください

Answer 水晶体上皮細胞の挙動は，術後早期と晩期で大きく異なります．術後早期は創傷治癒反応が主体ですが，術後晩期は残存した水晶体上皮細胞の分化増殖が生じます．

クエスチョンの背景

白内障術後合併症である前囊収縮と後発白内障の発生には，水晶体上皮細胞の挙動が関連する．水晶体上皮細胞の挙動を制御できれば，

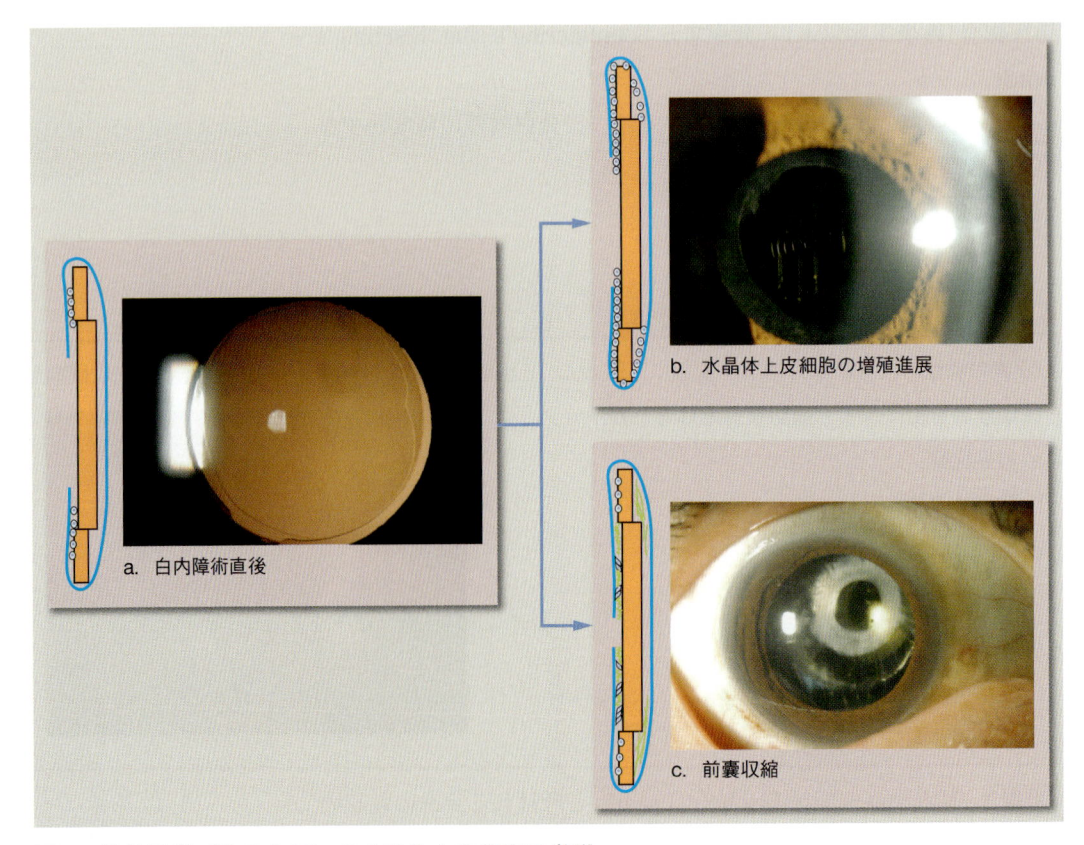

図1 術後早期（約6か月）の水晶体上皮細胞の挙動
a. 白内障術直後
b. 水晶体上皮細胞の増殖進展
c. 前囊収縮

a. 白内障手術を行うと，前囊と後囊は次第に接着し，IOL 形状に合わせて折れ曲がり囊屈曲を形成する．
b. 水晶体上皮細胞は増殖能が高いので，前囊切開縁から IOL 光学部上に増殖進展してくる場合があるが，次第に進展は停止する．
c. 前囊切開周囲に残存した水晶体上皮細胞は，筋線維芽細胞様へ形質転換すると水晶体前囊切開周囲に線維性混濁を生じて前囊収縮が起こる．

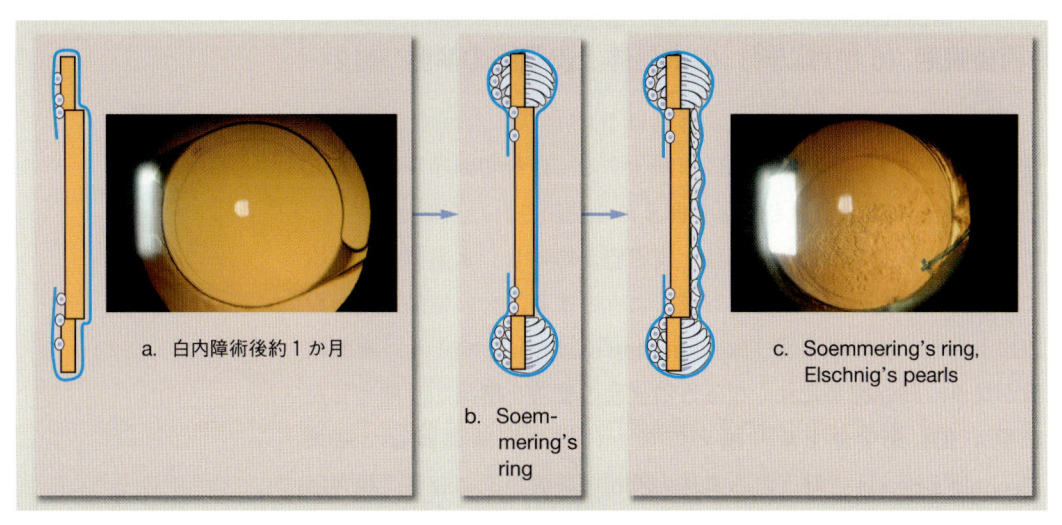

図2 術後晩期（6か月以降）の水晶体上皮細胞の挙動
a. 水晶体嚢は IOL 形状に合わせて接着し，嚢屈曲を生じて創傷治癒反応は鎮静化する．
b. 水晶体嚢周辺の前嚢と後嚢で囲まれた閉鎖された空間で，術後に残存した水晶体上皮細胞が水晶体線維細胞に分化増殖し Soemmering's ring をつくる．
c. 細胞増殖が進み，増殖した細胞が IOL 光学部を乗り越えると Elschnig's pearls となる．

これらの合併症を予防できるはずであるが，現時点では不可能である．

術後早期（約6か月）の水晶体上皮細胞の挙動（図1）

　白内障手術を行うと，水晶体核と皮質が破砕吸引され，前嚢切開された水晶体嚢と水晶体前嚢裏側の水晶体上皮細胞，そして挿入された眼内レンズ（intraocular lens；IOL）が存在する状態となる．残存している水晶体上皮細胞は遊走，増殖して水晶体嚢を覆うようになる[1,2]．前嚢と後嚢は次第に接着し，IOL 形状に合わせて折れ曲がり嚢屈曲を形成していく[3]．この時期の水晶体上皮細胞は増殖能が高いので，前嚢切開縁から IOL 光学部上に増殖進展してくる場合があるが，次第に進展は停止する．

　創傷治癒反応が生じると，水晶体上皮細胞から transforming growth factor-β（TGF-β）や basic fibroblast growth factor（bFGF）などのさまざまなサイトカインが産生される．これらのサイトカインにより前嚢切開周囲に残存した水晶体上皮細胞は，筋線維芽細胞様へ形質転換すると，水晶体前嚢切開周囲に線維性混濁を生じる．筋線維芽細胞は収縮作用があるために前嚢収縮を生じる．この水晶体上皮細胞が筋線維芽細胞様に変化する反応を上皮間葉系移行[*1]という[4]．線維性混濁が水晶体後嚢側に生じると，術後早期に視機能低下が起こることがある．

文献は p.399 参照．

[*1] 上皮間葉系移行（epithelial mesenchymal transition；EMT）．上皮細胞が間葉細胞（筋線維芽細胞など）に形質を変えることで，細胞の運動性が増加する．癌細胞など，他疾患でもさまざまな関与が知られている．

術後晩期（6か月以降）の水晶体上皮細胞の挙動（図2）

術後しばらく経過すると水晶体嚢はIOL形状に合わせて接着し，嚢屈曲を生じて創傷治癒反応は鎮静化する．前嚢切開縁が癒着すると，水晶体嚢周辺に前嚢と後嚢で囲まれた閉鎖された空間ができる．この中で術後に残存した水晶体上皮細胞が増殖し，水晶体線維細胞に分化増殖して再生水晶体を形成しようとする．その結果，IOL周辺にドーナツ状の細胞塊（Soemmering's ring）をつくる．細胞増殖が進み，細胞塊が大きくなると前後嚢の癒着を解離し，増殖した細胞がIOL光学部を乗り越えて後方に回り増殖進展した結果Elschnig's pearlsと呼ばれる真珠の粒状の後嚢混濁となり，視力障害の原因となる．その他の特殊な後発白内障として，水晶体後嚢とIOLで形成された閉鎖された空間に乳白色の液体物が貯留した状態を液状後発白内障と呼び，乳白色の液状物は主にクリスタリンから形成される[5]．

カコモン読解　第20回 臨床実地問題 45

60歳の女性．2週前に白内障の手術を受けた．眼内レンズ前面に膜様物を認める．前眼部写真を図に示す．適切な処置はどれか．

a 経過観察
b 抗菌薬結膜下注射
c 副腎皮質ステロイド薬テノン嚢下注射
d 抗菌薬硝子体内注射
e Nd：YAGレーザー

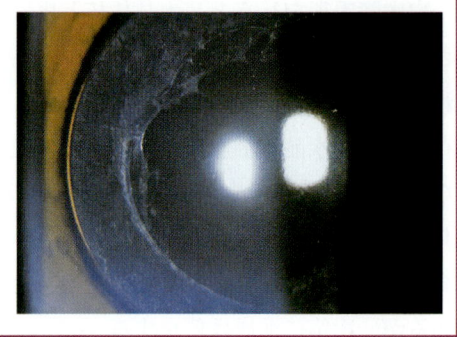

[解説] 白内障術後早期は，水晶体上皮細胞の遊走，増殖能が高いので，前嚢切開縁からIOL光学部上に増殖進展してくる場合がある．

写真の症例では前嚢切開縁からIOL光学部上に広がる膜状物を認めるが，これが進展増殖した水晶体上皮細胞である．術後3か月程度で増殖能は低下し，進展は停止するので視機能に影響することはないので，経過観察でよい．

[模範解答] a

（永田万由美，松島博之）

液状後発白内障

好発する患者背景

液状後発白内障は，後発白内障の特殊型であり特徴的な所見を呈する（図 1a, b）[1,2]．

液状後発白内障の発症は，白内障術中に開けられた前囊切開窓を眼内レンズ（intraocular lens；IOL）の光学面が蓋となって，水晶体囊が完全な閉鎖腔を形成することで発生する capsular block syndrome（CBS）の晩期型に分類される[3,4]．閉鎖腔となった囊内に，術後数年を経て水晶体上皮細胞の再増殖である後発白内障がみられ，それに付随して乳白色の液状物質が貯留する形態を示す．前囊切開では continuous curvilinear capsulorrhexis（CCC；連続円形切囊術）に引き続いて超音波水晶体乳化吸引術（phacoemulsification and aspiration；PEA）が施行され，IOL は完全囊内固定がなされた症例がほとんどである．

液状後発白内障の成因ははっきりしないが，糖尿病網膜症などの眼合併症を有する症例に発症しやすく，そのために血液眼関門の破綻が誘因となる可能性もある[1,2]．

細隙灯顕微鏡所見

液状後発白内障を細隙灯顕微鏡で観察すると，IOL の後に一定の厚みをもち乳白色の物質が存在している．この乳白色の物質は，Nd：YAG レーザー後囊切開を行うと同時に，硝子体腔へ流れ出し速やかに消失することから液状物質であることがわかる（図2）．

液状後発白内障は IOL 光学部の後面に存在するために，液状物質の前面は，IOL の後面の形状に規定され明瞭に区別できる．貯留した液状物質の厚みは，その量によりまちまちであるが，多くは IOL 光学面の厚みほどで，中央ほど厚く IOL の周辺側ほど薄くなっており，後囊が硝子体側になめらかに凸の形状を呈している．CCC 切開縁から IOL 前面が接している前囊部分は線維性混濁をきたし癒着している．IOL 後面と後囊の閉鎖腔内には，あたかも水晶体が再生

文献は p.399 参照．

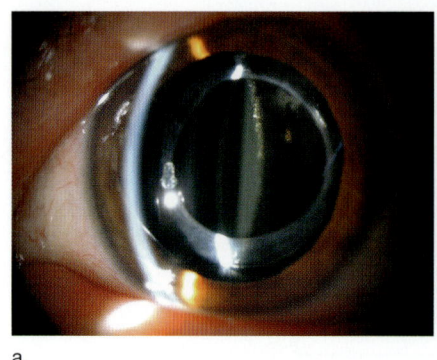

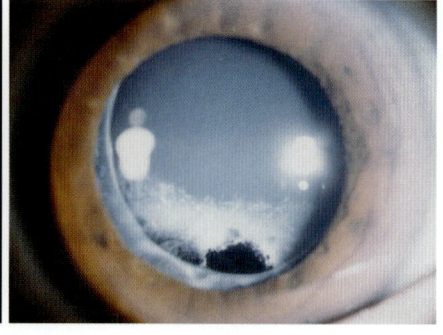

図1 液状後発白内障の細隙灯写真
a. 術後4年．IOL前面と後面が確認でき，IOL後部に乳白色で均一な液状物質が貯留し，後方凸に後嚢を圧し広げている．一見，水晶体の再生をも思わせる．IOL前面と接するCCCエッジ部分に線維化混濁を生じている．後嚢の上方にはElschnig's pearlsも発生している．
b. 術後5年．細隙灯の拡散照明光では，IOL後面に存在する液状物質により瞳孔領が白濁してみえる．下方には水晶体上皮細胞の増殖が認められる．

したような均一で乳白色の液状物質がたまっている．

発生成因

本症には，糖尿病網膜症やぶどう膜炎などの眼既往症をもつ人も多い．

本症の発生は，術後早期から生じる前嚢とIOL光学部の前面の線維性の癒着から始まる．水晶体嚢内赤道部付近に生じる水晶体上皮細胞の再増殖の過程でさまざまなコラーゲンを成分とした細胞外マトリックスが産生され，液状物質が形成されると考えられる[5,6]．前嚢とIOL癒着のために，閉鎖腔から前房側へも流出できずに貯留していると考えられる（図3）．液状物質内に，成長した再生水晶体上皮の塊（図1b）や，赤道部にSoemmering's ringが観察されることもある．

液状後発白内障の発生時期は，白内障手術から早い症例で数か月，通常では数年を経て発症する．高齢者が多く，やや女性に多い傾向がある．

視力経過と治療

IOL後面に後方凸のレンズ状の液状物質が存在しているにもかかわらず，本症の発症前後で屈折度の変化は認められない．

ほとんどの症例で液状物質の量は一定で変動はない．一部の症例で液状物質が自然消失することもあるが，また再発もある．

通常，液状後発白内障の存在のみでは患者は視力障害は訴えない

a. b.

c.

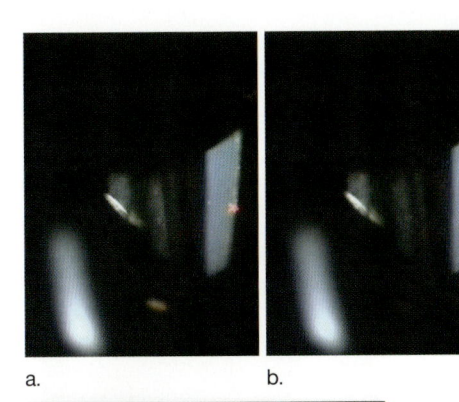

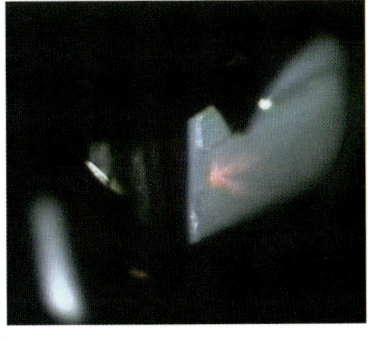

図2 液状後発白内障のNd：YAGレーザー後嚢切開
a. 液状後発白内障の症例の後嚢部分に，Nd：YAGレーザーのエイミングビームを当てている．
b. Nd：YAGレーザー照射直後．乳白色の液状物質が硝子体腔に流失し出す．
c. 液状物質の流失は続き，後嚢面がやや IOL に近づいている．

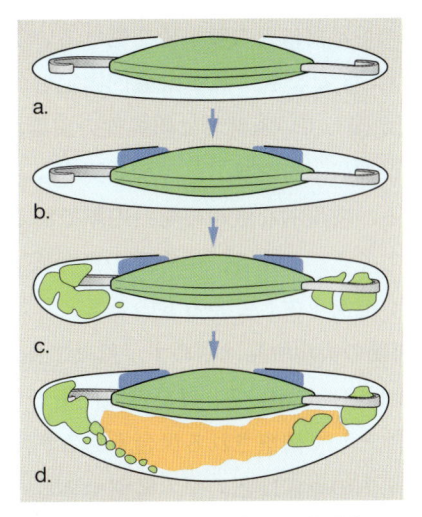

図3 液状後発白内障の発生過程
a. IOL が嚢内固定された術後直後．
b. 数週で IOL 前面部分と CCC が接する部分に線維性混濁の癒着が生じる．
c. 術後数か月から数年を経て，水晶体赤道部に上皮細胞の再増殖が生じる．
d. 術後数年を経て，水晶体上皮細胞から細胞外マトリックスが産生され液状物質が形成される．

が，後嚢に Elschnig's pearls（エルシュニッヒ真珠）など後嚢混濁が生じると視力障害をきたす．その時点で通常どおりに Nd：YAG レーザー後嚢切開術を施行する（**図2**）．切開と同時に，液状物質は硝子体腔へ流出し IOL と後嚢は密着した状態となる．硝子体腔へ流出した液状物質は，速やかに吸収され消失する．一部の症例で硝子体混濁を残すこともあるが，硝子体手術が必要となることは少ない．

カコモン読解　第18回 臨床実地問題41

70歳の男性．半年前に右眼白内障手術を受けている．最近，徐々に右眼の視力が低下したため来院した．視力は右0.3（0.6×−5.00D）．前眼部写真を図に示す．適切な治療はどれか．
a 副腎皮質ステロイド薬点眼
b YAG レーザー後嚢切開術　　c 抗菌薬硝子体内注射
d 眼内レンズ交換　　e 硝子体手術

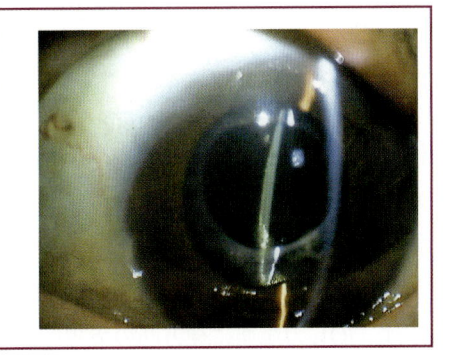

解説 半年前に白内障手術を受けている．前眼部写真では，前囊切開がCCCでなされIOLが囊内固定されている状態である．前囊とIOLが接している部分は線維性の前囊混濁を生じている．そしてIOLの後面に，やや後方凸の境界明瞭な乳白色のレンズ状物質が認められる．典型的な液状後発白内障である．その厚みは，IOLの厚みと同じくらいである．中等度の視力低下（0.6）をきたしており，後囊にも混濁を生じているものと考えられる．

a．前眼部の炎症所見は認めず，無効である．
c．術後眼内炎に用いる．遅発性眼内炎では，弱毒菌が囊内に潜んで白い菌塊として観察される場合もあるが，この症例では前房蓄膿などの前房内の炎症は認めず，鑑別できる．
d．IOL自体の混濁を生じているわけではないので，適応はない．
e．硝子体の混濁は認めず，適応はない．

模範解答 b

カコモン読解 第22回 臨床実地問題18

74歳の男性．右眼の霧視を主訴に来院した．6年前に右眼の白内障手術を受けている．右眼前眼部写真とScheimpflugカメラ写真を図A，Bに示す．適切な治療はどれか．

a 硝子体切除　　b 眼内レンズ摘出　　c 眼内レンズ交換　　d 抗菌薬硝子体内注射
e Nd：YAGレーザー後囊切開

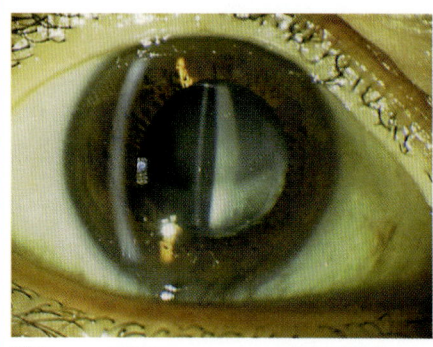

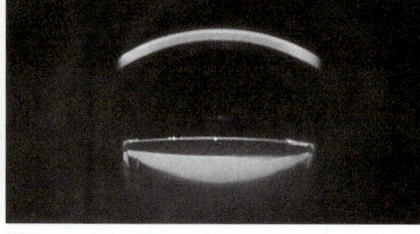

図A　　　　　　　　　図B

解説 6年前に白内障手術を受けている．図A前眼部写真では，IOLの前面と後面が確認でき，IOLの後面に乳白色の後面凸のレンズ状物質が貯留している．乳白色の物質内下方には，水晶体上皮細胞の再増殖と思われる塊もみられる．前囊切開がCCCでなされIOLが囊内固定されている状態である．図BのScheimpflugカメラ写真では，IOLの後面に後方凸の境界明瞭な乳白色のレンズ状物質が認

められる．その厚みは IOL よりもやや厚い．典型的な液状後発白内障である．
a. 硝子体の混濁は認めず，適応はない．
b, c. IOL 自体の混濁を生じているわけではないので，適応はない．
d. 術後眼内炎に用いる．遅発性眼内炎では，弱毒菌が囊内に潜んで白い菌塊として観察される場合もあるが，この症例では前房蓄膿などの前房内の炎症は認めず，鑑別できる．

[模範解答] e

（太田一郎）

眼内レンズへのピット

光学部破損に至る経過

白内障手術後の後発白内障に対しては，Nd：YAG レーザーによる後囊切開術が選択されることが多い．Nd：YAG レーザー後囊切開術後の虹彩炎，眼圧上昇，囊胞様黄斑浮腫，網膜剥離，眼内炎などの合併症が報告されているが，その頻度はまれである[1]．術中に生じる合併症としては，Nd：YAG レーザーによる眼内レンズ（intraocular lens；IOL）の光学部の破損（ピット，クラック，図1）がある．

文献は p.399 参照．

発生原因・頻度

Nd：YAG レーザーの焦点が，IOL 光学部に合ってしまうことによって，そのエネルギーが直接及ぶことに起因する．破損を生じるレーザーエネルギー量の閾値は，IOL の種類により異なり，後囊切開術のシミュレーションによる実験では，光学部に破損が発生するエネルギー量は，polymethylmethacrylate（PMMA）レンズ 0.68〜1.0 mJ，アクリルレンズ 0.54〜1.0 mJ，シリコーンレンズ 0.3〜0.37 mJ であり，シリコーンレンズに破損が生じやすいと報告されている[2,3]．

ピット，クラックの発生頻度は，4〜40％と報告によって幅があるが，いずれもまれではない[4,5]．

破損の分類

光学部の破損は，その程度によって，レンズ表面の小さな傷をピ

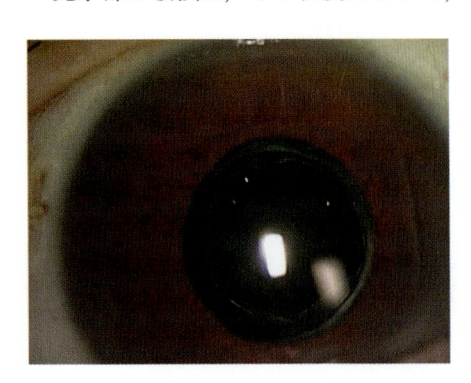

図1 光学部のピット
瞳孔領に大きなものを形成しない限りは，視機能に影響を与えることは少ない．

ット，レンズに割れ目を生じたものをクラックの二つに分類される．光学部に多少のピットを生じても，視機能に深刻な影響を与えることはない．しかし，瞳孔領内に多数のクラックを生じてしまうと視機能低下を引き起こして，IOLを摘出したという報告もある[6]．

後発白内障の種類

線維性後嚢混濁：術後数か月～1年以内の比較的早期に発症することが多い．白内障手術時の水晶体嚢に対する侵襲によって，前嚢切開縁近傍に残存する水晶体上皮細胞が線維芽細胞に変化して細胞外基質を産生して線維組織になる．前嚢切開縁がIOL光学部上に接している場合には，線維性混濁は前嚢にとどまることが多いが，前嚢切開がIOL光学部に対して大きい場合などには，前嚢切開縁が後嚢に接することによって，線維組織は後嚢上に進展して線維性後嚢混濁を生じる．混濁が軽度であれば視機能への影響は比較的軽いが，進行したものでは後嚢切開術の適応になる．線維組織が硬いためにレーザーの出力を高く設定する必要があり，この際にレンズにピットを生じやすくなる[*1]．

Elschnig's pearls：術後1年以上を経過してくると，水晶体嚢とIOLで囲まれている部分に残っている水晶体上皮細胞が分化して水晶体線維細胞を形成して増殖し，IOLを取り囲むようにSoemmering's ringと呼ばれる細胞塊を形成する．ここから水晶体線維細胞が後嚢側に押し出されて進展してくると，Elschnig's pearlsと呼ばれる粒状の後嚢混濁を形成する．進行はゆっくりであっても視機能への影響が強く，視力低下をきたしやすく，後嚢切開術の適応になる．Elschnig's pearlsに対しては，レーザーの出力を上げなくても後嚢切開が可能なためにピットを生じにくい．

液状後発白内障：前嚢切開がIOL光学部に対して小さすぎる場合などには，前嚢切開縁が後嚢に接する水晶体嚢とIOLで囲まれている部分に残っている水晶体上皮細胞が分化して水晶体線維細胞を形成して増殖する．このとき，蛋白質は分子量が多いため後嚢を透過しないが，水成分は透過することから，浸透圧勾配によって嚢内に房水が貯留して液状後発白内障を生じる．本疾患はIOL後面と後嚢との距離があり，下方の後嚢に一か所後嚢切開を行うのみで治療可能なために，ピットを生じることは通常はない．

（柴　琢也）

[*1] シリコーンレンズは，ほかの材質のIOLに比べて線維性混濁を生じやすい[7]．また，シリコーンレンズのピットはアクリルレンズのものに比べてIOLの深層にまで及びやすく，一度生じてしまうと，その後のレーザーがピットに集光しやすくなる．

クリニカル・クエスチョン

前房眼内レンズの合併症について教えてください

Answer 隅角支持型の前房レンズでは，瞳孔変形，水疱性角膜症，緑内障が代表的な合併症といえます．

前房眼内レンズ（AC IOL）について

最近の白内障手術においては，水晶体除去後に挿入するレンズはほとんどが後房眼内レンズである．例外的な症例には現在でもまれに前房眼内レンズ（anterior chamber intraocular lens；以下 AC IOL）が挿入される．一昔前には虹彩支持型の前房レンズ（iris fixation AC IOL, 図1）や虹彩・水晶体嚢固定型の前房レンズ（iridocapsular AC IOL）や虹彩面固定型の前房レンズ（iris plane AC IOL）なども経験したが，現在では臨床の場からはほぼ消滅した．

最も最近の前房眼内レンズ（AC IOL）といえば，有水晶体眼内レ

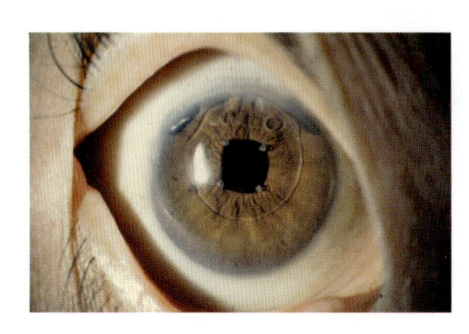

図1 虹彩・水晶体嚢固定型前房レンズ Medallion 2-loop lens

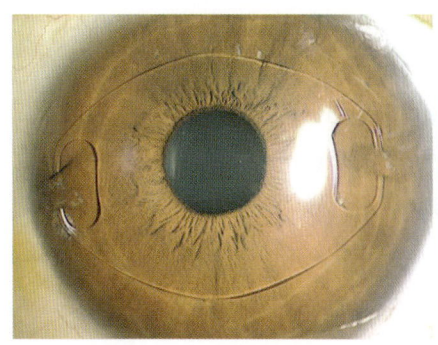

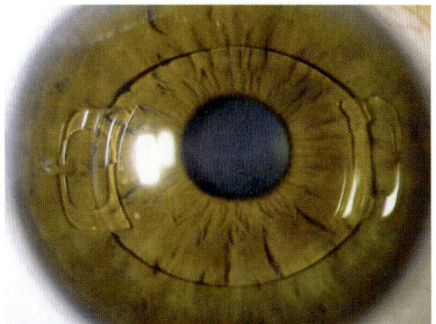

a. ARTISAN®　　　b. ARTIFLEX®

図2 虹彩支持型 phakic IOL（OPHTEC）
（写真提供：みなとみらいアイクリニック　荒井宏幸先生．）

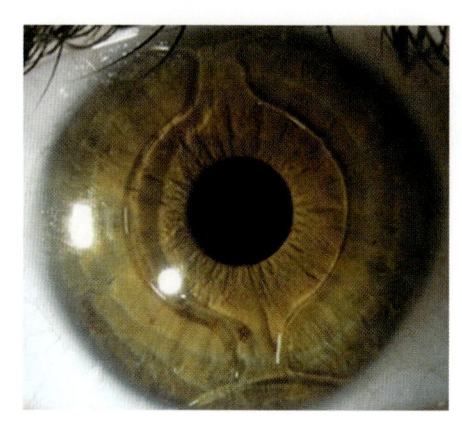

図3 隅角支持型 phakic IOL
AcrySof® CACHET® phakic IOL（Alcon）
（写真提供：みなとみらいアイクリニック 荒井宏幸先生.）

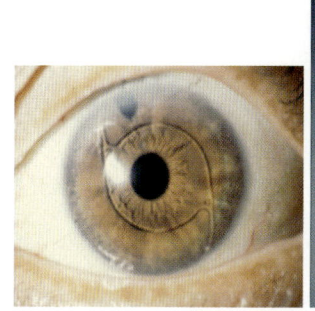

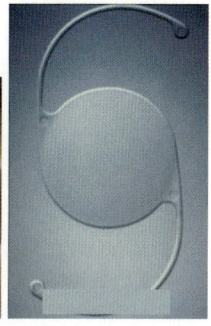

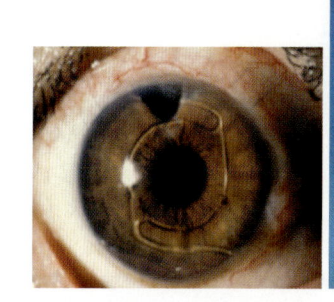

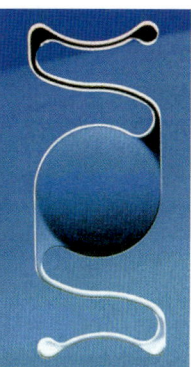

図4 隅角2面支持型前房レンズ（Simcoe 型）　　図5 隅角4点支持型前房レンズ（Kelman 型）

ンズ（phakic IOL）の前房型である．これには虹彩支持型（図2）と隅角支持型（図3）がある．

本項では phakic IOL に関しての合併症は割愛する．したがって，これから述べる合併症は，一時期世界的にもかなり普及した古典的な隅角支持型前房レンズ（図4，5）に関するものである．

AC IOL の術後合併症（1）瞳孔変形

前房眼内レンズ（AC IOL）の合併症のなかでも特に臨床的に重要なのは術後晩期の合併症である．

わが国で比較的多数例挿入されたのは隅角2面支持型（Simcoe 型，図4）と思われる．隅角4点支持型（Kelman 型，図5）は，現在でも国内で市販されている唯一の AC IOL である．

まず，隅角2面支持型 AC IOL では瞳孔変形をきたす例が多い（図6）．頻度は少ないが，隅角4点支持型の AC IOL でも瞳孔変形は起きる（図7）．

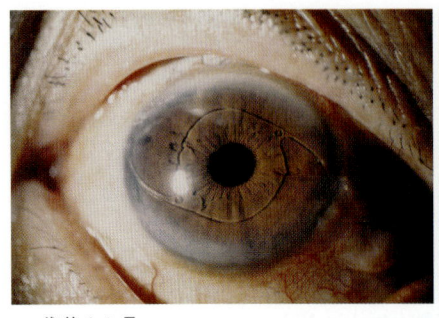

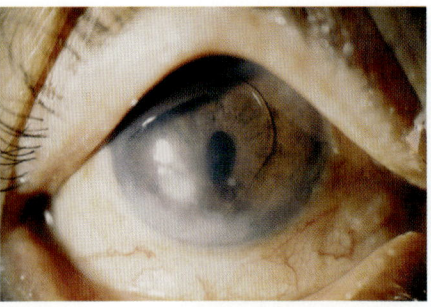

a. 術後 1 か月.　　　　　　　　　　　　b. 術後 3 年 6 か月. 進行した瞳孔変形.

図 6　隅角 2 面支持型 AC IOL による瞳孔変形

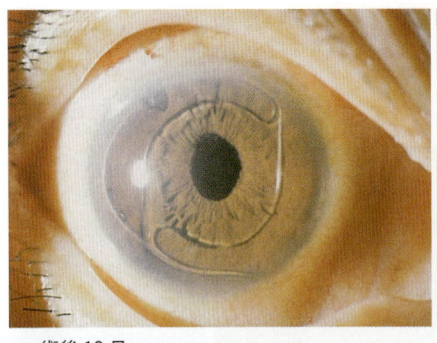

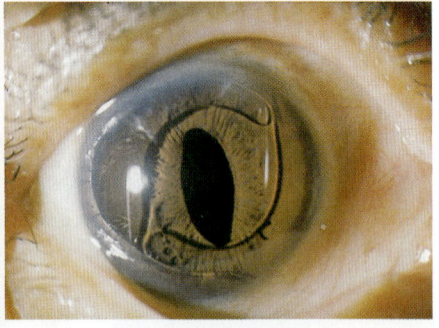

a. 術後 10 日.　　　　　　　　　　　　c. 術後 17 か月. 瞳孔変形出現.

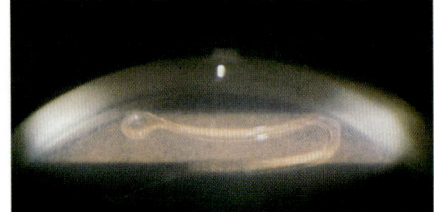

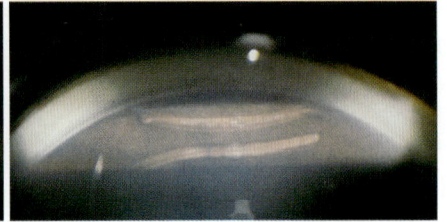

b. 6 時部隅角所見.　　　　　　　　　　d. 同部の隅角所見. 支持部先端と屈曲部が虹彩根部に埋没している.

図 7　隅角 4 点支持型 AC IOL による瞳孔変形

AC IOL の術後合併症（2）水疱性角膜症

　隅角 2 面支持型では IOL 自身が前房内で回転するプロペラリング（図 8）も時に観察され，晩期には IOL と角膜後面の接触をきたし（intermittent touch syndrome），水疱性角膜症へと進行していく．重篤な合併症の代表例である．また，隅角 4 点支持型では短期間で水疱性角膜症に至ることは少ないが，長期にはやはり水疱性角膜症を発症する（図 9）．

AC IOL の術後合併症（3）緑内障

　AC IOL の支持部はぶどう膜に接して固定するために慢性的に虹

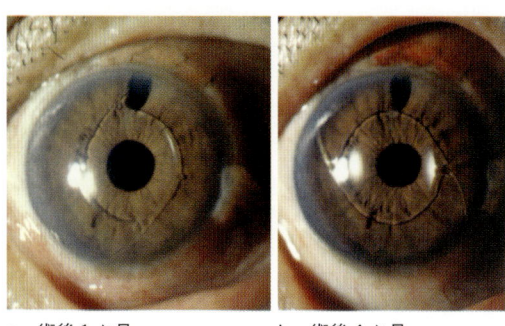

a. 術後1か月　　b. 術後4か月

図8　隅角2面支持型 AC IOL のプロペラリング

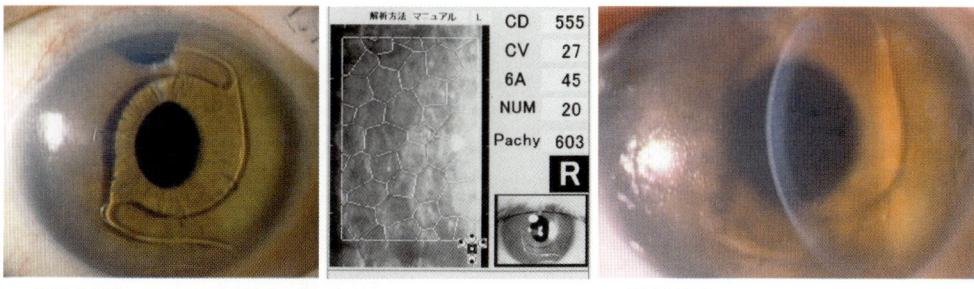

a. 術後20年　　b. 術後24年

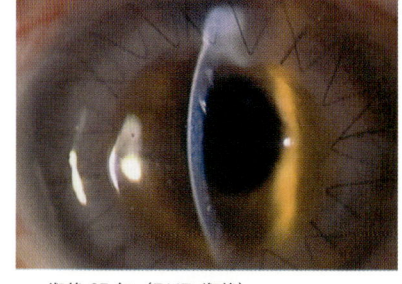

c. 術後25年（PKP術後）

図9　隅角4点支持型 AC IOL の術後経過
a. 術後20年（右）．角膜内皮細胞解析，術後22年（左）．
b. 水疱性角膜症発作，術後24年
c. 術後25年．フェムトセカンドレーザー全層角膜移植（PKP）後6か月で再び視力回復を得られた．

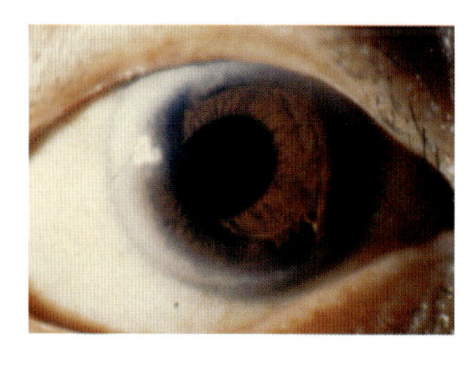

図10　隅角2面支持型 AC IOL 術後2年の緑内障発作

彩炎（ぶどう膜炎）をきたしたり，瞳孔をブロックすることで iris bombé となり急性閉塞隅角緑内障発作を招くこともある（図10）．なお，術後早期の合併症として眼圧上昇があるが，多くは一過性である．

まれな術後合併症として前房出血も過去にはあったが，これは支持部が硬い（フレキシブルでない）時代の産物で，重篤なものはUGH（uveitis-glaucoma-hyphema）症候群と呼ばれ，ぶどう膜炎，緑内障を合併する．現在では経験しなくなった．

> **カコモン読解** 第22回 一般問題94
>
> 前房レンズ挿入眼の眼合併症で頻度の高いのはどれか．3つ選べ．
> a 緑内障　　b 脈絡膜剝離　　c 硝子体出血　　d 水疱性角膜症
> e 嚢胞様黄斑浮腫

[解説]　筆者はaの緑内障，dの水疱性角膜症をまず選ぶ．残りの一つはbの脈絡膜剝離，cの硝子体出血，eの嚢胞様黄斑浮腫ともに頻度が非常に低く選択は難しい．強いて三つ目を選ぶなら嚢胞様黄斑浮腫となるか．設問が不適切で解答が難しい．AC IOLや手術の自験例は200～250例であるが，緑内障，水疱性角膜症で術後困ったことは何度もあったが，脈絡膜剝離，硝子体出血，嚢胞様黄斑浮腫で困った経験はない．また過去の文献[1-7]からも脈絡膜剝離，硝子体出血，嚢胞様黄斑浮腫の合併症に注意を促すものは見当たらない．

文献はp.400参照．

[模範解答]　a，d，e

（木村　亘，木村　格）

虹彩捕捉

虹彩捕捉（iris capture）は白内障手術の合併症の一つで，眼内レンズの一部が虹彩の上に移動した状態をいう（図1）．虹彩捕捉が生じると瞳孔の変形をきたし，羞明や視力低下の原因となる（図2）．また，これが誘因で遷延性虹彩炎や囊胞様黄斑浮腫などを惹起することもある．

原因

近年の洗練された眼内レンズ手術では，レンズが囊内に固定されれば虹彩捕捉をきたすことはまれである．しかし，不完全で大きめの前囊切開により虹彩と後囊の癒着が生じ，その後の水晶体囊の収縮により虹彩が眼内レンズの下に牽引されると虹彩捕捉を生じることがある．硝子体圧が高い症例でも眼内レンズが前方に偏位しやすいため，虹彩捕捉が生じやすい．

また，術後炎症が強くなりがちな，白内障と硝子体の同時手術，特にガスタンポナーデ施行眼では眼内レンズの前方偏位によって虹彩捕捉をきたしやすい．ガスタンポナーデ後に腹臥位を十分に保持できない症例も，当然のことながら虹彩捕捉が生じやすくなる．

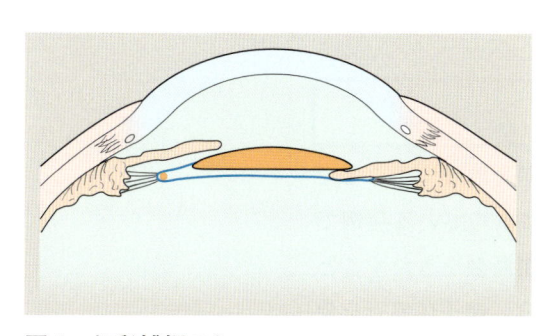

図1　虹彩捕捉のシェーマ
眼内レンズの一部が虹彩の上に移動している．

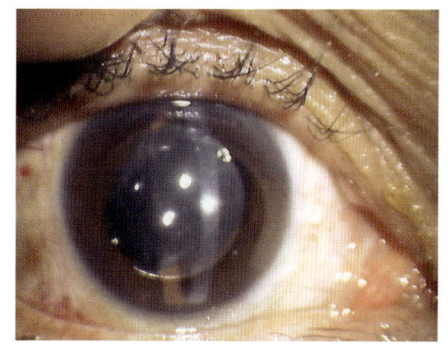

図2　虹彩捕捉例の前眼部写真
下方に虹彩捕捉をきたし，散瞳状態で固定している．

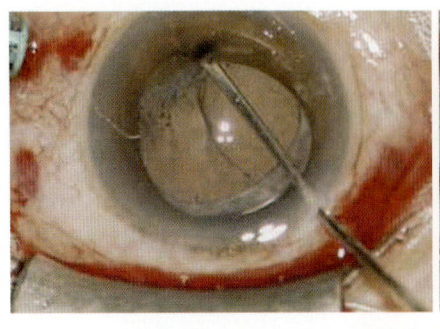

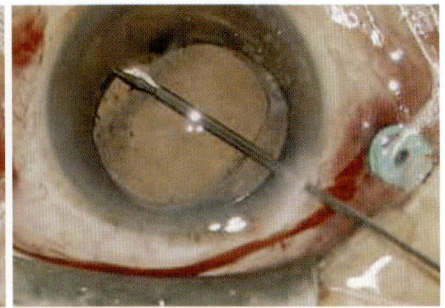

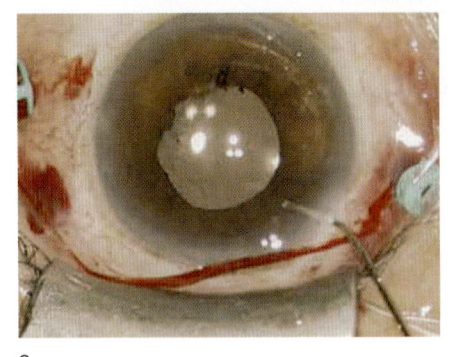

図3 虹彩捕捉の整復術
a. スパーテルで虹彩と水晶体囊の癒着を解離する.
b. 癒着が強固かつ広範に生じている症例では，25G 硝子体剪刀あるいは前囊切開剪刀を使用して，ていねいに癒着を解離する.
c. 虹彩と後囊の癒着が解離できた後には，オビソート®で縮瞳させる.

予防

上記の原因から虹彩捕捉を予防する方法としては，以下の点が考えられる.

1. 前囊切開を適度な大きさで，不規則な切開にならないようにする.
2. 術後に十分な消炎を図る.
3. 術後の瞳孔管理，つまり適度に散瞳薬を使用して虹彩と後囊の間に癒着が生じないようにする.
4. 硝子体手術でガスタンポナーデを施行した場合には，術後の体位保持を確実に行う.

整復

一般には，スパーテルで虹彩と水晶体囊の癒着を解離することで整復できる（図3a）が，癒着が強固かつ広範に生じている症例では，不用意な牽引により水晶体囊破損や Zinn 小帯断裂をきたすことがあり注意が必要である．このようなケースでは，硝子体剪刀を使用してていねいに癒着を解離する必要がある（図3b）．症例によっては，硝子体鑷子も併用した双手法での処理が必要となることもあ

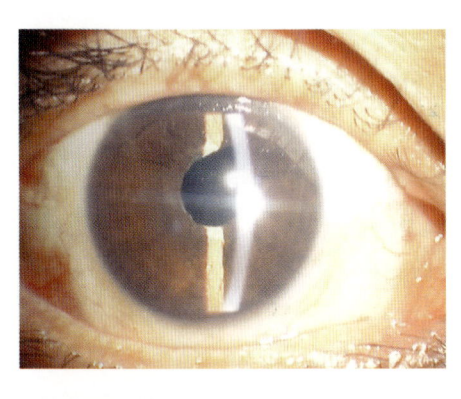

図4 虹彩捕捉整復後の前眼部写真
(図2と同一症例の術後)
瞳孔径は縮小し，羞明感は軽減した．

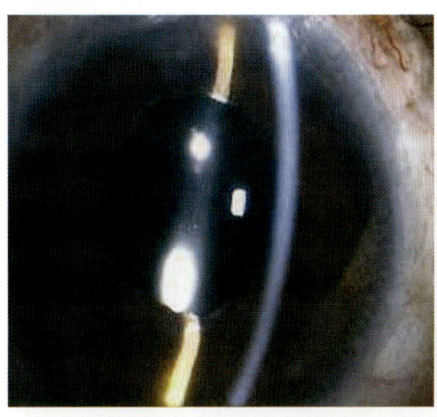

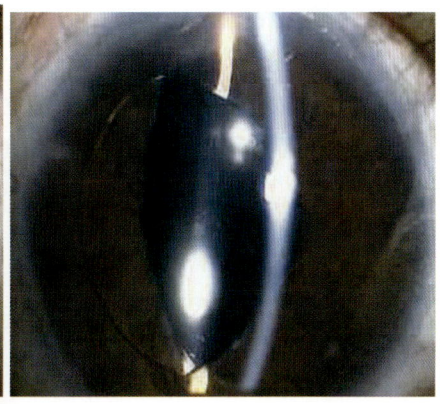

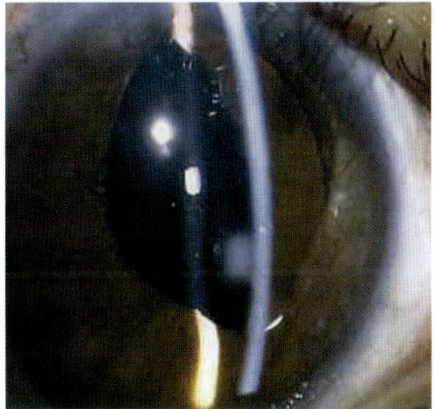

図5 眼内レンズ毛様溝縫着術後の再発性虹彩捕捉
a. 術後は虹彩捕捉を認めていない．
b. 9時方向に虹彩捕捉をきたしている．
c. いったん，自然に戻ったが，今度は3時方向に虹彩捕捉をきたしている．

る．虹彩と後嚢の癒着が解離できた後には，オビソート®で縮瞳させる（図3c）．虹彩捕捉が整復されると，通常，羞明感は軽減する（図4）．

眼内レンズ毛様溝縫着術後の再発性虹彩捕捉

 眼内レンズ毛様溝縫着術後に再発性虹彩捕捉を生じることがある．眼内レンズ毛様溝縫着術では水晶体嚢が欠損していることが多

く，また前部硝子体切除術を併用するため，眼内レンズ自体の可動性が大きくなっている可能性がある．眼内レンズと虹彩の間隙が狭い症例では，術後に後房圧が上昇すると眼内レンズが前方に押し出され虹彩捕捉をきたす．しかし，前後房圧が等しくなるとバネの原理で眼内レンズはもとの位置に戻ると考えられる（図5a, b, c）．再発性虹彩捕捉の治療としては，前後房圧を等しくする目的でレーザー虹彩切開術を施行するのが有効とされている．

カコモン読解 第18回 臨床実地問題47

60歳の女性．左眼の裂孔原性網膜剥離で超音波水晶体乳化吸引術と眼内レンズ挿入術および硝子体手術を同時に施行した．術後の前眼部写真を図に示す．この合併症を起こすのはどれか．3つ選べ．

a 術後炎症
b 小さな前嚢切開
c ガスタンポナーデ
d 眼内レンズの嚢外固定
e 術後の厳重な腹臥位保持

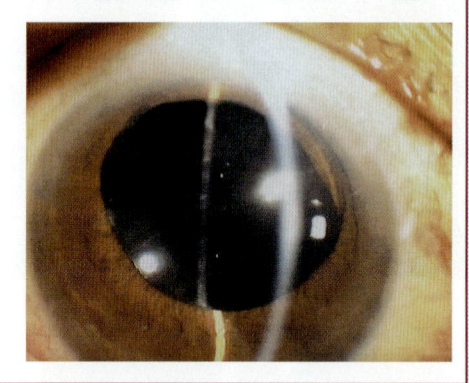

［解説］ 白内障と硝子体の同時手術では，虹彩捕捉をきたしやすいが，その理由としては以下のようなことが考えられる．

a. 術後の炎症が強いと虹彩と後嚢が癒着しやすい．
b. 大きな前嚢切開を作製すると，眼内レンズが嚢外に脱出しやすい．
c. ガスタンポナーデ施行眼では眼内レンズが前方に偏位しやすい．
d. 眼内レンズの嚢外固定は当然眼内レンズが偏位しやすい．
e. ガスタンポナーデ施行眼で術後の腹臥位保持が不十分だと，ガスによって眼内レンズが前方に偏位しやすい．

［模範解答］ a，c，d

（池田恒彦）

前囊収縮

前囊収縮とは

　白内障手術で continuous curvilinear capsulorrhexis（CCC；連続円形切開）を行い，術後に前囊切開縁が求心性に収縮することを前囊収縮という．術後早期から，水晶体囊の収縮に伴い，前囊切開縁に沿って増生した線維組織が収縮しはじめ，徐々に前囊切開窓が縮小する（図 1, 2）．前囊収縮はいずれの眼にも起こる変化であるが，進行すれば視力やコントラスト感度の低下につながる．また，一定の疾患で強い前囊収縮が起こりやすいことが知られており，これらでは定期的な眼底検査や網膜光凝固術を行う際の大きな妨げになりうる．

症状

　前囊収縮が起こっても，軽度であれば無症状である．しかし，収縮が進行して前囊切開縁が瞳孔領にかかるようになるとコントラス感度が低下して，患者は霧視を訴える．図 3 は Nd：YAG レーザー[*1]による前囊切開を予定している眼における前囊切開窓面積と，コントラスト閾値（視角 4.0°）の相関を表している[1]．前囊切開窓面積が大きいほど，コントラスト閾値がよい傾向にある．すなわち，収

[*1] **Nd：YAG レーザー**
イットリウム（Y），アルミニウム（A），ガーネット（G）にネオジウム（Nd）を添加した Nd：YAG 結晶に強い光を当ててレーザー光を励起，増幅させる．レーザー光によって生じる衝撃波で，集光点の組織を破壊する．

文献は p.400 参照．

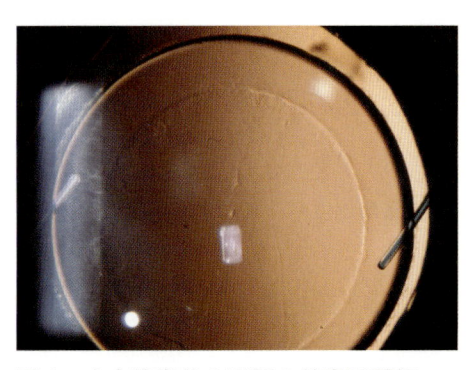

図 1　白内障術後 1 週間の前囊切開縁
健常眼に白内障手術が行われ，前囊切開窓は十分な大きさである．

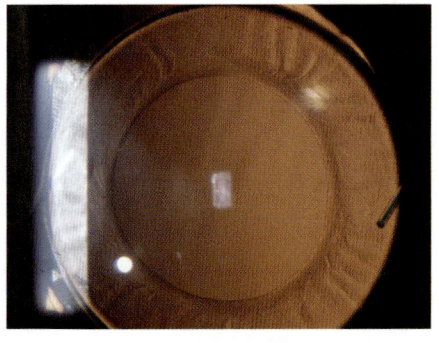

図 2　術後 3 か月の前囊収縮
前囊切開縁は軽度の線維化を伴い，切開窓は縮小している．

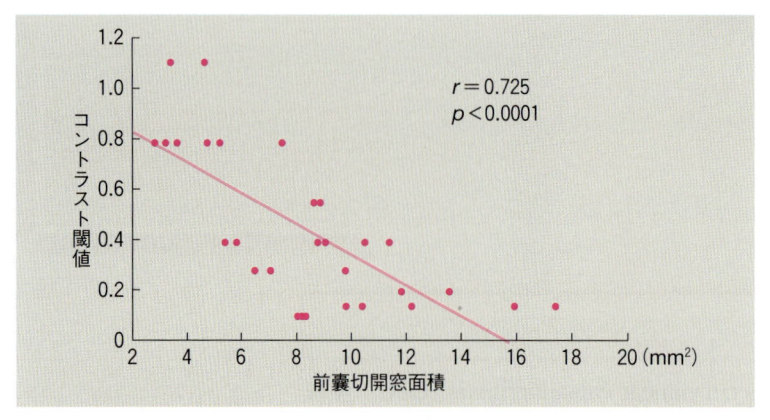

図3　前嚢切開窓面積とコントラスト閾値（視角4.0°）の相関
前嚢切開窓面積の拡大とともにコントラスト感度の改善を認める．

縮の強い場合は，コントラスト感度[*2]が低下するが，前嚢切開を行えば改善する．さらに，前嚢切開縁が瞳孔領をほとんど閉鎖するまで進行すると，視力も低下をきたす．

収縮の原因と過程

　前嚢収縮の原因として，①手術で水晶体内容物を取り除くことによる嚢自体の縮小と，②前嚢切開縁に起こる線維組織の増生が関与しているが，後者の影響のほうが大きい．前嚢切開縁下に残存した水晶体上皮細胞が，術直後から線維芽細胞様に偽化生し，線維組織の形成が始まる．線維組織増殖は術後3か月ごろまで続き，前嚢切開窓は徐々に縮小する．その後，線維組織が軽度退縮して切開窓は拡大する傾向にあり，術後6か月で組織変化は終了する．

　前嚢収縮の程度に影響を与える因子の一つに眼内レンズ素材がある．光学部素材によって前嚢収縮の程度は異なる[2]．シリコーンは，アクリルやpolymethylmethacrylate（PMMA）レンズよりも前嚢収縮の程度は若干強い．シリコーンは，水晶体嚢との接着性がほかの素材より劣るため，水晶体上皮細胞が線維芽細胞様に変化しやすく，前嚢収縮が進行するものと考えられる．その他のレンズの因子である光学部デザイン，支持部デザインと支持部素材は前嚢収縮の程度と相関はない．

前嚢収縮をきたしやすい眼疾患

　健常眼での前嚢切開窓面積の収縮率の平均は10％ほどで，コントラスト感度や視力低下に至る頻度は1％程度であるため，治療が必

[*2] **コントラスト感度**
臨床で用いる視力（visual acuity）は最も条件のよい高コントラスト視標で，測定した最少分離閾で評価されるため，形態覚の一側面をみているにすぎない．コントラスト感度は広い周波数領域で評価されるため，より見えかたの質を反映しやすい．

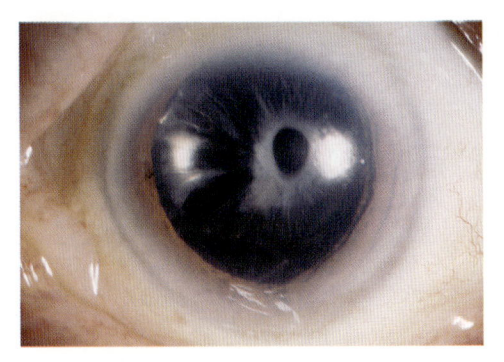

図4 網膜色素変性における前嚢収縮
網膜色素変性では前嚢収縮が強いことが知られている．白内障手術後2か月で前嚢切開窓が著しく縮小し，切開縁の線維化も強い．ほぼ切開窓は閉鎖しており，視力は低下している．

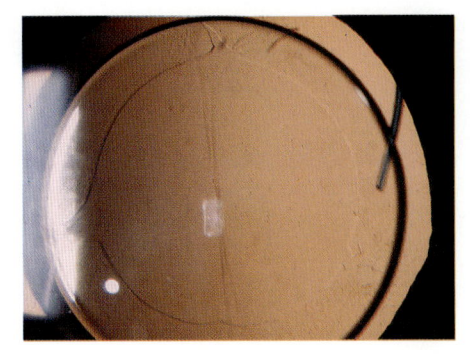

図5 白内障手術後早期に行った予防的減張切開
術後1週間以内で切開縁が線維化する前に，3本の減張切開を行うことで強い前嚢収縮が予防できる．

要となることはまれである．しかし，個体側の因子として下記の疾患眼では前嚢収縮が起こりやすいことが知られており，術後管理に注意が必要である．

網膜色素変性：最も前嚢収縮をきたしやすい疾患で，術後の平均収縮率は45％を超える（**図4**）．原因として，①Zinn小帯が脆弱なこと，②血液房水関門の破綻により線維組織の増生が促進されることが考えられる．

落屑症候群：網膜色素変性に次いで収縮率が高い疾患で，収縮率は25％ほどである．Zinn小帯の脆弱性に起因しており，収縮に伴って眼内レンズの偏位を起こすこともある．

糖尿病網膜症：病期にかかわらず糖尿病網膜症のある患者の平均収縮率は14％で，健常眼と比較して高い[4]．各病期別では前増殖・増殖網膜症期では20％，単純網膜症期で17％，網膜症なしで11％であった．高い収縮率には血液網膜関門や血液房水関門の破綻が関与していると考えられ，網膜症の進行とともに収縮率が高くなる．ぶどう膜炎も同様の理由により強い収縮を認めることがある．ほかに，閉塞隅角緑内障や高度近視眼でも，Zinn小帯が弱いため前嚢収縮しやすい．

予防と治療法

CCCをできる限り大きく作製して，十分な前嚢切開窓面積を確保することが前嚢収縮を予防するうえで最も重要である．しかし，症例によっては大きなCCCが困難なこともあり，またZinn小帯が脆弱な場合はCCCが小さくなりがちである．このような症例にcap-

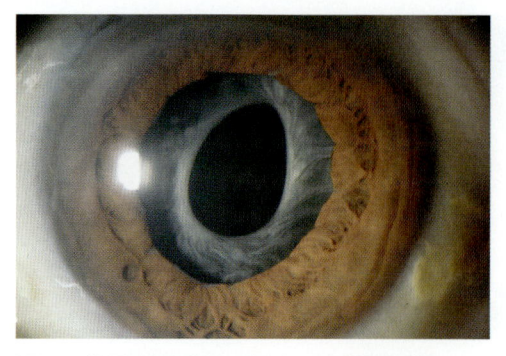

図6　落屑症候群眼で起こった前嚢収縮
散瞳不良例のため、白内障手術時に瞳孔括約筋切開を行っている。術後に前嚢切開縁の線維化が進み前嚢収縮をきたし、患者は霧視を自覚している。

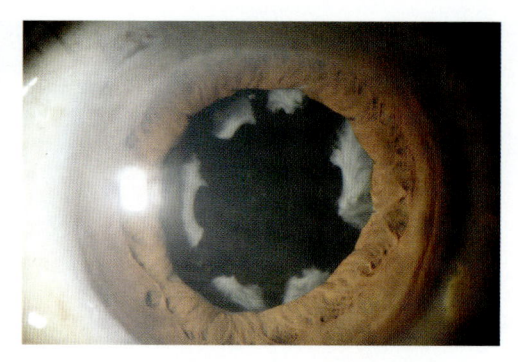

図7　Nd：YAGレーザー前嚢切開直後
6本の前嚢切開を行い、切開直後から切開窓が開大している。

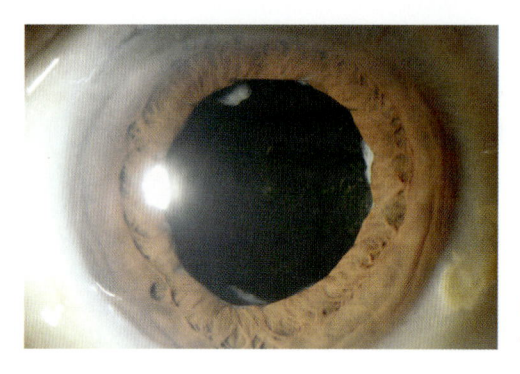

図8　前嚢切開後1週間の前嚢切開窓
切開窓は十分に広がり、コントラスト感度は改善した。

sular tension ring（CTR）を挿入すると，術後のレンズの偏位や傾斜を防ぐとともに，著しい前嚢収縮の予防に効果がある[4]．ただし，収縮が著しく強い例では，CTRが変形することもある．そこで，CCCが小さくなった症例や，術後に強い収縮が予想される症例では，術中あるいは術後早期の対処を考えたほうがよい．水晶体嚢内に眼内レンズを挿入した後，術中に剪刀で切開縁に数か所減張切開を入れておくか，または術後3～7日くらいの早期に，Nd：YAGレーザーで12時，4時，8時部に3本の減張切開を入れることで，強い前嚢収縮の予防になる（図5）[5]．

術後しばらく経過して前嚢収縮に至った場合は，Nd：YAGレーザーによる前嚢切開を行う．線維化した切開縁から周辺側へ放射状に4～6本の切開を入れ，可能であればレンズ光学部端まで切開を進めるとよい．うまく減張されれば，周辺部にかけての切開は開大する（図6～8）．レーザーは前嚢の125～250μmほど前方に焦点をあわせ，1～2mJ程度の弱めの出力から始める．切開の状況をみながら出力を上げるが，光学部にピット（pit）やクラック（crack）

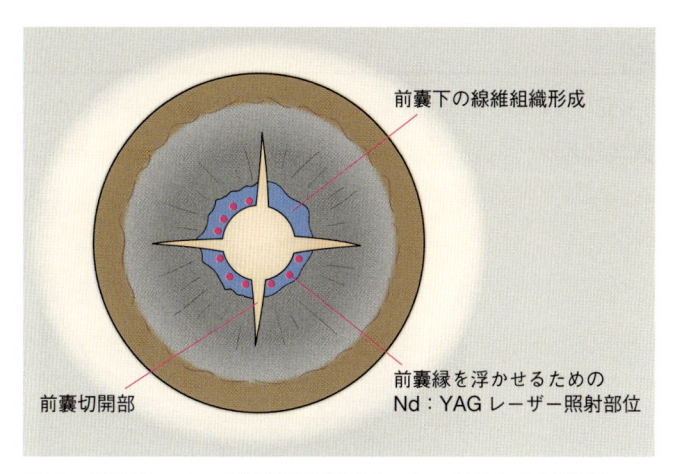

図9 前嚢とレンズ光学部が接着している場合の切開縁への照射

が入らないよう正確にピントをあわせる．切開窓はすぐに開かないこともあるが，十分に減張切開が行われていれば，数日で切開窓面積は拡大する．また，前嚢とレンズ光学部が接着していると開きにくいが，その場合は切開縁に沿って前嚢縁に弱い出力でレーザー照射すると，前嚢が浮き上がって開大しやすくなる（図9）．Nd：YAGレーザー前嚢切開を行う適応は，前嚢切開縁が瞳孔縁より小さくなって患者が霧視を自覚したときである．前嚢下の線維化が強くなると出力を上げないと切れなくなるので，術後に強い収縮が予想される症例は，経過観察を頻繁に行い，早めのタイミングで対処できるように心掛ける．また，眼底の観察や周辺部の網膜光凝固が必要となる症例では，早めに前嚢切開を行うとよい．

カコモン読解 第20回 一般問題92

白内障術後に前嚢収縮を来しやすいのはどれか．3つ選べ．
a 黄斑円孔　b ぶどう膜炎　c 落屑症候群　d 網膜色素変性
e 加齢黄斑変性

解説　前嚢収縮の個体側の原因として，①Zinn小帯の脆弱性と，②血液房水関門の破綻による線維組織の増生促進が挙げられる．選択肢のなかで，①が関与する疾患は落屑症候群，②はぶどう膜炎，①と②の両方が原因となるのは網膜色素変性である．黄斑円孔と加齢黄斑変性は前嚢収縮をきたしやすい疾患とはいえない．

模範解答　b，c，d

カコモン読解 第 21 回 臨床実地問題 43

76 歳の女性．10 年前に左眼白内障手術を受けている．最近，左眼の視力低下を自覚して来院した．左眼前眼部写真を図に示す．適切な処置はどれか．

a 経過観察
b 副腎皮質ステロイド薬結膜下注射
c Nd：YAG レーザー前嚢切開
d 眼内レンズ摘出
e 硝子体手術

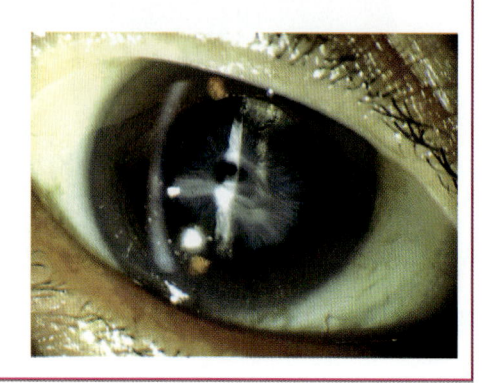

解説 確実な視力改善とより小さな侵襲を考えると，Nd：YAG レーザー前嚢切開が第一選択となる．図では切開縁の上方と下方で線維化が強く，前嚢収縮により切開窓がほぼ閉鎖している．このような症例では，最初から放射状に 6 本の前嚢切開を予定し十分な切開窓の拡大を目指す（図 10）．切開は周辺側へレンズ光学部端近くまで行う．これにより，眼内レンズの偏位をきたしても臨床上問題となることはない．

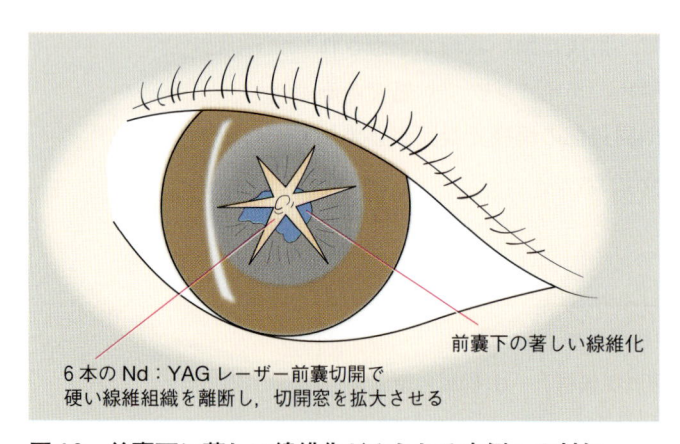

図 10 前嚢下に著しい線維化がみられる症例への対処

模範解答 c

（瀧本峰洋）

眼内レンズ挿入眼の眼底観察

眼内レンズ挿入眼の眼底観察の特徴

　眼内レンズ（intraocular lens；IOL）挿入眼の眼底観察特性には，以下のような特徴がある．

1. IOL の透光性は高いが，前嚢混濁やレンズ径などにより有効瞳孔径が限られる．
2. IOL 挿入眼は無水晶体眼，有水晶体眼に比して眼底周辺部の観察の際に大きな収差を伴う（図1）．その際の収差の発生は，球面 IOL に比して非球面 IOL で強く，また有効瞳孔径が小さいほど強い（図2）．

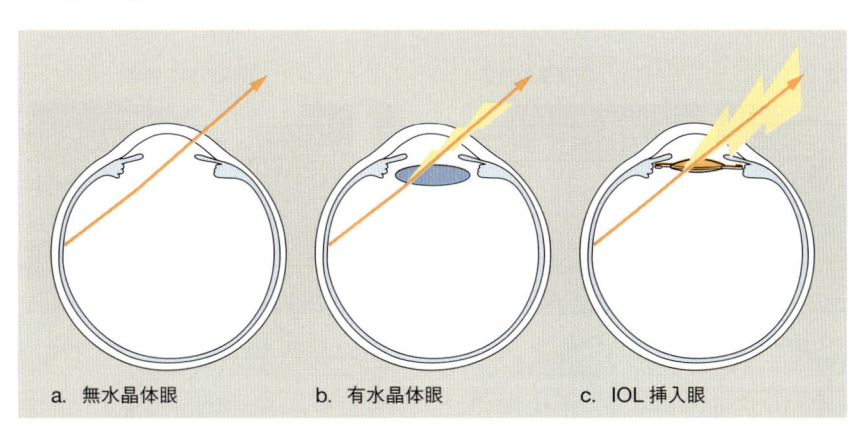

a. 無水晶体眼　　b. 有水晶体眼　　c. IOL 挿入眼

図1　水晶体・IOL による収差の発生
周辺部眼底観察光束は，水晶体，IOL を斜めに通過する．特に IOL 眼ではきわめて大きな収差を生じる．

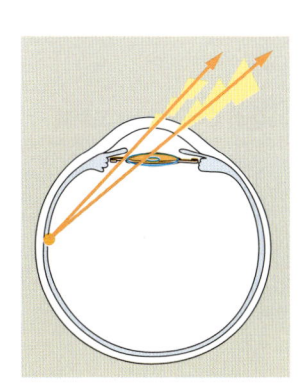

図2　IOL による収差の発生と有効瞳孔径
眼底周辺部の観察の際に生じる収差の発生は，球面 IOL に比して非球面 IOL で特に強い．また，有効瞳孔径が小さいほど（小瞳孔，小口径 IOL，前嚢収縮など），より観察光束が斜めに通過することになるため，周辺部眼底の観察の際に生じる収差が大きくなる．

3. 多焦点IOLなどでは特殊な収差を生じる．
4. イエロー着色IOLは，網膜視細胞の光毒性を軽減し，被検者のまぶしさを軽減する効果がある．クリアな非着色IOLは硝子体の観察が行いやすい利点がある．

　それらの条件，さらに各被検眼の状態や観察対象（黄斑部・最周辺部・硝子体など）に応じて，適切な方法を選択して観察する必要がある．

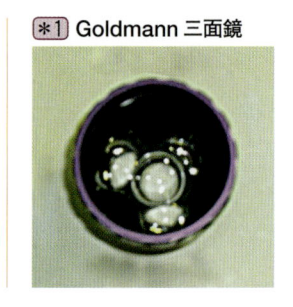

眼底観察法：直像観察系と倒像観察系の特徴

凹レンズ前置による直立像観察法（Goldmann三面鏡〈図3〉，Hruby型前置レンズ〈図4〉など）：一般のIOL眼の後極部は直立像で自然な眼底観察が容易に行える．また，観察視野が狭く，小瞳孔，後発白内障や中間透光体の混濁が，直接，観察の障害となる．IOLにより生じる収差の影響を強く受ける．そのため三面鏡などによる眼底最周辺部の観察は困難である．また，多焦点IOLなどでは，後極部もぶれた観察像となり，詳細な観察は困難である．

高屈折凸レンズ前置による倒立像観察法：倒立眼底像の観察となる

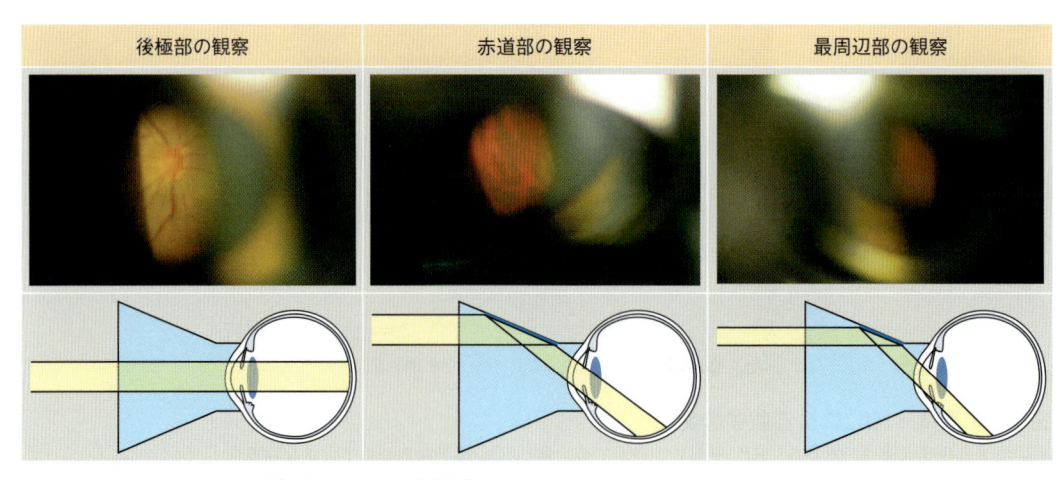

図3　Goldmann三面鏡[*1]による眼底観察
後極部の観察は，中心部で直像で行い，眼底周辺部の観察を鏡面像で行う．IOL挿入眼では，周辺部の観察は観察光束がIOLを斜めに通過する際に大きな収差を生じるため，詳細な観察は困難である．

[*1] Goldmann三面鏡

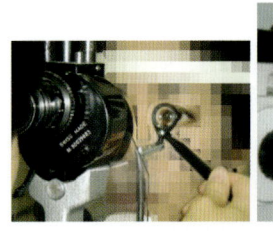

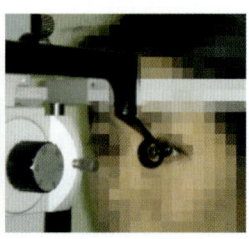

図4　Hruby型前置レンズ

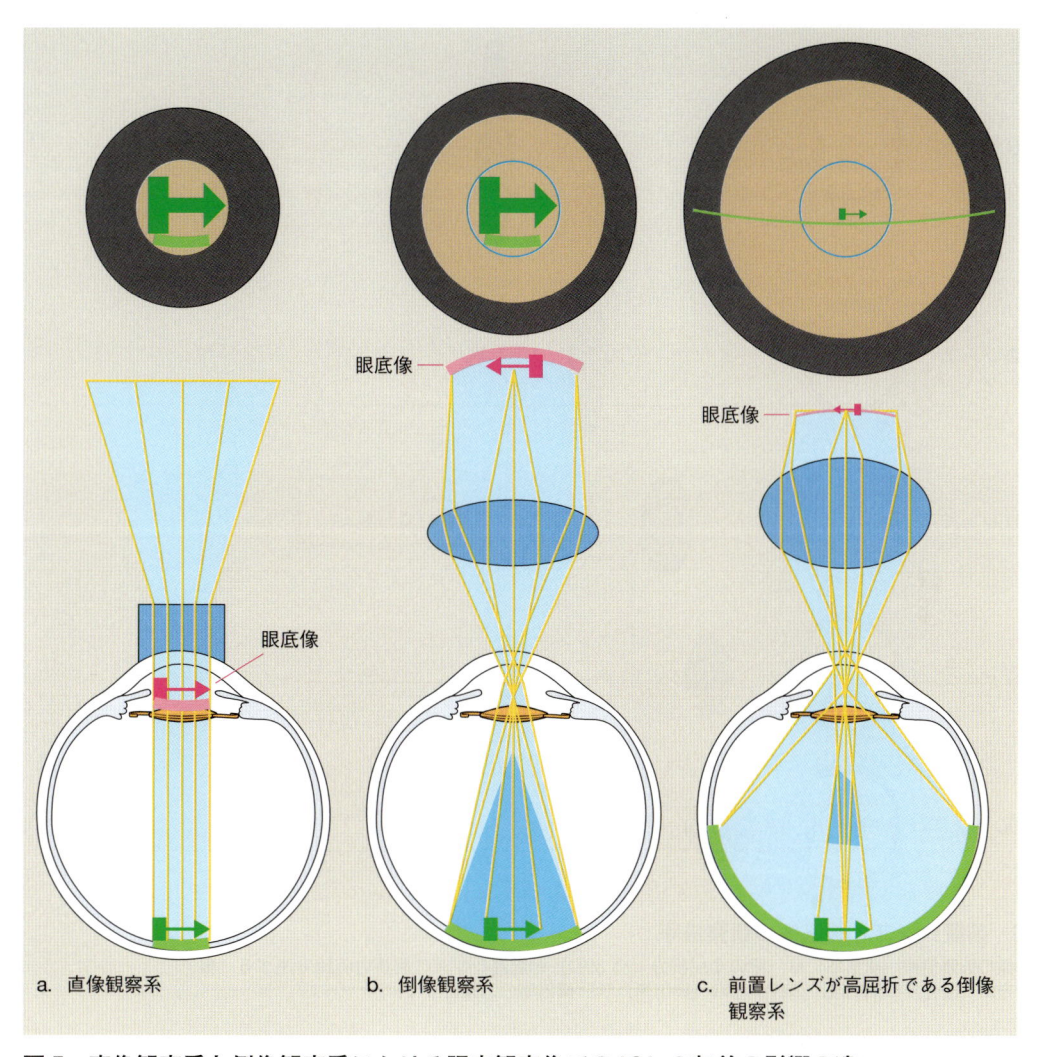

図 5 直像観察系と倒像観察系における眼底観察像での IOL の収差の影響の違い
直像観察系では，眼底像がそのまま瞳孔・IOL を通して観察されるイメージとなるため，それらによって直接観察視野，レンズの収差の影響を受ける．倒像観察系では，眼底からの観察光束はいったん集光した状態で瞳孔・IOL を通過するため，それらの影響を受けにくい．特に前置レンズが高屈折であるほど集光性が高く，IOL の収差の影響を受けにくいが，観察像は平面的な像となる．

ため，観察にやや熟練を要する．また，観察視野が広く，小瞳孔や中間透光体混濁などの障害を受けにくい．IOL で発生する収差の影響を受けにくく，眼底最周辺部の観察や多焦点 IOL の眼底観察には特に有用である．一方，高屈折な前置レンズほど観察倍率が低下し，凹凸の判別が困難になることに留意する必要がある（図 5）．

眼底像の観察倍率

眼底観察像の大きさ（横倍率）

　　像の倍率（横倍率）＝眼の全屈折力÷前置レンズの屈折力

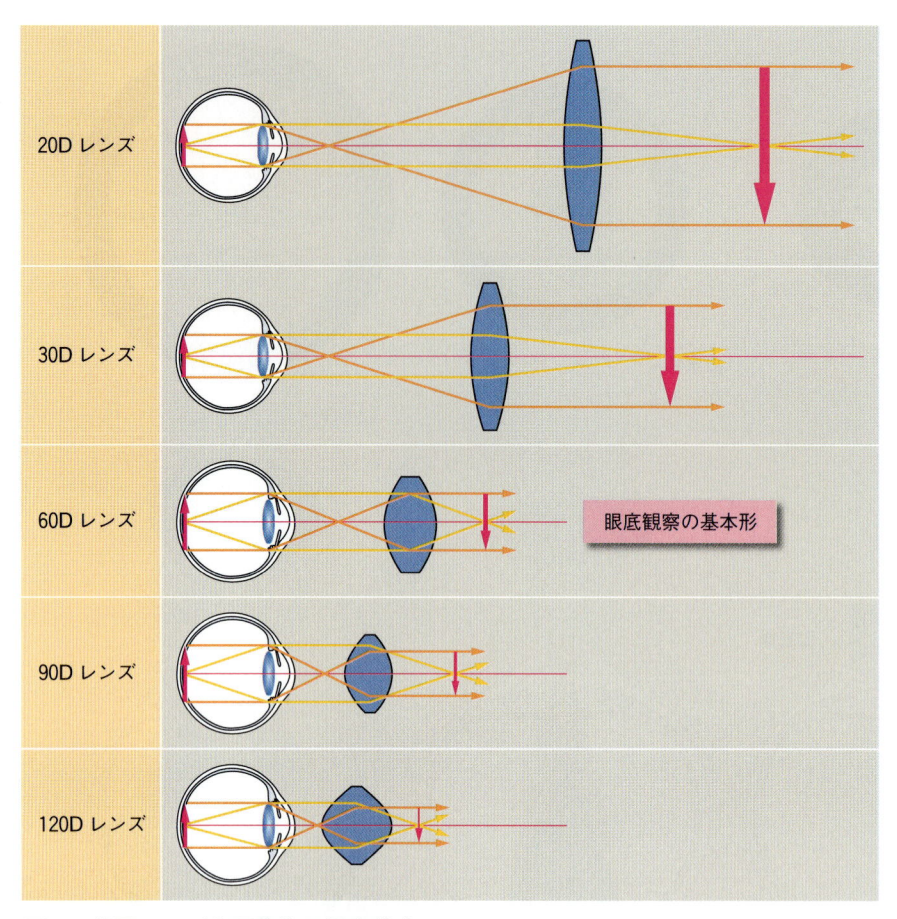

20Dレンズ	
30Dレンズ	
60Dレンズ	眼底観察の基本形
90Dレンズ	
120Dレンズ	

図6 前置レンズと眼底像の観察倍率
眼底像の観察倍率（横倍率）は，眼の全屈折力（約60D）と前置レンズの屈折力の比で決まる．奥行き方向（隆起度や陥凹度）の観察倍率（縦倍率）は，横倍率の二乗となる．

60Dレンズを前置した場合は60/60でほぼ等倍の観察となる．60Dより弱いパワーのレンズを前置すると，像が拡大される．倒像鏡で用いる20Dレンズでは60/20＝3倍，30Dレンズでは60/30＝2倍に眼底像が拡大され，肉眼で観察が行える．

60Dより強いパワーのレンズを前置すると，像は縮小される．90Dレンズでは，60/90＝約2/3倍となる．同時に焦点距離が短くなり細隙灯顕微鏡の作動距離内で観察可能となるため，顕微鏡で倍率を拡大して観察する．

眼底観察像の奥行き（縦倍率，図6）

眼底の隆起度や陥凹度など，凹凸方向の倍率（縦倍率）は，横倍率の二乗に比例する．

$$縦倍率 = (横倍率)^2$$

60Dレンズ（DIGITAL 1.0×®など）では横倍率1倍であるから

9. 術後管理と合併症　359

後極部眼底を観察する際の有効瞳孔形状

a. 散瞳良好で有効瞳孔径が大きい場合のセットアップ例．大きな口径の照明光を選択し（側方レバー），照明光路と左右観察光路とのなす角度を狭く設定（下方レバー）して観察する．

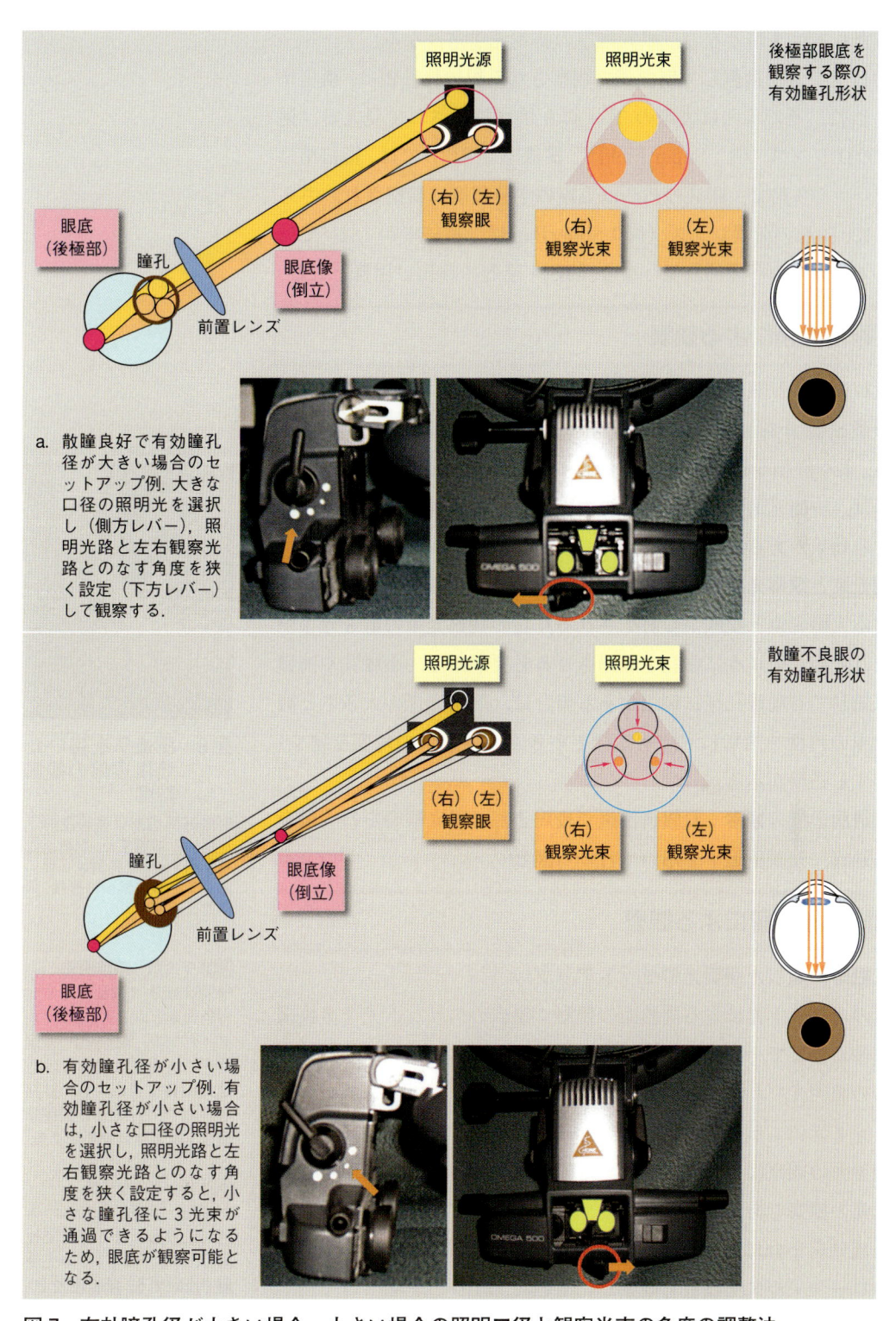

散瞳不良眼の有効瞳孔形状

b. 有効瞳孔径が小さい場合のセットアップ例．有効瞳孔径が小さい場合は，小さな口径の照明光を選択し，照明光路と左右観察光路とのなす角度を狭く設定すると，小さな瞳孔径に3光束が通過できるようになるため，眼底が観察可能となる．

図7　有効瞳孔径が大きい場合，小さい場合の照明口径と観察光束の角度の調整法

縦倍率も $1^2 = 1$ 倍となり，眼底観察の基本光学系となる．

20Dレンズを前置して倒像鏡で観察される視神経乳頭は，横倍率は3倍に，その陥凹は実際の $3^2 =$ 約9倍に拡大されて見える．逆に，90Dレンズ（例：Super Field®，横倍率＝2/3）では，縦倍率は $(2/3)^2 = 4/9$ 倍で，眼底の凹凸は実際の半分程度に観察され，さらに，120D超の前置レンズ（例：SuperPupil®，横倍率＝1/2）では約1/4倍以下の平面的な像となり，陥凹・隆起の検出は困難となる．

双眼倒像鏡による観察

前置レンズ：双眼倒像鏡による観察では，前置レンズは20Dレンズを標準とし，小瞳孔眼や硝子体腔気体置換眼などでは30Dレンズを用い，より詳細な観察の場合は14Dレンズを用いる．イエロー・レンズは，中間光透光での散乱，視細胞保護，被検者のまぶしさを軽減する効果がある．

照明光束と観察光束のセットアップ（図7）：眼底観察は，眼底を照明する入射光束と眼底から射出される左右の観察光束の計3光束が重なり合わないように瞳孔を通過させる必要がある．小瞳孔や前囊が収縮して有効瞳孔径に制限がある場合は，照明光径の大きさと観察光束の角度を適切に（照明光径を小さく，各光束の角度を狭く）設定する必要がある．

眼底最周辺部の観察：双眼倒像鏡で最周辺部の眼底観察を行う場合は，適宜，強膜圧迫子を用いて行う（図8）．

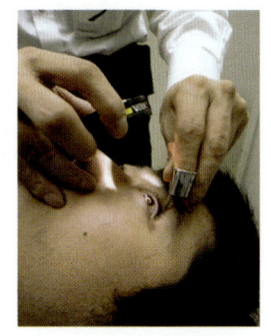

図8 圧迫子を用いた最周辺部の眼底観察
眼底最周辺部は強膜圧迫子を用いて観察する．眼瞼上から圧迫するが，鼻側は必要に応じて点眼麻酔後に直接，眼球を圧迫する．

細隙灯顕微鏡による観察

眼底観察に適した照明光のセットアップ

幅広のスリット光による網膜面の観察：幅広いスリット光を直接網膜表面に当ててその表面の性状を観察する．観察対象により適切な波長の照明光[*2,3]を用いて観察する．

スリット光による光学断面の観察：硝子体断面，網膜面，網膜硝子体境界面の観察に用いる．スリット光の通過する光学断面に生じる散乱光の観察であるため，ブルーライトハザードに注意しつつ，短波長成分を十分に含むできるだけ高輝度の照明光を用いる（注意：イエローフィルタ光は最も観察しにくい）．

硝子体の観察：最大照度によるスリット光で観察する．被検者に眼球を動かしてもらい，硝子体の動きを動的に観察し，網膜への付着部位，牽引の発生状態を含めて観察する．

[*2] **イエロー系照明光**
中間透光体で散乱しやすい青色光線をカットするフィルタ（イエロー系）を用いた照明光は，中間透光体での散乱光の発生を減少し，被検者のまぶしさとともに網膜光毒性を軽減する効果がある．

[*3] **レッドフリー光**
網膜面へ照明された光は，青色（短波長）ほど表層で反射し，赤色（長波長）ほど深層で反射する．無赤色光（レッドフリー・フィルタ）では，主に網膜表層からの反射光となるため，表層の凹凸（網膜神経線維層や黄斑上膜など）が観察しやすくなる．

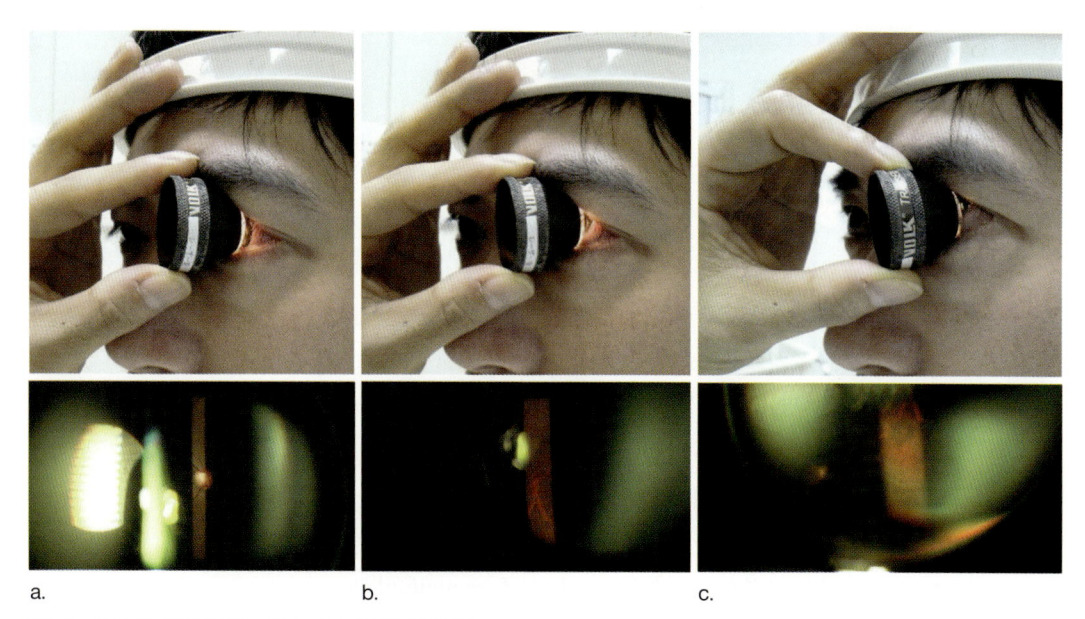

図9 眼底周辺部観察のための動的観察法
a. 後極部の観察．被検者に正面をみてもらう．
b. 赤道部付近の観察．被検者にやや上方を向いてもらう．
c. 被検者にやや上方を向いてもらい，さらに前置レンズの接眼面の縁部を輪部付近に圧入してより周辺部の眼底を観察する．適切な操作を行うことにより，静的操作では観察できない角度の眼底最周辺部までが観察可能となる．

前置レンズの選択：細隙灯顕微鏡による観察では，観察の容易さと眼底観察像の質との折り合いから，90Dクラスの前置レンズを標準とし，黄斑部の観察など，特に網膜の厚みを正確に評価する必要がある場合には，60Dクラスのレンズを用いる．逆に，より容易に広い視野を深い焦点深度で観察を行いたい場合，観察条件がきびしい眼の場合（小瞳孔，中間透光体の混濁，周辺部眼底観察など）は，120D超クラスの超高屈折レンズを選択する．その場合，平面的な観察となることに十分留意する．イエロー・レンズはイエロー系照明光と同様の効果を有するが，散乱光の発生が減少するため，硝子体観察や黄斑上膜，網膜神経線維層の観察には不向きである．

倒像型前置レンズによる眼底周辺部の観察法：高屈折倒像型レンズは観察視野が広く，連続した視野で眼底周辺部までの観察が行える．さらに動的観察（図9）を適切に併用することにより，網膜鋸状縁を含む最周辺部の観察も可能となる．自由な角度の動的観察を行うには，接眼部にフリンジのないレンズが適しており，適切な操作により鋸状縁部を含めた眼底最周辺部の観察が可能となる（図10）．

（野田　徹）

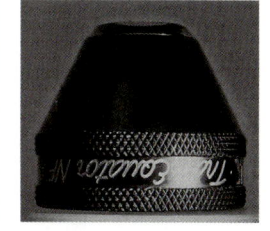

図10　フリンジなし形状の前置レンズ

眼内レンズ挿入眼の硝子体手術

　白内障手術が一般的になっているため，網膜硝子体疾患で硝子体手術が必要な場合に患者が眼内レンズ（intraocular lens；IOL）挿入眼であることも多い．IOLの材質は以前ではPMMA（ポリメチルメタクリレート）が一般的であったが，より小切開手術を追求するため，今日では折り畳んで小切開で挿入できる利点からシリコーン素材，アクリル素材へと変遷している．一方で，PMMA時代にはなかった光学部のグリスニングや表面散乱（sub-surface nano glistening；SSNG）の問題が新たに出現し，また，多焦点眼内レンズやトーリック眼内レンズなどの付加価値眼内レンズが登場して硝子体手術での眼内視認性への影響が懸念されている．この項では硝子体手術に影響する眼内レンズ素材，その対策について述べる．

IOLの素材のもつ特性

収差の出現：どのようなIOLであっても必ず収差が出現するため，無水晶体の状態が最も視認性が良好であることはいうまでもない．IOLが眼底の視認性に影響する場合にはすでにIOLが挿入されている場合と，硝子体手術との同時手術でIOLを硝子体手術の前に挿入した場合があるが，それぞれIOLの収差が眼底の視認性に影響する．

IOL表面の結露：液空気置換時にはIOLの表面で結露が生じやすく，著しく眼底の視認性が低下する[1]．特に後囊切開を行っている場合には，眼内レンズの光学面が硝子体中に露出しているため結露を生じやすい（図1）．なかでもシリコーン眼内レンズは水分を弾きやすく結露を最も起こしやすい．結露が生じてしまえば，IOLの後面に粘弾性物質をコーティングする．粘弾性物質は粘性が高く，表面が平滑ではないためBSS PLUS®を吹きつけて粘弾性物質の表面を平滑にする（図2）．IOL表面での結露はこれで解決するが，タンポナーデとしてシリコーンオイルが用いられていると，シリコーンIOLと結合して除去できなくなる（図3）[2]．対策としては，シリコーンIOL挿入眼ではシリコーンオイルタンポナーデを行わないか，シリコーンIOLを交換するかである．

文献はp.400参照．

9. 術後管理と合併症　363

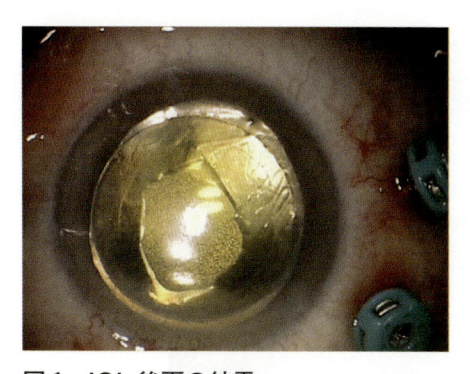

図1　IOL 後面の結露
アクリル IOL 挿入後に後囊を切開して液空気置換を行うと，IOL 後面で結露が生じる．

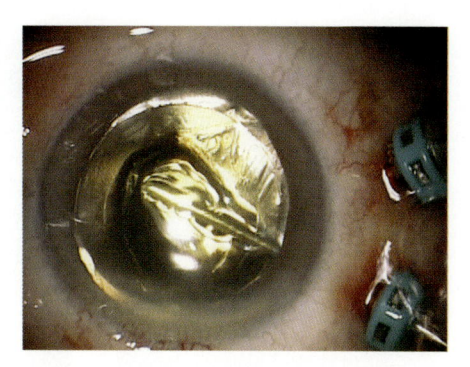

図2　IOL 後面の結露に対する処置
アクリル IOL の後面に粘弾性物質を塗布して眼底の視認性を確保する．

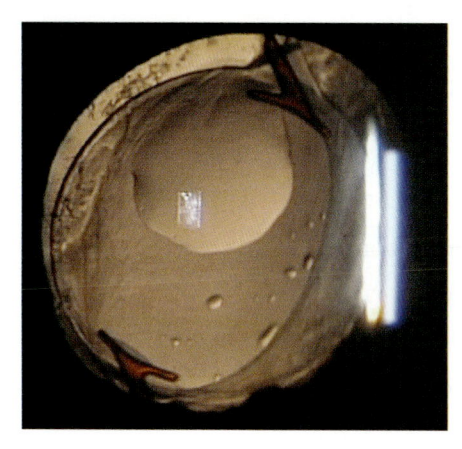

図3　シリコーンオイルのシリコーン IOL への接着
シリコーン IOL 挿入眼で，シリコーンオイル除去後にシリコーンの滴がシリコーン IOL に接着している．

IOL 縫着眼の硝子体手術での注意点

　IOL 縫着眼では，周辺部の圧迫を行う際には注意が必要である．広角観察システムを使用して眼球圧迫しないような術式で手術を遂行することが重要である．縫着していても，眼球圧迫による眼球の変形によって IOL が偏位しないように，また，縫着糸が脱落しないように眼球の後方を圧迫するようにする．液空気置換時には，前房に空気が迷入して眼底の視認性が著しく低下する．眼球をできるだけ動かさないようにすると空気の迷入をある程度は予防できるが，空気置換後に光凝固を施行する場合では，眼球を回旋させるため前房内での空気迷入が生じやすい．あらかじめ前房内に粘弾性物質を充填させておくと前房内への空気の迷入を予防できる．前房内に粘弾性物質を留置すると術後に著しい高眼圧が生じる可能性がある（**図4**）．しかし IOL 縫着眼では，後方に粘弾性物質が移動するため眼圧上昇を生じないことも多い．手術終了時に前房内に BSS PLUS®

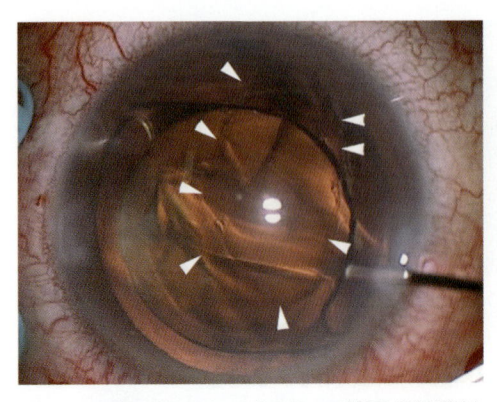

図4　後嚢破損がある症例への前房内粘弾性物質の注入
大きく後嚢破損（白矢頭）があり網膜剥離がある症例で，液空気置換の前に前房内への空気の迷入を予防するため，前房内にビスコート®を注入している．

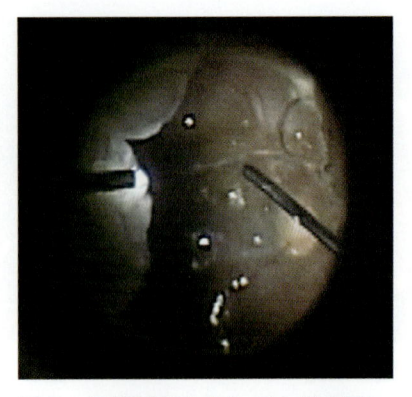

図5　網膜剥離を伴うIOL縫着眼への液体パーフルオロカーボンの使用
IOL縫着眼では液空気置換の行うと前房内へ空気が迷入するため，液体パーフルオロカーボンを注入して網膜を復位させている．

を注入して前房内の粘弾性物質の濃度を下げておくと，さらに高眼圧を予防できる．液体パーフルオロカーボン（perfluorocarbon liquid；PFCL）を用いて網膜を復位させ，必要な眼内光凝固を行っておくと液空気置換での眼内操作時間を少なくできるため，液空気置換時の前房内空気の迷入を予防できる（図5）．それでも眼底の視認性が得られない場合にはIOLの摘出が必要であることも多いが，IOLの摘出は侵襲も大きいためできれば避けたほうがよい．

多焦点眼内レンズ挿入眼での眼底視認性

多焦点IOLには，回折型と屈折型がある．屈折型は，その光学部に近見用の光学部領域が存在する．現在，わが国で認可されている屈折型多焦点IOLにはAF-1™ iSii（HOYA）がある．AF-1™ iSiiは中心から遠近遠の3ゾーンの光学部がある．そこで中心の遠見ゾーンで焦点をあわせたときには，近見ゾーンを通しては眼底像がぼやけて観測される．回折型は光学部に回折を起こす溝構造があり近見用にもう一つの焦点をつくっている．回折型にはTECNIS® Multifocal アクリルIOL（AMO）やAcrySof® IQ ReSTOR®（Alcon）がある．TECNIS® Multifocalは光学部全体に回折溝があるが，AcrySof® IQ ReSTOR®は光学部の中心3.6mm径のみに回折溝があり，それより周辺の光学部は単焦点IOLと同様である．中心の回折領域は，周辺部にいくほど回折溝（回折ピッチ）が浅くなるアポダイズド回折構造をもっている．遠見と近見のエネルギー分布が50対50であ

a. b. c.

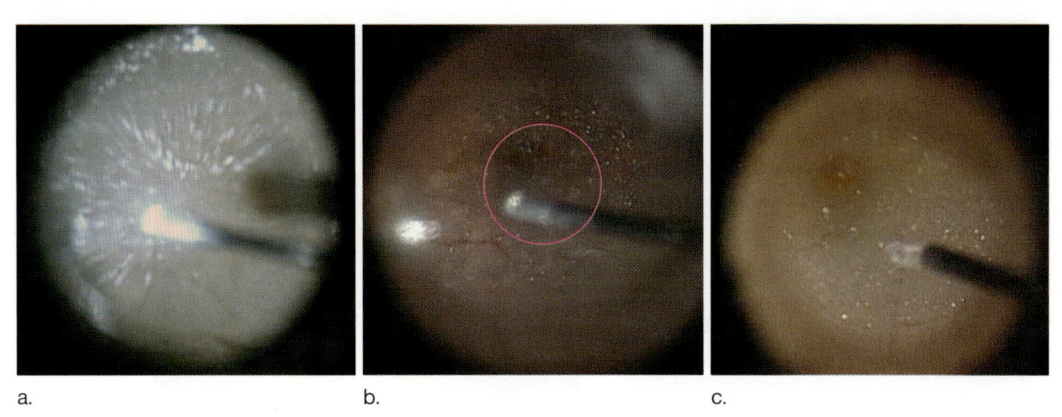

図6 多焦点 IOL 挿入眼における硝子体手術用フラットコンタクトレンズ下での眼底観察
TECNIS® Multifocal IOL 挿入眼では眼底上のトリアムシノロン粒子が遠心方向に延長してみられる（a）．AcrySof® IQ ReSTOR® IOL 挿入眼では光学部中心の回折構造部分を通した像（赤丸）だけがぼやけてみえるが（b），その周囲は単焦点 IOL での画像（c）と差がない．
（井上　真：多焦点眼内レンズと眼底視認性．眼科手術 2010；23：502-506．）

る TECNIS® Multifocal と比べて近見視力が低下してしまう欠点もあるが，夜間に運転する場合でのハローを減少させ，暗所では遠方重視の構造となっている．

　眼底検査においては，回折型と屈折型の両タイプの IOL とも単焦点 IOL と差がなく眼底検査が可能である．これは，倒像鏡や眼底カメラでの光路が IOL の中心で交差するため IOL の収差を受けにくいためと考えられる．回折型多焦点 IOL である TECNIS® Multifocal 挿入眼で硝子体手術時にコンタクトレンズで眼底を観察すると，硝子体を可視化するために注入したトリアムシノロン粒子が何重かにみえることを報告した[3]．これは光学部の周辺部に行くに従ってゴースト像が離れてみえるためである．網膜上に沈殿したトリアムシノロン粒子は遠心方向に延長して観察される．眼底像もこのような収差で観察されている（**図6**）．一方，AcrySof® IQ ReSTOR® は回折構造が中心のみであり，眼底の視認性への影響が少ない（**図7**）．

　硝子体手術用コンタクトレンズだと瞳孔領内すべてに光路があるのに対し，広角観察レンズでは中心約 3 mm だけを通して倒像の眼底像を観察しているため，多焦点レンズの影響を受けにくい[4]．屈折型多焦点 IOL では近見ゾーンを通してみると像の歪みがみられたが，単焦点 IOL とあまり差はなかった．よって，周辺光学部に多焦点構造をもつ多焦点 IOL で硝子体手術を行う際には，広角観察システムを用いるのが好ましい．

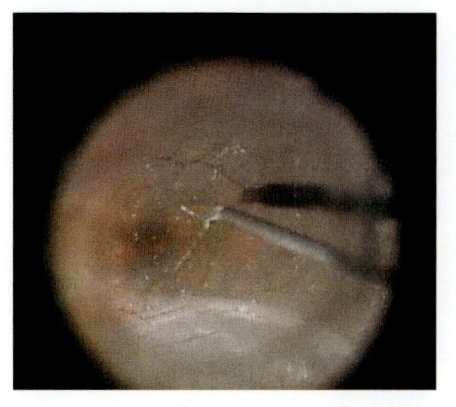

図7 AcrySof® IQ ReSTOR® 挿入眼での網膜剝離
トリアムシノロンで可視化した後部硝子体皮質を剝離している．眼底の視認性は，単焦点IOLとあまり差がない．

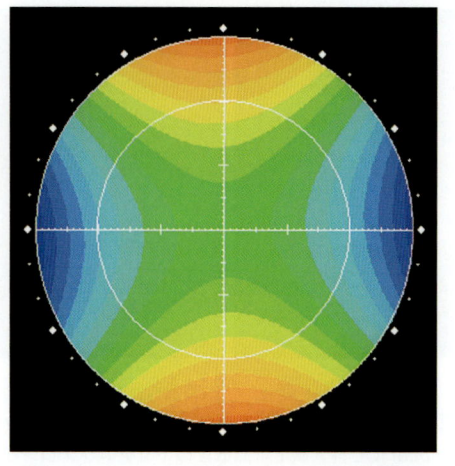

図8 トーリックIOL光学部の乱視収差
ウェーブフロントアナライザー KR-1W（トプコン）でのトーリックIOL（AcrySof® IQ Toric モデル：SN6AT5，Alcon，＋20.0D）光学部の乱視収差では弱主経線の方向に負の乱視収差が増強し，強主経線の方向に正の乱視収差が増強する．中心部と同じジオプトリーの光学部は弱主強主の両経線と 45°で交わる十字の部分（緑色の部分）のみとなる．

トーリック眼内レンズ挿入眼での眼底視認性

　トーリックIOLの乱視度数は，3～6ジオプトリーの眼内レンズが市販されている．角膜の乱視を相殺するために設置されているはずであるが，コンタクトレンズを用いて眼底を観察すると，角膜の収差がコンタクトレンズで相殺されるため眼内レンズの収差のみが残存してしまう．トーリックIOLの光学部は弱主経線の方向に負の乱視収差が増強し，強主経線の方向に正の乱視収差が増強する（図8）[5]．眼底像は弱主経線に沿って短縮して，強主経線に沿って延長して観察される．中心部と同じジオプトリーの光学部は弱主強主の両経線と 45°で交わる十字の部分のみとなる．光学部中心部を通した部分で焦点をあわせた場合には，その十字ゾーンから離れるごとにジオプトリーが異なるため焦点がぼけて観察される．

（井上　真）

グリスニング

グリスニングとは

　アクリル眼内レンズ（intraocular lens；IOL）の光学部内部に小さな粒子がみられることがある．細隙灯顕微鏡で観察すると，その粒子が輝いてみえるのでグリスニング[*1]（glistenings），または輝点と呼ばれている（図1）．これはポリマー内にたまった水である．この粒子の大きさは直径数μmから10μmの球形または長球形（図2）で，色は透明であるが，眼内の色を反射して薄茶色にみえることもある．手術後早期にはみられず，術後数か月以上経ってから発生する．経時的に増え続けるものではなく，ある程度以上はひどくならない[1]．また，グリスニングはアクリル特有の現象ではなく，シリコーンIOLでもみられる（図3）[2]ため，疎水性材質全体の問題と考えられている．

発生原因

　レンズ材質のプラスチックは，浸水しておくと若干の水を吸水する．その水は，高分子ポリマー鎖の隙間で水蒸気のように存在して

[*1] グリスニング
細隙灯顕微鏡でIOLを観察するとき，IOL表面の付着物をグリスニングと見間違えることがある．グリスニングを観察する場合は，散瞳することが望ましい．

文献はp.400参照．

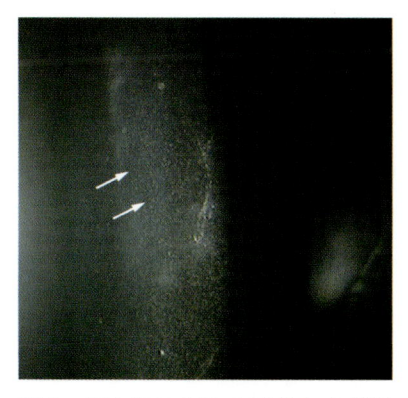

図1　アクリルIOLに発生したグリスニング
IOL光学部内に多数のグリスニング（矢印）がみられる．

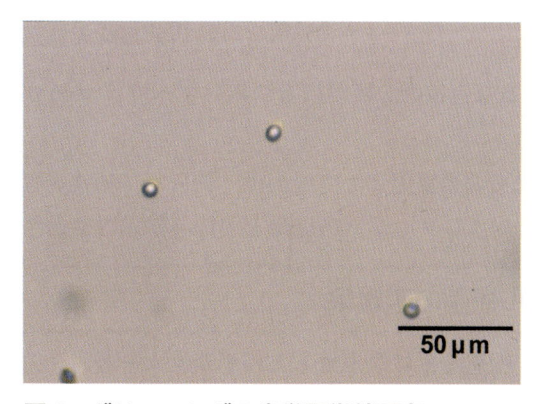

図2　グリスニングの光学顕微鏡写真
グリスニングは直径10μm程度のほぼ球形である．レンズが乾燥すると消失する．
（Miyata A, et al：Clinical and experimental observation of glistening in acrylic intraocular lenses. Jpn J Ophthalmol 2001；45：564-569.）

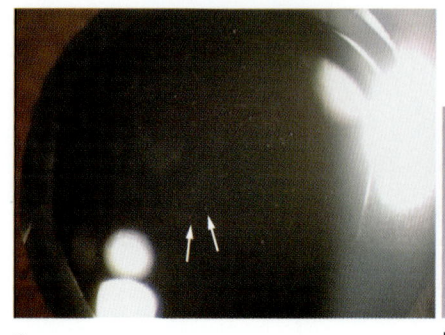

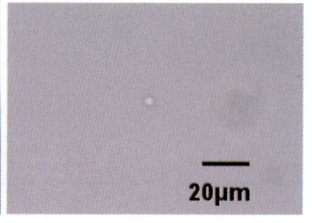

a.　　　　　　　　　　　　　b.

図3　シリコーンIOLに発生するグリスニング
グリスニング（矢印）の細隙灯顕微鏡写真（a）と実験的に作製されたグリスニング[2]の光学顕微鏡写真（b）．アクリルIOLに発生するグリスニングより小さい．

いるので，われわれの目に通常はみえない．これはちょうど，空気中の湿気のような存在である．この水分がなにかの理由で相分離を起こして水粒子となり，ポリマーの間隙に凝集してたまったものがグリスニングである．これまでの研究で，相分離を起こさせる原因は温度変化と考えられ，実験的に高温から低温に温度変化があった場合にグリスニングが発生することがわかっている[1,3]．つまり，眼内で発生するグリスニングは房水からの水に起因し，さらに眼内温度の変化がグリスニングの発生に関与していると考えられている．また，グリスニングができるポリマーの間隙をvoidと呼んでいるが，これはポリマーの三次元網目構造内にできたわずかなムラである．均一なポリマーであればvoidは存在しないことになるが，今日のレンズポリマーは，柔軟性，屈折率，粘着性など，眼内レンズ光学部として都合のよい条件をつくるために多種のモノマーをブレンドして共重合されている．このことがvoidができやすい一因であり，特に大きな有機物を側鎖にもつポリマーではvoidができやすい傾向がある．

また，患者側の要因として緑内障，糖尿病，術後炎症，点眼薬の種類[4]などがグリスニングの発生との関連が示唆されている．

アクリル樹脂の吸水率

アクリル樹脂を水に浸水するとわずかな水を吸水する．この吸水量は，その材質の特性によって異なる．乾燥時の樹脂重量に対し吸水される水重量を百分率で示したものを吸水率と呼ぶ．この吸水率は各社アクリル樹脂で異なり，温度によっても変化する．一般的に温度が上昇すると吸水率が上がるが，ガラス転移温度[*2]（Tg）付近

[*2] **ガラス転移温度（Tg）**
glass transition temperature. 高分子ポリマーなどは，温度が低いときは硬く，温度が高いときは軟らかい．この硬いと軟らかいの境目となる温度をガラス転移温度という．ちなみにPMMA（polymethylmethacrylate；ポリメチルメタクリレート）のTgは105℃である．

表1 各社アクリルIOLの吸水率（%）

	MA60BM (Alcon)	SA60AT (Alcon)	AR40 (AMO)	VA60CA (HOYA)	AN-6 (興和)	X-60 (参天製薬)	H60M (Storz)
30℃	0.12	0.23	0.66	0.24	1.70	4.61	19.7
40℃	0.20	0.29	0.69	0.34	1.84	4.62	19.6
50℃	0.43	0.48	0.81	0.42	1.97	4.60	18.9

吸水率（%）＝吸水量／レンズ重量（乾燥時）×100．疎水性アクリルIOLでは，温度が高いほうが吸水率が高い．

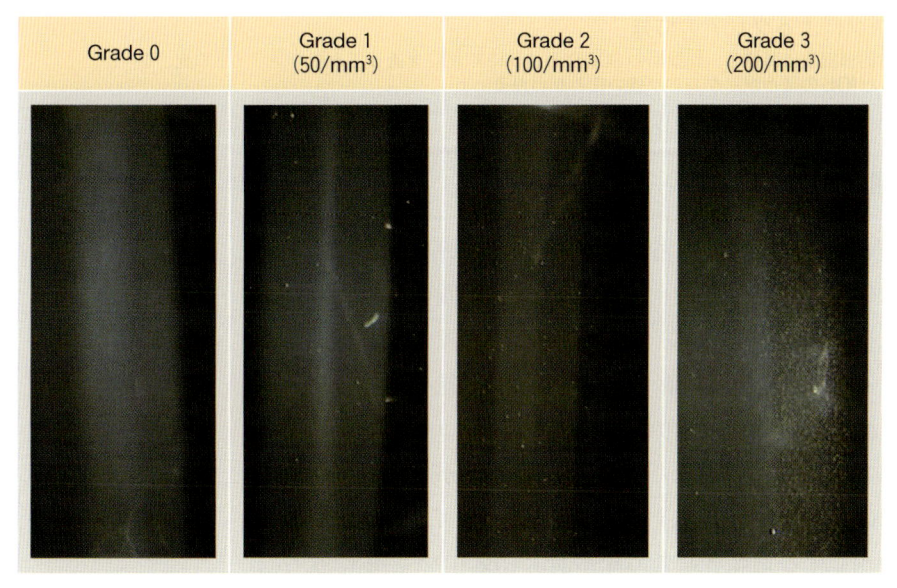

図4 グリスニングのGrade分類
（宮田　章ら：アクリルレンズに発生する輝点．臨床眼科 1997；51：729-732.）

ではその傾向は強い（**表1**）．国内で販売されているアクリル眼内レンズのTgは，室温に近い4〜18℃であり，これがfoldableであるゆえんであるが，眼内の温度は30〜40℃と想像されるので，眼内温度変化による吸水率変化も大きい．よって，温度が下がった場合にはレンズ材質内に過飽和となった余剰な水が発生し，それが材質内のvoidにたまりグリスニングとなる．レンズ表面近くにグリスニングが発生しないのは，水が材質の外へ排出されるからである．このことから，温度による吸水率変化が少ないIOLほどグリスニングが発生しにくいと考えられている[5]．一方，親水性ポリマーを含有しているIOLではグリスニングは発生しにくい．それは吸水率がおおむね高く，温度による吸水率変化が少ないことや，親水基（−OH）が相分離を抑制しているからである．

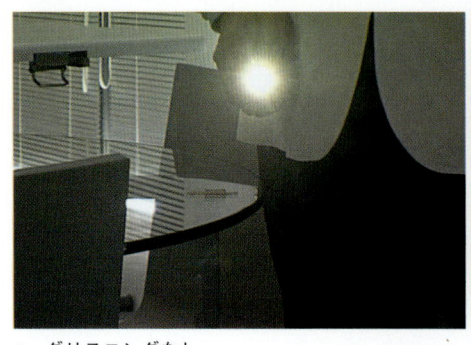

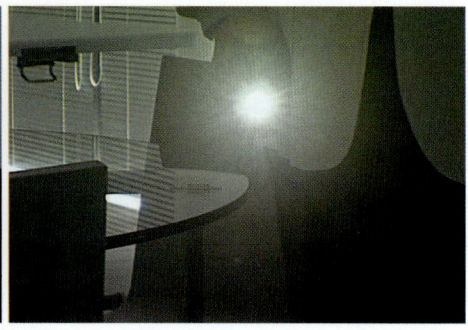

a. グリスニングなし　　　　　　　　　　b. グリスニングあり

図5　グリスニングによるグレアの増強
アクリル IOL を光学的模擬眼に装塡し，網膜面の 3CCD カメラにて IOL を通してみたペンライトの光．グリスニングが発生した IOL のほうが，グレアが強いことがわかる．

視機能への影響

　グリスニングの発生程度は，症例により差があり一律ではない．これはレンズに存在する void の数や大きさ，患者側の眼内環境の影響と思われる．そのためグリスニングの発生程度を細隙灯顕微鏡所見から Grade 0〜3 の 4 段階に分類（**図4**）[6] し，視機能への影響が検討されている．しかしこれまでの報告では，視力，コントラスト感度，modulation transfer function（MTF）には影響がなく，視機能に与える影響は実証されていない[6,7]．しかし，グリスニングは光散乱を招くのでグレアを増強させる心配がある（**図5**）[8,9]．多焦点 IOL にグリスニングが発生した場合について検討されているが，影響はみられないと結論されている[9]．グリスニングの視機能への影響は大きくないといえるが，グリスニングの影響が立証できないのは，目や視覚の寛容さや検査法の限界によるものともいえる．グリスニングが発生しないほうがよいことはいうまでもない．

（宮田　章）

表面散乱（SSNG）

眼内レンズの表面散乱

　白内障手術後に良好な視機能予後を得るためには，長期間における眼内レンズ（intraocular lens；IOL）の安定性の維持が重要であることはいうまでもない．さらに，近年では平均寿命の高齢化や，非球面，多焦点，トーリックなどの付加価値をもつ高機能IOLの機能を維持するために，IOLの安定性は，より重要な課題となっている．一方で，軟性アクリル製IOLであるAcrySof®（Alcon）においては，術後にIOL表面の散乱が増加すること（図1）が問題であった[1-3]．本IOLにおける表面散乱の増加は，多くの症例で確認され

文献はp.401参照．

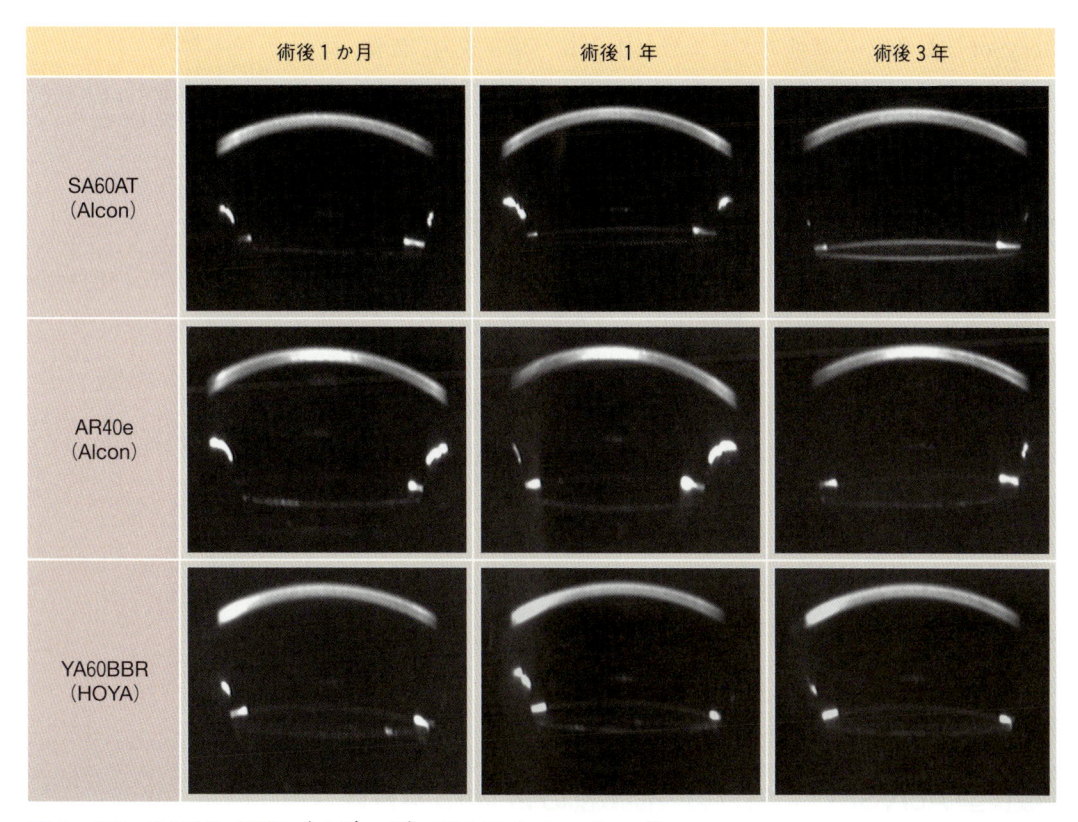

図1　IOLのEAS-1000（ニデック）でのScheimpflug像
SA60ATでは術後3年でほかのアクリル製IOLに比べ，表面散乱が増加していることがわかる（図右上）．

ており，視機能への影響が危惧される．表面散乱は，IOL表層のアクリルポリマー内に微細な水の粒子が侵入し，水隙が形成される水層分離（図2）により発生すると考えられている[3,4]．これは，IOL内部に生じるvoidと呼ばれる間隙に水の粒子が貯留するglistening（グリスニング）に類似する．しかし，glisteningに比べ，水隙が200nm以下[4]と微細でありIOL表層に限局する[3,4]ことから，sub surface nano-glistening（SSNG）と呼ばれている．細隙灯顕微鏡下ではglisteningは細かい輝点として観察されるが，SSNGはIOL表面の白濁として観察される（図3）．AcrySof®の素材自体に対する劣化試験では，術後20年相当の劣化でも変化がほとんどないことが報告されており[5]，SSNGの発生はアクリルの素材に起因するとは考えられていない．本IOLは，IOL光学部の型にアクリルポリマーを注入する注型鋳造（cast-molding）により製造されており，SSNGはこの製造工程の環境，設定に起因すると考えられている．

視機能への影響

　IOLの表面散乱の視機能への影響については，術後3年ではAcrySof®は，ほかの軟性アクリル製IOLと比べ矯正視力，色覚，コントラスト感度で差がなかった[2]ことや，術後10年で矯正視力や低コントラスト視力の低下がなかった[6]ことが報告されている．一方，コントラスト感度の低下を認めた症例[7]や，表面散乱が強度の症例では矯正視力が低下する症例が増加する[8]ことも報告されている．表面散乱が増加すると，眼内の迷光が増加し，眼内への光の透過性が低下する[7]．迷光により，網膜像のコントラストは低下し，視機能が低下する[9]．摘出IOLを用いた光透過性の検討では，可視光領域（360～800nm）で約4%程度の低下[3]と，比較的軽度と考えられる．一方，Scheimpflugカメラ前眼部解析装置 EAS-1000（ニデック）によるデンシトメトリ解析と視機能との関係では，表面散乱が50CCTを超えると，有意に矯正視力が低下するリスクが増加している（図4）[8]．また，表面散乱は術後15年間で平均11.4CCT/年の割合で増加しており（図5），経年的に増加し続けることが示されている[8]．このことから，表面散乱が術後晩期において視機能へ影響する可能性が危惧される．

改良型AcrySof®における表面散乱の *in vitro* な評価

　近年，表面散乱を抑制するように，IOLの製造工程の環境および

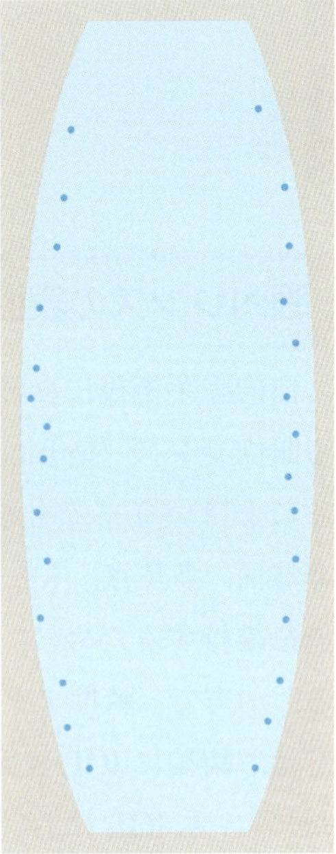

図2　表面散乱の発生原因

図のように，IOL表層に微細な水隙が形成されることで，表面散乱が発生する．

a.　　　　　　　　　　　　　b.

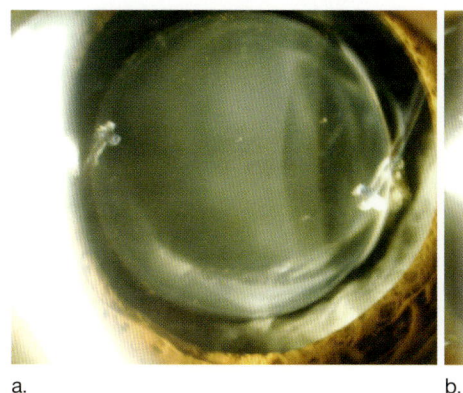

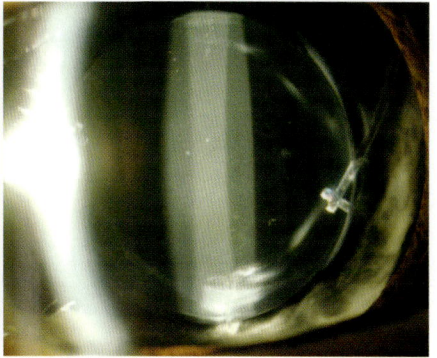

図3　SSNGの細隙灯顕微鏡所見
SSNGは，IOL表面の白濁として観察される．

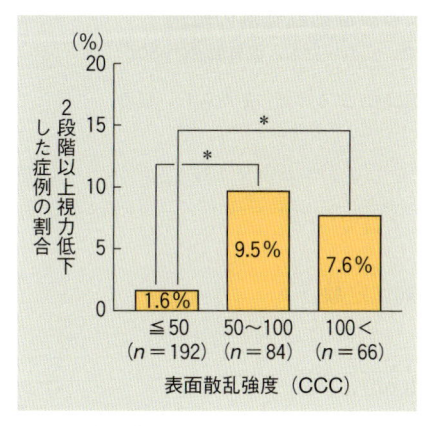

図4　表面散乱強度別の視力低下症例の割合
表面散乱強度が50〜100 CCTの群および，100 CCT以上の群では，50 CCT以下の群に比べ有意に2段階以上の視力低下をきたした症例の割合が多かった．
*$p<0.05$
(Miyata K, et al : Effect on visual acuity of increased surface light scattering in intraocular lenses J Cataract Refract Surg 2012 ; 38 : 221–226.)

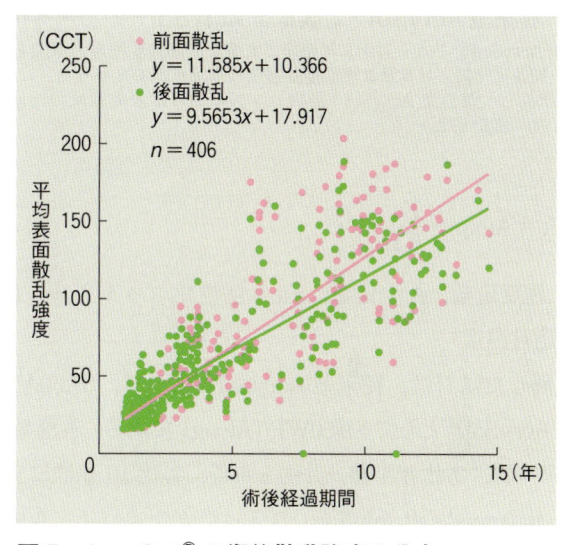

図5　AcrySof®の術後散乱強度の分布
表面散乱強度は，術後経年的に増加しており，15年の経過では11.4 CCT/年の割合で増加している．
(Miyata K, et al : Effect on visual acuity of increased surface light scattering in intraocular lenses J Cataract Refract Surg 2012 ; 38 : 221–226.)

設定を最適化した改良型のAcrySof®が開発された．その臨床経過には多くの関心が寄せられているが，まだ長期経年による臨床経過は不明である．そこで，われわれは，加速劣化を行い改良型AcrySof®の表面散乱の経年変化を *in vitro* に検討した[10]．加速劣化とは，物質の環境温度を上昇させると，化学反応が早く進むことを利用し，劣化を短時間に進行させる手法である[5]．劣化の程度は，以下のアレニウス（Arrhenius）式で与えられる．

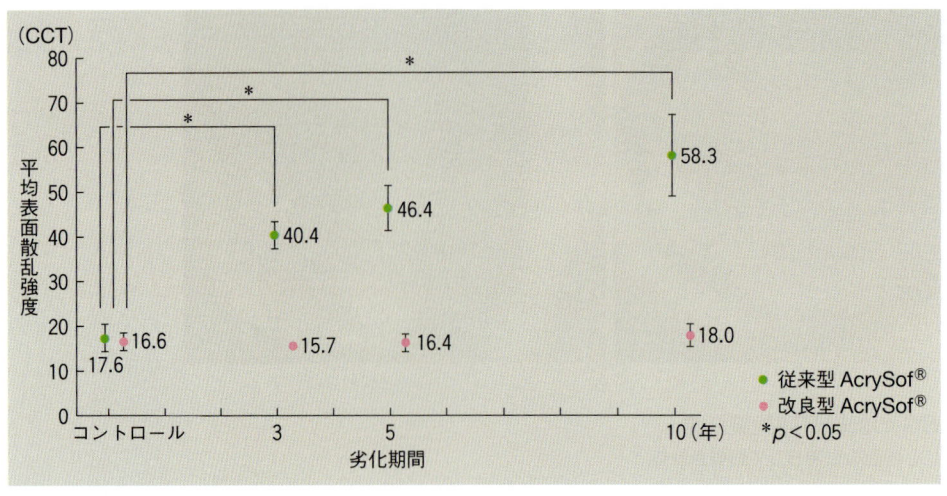

図6 従来型 AcrySof® と改良型 AcrySof® の加速劣化による表面散乱強度の経過
従来型 AcrySof® では，劣化3年以後で有意な表面散乱強度の増加を認めた．これに対し，改良型 AcrySof® では，加速劣化により有意な表面散乱強度の増加を認めなかった．
(松永次郎ら：改良型 AcrySof® 眼内レンズにおける表面散乱の加速劣化試験による評価．あたらしい眼科 2013；30：875-877．)

$$k = A\exp-\frac{Ea}{RT}$$

($k=$ 速度定数，$A=$ 定数，$Ea=$ 活性化エネルギー，$R=$ 気体定数，$T=$ 絶対温度)

　評価した試料は，従来型 AcrySof® として，SA60AT (Alcon)，改良型 AcrySof® として SN60WF (Alcon) である．各種類の IOL をコントロール群，劣化3年群，劣化5年群，劣化10年群に分けた．IOL を BSS (balanced salt solution) の入ったガラスバイアル内に密閉し，送風定温乾燥機に 90°C 下で，劣化3年群は24日，劣化5年群は40日，劣化10年群は81日の間，加速劣化を行った．IOL を BSS に水和させた状態で，模擬眼に装着した．IOL の中心 3.0 mm 以内の平均表面散乱強度を EAS-1000 で測定し，比較検討した．従来型 AcrySof® の表面散乱強度は，コントロール群に比べ，劣化3年，劣化5年，劣化10年で有意な表面散乱強度の増加を認め (図6)，経年的な表面散乱強度の増加を *in vitro* に再現することができた．表面散乱の増加の割合は 3.9 CCT/年であった．これに対し，改良型 AcrySof® では，コントロール群に比べて，劣化3年，劣化5年，劣化10年の群に有意な増加はなかった．この *in vitro* での検討より，改良型 AcrySof® は，表面散乱が抑制されていることが示唆された．改良型 AcrySof® については，今後，長期にわたる臨床経過を検討する必要がある．

〔松永次郎，宮田和典〕

カルシウム沈着

カルシウム沈着とは

　血液中のカルシウムとリンがリン酸カルシウムの結晶となって高分子材料の表面に析出してくることであり，特に人工心臓弁や人工心臓で問題となっている[1]．眼内レンズ（intraocular lens；IOL）へのカルシウム沈着は，これまでに親水性アクリルIOL（ハイドロジェル）と疎水性素材のシリコーンIOLの報告がある[2,3]．いずれの場合も不可逆性の光学部混濁を生じ視機能に影響を与えるため，IOL交換術を要する．本項では，ハイドロジェルとシリコーンIOLへのカルシウム沈着について述べる．

文献は p.401 参照．

ハイドロジェル IOL へのカルシウム沈着

これまでの報告：2000年，Wernerらは，ハイドロヴュー™（Bausch & Lomb）のカルシウム沈着による光学部混濁の5例を世界で初めて報告した[4]．その後，世界中で同様の報告が相次ぎ，2003年にはわが国でも，同IOLへのカルシウム沈着の報告がなされた[2,5]．混濁の発生はハイドロヴュー™だけでなく，ほかのハイドロジェル素材のIOLにも発生したため，親水性素材そのものが房水内のカルシウムを沈着させる可能性が指摘されている．カルシウム沈着は挿入後9〜17か月の期間に出現する可能性が高く，摘出までの期間は3〜5年程度であるため，ハイドロヴュー™挿入例に対しては少なくとも術後3年の経過観察が必要である[6]．摘出頻度は，わが国の検討例では3.8％以上との報告がある[7]．

沈着物質の同定：ハイドロヴュー™に沈着した物質が，カルシウム（リン酸カルシウム）であることは当初から指摘されており，Wernerらは，アリザリンレッド（alizarin red）とvon Kossa染色によりカルシウムと同定したが[4]，現在は，エネルギー分散型X線分析装置（energy dispersion x-ray spectroscopy；EDX）を用いた方法が主流である[2]．また，光学顕微鏡や電子顕微鏡では，沈着物は光学部表面からその直下で顆粒状に集簇している様子が観察される（図1）．

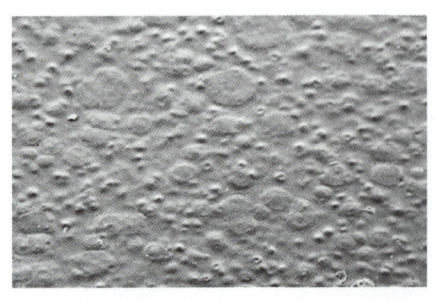

図1 電子顕微鏡によるカルシウム沈着の観察
カルシウムは，光学部表面からその直下で顆粒状に集簇している．

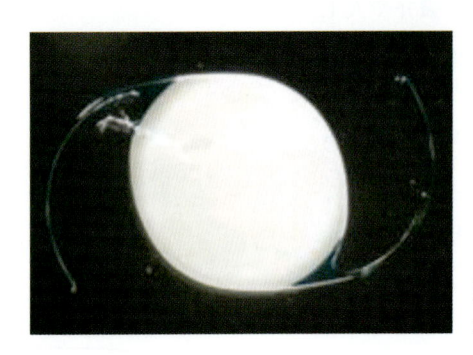

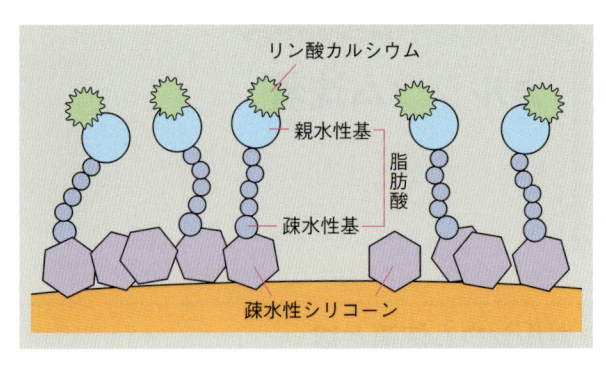

図2 カルシウムイオンを引きつけるメカニズム
光学部表面に付着したシリコーン化合物が脂肪酸の疎水性基を引きつけ，脂肪酸の親水性基が房水中に突出し，カルシウムイオンを引きつける．

図3 カルシウム沈着によるIOL混濁
光学部全体が白濁している．

沈着の機序：患者側因子として糖尿病（糖尿病網膜症），虚血性心疾患，緑内障，透析の既往が挙げられ，IOL側因子として光学部表面に付着したシリコーン化合物が脂肪酸の疎水性基を引きつけ，脂肪酸の親水性基が房水中に突出し，カルシウムイオンを引きつけやすくなるメカニズムが指摘されている（**図2**）．ただし，この両因子は独立したものではなく，糖尿病網膜症に起因する血液網膜関門障害や脂肪代謝が異常であると，房水はより脂肪酸と容易に接触することになるとされる．しかし，両眼にハイドロヴュー™ が挿入されていても片眼のみ混濁している症例も多く，混濁症例が必ずしも眼合併症や全身合併症を有するわけでもないため，多因性の問題と考えられる．

混濁のパターン：当初，光学部全体が白濁している例がほとんどであったが（**図3**），その後の検討からさまざまなパターンがあり，中心部のみ白濁したものだけでなく，光学部の一部のみ白濁したもの，同心円状に混濁したものがある．

カルシウム沈着については分類が提唱されており，**表1**の三つに分ける試みがなされている[8]．ハイドロヴュー™（ハイドロジェルIOL）の混濁は ① primary calcification，シリコーンIOLへのカルシ

表1 IOLカルシウム沈着の分類案

primary calcification	IOL そのものに原因があるもの
secondary calcification	環境因子や房水成分，血液網膜関門の影響を受けたもの
false-positive calcification	カルシウム沈着と見誤ったもの

(Neuhann IM, et al：A new classification of calcification of intraocular lenses. Ophthalmology 2008；115：73-79.)

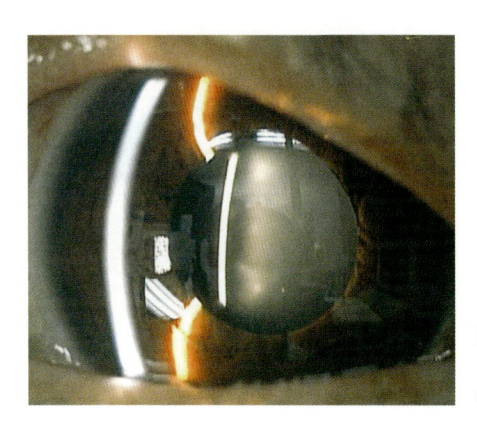

図4 ハイドロヴュー™混濁症例の前眼部
中等度以上の混濁である．

ウム沈着は②secondary calcification に分類される．

臨床所見

ハイドロジェル IOL（ハイドロヴュー™）の初期の混濁は見落とされやすいが，中等度以上の混濁では細隙灯顕微鏡検査にて容易に観察され（**図4**），患者自身も霧視感を訴える．中等度以上混濁が進行すると，コントラスト感度および視力は低下する場合が多い．また，後発白内障や硝子体出血と誤って診断され，Nd：YAG レーザーや硝子体手術が施行された例もあるため注意を要する．

シリコーン IOL へのカルシウム沈着

ハイドロジェル IOL へのカルシウム沈着ほどの頻度はないものの，シリコーン IOL にもカルシウムは沈着する[3,9]．ハイドロジェル同様，霧視症状を訴えることが多い．しかし両者の沈着形態は大きく異なる．ハイドロジェル IOL へカルシウム沈着は，光学部が白色に混濁し表面からやや内側に沈着している様子が観察されるが，シリコーン IOL では光学部は透明で，沈着が表面にとどまって付着しているように観察される（**図5**）．この違いは，ハイドロジェル素材は親水性であり，光学部の内側と外側で水分子とともに物質の移動が生じるが，シリコーン素材は完全な疎水性であるため，素材内

a. b.

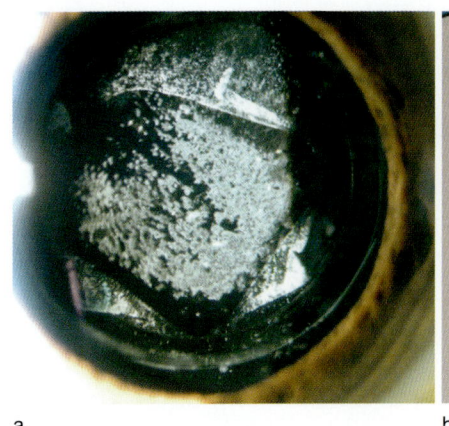

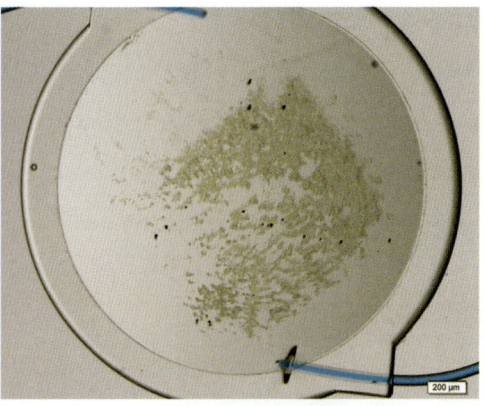

図5 シリコーンIOLへのカルシウム沈着
沈着は表面にとどまっている．
a．IOL後面に白色沈着物を認めた．
b．白色沈着物は，光学部内側への浸潤はなく，表面に付着していた．

部への物質の移動がないことに原因するものと考えられる．シリコーンIOLへのカルシウム沈着は，星状硝子体症（asteroid hyalosis）の症例に多発していることから，secondary calcification（環境因子，房水成分や血液網膜関門の影響を受けたもの）に分類される[8]．星状硝子体は高齢者の硝子体内にみられ，プロテオグリカンとグリコサミノグリカンの連鎖したヒドロキシアパタイトであり，主成分はリン酸とカルシウムである．現在のところ，シリコーンIOLへのカルシウム沈着は，かなりまれな術後晩期合併症であるが，視力低下をきたす可能性が高く留意する必要がある．

カルシウム沈着したIOLの治療

　治療は，混濁したレンズの摘出および交換術である．初回手術の内容については，事前に十分確認したい．以下，術式の概要を述べる．
（硝子体手術施行眼の場合）インフュージョンカニューラの装着とスリーポート作製：硝子体手術施行眼であれば，眼球虚脱が起こりやすいため，手術の早い段階でインフュージョンカニューラを装着し眼圧をコントロールする．ボトルの高さは通常と同じか，やや低めで十分である．硝子体切除の程度により，スリーポートを作製する．
強角膜創（角膜創）の作製：混濁レンズの摘出および交換IOL挿入のため切開創を作製する．前回手術時と同じ切開創を用いてもよいが，自己閉鎖が困難なこと，術後倒乱視が大きくなることが予測されるため，切開創の位置を変えたほうがよい場合もある．切開創の幅はIOLカッターがあるなら3mm以下，ない場合は6mmとする．

IOL と囊間の癒着剥離と IOL 摘出，Soemmering's ring の摘出：
眼圧をやや低目にコントロールし，粘弾性物質（空間保持力の高いヒーロン®V など）を前房，ならびに水晶体囊と IOL の隙間に注入して光学部と囊の癒着を解離する．囊の直下に粘弾性物質が注入困難な場合は，粘弾性物質のシリンジの先に 27G 針をつけ，針先にて前囊と IOL の間の空間を確保して粘弾性物質を注入する．前囊切開開窓部が収縮で小さくなっていると囊が動揺しやすいので，状況に応じて前囊開窓部をトリミング（拡大）する．前囊と光学部の癒着はそれほど強固ではない場合が多いため，ヒーロン®V などで水晶体囊の再開大が得られる症例が多い．次にプッシュアンドプル鈎などを用いて支持部を囊から引き抜く．この際，囊の動揺がみられたなら操作を中止して再度光学部と囊の癒着がないか確認し，粘弾性物質を支持部根元に再注入する．支持部の一側が囊からはずれたなら，光学部を回転させて残りの支持部を引き抜く．後囊上に IOL 全体が解放されたら，IOL カッターで切断し切開創より眼外へ摘出する．

　支持部の引き抜きが困難な場合，光学部裏面と後囊の間を粘弾性物質で満たした後 IOL の切断を試みてもよい．IOL が半切されることで支持部の引き抜きが容易になる場合もある．どうしても引き抜けない場合は，支持部根元で切断し光学部のみ摘出する．

　Soemmering's ring の形成がみられたなら，可能な限り摘出する．囊の再開大により，Soemmering's ring が前房内に解放されると強い炎症を惹起する．みえる範囲の Soemmering's ring を前房洗浄および鑷子にて除去する．

IOL 再挿入： IOL は囊内固定を目標とする．3 ピース IOL なら支持部囊外，光学部囊内という固定も可能である．状況に応じて複数の度数の IOL を準備したほうがよい．眼底疾患が合併している場合，光学径の大きな IOL が推奨されるが，囊の再開大が得られない場合は囊内固定が困難となる．術終了時には粘弾性物質の除去を確認し，切開創を縫合する．

　Gashau らはハイドロジェルシングルピース IOL，SC60B-OUV（MDR）52 眼の摘出交換術の成績を報告している[10]．それによると，47 眼（90.4％）の症例で視機能の改善が得られたものの，摘出交換後，視力悪化例は 5 眼（9.6％）にみられ，12 眼（23.1％）に Zinn 小帯断裂および後囊破裂，4 眼（7.7％）に囊と IOL の全摘出が生じた．視力良好例の手術適応については慎重な対応が望まれる．

（小早川信一郎）

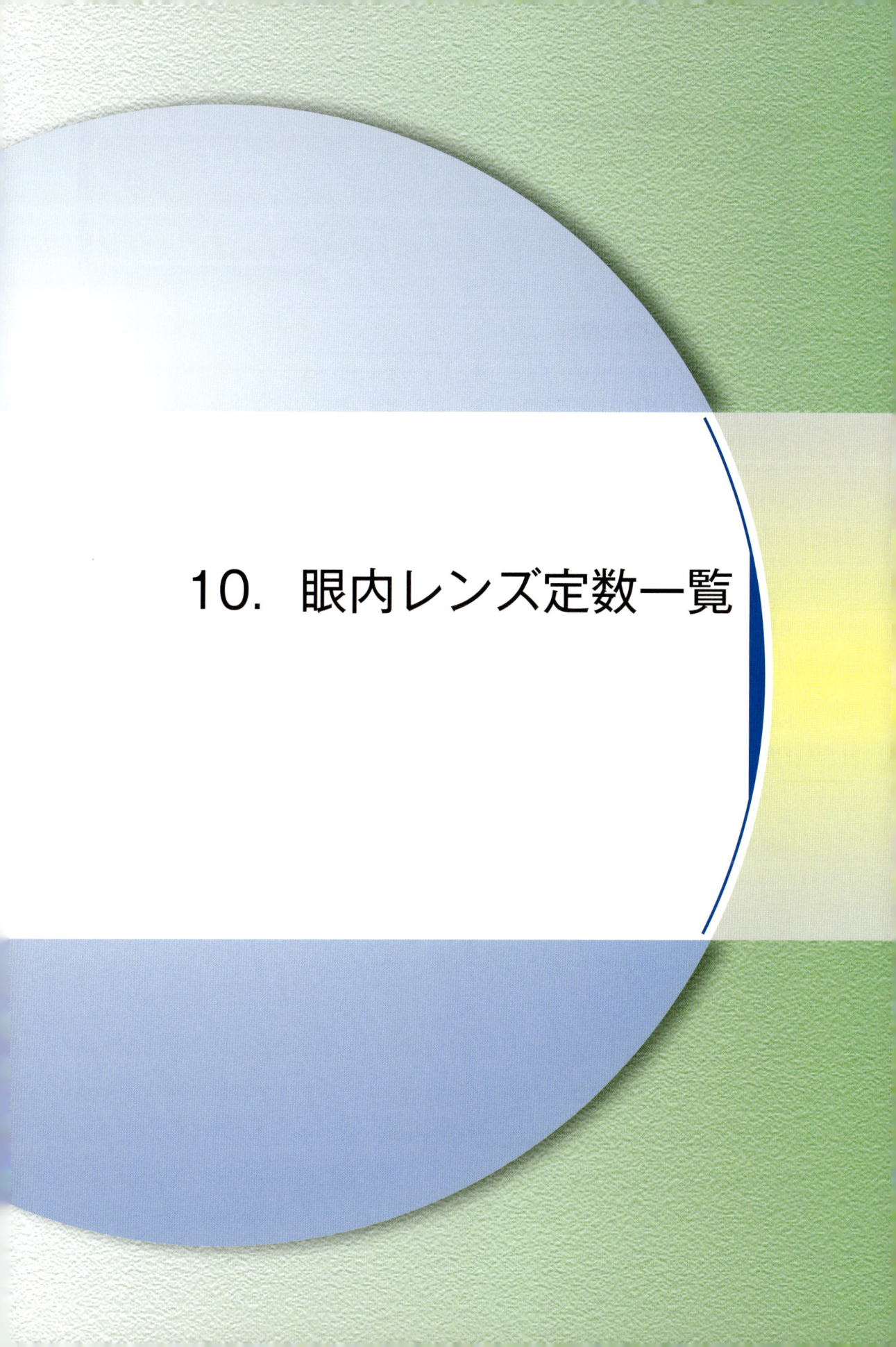

10. 眼内レンズ定数一覧

眼内レンズ定数一覧

レンズ定数の意味と種類

　現在，白内障手術は屈折矯正手術の一種としての意味合いをもつようになった．術後の屈折誤差を最小にするには，最適な眼内レンズ（intraocular lens；IOL）度数を算出することが求められている．

　眼内レンズの度数計算には，眼軸長，角膜曲率半径，前房深度などの生体計測による数値と，レンズ定数が必要である．レンズ定数とは，術後の眼内レンズの固定位置を予測した値であり，術後前房深度と呼ばれ術前のデータをもとに算出される．たとえば眼内レンズ度数計算式として広く汎用されているSRK/T式では，眼軸長と角膜曲率半径をもとに算出され，レンズ定数はA定数と呼ばれる．同じく第三世代の度数計算式であるHoffer Q式ではpACD（personal Anterior Chamber Depth），Holladay式ではSF（Surgeon Factor），Haigis式ではa0，a1，a2として表される．pACDは術前の前房深度と術後屈折から算出され，SFは眼内レンズの角度やデザインによって変化する値である．Haigis式は非接触式眼軸長測定装置であるIOLMaster®（Carl Zeiss Meditec）で測定された眼軸長と前房深度の値を用いて算出される．眼内レンズの最適な度数選択に

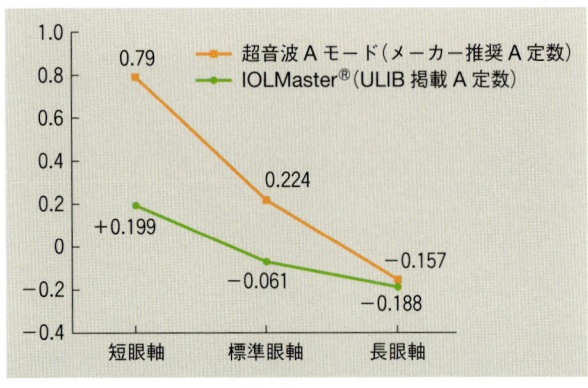

図1　A定数別の術後屈折誤差
IOLMaster®では眼軸長に関係なく，ULIB掲載A定数の使用で±0.20D以内と安定した．

表1　国内で使用可能な眼内レンズのメーカー推奨A定数とULIB掲載A定数の一例

	モデル名	名称	発売元	メーカー推奨値	ULIB掲載値
単焦点眼内レンズ	SN60WF	AcrySof®	Alcon	118.7	119.1*
	SN6CWS			118.7	119.1
	SA60AT			118.4	118.9*
	MA60AC			118.4	119.2
	SN6AT3〜9（Toricレンズ）	AcrySof® IQ Toric		119.0	119.3*
	NY-60	iMics1	HOYA	118.4	118.7*
	251	iSert® Micro			118.8*
	VA60BB	AF-1™(UV)		118.7	118.7*
	VA60BBR			118.4	118.5*
	ZCB00	TECNIS®	AMO	118.8	119.3
	ZA9003	センサー		119.1	119.1
	ClariFlex	フェイコフレックスII® PMMA		118.0	118.7*
	AN6K	アバンシィ™	興和	118.7	119.0*
	NZ-1	—	ニデック	119.2	—
	X-70/NX-70	エタニティー®、エタニティーナチュラル®	参天製薬	118.9	119.6*
	X-60/NX-60			118.9	—
	AQ-110NV	—	スター・ジャパン	119.0	119.4*
	AQ-310AI	—		119.5	120.1*
	MF30T	LENTIS® LU-313	Oculentis	118.0	118.1*
	MF30	LENTIS® LS-313		118.0	118.5*
多焦点眼内レンズ	SN6AD1	AcrySof® IQ ReSTOR®	Alcon	118.9	119.0
	MN6AD3	AcrySof® IQ ReSTOR® Multi-Piece		119.2	
	ZMA00	TECNIS® Multifocal	AMO	119.1	119.5
縫着術使用可能レンズ	CZ70BD	—	Alcon	118.8	—
	VA-70AD	AF-1™	HOYA	118.3	
	YA-65BB			118.3	
	NR-81K	—	ニデック	118.1	—
	P366UV	—	Storz	118.5	—

*：日本人用定数として"JAPAN"の表記のあるもの．ULIB掲載値は2013年1月11日更新のもの．
ULIB：User Group for Laser Interference Biometry

は，生体計測の正確な測定はもちろんのこと，レンズ定数の適切性も重要である．

A定数のよみかたと使いかた

　SRK/T式による眼内レンズ度数計算を例に挙げる．A定数はメーカーによりレンズのデザイン，材質にあった推奨値が提示され，メーカー推奨A定数として発表される．新たな眼内レンズを使用する際は，メーカー推奨A定数を用いて眼内レンズの度数計算を行う．眼軸長測定の最も一般的な装置である超音波Aモード法を用いた計算では，メーカー推奨A定数の使用で十分である．しかし，メーカー推奨値はあくまで超音波眼軸長測定で用いる場合にのみ使用可能な値であり，近年広く普及してきている光干渉による眼軸長測定装置を用いる際は，メーカー推奨値をそのまま使用することはできない．光干渉式の代表的な装置であるIOLMaster®を用いて眼内レンズ度数計算を行う際は，ULIB（User Group for Laser Interference Biometry）というインターネット上のウェブサイトに公開されている眼内レンズ定数を使用することで，より精度の高い術後屈折を得られる（図1，表1）[1-3]．ULIBに掲載されているA定数は，世界中のIOLMaster®ユーザーにより同一の測定器を使用して報告されたデータから得られた値である．一つの眼内レンズに対して数十～数千の症例をもとに計算され，サイト管理者のHaigis博士の審査を受けており信頼性が高いが，代表施設による臨床結果を掲載しているため，各施設で術者や術式は異なり，もととなっているデータも日本人だけのものとは限らない．そのためA定数の最適化という作業を行うことが望ましい．最適化は症例数11例以上で可能であるが，より信頼性のおけるデータを得るには50例以上，術前生体計測装置の統一，完全囊内固定で黄斑部疾患がなく，術後視力が（0.5）以上のものに限定して行ったほうがよい[4]．最適化により各施設に適したレンズ定数を用いることで，より精度の高い術後成績を得ることができる．

　　　　　　　　　　　　　　　（須藤史子，渡辺逸美）

文献はp.402参照．

文献

項目起始頁	文献番号	文献
		■ 眼内レンズの素材
2	1	Oshika T, et al：Adhesion of lens capsule to intraocular lenses of polymethylmethacrylate, silicone, and acrylic foldable materials：an experimental study. Br J Ophthalmol 1998；82：549-553.
2	2	Nagata T, et al：Adhesiveness of AcrySof to a collagen film. J Cataract Refract Surg 1998；24：367-370.
		■ 素材の物理的特性
14	1	永田豊文ら：眼内レンズ挿入眼における色収差．日本眼科学会雑誌 1999；103：237-242.
14	2	Anderson C, et al：Alcon AcrySof™ acrylic intraocular lens. In：Martin RG, et al, editors. Foldable Intraocular Lens. Thorofare：SLACK；1993. p.161-177.
14	3	Kawai K, et al：Simulation of 20-year deterioration of acrylic IOLs using severe accelerated deterioration test. Tokai J Exp Clin Med 2012；3：62-65.
14	4	Nagata T, et al：Adhesiveness of AcrySof to a collagen film. J Cataract Refract Surg 1998；24：367-370.
14	5	Nagata T, et al：Optic sharp edge or convexity. Comparison of effects on posterior capsular opacification. Jpn J Ophthalmol 1996；40：397-403.
14	6	Wolken MA, et al：Linear posterior capsule opacification with the AcrySof intraocular lens. J Cataract Refract Surg 2001；27：1889-1891.
14	7	田口　朗ら：ポリイミド支持部眼内レンズの支持部形状回復能の検討．IOL 1992；6：323-329.
		■ 眼内レンズの光学特性
21	1	神谷和孝ら：眼鏡，laser in situ keratomileusis，有水晶体眼内レンズが空間周波数特性および網膜像倍率に及ぼす影響．日本眼科学会雑誌 2008；112：519-524.
21	2	Atchison DA：Optical design of intraocular lenses. I. On-axis performance. Optom Vis Sci 1989；66：492-506.
21	3	魚里　博：臨床に役立つ光学入門　眼内レンズ（IOL）の光学特性．IOL & RS 2001；15：26-32.
21	4	International Organization for Standardization 11979-2. Ophthalmic implants - Intraocular lenses：Part 2：Optical properties and test methods. 1999.
21	5	Shimizu K, et al：Toric intraocular lenses：correcting astigmatism while controlling axis shift. J Cataract Refract Surg 1994；20：523-526.
21	6	Rocha KM, et al：Spherical aberration and depth of focus in eyes implanted with aspheric and spherical intraocular lenses：a prospective randomized study. Ophthalmology 2007；114：2050-2054.
21	7	Kawamorita T, et al：Optical performance in rezoom and array multifocal intraocular lenses in vitro. J Refract Surg 2009；25：467-469.
21	8	Oshika T, et al：Influence of glistenings on the optical quality of acrylic foldable intraocular lens. Br J Ophthalmol 2001；85：1034-1037.

文献番号：アラビア数字（1, 2, 3…）は本文中に参照位置のある文献，ローマ数字（i, ii, iii…）は項目全体についての参考文献であることを示します．

項目起始頁	文献番号	文献
21	9	Matsushima H, et al：Analysis of surface whitening of extracted hydrophobic acrylic intraocular lenses. J Cataract Refract Surg 2009；35：1927-1934.
21	10	加藤典之ら：眼内レンズの表面粗さによる網膜像コントラストへの影響．視覚の科学 2000；21：81-86.
		■眼内レンズ度数計算
30	1	Fedorov SN, et al：Estimation of optical power of the intraocular lens. Vestn Oftalmol 1967；80：27-31.
30	2	Sanders DR, et al：Improvement of intraocular lens power calculation using empirical data. Am Intra-Ocular Implant Soc J 1980；6：263-267.
30	3	Sanders DR, et al：Comparison of the SRK IITM formula and other second generation formulas. J Cataract Refract Surg 1988；14：136-141
30	4	Retzlaff J, et al：Development of the SRK/T intraocular lens implant power calculation formula. J Cataract Refract Surg 1990；16：333-340.
30	5	Holladay JT, et al：A three-part system for refining intraocular lens power calculations. J cataract Refract Surg 1988；14：17-24.
30	6	Hoffer KJ, et al：The Hoffer Q formula：A comparison of theoretic and regression formula. J cataract Refract Surg 1993；19：700-712.
30	7	Haigis H：The Haigis Formula. In：Shammas HJ, ed. Intraocular Lens Power Calculations. Thorofare：SLACK；2004. p.41-57.
30	8	Coleman DJ, et al：A Determination of the Velocity of Ultrasound in Cataractous Lenses. Bibl Ophthal 1975；83：246-251.
30	9	Holladay JT, et al：Accurate Ultrasonic Biometry in Pseudophakia. Am J Ophthalmol 1989；107：189-190.
30	10	Hoffer KJ：Ultrasound velocities for axial eye length measurement. J Cataract Refract Surg 1994；20：554-562.
30	11	Emery JM, et al：Phacoemulsification and Aspiration of Cataract：Surgical Techniques, Complications and Results. St. Louis：CV Mosby；1979. p.45-48.
30	12	Haigis W, et al：Comparison of immersion ultrasound biometry and partial coherence interferometry for IOL calculation according to Haigis. Grafes Arch Clin Exp Ophthalmol 2000；238：765-773.
30	13	福山　誠：屈折誤差の起こりやすい症例と対処法．IOL & RS 2011；25：177-182.
		■光線追跡法について教えてください
41	1	柏木豊彦：光線追跡法の眼光学への新しい応用法 Ray Tracing Error Correction（RTEC）法．日本眼科学会雑誌 1989；86：569-574.
41	2	Norrby S：Using the lens haptic plane concept and thick-lens ray tracing to calculate intraocular lens power. J Catract Refract Surg 2004；30：1000-1005.
41	3	Olsen T, et al：Ray-tracing analysis of intraocular lens power *in situ*. J Catract Refract Surg 2012；38：641-647.
41	4	Preussner PR, et al：Predicting postoperative intraocular lens position and refraction. J Catract Refract Surg 2004；30：2077-2083.
41	5	Olsen T：The Olsen Formula. In：Shammas HJ, editor. Intraocular Lens Power Calculations. Thorofare：SLACK；2004. p.27-38

項目起始頁	文献番号	文献
41 – 6		Aramberri J: Lenstar and Ray-Tracing Caluculations using real numbers with exact ray tracing. Insert to Cataract & Refractive Surgery Today Europe. January；2011. p.3-5.

■ 左右の不同視は何 D まで許されますか？

48 – 1		Hayashi K, et al：Optimal amount of anisometropia for pseudophakic monovision. J Refract Surg 2011；27：332-338.

■ 角膜形状異常眼での眼内レンズ度数計算

50 – 1		根岸一乃：屈折矯正手術後の眼内レンズ度数計算．あたらしい眼科 2012；29：195-199.
50 – 2		白山真理子ら：屈折矯正手術後の白内障眼における眼内レンズ度数計算方法．眼科手術 2010；23：221-227.
50 – 3		Holladay JT：Comments in consultations in refractive surgery. Refract Corneal Surg 1989；5：203.
50 – 4		Walter KA, et al：Accurate intraocular lens power calculation after myopic laser in situ keratomileusis, bypassing corneal power. J Cataract Refract Surg 2006；32：425-442.
50 – 5		Aramberri J：Intraocular lens power calculation after corneal refractive surgery：double-K method. J Cataract Refract Surg 2003；29：2063-2068.
50 – 6		Feiz V, et al：Intraocular lens power calculation after laser in situ keratomileusis for myopia and hyperopia：a standardized approach. Cornea 2001；20：792-797.
50 – 7		Musket S, et al：Simple regression formula for intraocular lens power adjustment in eyes requiring cataract surgery after excimer laser photo. ablation. J Cataract Refract Sarg 2006；32：430-434.
50 – 8		Awwad ST, et al：Intraocular lens power calculation after myopic laser in situ keratomileusis：Estimating the corneal refractive power. J Cataract Refract Surg 2008；34：1070-1076.
50 – 9		Haigis W：Intraocular lens calculation after refractive surgery for myopia：Haigis-L formula. J Cataract Refract Surg 2008；34：1658-1663.
50 – 10		Camellin M, et al：A new formula for intraocular lens power calculation after refractive corneal surgery. J Cataract Refract Surg 2006；22：187-199.
50 – 11		Shammas HJ, et al：No-history method of intraocular lens power calculatio for cataract surgery after myopic laser in situ keratomileusis. J Cataract Refract Surg 2007；33：31-36.
50 – 12		Saiki M, et al：Modified double-K method for intraocular lens power calculation after excimer laser corneal refractive surgery. J Cataract Refract Surg 2013；39：556-562.

■ 角膜形状と眼内レンズ選択

55 – 1		前田直之：角膜形状からみた眼内レンズ選択．眼科手術 2008；21：309-315.
55 – 2		渕端 睦ら：波面センサーはどのようなときに測定するのですか？(Q&A／特集)．白内障 波面センサー．あたらしい眼科 2010；27（臨増）：65-69.
55 – 3		林 研：回折型多焦点眼内レンズ（ReSTOR）．眼科手術 2008；21：297-302.
55 – 4		大木孝太郎：多焦点眼内レンズの手術適応と術前説明．眼科 2010；52：751-755.

■ アクリソフ®（Alcon）：シングルピース，スリーピース

73 – i		Apple DJ, et al：Eradication of posterior capsule opacification：documentation of a marked decrease in Nd：YAG laser posterior capsulotomy rates noted in an analysis of 5416 pseudophakic human eyes obtained postmortem. Ophthalmology 2001；108：505-518.
73 – ii		Nishi O, et al：Preventing lens cell migration using intraocular lenses with sharp rectangular edges. J Cataract Refract Surg 2000；26：1543-1549.

項目起始頁	文献番号	文献
73	iii	Carson D, et al：New approach to evaluate retinal protection by intraocular lenses against age-related lipofuscin accumulation-mediated retinal phototoxicity. J Cataract Refract Surg 2008；34：1785-1792.
73	iv	Kohnen T, et al：Effect of intraocular lens asphericity on quality of vision after cataract removal：an intraindividual comparison. Ophthalmology 2009；116：1697-1706.
73	v	Chang DF：Comparative rotational stability of single-piece open-loop acrylic and plate-haptic silicone toric intraocular lenses. J Cataract Refract Surg 2008；34：1842-1847.
73	vi	Miyata A, et al：Clinical and experimental observation of glistening in acrylic intraocular lenses. Jpn J Ophthalmol 2001；45：564-569.
■ テクニス ワンピース，その他（Abbott Medical Optics）		
82	1	常岡 寛：2mm切開創時代のIOL挿入．眼科手術 2005；18：481-487.
■ エタニティー®（参天製薬）		
90	1	宮田 章：グリスニングとヘイズ．IOL & RS 2010；24：227-232.
90	2	Amano S, et al：Age-related changes in corneal and ocular higher-order wavefront aberation. Am J Ophthalmol 2004；137：988-992.
90	3	渡辺 朗：大光学部径眼内レンズと硝子体手術．眼科手術 2010；23：507-512.
■ Nex-Acri® AA（ニデック）		
103	1	松島博之：手術器具-Aktis SP．IOL & RS 2011；25：414-415.
103	2	西原 仁ら：レースカット法とキャストモールディング法で製造されたアクリルソフト眼内レンズの表面散乱光の長期経過と実験的検討．日本眼科学会雑誌 2004；108：157-161.
103	3	市川一夫：眼内レンズと水晶体の分光透過性（色）の違い―2．眼内レンズについて．あたらしい眼科 1992；9：1541-1542.
103	4	大谷紳一郎ら：非球面眼内レンズ．眼科手術 2008；21：303-307.
103	5	永田万由美：眼内レンズ形状が後嚢混濁に及ぼす影響．IOL & RS 2010；24：79-83.
103	6	吉田紳一郎ら：眼内レンズのエッジ形状による後発白内障抑制効果．眼科手術 2003；16：553-557.
■ KS-Ni（AQ-Ni），KS-SP（NS-60YG）／（スター・ジャパン）		
108	1	小松真理：最近の術後眼内炎の傾向と対策．あたらしい眼科 1999；16：1243-1249.
108	2	小松真理ら：新しい小切開用シリコーンIOLの開発．臨床眼科 1994；48：1271-1275.
108	3	清水公也ら：プリセットIOLインジェクター．IOL & RS 2002；16：79-81.
108	4	嶺井利沙子ら：プリセットIOLインジェクター．眼科手術 2004；17：189-191.
108	5	メーカー技術情報
108	6	清水公也ら：あたらしい眼内レンズ挿入器：ビスコフリー・プリセット・インジェクター．IOL & RS 2008；22：76-80.
■ 紫外線吸収機能		
114	1	Lerman S：Radiant Energy and the Eye. New York：MacMillan Publishing Company；1980.
114	2	Moses RA：Physiology of the Eye. 7th ed. St Louis：Mosby；1981. p.357-369.
114	3	Mainster MA：The spectra, classification, and rationale of ultraviolet-protective intraocular lenses. Am J Ophthalmol 1986；102：727-732.

項目起始頁	文献番号	文献
114 – 4		Lerman S：Ultraviolet radiation protection. C.L.A.O Journal 1985；11：39-45.
114 – 5		Ham WT, et al：Action spectrum for retinal injury from near ultraviolet radiation in ahakic monkey. Am J Ophthalmol 1982；93：299-306.
114 – 6		Lawrence HM, et al：Erythropsial phototoxicity associated with nonultraviolet-filtering intraocular lenses. J Cataract Refract Surg 1989；15：569-572.
114 – 7		Kraff MC, et al：Effect of an ultraviolet-filtering intraocular lens on cystoids macular edema. Ophthalmology 1985；92：366-369.
114 – 8		Werner JS, et al：Loss of human photoreceptor sensitivity associated with chronic exposure to ultraviolet radiation. Ophthalmology 1989；96：1552-1558.
114 – 9		Kojima D, et al：UV-sensitive photoreceptor protein OPN5 in humans and mice. PLoS ONE 2011；6：e26388.
114 – 10		日置隆一：第1章 光と色．色彩科学ハンドブック．東京：東京大学出版会；1980．p.4-6.
■ 着色眼内レンズ		
117 – 1		Foster RG：Neurobiology：bright blue times. Nature 2005；433：698-699.
117 – 2		Kojima D, et al：UV-sensitive photoreceptor protein OPN5 in humans and mice. PLoS ONE 2011；6：e26388.
117 – 3		市川一夫ら：人水晶体類似の透過特性を有する眼内レンズの研究：2．眼内レンズの着色について．眼科手術 1992；5：545-549.
117 – 4		Lerman S：Radiant Energy and the Eye. New York：MacMillan Publishing Company；1980.
117 – 5		Bartleson CJ：Optical Radiation Measurements. Mechanisms of Vision. New York：Academic Press；1983. p.282-323.
117 – 6		市川一夫：色覚と色視症．眼科手術 2001；14：171-176.
117 – 7		市川一夫：視機能を考えた眼内レンズ選択法：眼内レンズの着色のすすめ．IOL & RS 2006；20：213-220.
■ 着色眼内レンズによる網膜保護効果はあるのでしょうか？		
124 – 1		Sui GY, et al：Is sunlight exposure a risk factor for age-related macular degeneration? A systematic review and meta-analysis. Br J Ophthalmol 2013；97：389-394.
124 – 2		Ham WT Jr, et al：Retinal sensitivity to damage from short wavelength light. Nature 1976；260：153-155.
124 – 3		Yanagi Y, et al：Effects of yellow intraocular lenses on light-induced upregulation of vascular endothelial growth factor. J Cataract Refract Surg 2006；32：1540-1544.
124 – 4		Miyake K, et al：Blood-retinal barrier and autofluorescence of the posterior polar retina in long-standing pseudophakia. J Cataract Refract Surg 1999；25：891-897.
124 – 5		Nolan JM, et al：Augmentation of macular pigment following implantation of blue light-filtering intraocular lenses at the time of cataract surgery. Invest Ophthalmol Vis Sci 2009：50：4777-4785.
124 – 6		Obana A, et al：Macular pigment changes in pseudophakic eyes quantified with resonance Raman spectroscopy. Ophthalmology 2011：118：1852-1858.
■ 非球面眼内レンズ		
127 – 1		高橋幸輝ら：非球面眼内レンズ FY60AD の術後成績．あたらしい眼科 2010；27：115-118.
127 – 2		Ohtani S, et al：Intraindividual comparison of aspherical and spherical intraocular lenses of same material and platform. Ophtalmology 2009；116：896-901.

項目起始頁	文献番号	文献
127 - 3		Amano S, et al：Age-related changes in corneal and ocular higherorder wavefront aberrations. Am J Ophthalmol 2004；137：988-992.
127 - 4		Wang L, et al：Optical aberrations of the human cornea. J Cataract Refractive Surg 2003；29：1514-1521.
127 - 5		Levy Y, et al：Ocular higher order aberrations in eyes with supranormal vision. Am J Ophthalmol 2005；139：225-228
127 - 6		Beiko GH, et al：Distribution of corneal spherical aberration in a comprehensive ophthalmology practice and whether keratometry can predict aberration values. J Cataract Refract Surg 2007；33：848-858.
127 - 7		Packer M, et al：Aspheric intraocular lens selection based on corneal wavefront. J Refract Surg 2009；25：12-20.
127 - 8		湖崎　亮ら：非球面眼内レンズ眼の高次収差の特徴．日本眼科学会雑誌 2013；117：27-34.
127 - 9		Holladay JT, et al：A new intraocular lens design to reduce spherical aberration of pseudophakic eyes. J Refract Surg 2002；18：683-691.
■ トーリック眼内レンズ		
139 - 1		Shimizu K, et al：Toric intraocular lens：Correcting astigmatism while controlling axis shift. J Cataract Refract Surg 1994：20：523-526.
139 - 2		de Sanctis U, et al：Phacoemulsification and customized toric intraocular lens implantation in eyes with cataract and high astigmatism after penetrating keratoplasty. J Cataract Refract Surg 2011；37：781-785.
139 - 3		Sawada A, et al：Tajimi Study Group：Refractive errors in an elderly Japanese population：the Tajimi study. Ophthalmology 2008；115：363-370.
139 - 4		Mendicute J, et al：Foldable toric intraocular lens for astigmatism correction in cataract patients. J Cataract Refract Surg 2008；34：601-607.
139 - 5		Navas A, et al：One-year follow-up of toric intraocular lens implantation in forme fruste keratoconus. J Cataract Refract Surg 2009；35：2024-2027.
■ 乱視眼の視機能について教えてください		
150 - 1		Savage H, et al：Myopic astigmatism and presbyopia trial. Am J Ophthalmol 2003；135：628-632.
150 - 2		Kobashi H, et al：Effect of axis orientation on visual performance in astigmatic eyes. J Cataract Refract Surg 2012；38：1352-1359.
150 - 3		Trindate F, et al：Benefit of against-the-rule astigmatism to uncorrected near the acuity. J Cataract Refract Surg 1997；23：82-85.
150 - 4		Bradley A, et al：Effects of spherical and astigmatic defocus on acuity and contrast sensitivity：a comparison of three clinical charts. Optom Vis Sci 1991；68：418-426.
150 - 5		Wolffsohn JS, et al：Effect of uncorrected astigmatism on vision. J Cataract Refract Surg 2011；37：454-460.
150 - 6		Chen Sl, et al：The effect of monocularly and binocularly induced astigmatic blur on depth discrimination is orientation dependent. Optom Vis Sci 2005；82：101-113.
150 - 7		Nisson A, et al：The influence of unilateral uncorrected astigmatism on binocular vision and fixation disparity. Strabismus 2011；19：138-141.
150 - 8		Brooks SE, et al：Anisometropia and binocularity. Ophthalmology 1996；103：1139-1143.

項目起始頁	文献番号	文献
		■ トーリック眼内レンズとLRIの効果はどう違いますか？
154	1	Buckhurst PJ, et al：Rotational and centration stability of an aspheric intraocular lens with a simulated toric design. J Cataract Refract Surg 2010；36：1523-1528.
154	2	山本佳乃ら：白内障術後乱視に対する角膜輪部減張切開による角膜不正乱視の変化. 眼科手術 2007；20：251-254.
154	3	Jaimes M, et al：Refractive lens exchange with toric intraocular lenses in keratoconus. J Refract Surg 2011；27：658-664.
		■ 多焦点眼内レンズ
158	1	Agresta B, et al：Distance and near visual acuity improvement after implantation of multifocal intraocular lenses in cataract patients with presbyopia：a systematic review. J Refract Surg 2012；28：426-435.
158	2	Kaymak H, et al：Intraindividual comparison of the effect of training on visual performance with ReSTOR and Tecnis diffractive multifocal IOLs. J Refract Surg 2008；24：287-293.
158	3	Woodward MA, et al：Dissatisfaction after multifocal intraocular lens implantation. J Cataract Refract Surg 2009；35：992-997.
158	4	鳥居秀成ら：羞明感と眼精疲労により多焦点眼内レンズを交換した2例. 臨床眼科 2010；64：459-463.
158	5	飯田嘉彦：1. 開発の歴史と経緯. 眼科 2010；52：743-749.
158	6	吉野真未：一部が保険診療適応になった多焦点眼内レンズに関する診療. 眼科ケア 2009；11：530-534.
158	7	柴　琢也：水晶体摘出後の眼内レンズ　多焦点眼内レンズ（白内障例も含む）　a. 種類と適応. あたらしい眼科 2012；28：233-236.
158	8	吉野真未：水晶体摘出後の眼内レンズ　多焦点眼内レンズ（白内障例も含む）　c. 術後検査と成績. あたらしい眼科 2012；28：240-242.
158	9	根岸一乃：多焦点眼内レンズ眼の視力測定と眼鏡処方の注意点を教えてください. 大鹿哲郎編. 専門医のための眼科診療クオリファイ1 屈折異常と眼鏡矯正. 東京：中山書店；2010. p.124-126.
158	10	Calladine D, et al：Multifocal versus monofocal intraocular lenses after cataract extraction. Cochrane Database Syst Rev 2012；9：CD003169.
158	11	Lane SS, et al：Improvements in patient-reported outcomes and visual acuity after bilateral implantation of multifocal intraocular lenses with +3.0 diopter addition：multicenter clinical trial. J Cataract Refract Surg 2010；36：1887-1896.
158	12	Moreno LJ, et al：Double-pass system analysis of the visual outcomes and optical performance of an apodized diffractive multifocal intraocular lens. J Cataract Refract Surg 2010；36：2048-2055.
158	13	Hutz WW, et al：Comparison of visual performance of silicone and acrylic multifocal IOLs utilizing the same diffractive design. Acta Ophthalmol 2012；90：530-533.
158	14	Hayashi K, et al：All-distance visual acuity and contrast visual acuity in eyes with a refractive multifocal intraocular lens with minimal added power. Ophthalmology 2009；116：401-408.
		■ 多焦点眼内レンズの+3.0Dと+4.0Dの使い分けを教えてください
174	1	Alfonso JF, et al：Visual function after implantation of an aspheric bifocal intraocular lens. J Cataract Refract Surg 2009；35：885-892.

項目起始頁	文献番号	文献
174 - 2		Maxwell WA, et al：Functional outcomes after bilateral implantation of apodized diffractive aspheric acrylic intraocular lenses with a +3.0 or +4.0 diopter additional power randomized multicenter study. J Cataract Refract Surg 2009；35：2054-2061.
174 - 3		Handa T, et al：Ocular dominance and patient satisfaction after monovision by implanted intraocular lenses. J Cataract Refract Surg 2004；30：769-774.
■ 多焦点眼内レンズとLRIの併用手術について教えてください		
177 - 1		Ouchi M, et al：Prospective randomized trial of limbal relaxing incisions combined with microincision cataract surgery. J Refract Surg 2010；26：594-599.
177 - 2		Nichamin LD：Correction of keratometric astigmatism：incisional surgery. In：Fine IH, et al, editors. Refractive Lens Surgery. New York：Springer-Verlag；2005. p.49-57.
177 - 3		福山会里子：白内障手術における乱視矯正—乱視矯正角膜周辺部切開術. IOL & RS 2007；21：485-491.
177 - 4		Akura J, et al：A new concept for the correction of astigmatism：full-arc, depth-dependent astigmatic keratotomy. Ophthalmology 2000；107：95-104.
■ 海外で発売されている多焦点眼内レンズ		
181 - 1		McAlinden C, et al：Multifocal intraocular lens with a surface-embedded near section：Short-term clinical outcomes. J Cataract Refract Surg 2011；37：441-445.
181 - 2		Alió JL, et al：Visual outcomes and optical performance of a monofocal intraocular lens and a new-generation multifocal intraocular lens. J Cataract Refract Surg 2011；37：241-250.
181 - 3		Alió JL, et al：Comparative analysis of the clinical outcomes with 2 multifocal intraocular lens models with rotational asymmetry. J Cataract Refract Surg 2011；37：1605-1614.
181 - 4		Fiala W, et al：Analyrical approach to diffractive multifocal lenses. Eur Phys J AP 2000；9：227-234.
181 - 5		Jose F, et al：Prospective study of the Acri.LISA bifocal intraocular lens. J Cataract Refract Surg 2007；33：1930-1935.
181 - 6		Munöz G, et al：Combining zonal refractive and diffractive aspheric multifocal intraocular lenses. J Refract surg 2012；28：174-181.
■ 追加型多焦点眼内レンズ（Add-On）について教えてください		
190 - 1		Gerten G, et al：Dual intraocular lens implantation：Monofocal lens in the bag and additional diffractive multifocal lens in the sulcus. J Cataract Refract Surg 2009；35：2136-2143.
190 - 2		ビッセン宮島弘子ら：回折型多焦点眼内レンズのピギーバック挿入. あたらしい眼科 2011；28；577-581.
■ 調節眼内レンズ		
193 - 1		Nawa Y, et al：Accommodation obtained per 1.0 mm forward of a posterior chamber intraocular lens. J Cataract Refract Surg 2003；29：2069-2072.
193 - 2		Preussner PR, et al：Ray tracing for intraocular lens calculation. J Cataract Refract Surg 2002；28：1412-1419.
193 - 3		Dogru M, et al：Early visual results with the 1CU accommodating intraocular lens. J Cataract Refract Surg 2005；31：895-902.
193 - 4		Saiki M, et al：Biconvex posterior chamber accommodating intraocular lens implantation after cataract surgery：long-term outcomes. J Cataract Refract Surg 2010；36：603-608.
193 - 5		Ossma IL, et al：Synchrony dual-optic accommodating intraocular lens Part 2：Pilot clinical evaluation. J Cataract Refract Surg 2007；33：47-52.

項目起始頁	文献番号	文献
193 - 6		Marques E, et al：Development of an optically enhanced dual-optic accommodating intraocular lens. ESCRS 2012, Milano.
193 - 7		Ben-Nun J, et al：Feasibility and development of a high-power real accommodating intraocular lens. J Cataract Refract Surg 2005；31：1802-1808.
193 - 8		Alió JL, et al：Visual and accommodative outcomes 1 year after implantation of an accommodating intraocular lens based on a new concept. J Cataract Refract Surg 2009；35：1671-1678.
193 - 9		Werner L, et al：Future intraocular lens technology. Chapter 13. Future intraocular lens surgery. In：Davis EA, et al, editors. Presbyopic Lens Surgery. Thorofare：SLACK；2007. p.129-139.

■ 光学部と支持部の固着

項目起始頁	文献番号	文献
198 - 1		高良由紀子ら：プリセット型アクリソフシングルピースアクリサート®の挿入方法の検討. IOL & RS 2007；21：380-385.
198 - 2		Davison JA：Clinical performance of Alcon SA30AL and SA60AT single-piece acrylic intraocular lenses. J Cataract Refract Surg 2002；28：1112-1123.
198 - 3		Nejima R, et al：Prospective intrapatient comparison of 6.0-millimeter optic singlepiece and 3-piece hydrophobic acrylic foldable intraocular lenses. Ophthalmology 2006；113：585-590.

■ 眼内レンズの破損

項目起始頁	文献番号	文献
203 - 1		石井　清：眼内レンズセミナー2mm切開創用眼内レンズ. あたらしい眼科 2007；24：1501-1502.
203 - 2		石井　清：極小切開用眼内レンズ. IOL & RS 2007；21：540-545.
203 - 3		石井　清：6. 眼内レンズ挿入法. Ⅵ眼内レンズ. 大鹿哲郎編. 眼手術学. 東京：文光堂；2012. p.279-295.
203 - 4		Fujishima K, et al：Spontaneous disinsertion of a haptic from a 3-piece acrylic foldable intraocular lens after sugery. J Cataract Refract Surg 2002；28：1296-1298.
203 - 5		石井　清：眼内レンズにまつわるトラブル. レンズ挿入時の不具合. 眼科 2011；53：643-648.
203 - 6		石井　清：粘弾性物質の種類と選択. 樋田哲夫ら編. 眼科診療のコツと落とし穴1手術―前眼部. 東京：中山書店；2008. p.8-9.
203 - 7		石井　清：粘弾性物質の進化. あたらしい眼科 2009；26：1039-1045.
203 - 8		de Castro A, et al：Tilt and decentration of intraocular lenses in vivo from Purkinje and Scheimpflug imaging.Validation study. J Cataract Refract Surg 2007；33：418-429.
203 - 9		石井　清：新しい手術器械, 手技　剪刀. 山本哲也ら編. 新ES Now 5　眼科手術のロジック. こう考えれば手術は上達する. 東京：メジカルビュー社；2011. p.133-137.
203 - 10		石井　清：プリセットインジェクター. あたらしい眼科 2008；25：659-660.

■ 後嚢破損眼への眼内レンズ挿入

項目起始頁	文献番号	文献
208 - 1		徳田芳浩：後嚢破損. 永本敏之ら編. 白内障手術. 東京：銀海舎；2007. p.95-105.
208 - 2		Suto C, et al：Adjusting intraocular lens power for sulcus fixation. J Cataract Refract Surg 2003；29：1913-1917.
208 - 3		Suto C：Sliding scale of IOL power for sulcus fixation using computer simulation. J Cataract Refract Surg 2004；30：2452-2454.
208 - 4		廣田めぐみ, ら：アクリルシングルピースを用いた術中後嚢破損に対する眼内レンズ嚢内固定の術後成績. 眼科臨床医報 2005；99：101-105.

項目起始頁	文献番号	文献
		■ 囊外固定となる場合，囊内固定用レンズの度数を何 D 変更すればよいですか？
216	1	野田　徹ら：固定位置による度数決定の違い．臨床眼科 2010；64（増刊号）：107-112.
216	2	Suto C, et al：Adjusting intraocular lens power for sulcus fixation. J Cataract Refract Surg 2003；29：1913-1917.
216	3	Suto C：Sliding scale of IOL power for sulcus fixation using computer simulation. J Cataract Refract Surg 2004；30：2452-2454.
		■ 眼内レンズ強膜縫着術
225	1	Duffey RJ, et al：Anatomic study of transsclerally sutured intraocular lens inplantaion. Am J Ophthalmol 1989；108：300-309.
225	2	杉浦　毅：眼内レンズ縫着術に必要な毛様溝の解剖と角膜輪部との位置関係．IOL & RS 2007；21：307-311.
225	3	Lewis JS：Ab externao sulcus fixation.Ophthalmic Surg 1991；22：692-695.
225	4	山田耕士ら：直視下 IOL 毛様溝縫着の試み：強膜圧迫法を用いて．眼科手術 1991；4：287-290.
225	5	江口秀一郎：眼のエンドスコープ．臨床眼科 1989；43：485-488.
225	6	小沢忠彦ら：エンドミラーを用いた毛様溝の観察方法．IOL & RS 1992；6：206-210.
225	7	永田万由美ら：眼内レンズの位置異常とその治療．嚢収縮と眼内レンズの偏位．IOL & RS 2008；22：3-9.
225	8	Heilskov T, et al：Late endophthalmitis after transscleral fixation of a posterior chamber intraocular lens. Arch Ophthalmol 1989；107：1427.
225	9	井上　康ら：眼内レンズ毛様体扁平部縫着術後に発症した逆瞳孔ブロック．眼科 2004；46：1899-1903.
225	10	井上　康：毛様体扁平部縫着術　眼外からの刺入による毛様体扁平部縫着：その手技と合併症．IOL & RS 2007；21：327-331.
		■ 眼内レンズ強膜内固定術
233	1	Gabor SG, et al：Sutureless intrascleral posterior chamber intraocular lens fixation. J Cataract Refract Surg 2007；33：1851-1854.
233	2	Agarwal A, et al：Fibrin glue-assisted sutureless posterior chamber intraocular lens implantation in eyes with deficient posterior capsules. J Cataract Refract Surg 2008；34：1433-1438.
233	3	Ohta T：Y-fixation technique. Glued IOL. New Delhi：Jaypee Brothers Med Pub；2012. p.88-96.
233	4	太田俊彦：眼内レンズ強膜内固定術．あたらしい眼科 2012；29：1513-1514.
233	5	太田俊彦：眼内レンズ強膜内固定術．IOL & RS 2013；27：13-20.
233	6	太田俊彦：眼内レンズ強膜内固定術のコツ．眼科手術 2013；26：427-432.
233	7	Suto C, et al：Adjusting intraocular lens power for sulcus fixation. J Cataract Refract Surg 2003；10：1913-1917.
		■ ピギーバック法（primary, secondary）
240	1	Werner L, et al：Analysis of elements of interlenticular opacification. Am J Ophthalmol 2002；133：320-326.
240	2	Holladay JT：Refractive power calculations for intraocular lenses in the phakic eye. Am J Ophthalmol 1993；116：63-66.

項目起始頁	文献番号	文献
240 - 3		稲村幹夫：Piggyback 法での眼内レンズ度数補正．IOL & RS 2011；25：190-194．
240 - 4		Chang WH, et al：Pigment dispersion syndrome with a secondary piggyback 3-piece hydrophobic acrylic lens. Case report with clinicopathological correlation. J Cataract Refract Surg 2007；33：1106-1109.
240 - 5		Kim SK, et al：Pupillary block glaucoma associated with a secondary piggyback intraocular lens. J Cataract Refract Surg 2007；33：1813-1814.
		■ モノビジョン法
246 - 1		Fonda G：Presbyopia corrected with single vision spectacles or corneal lenses in preference to bifocal corneal lenses. Trans Ophthalmol Soc Aust 1966；25：78-80.
246 - 2		井上俊洋ら：白内障術後のモノビジョンによる満足度．臨床眼科 2000；54：825-829．
246 - 3		Ito M, et al：Assessment of visual performance in pseudophakic Monovision. J Cataract Refract Surg 2009；28：710-714.
246 - 4		新田任里江ら：モノビジョン法における眼優位性の影響（第一報）．日本眼科学会雑誌 2007；111：435-440．
246 - 5		Kawamorita T, et al：Effect of pupil size on visual acuity in a laboratory model of pseudophakic monovision. J Refract Surg 2010；26：378-380.
246 - 6		張　氷潔ら：日常視時における瞳孔径の年齢変化．神経眼科 2008；25：266-270．
246 - 7		江黒友春ら：眼内レンズによるマイルドモノビジョン法の満足度に影響する因子の検討．臨床眼科 2012；66：1161-1164．
246 - 8		Iida Y, et al. Pseudophakic monovision using monofocal and multifocal intraocular lenses：hybrid monovision. J Cataract Refract Surg 2011；37：2001-2005.
246 - 9		Hikita T, et al：Relationships of exophoria, ocular dominance and stereopsis after monovision induced by intraocular lens implantation. Kitasato Medical Jounal 2006；35：60-64.
246 - 10		橋本篤文ら：眼内レンズによるモノビジョン法の満足度に影響する因子の検討．IOL & RS 2011；25：62-67．
		■ 眼内レンズ交換
252 - 1		Eguchi S：IOL replacement phacoemulsification principles and techniques, second edition Thorofare：SLACK；2003. p.653-654.
252 - 2		江口秀一郎：眼内レンズ摘出．樋田哲夫ら編．眼科診療のコツと落とし穴 1 手術―前眼部．東京：中山書店；2008．p.128-129．
		■ スパイラルカットによる眼内レンズ摘出法について教えてください
257 - 1		郡司久人ら：小切開から摘出可能な新しい眼内レンズ切断法．眼科手術 2010；23：603-607．
257 - 2		有本佐知子ら：グレアによりソフトアクリル製眼内レンズ摘出が必要となった 2 例．IOL & RS 2006；20：253-257．
257 - 3		山崎樹敬ら：最近 4 年間で経験した眼内レンズ摘出症例の検討．IOL & RS 2007；21：248-254．
257 - 4		黒坂大二郎：IOL 交換．術中，術直後，数年後．眼科インストラクションコース No.18 眼科診療のスキルアップ 白内障・小児・ぶどう膜炎編．東京：メジカルビュー社；2009．p.63-68．
257 - 5		永原　幸：IOL 交換法．白内障術中トラブルとリカバリーの基本．東京：中山書店；2009．p.156-162．

項目起始頁	文献番号	文献
		■ 人工虹彩
260	1	Mavrikakis I, et al：Surgical management of iris defects with prosthetic iris devices. Eye (Lond) 2005；19：205-209.
260	2	Burk SE, et al：Prosthetic iris implantation for congenital, traumatic, or functional iris deficiencies. J Cataract Refract Surg 2001；27：1732-1740.
260	3	Ayliffe W, et al：Small-incision insertion of artificial iris prostheses. J Cataract Refract Surg 2012；38：362-367.
260	4	Park SH, et al：Clinical features of Korean patients with congenital aniridia. Korean J Ophthalmol 2010；24：291-296.
260	5	Schneider S, et al：Thinning of the anterior capsule associated with congenital aniridia. J Cataract Refract Surg 2003；29：523-525.
		■ 後房型有水晶体眼内レンズ
266	1	北澤耕一ら：乱視矯正有水晶体眼内レンズの術後成績．IOL & RS 2010；24：279-285.
266	2	山村　陽ら：円錐角膜疑い眼に対する後房型有水晶体眼内レンズ挿入術．眼科手術 2013；26：85-90.
266	3	山村　陽ら：後房型有水晶体眼内レンズ挿入眼の高次収差．眼科手術 2013；26：79-84.
266	4	Shimizu K, et al：Intraindividual comparison of visual performance after posterior chamber phakic intraocular lens with and without a central hole implantation for moderate to high myopia. Am J Ophthalmol 2012；154：486-494 e1.
		■ 円錐角膜眼は有水晶体眼内レンズの適応になりますか？
273	1	屈折矯正手術のガイドライン―日本眼科学会屈折矯正手術に関する委員会答申―．日本眼科学会雑誌 2010；114：692-694.
273	2	Hori-Komai Y, et al：Reasons for not performing refractive surgery. J Cataract Refract Surg 2002；28：795-797.
273	3	稗田　牧：LASIKと円錐角膜．あたらしい眼科 2010；27：433-438.
273	4	山村　陽ら：円錐角膜疑い眼に対する後房型有水晶体眼内レンズ挿入術．眼科手術 2013；26：85-90.
273	5	Kamiya K, et al：Phakic toric implantable collamer lens implantation for the correction of high myopic astigmatism in eyes with keratoconus. J Refract Surg 2008；24：840-842.
273	6	Coskunseven E, et al：Combined Intacs and posterior chamber toric implantable Collamer lens implantation for keratoconic patients with extreme myopia. Am J Ophthalmol 2007；144：387-389.
		■ 虹彩支持型有水晶体眼内レンズ
277	1	Tahzib NG, et al：Long term study of ARTISAN phakic intraocular lens implantation for the correction of moderate to high myopia：ten-year follow-up results. Ophthalmology 2007；114：1133-1142.
277	2	Budo C, et al：Multicenter study of the ARTISAN phakic intraocular lens. J Cataract Refract Sug 2000；26：1163-1171.
277	3	Dick HB, et al：Toric phakic intraocular lens：European multicenter study. Ophthalmology 2003；110：150-162.
277	4	Dick HB, et al：Foldable Ariflex phakic intraocular lens for the correction of myopia：two-year follow-up results of a prospective European multicenter study. Ophthalmology 2009；116：671-677.

項目起始頁	文献番号	文献
277 - 5		日本眼科学会屈折矯正手術に関する委員会：屈折矯正手術のガイドライン．日本眼科学会雑誌 2010；114：692-694.
277 - 6		Bartels MC, et al：Toric phakic intraocular lens for the correction of hyperopia and astigmatism. J Cataract Refract Surg 2006；32：243-249.
277 - 7		Tahzib NG, et al：Three-year follow-up analysis of ARTISAN Toric lens implantation for Correction of postkeratoplasty ametropia in phakic and pseudophakic eyes. Ophthalmology 2006；113：976-984.
277 - 8		El Danasoury MA, et al：Comparison of iris-fixed ARTISAN lens implantation with excimer laser in situ keratomileusis in correcting myopia between －9.00 and －19.50 diopters. Ophthalmology 2002；109：955-964.
277 - 9		Malecaze FJ, et al：A randomized paired eye comparison of two techniques for treating moderately high myopia. Ophthalmology 2002；109：1622-1630.
277 - 10		Saxena R, et al：Long-term follow-up of endothelial cell change after ARTISAN phakic intraocular lens implantation. Ophthalmology 2008；115：608-613.
		■色覚異常
288 - 1		Edward AB, et al：Transmission of the ocular media. Invest Ophthalmol 1962；1：776-783.
288 - 2		Werner JS, et al：Spectral Sensitivity of the Pseudophakic Eye. Arch Opthalmol 1983；101：758-760.
288 - 3		三戸岡克哉：着色眼内レンズの使い分け．IOL & RS 2009；23：198-204.
288 - 4		高橋洋子：白内障術後の色覚異常とその予防方法．視覚の科学 1999；20：99-103.
288 - 5		前田太郎：無水晶体眼に於ける赤視症の実験的研究．日本眼科学会雑誌 1935；39：1054-1074.
		■コントラスト感度，グレア
293 - 1		魚里 博ら：生理光学の基礎．眼光学の基礎．東京：金原出版；1990. p.145-196.
293 - 2		Suttorp-Schulten MS, et al：Contrast sensitivity function in Graves' ophthalmopathy and dysthyroid optic neuropathy. Br J Ophthalmol 1993；77：709-712.
293 - 3		Packer M, et al：Contrast sensitivity and measuring cataract outcomes. Ophthalmol Clin North Am 2006；19：521-533.
293 - 4		後藤浩也：グレア検査．眼科検査ガイド．東京：文光堂；2004. p.121-125.
293 - 5		渥美一成：グレア視力．眼科診療プラクティス 74 スポーツと眼科学．東京：文光堂；2001. p.8-9.
293 - 6		稗田朋子ら：瞳孔径の多焦点レンズへの影響．あたらしい眼科 2010；26：1075-1076.
		■偽調節
298 - 1		Gonzalez F, et al：Anteroposterior shift in rigid and soft implants supported by the intraocular capsular bag. Graefe's Arch Clin Exp Ophthalmol 1992；230：237-239.
298 - 2		Fukuyama M, et al：Relationship between apparent accommodation and corneal multifocality in pseudophakic eyes. Ophthalmology 1999；106：1178-1181.
298 - 3		Oshika T, et al：Apparent accommodation and corneal wavefront aberration in pseudophakic eyes. Invest Ophthalmol Vis Sci 2002；43：2882-2886.
		■屈折誤差
302 - 1		Holladay JT：Standardizing constants for ultrasonic biometry, keratometry and intraocular lens calculations. J Cataract Refract Surg 1997；23：1356-1370.

項目起始頁	文献番号	文献
302 - 2		Haigis W：Intraocular lens calculation after refractive surgery for myopia：Haigis-L formula. J Cataract Refract Surg 2008；34：1658-1663.
302 - 3		Haigis W, et al：Comparison of immersion ultrasound biometry and partial coherence interferometry for intraocular lens calculation according to Haigis. Graefe's Arch Clin Exp Ophthalmol 2000；238：765-773.
302 - 4		稲村幹夫：Piggyback 法での眼内レンズ度数補正．IOL & RS 2011；25：190-194.
■ 眼内レンズ傾斜		
308 - 1		Akkin C, et al：Tilt and decentration of bag-fixated intraocular lenses：a comparative study between capsulorhexis and envelope techniques. Doc Ophthalmol 1994；87：199-209.
308 - 2		Hayashi K, et al：Decentration and tilt of polymethyl methacrylate, silicone, and acrylic soft intraocular lenses. Ophthalmology 1997；104：793-798.
308 - 3		Taketani F, et al：Influence of intraocular lens tilt and decentration on wavefront aberrations. J Cataract Refract Surg 2004；30：2158-2162.
308 - 4		Taketani F, et al：Influence of intraocular lens optical design on high-order aberrations. J Cataract Refract Surg 2005；31：969-972.
308 - 5		Nejima R, et al：Prospective intrapatient comparison of 6.0-millimeter optic single-piece and 3-piece hydrophobic acrylic foldable intraocular lenses. Ophthalmology 2006；113：585-590.
308 - 6		Oshika T, et al：Influence of tilt and decentration of scleral-sutured intraocular lens on ocular higher-order wavefront aberration. Br J Ophthalmol 2007；91：185-188.
308 - 7		Hayashi K, et al：Intraocular lens tilt and decentration, anterior chamber depth, and refractive error after trans-scleral suture fixation surgery. Ophthalmology 1999；106：878-882.
308 - 8		Kozaki J, et al：Tilt and decentration of the implanted posterior chamber intraocular lens. J Cataract Refract Surg 1991；17：592-595.
308 - 9		Takimoto M, et al：Effect of a capsular tension ring on prevention of intraocular lens decentration and tilt and on anterior capsule contraction after cataract surgery. Jpn J Ophthalmol 2008；52：363-367.
308 - 10		Kránitz K, et al：Intraocular lens tilt and decentration measured by Scheimpflug camera following manual or femtosecond laser-created continuous circular capsulotomy. J Refract Surg 2012；28：259-263.
■ 小児眼内レンズ挿入眼の術後管理		
320 - 1		Plager DA, et al：Infant Aphakia Treatment Study Group. Complications, adverse events, and additional intraocular surgery 1 year after cataract surgery in the Infant Aphakia Treatment Study. Ophthalmology 2011；118：2330-2334.
320 - 2		Beck AD, et al：Infant Aphakia Treatment Study Group. Glaucoma-related adverse events in the Infant Aphakia Treatment Study：1-year results. Arch Ophthalmol 2012；130：300-305.
320 - 3		吉野真未ら：先天白内障術後の長期経過．臨床眼科 2003；57：1229-1232.
■ 後発白内障		
324 - 1		永本敏之：白内障手術と創傷治癒．New Mook 眼科．東京：金原出版；2001．p.101-119.
324 - 2		Cheng JW, et al：Efficacy of different intraocular lens materials and optic edge designs in preventing posterior capsular opacification：meta-analysis. Am J Ophthalmol 2007；143：428-436.
324 - 3		白内障診療ガイドライン資料1・ガイドライン．日本白内障学会誌 2004；16：81-83.

項目起始頁	文献番号	文献
324 – 4		並木滋人：YAG レーザーによる眼内レンズ損傷の視機能に対する影響．臨床眼科 2012；66：1331-1335.
324 – 5		Nagata T, et al：Optic shape edge or convexity. Comparison of effects on posterior capsular opacification. Jpn J Opthalmol 1996；40：397-403.
324 – 6		Nishi O, et al：Preventing posterior capsule opacification by creating a discontinuous sharp bend in the capsule. J Cataract Refract Surg 1999；25：521-526.
324 – 7		松島博之：わかりやすい後発白内障抑制研究講座．IOL & RS 2007；21：210-216.
324 – 8		永田万由美：眼内レンズ形状が後囊混濁へ及ぼす影響．IOL & RS 2010；24：79-83.
324 – 9		永田万由美：眼内レンズ偏位，前囊収縮および後発白内障の解析．日本白内障学会誌 2012；24：10-19.
■ 眼内レンズ挿入眼における水晶体上皮細胞の挙動について教えてください		
330 – 1		永本敏之：白内障手術と創傷治癒．New Mook 眼科．東京：金原出版；2001．p.101-119.
330 – 2		黒坂大次郎：後発白内障．日本眼科学会雑誌 2011；115：659-671.
330 – 3		Nishi O, et al：Speed of capsular bend formation at the optic edge of acrylic, silicon, and poly (methylmethacrylate) lenses. J Cataract Refract Surg 2002；28：431-437.
330 – 4		雑賀司珠也：水晶体上皮細胞の上皮―間葉系移行研究のその後の進展．IOL & RS 2005；19：34-37.
330 – 5		永田万由美ら：液状後発白内障の成分分析．日本眼科紀要 2001；52：1020-1023.
■ 液状後発白内障		
333 – 1		太田一郎ら：乳白色液状の後発白内障―予報．眼科手術 1997；10：353-357.
333 – 2		Miyake K, et al：Liquefied aftercataract：A complication of continuous curvilinear capsulorhexis and intraocular lens implantation in the lens capsule. Am J Ophthalmol 1998；125：429-435.
333 – 3		Miyake K, et al：New classification of capsular block syndrome. J Cataract Refract Surg 1998；24：1230-1234.
333 – 4		太田一郎：特殊な後発白内障である液状後発白内障と新しい capsular block syndrome 分類．日本の眼科 1999；70：1317-1320.
333 – 5		宮本　武ら：液状後発白内障の免疫組織化学的検討―細胞外マトリックスと成長因子．IOL & RS 2000；14：293-297.
333 – 6		永田万由美ら：液状後発白内障の成分分析．日本眼科紀要 2001；52：1020-1023.
■ 眼内レンズへのピット		
338 – 1		Ranta P, et al：Retinal breaks and detachment after neodymium：YAG laser posterior capsulotomy. Five-year incidence in a prospective cohort. J Cataract Refract Surg 2004；30：58-66.
338 – 2		Trinavarat A, et al：Neodymium：YAG laser damage threshold of foldable intraocular lenses. J Cataract Refract Surg 2000；27：775-780.
338 – 3		Newland JT, et al：Experimental neodymium：YAG laser damage to acrylic, poly (meyhyl methacrylate), and silicone intraocular lens materials. J Cataract Refract Surg 1999；25：72-76.
338 – 4		Weiblinger RP：Review of the clinical literature on the use of Nd：YAG laser for posterior capsulotomy. J Cataract Refract Surg 1986；12：162-170.
338 – 5		Stark WJ, et al：Neodymium：YAG lasers：an FDA report. Ophthalmology 1985；92：209-212.

項目起始頁	文献番号	文献
338	6	Bath PE, et al：Glare disability secondary to YAG laser intraocular lens damage. J Cataract Refract Surg 1987；13：309-313.
338	7	Kim MJ, et al：Posterior capsule opacification in eyes with a silicone or poly (methylmethacrylate) intraocular lens. J Cataract Refract Surg 1999；25：251-255.
		■前房眼内レンズの合併症について教えてください
340	1	片倉尚美ら：隅角支持型前房レンズ100眼の移植経験．眼科臨床医報 1987；81：554-557.
340	2	木村　亘ら：隅角2面支持型前房レンズの晩発合併症例．あたらしい眼科 1988；5：1485-1488.
340	3	木村　亘ら：4点支持型前房レンズ72例の術後経過．IOL 1988；2：179-183.
340	4	林　正泰ら：隅角支持型人工水晶体の合併症について．日本眼科紀要 1989；40：1007-1013.
340	5	稲富　誠：前房レンズ挿入眼の長期予後．第1回 国際眼科シンポジウム（京都）．1996. p.227-228.
340	6	Sawada T, et al：Long-term follow-up of primary anterior chamber intraocular lens implantation. J Cataract Refract Surg 1998；24：1515-1520.
340	7	Auffarth GU, et al：Are there acceptable anterior chamber intraocular lenses for clinical use in the 1990s? An analysis of 4104 explanted anterior chamber intraocular lenses. Ophthalmology 1994；101：1913-1922.
		■前嚢収縮
349	1	Hayashi K, et al：Intraocular lens factors that may affect anterior capsule contraction. Ophthalmology 2005；112：286-292.
349	2	Takimoto M, et al：Effect of anterior capsule contraction on visual function after cataract surgery. J Cataract Refract Surg 2007；33：1099-1103.
349	3	Hayashi K, et al：Prevention of anterior capsule contraction by anterior capsule relaxing incisions with Neodymium：Yttrium-Aluminum-Garnet laser. Am J Ophthalmol 2008；146：23-30.
349	4	Takimoto M, et al：Effect of capsular tension ring on prevention of intraocular lens decentration and tilt and on anterior capsule contraction after cataract surgery. Jpn J Ophthalmol 2008；52：363-367.
		■眼内レンズ挿入眼の硝子体手術
362	1	Khawly JA, et al：Intraocular lens changes after short- and long-term exposure to intraocular silicone oil. An *in vivo* study. Ophthalmology 1998；105：1227-1233.
362	2	Hainsworth DP, et al：Condensation on polymethylmethacrylate, acrylic polymer, and silicone intraocular lenses after fluid-air exchange in rabbits. Ophthalmology 1996；103：1410-1418.
362	3	Kawamura R, et al：Intraoperative findings during vitreous surgery after implantation of diffractive multifocal intraocular lens. J Cataract Refract Surg 2008；34：1048-1049.
362	4	Inoue M, et al：Quality of image of grating target placed in model of human eye with corneal aberrations as observed through multifocal intraocular lenses. Am J Ophthalmol 2011；151：644-652.
362	5	Inoue M, et al：Quality of image of grating target placed in model eye and observed through toric intraocular lenses. Am J Ophthalmol 2013；155：243-252.
		■グリスニング
367	1	Miyata A, et al：Clinical and experimental observation of glistening in acrylic intraocular lenses. Jpn J Ophthalmol 2001；45：564-569.

項目起始頁	文献番号	文献
367 - 2		宮田　章ら：シリコーン眼内レンズのグリスニング発生実験．日本眼科学会雑誌 2002；106：112-114.
367 - 3		Kato K, et al：Glistening formation in an AcrySof lens initiated by spinodal decomposition of the polymer network by temperature change. J Cataract Refract Surg 2001；27：1493-1498.
367 - 4		Ayaki M, et al：Surfactant induced glistenings：Surface active ingredients in ophthalmic solutions may enhance water entry into the voids of implanted acrylic intraocular lenses. J Long Term Eff Med Implants 2006；16：451-457.
367 - 5		Miyata A, et al：Equilibrium water content and glistenings in acrylic intraocular lenses. J Cataract Refract Surg 2004；30：1768-1772.
367 - 6		宮田　章ら：アクリルレンズに発生する輝点．臨床眼科 1997；51：729-732.
367 - 7		Oshika T, et al：Influence of glistenings on the optical quality of acrylic foldable intraocular lens. Br J Ophthalmol 2001；85：1034-1037.
367 - 8		三戸岡克哉ら：Glistening により視力低下を認めた眼内レンズ挿入眼の 1 症例．眼科 1998；40：1501-1504.
367 - 9		宮田　章：グリスニングとヘイズ．IOL & RS 2010；24：227-232.

■ 表面散乱 (SSNG)

項目起始頁	文献番号	文献
371 - 1		谷口重雄ら：アクリルソフト眼内レンズ挿入術後長期観察例にみられたレンズ表面散乱光の増強．日本眼科学会雑誌 2002；106：109-111.
371 - 2		Miyata K, et al：Comparison of postoperative suraface light scattering of different intraocular lenses. Br J Ophthalmol 2009；93：684-687.
371 - 3		Matsushima H, et al：Analysis of surface whitening of extracted hydrophobic acrylic intraocular lenses. J Cataract Refract Surg 2009；35：1927-1934.
371 - 4		Ong MD, et al：Etiology of surface scattering on hydrophobic acrylic intraocular lenses. J Cataract Refract Surg 2012；38：1833-1844.
371 - 5		Yaguchi S, et al：Light scatter on the surface of Acrysof intraocular lenses：Part II. Analysis of lenses following hydrolytic atability testing. Ophthalmic Surg Lasers Imaging 2008；39：214-216.
371 - 6		Mönestam E, et al：Impact on visual function from light scattering and glistening in intraocular lenses, a long-term study. Acta Ophthalmol 2011；89：724-728.
371 - 7		Yoshida S, et al：Decreased visual function due to high-level light scattring in a hydrophobic acrylic intraocular lens. Jpn J Ophthalmol 2011；55：62-66.
371 - 8		Miyata K, et al：Effect on visual acuity of increased surface light scattering in intraocular lenses. J Cataract Refract Surg 2012；38：221-226.
371 - 9		Wastheimer G, et al：Influence of ocular light scatter on the eye's optical perfomance. J Opt Soc Am A 1995；12：1417-1424.
371 - 10		松永次郎ら：改良型 AcrySof® 眼内レンズにおける表面散乱の加速劣化試験による評価．あたらしい眼科 2013；30：875-877.

■ カルシウム沈着

項目起始頁	文献番号	文献
375 - 1		松丸隆文：10.2 生体適合性．生体機能工学．東京：東京電機大学出版局；2008. p.113-117.
375 - 2		小早川信一郎ら：白色混濁を呈したハイドロジェル眼内レンズ．眼科手術 2003；16：419-426.
375 - 3		小早川信一郎ら：シリコーン眼内レンズにカルシウム沈着による光学部混濁がみられた 1 例．IOL & RS 2013；27：361-365.

項目起始頁	文献番号	文献
375 – 4		Werner L, et al：Postoperative deposition of calcium on the surfaces of a hydrogel intraocular lens. Ophthalmology 2000；107：2179-2185.
375 – 5		Yu AK, et al：Clinical features of 46 eyes with calcified hydrogel intraocular lenses. J Cataract Refract Surg 2001；27：1596-1606.
375 – 6		小早川信一郎：IOL 光学部素材の問題点．カルシウム沈着．IOL & RS 2010；24：233-238.
375 – 7		永本敏ぅら：摘出交換を要したハイドロビュー眼内レンズ混濁．日本眼科学会雑誌 2005；109：126-133.
375 – 8		Neuhann IM, et al：A new classification of calcification of intraocular lenses. Ophthalmology 2008；115：73-79.
375 – 9		Werner L, et al：Surface calcification of a 3-piece silicone intraocular lens in a patient with asteroid hyalosis：a clinicopathologic case report. Ophthalmology 2005；112：447-452.
375 – 10		Gashau AG, et al：Hydrophilic acrylic intraocular lens exchange：Five-year experience. J Cataract Refract Surg 2006；32：1340-1344.
		■眼内レンズ定数一覧
382 – 1		湯川　聡ら：アクリル眼内レンズにおける IOL マスター™ 用 A 定数の設定方法とその精度．IOL & RS 2005；19：74-79.
382 – 2		佐藤　彩ら：眼内レンズ度数算出における非接触眼軸長測定装置（IOLマスター™）の有用性．あたらしい眼科 2005；22：505-509.
382 – 3		禰津直久：IOL マスター上での眼内レンズパワー計算の最適化と計算式の選択．臨床眼科 2009；63：1485-1489.
382 – 4		須藤史子：眼内レンズ度数計算 update．IOL & RS 2012；26：94-98.

索引

あ行

アイオビジン UD®	327
アイレット	256
アキュジェクト®	90
アキュジェクト ユニフィット®	90, 96
アクリサート®C	80, 81
アクリソフ® (→AcrySof®)	73
アクリパックフォルダー	76
アクリル	11, 14, 17, 18, 19, 23, 91, 97, 108, 109, 160, 198, 254, 327, 338, 339, 350, 362, 363, 367, 369, 372, 375
アクリル眼内レンズ	3, 5, 64, 73, 104, 207
アクリル酸エステル	2
アクリル樹脂	368
アクリレートエステル	16
アコモドメータ	298
アシコ ロイヤルインジェクター	79
アセタゾラミド	282
アセチルコリン	244
亜脱臼	252, 306
圧痕	205
厚さ	14
厚肉レンズ	41
圧迫子	360
アッベ数	15, 74, 104, 132
アドバンテッジデザイン	94
アトピー性白内障	325
アトピー性皮膚炎	177, 314, 321
穴あき ICL	272
アバンシィ™	18, 98, 289, 383
アプラクロニジン塩酸塩	327
アプラネーショントノメータ	320
アポダイズ回折型	162, 173, 174
アポダイズド回折構造	364
荒井氏フェイキック IOL 鑷子	281
アリザリンレッド	375
アルゴンレーザー	185
アルミニウム	349
アレニウス式	373
イエロー系照明光	360
イエロー・レンズ	360
鋳型	8
鋳込成形法	7, 8
イットリウム	349
一般医療機器	7
糸巻き型	136
色収差	14, 15, 74, 132
インジェクター	67, 76, 222, 223, 252, 269
インフュージョンカニューラ	378
ウェーブフロントアナライザー	366
薄肉レンズ	41
薄肉レンズ理論	30
エアレーション	11
エイミングビーム	335
液空気置換	362
エキシマレーザー	169
エキシマレーザー角膜屈折矯正手術	273
液状後発白内障	324, 332, 334, 337, 339
液体パーフルオロカーボン	364
絵視力	320
エタニティー®	5, 90, 383
エタニティーナチュラル®	91, 383
エタニティーナチュラル ユニ®	91
エタニティーナビ®	90, 96
エチレンオキサイド	11, 13
エチレンオキサイドガス	10
エチレンオキサイド滅菌バリデーションガイドライン	11
エチレングリコール	11
エチレンクロロヒドリン	11
エッジ	17, 18, 27
エッジグレア	94
エピケラトーム	274
エルシュニッヒ真珠	335
円形切開法	326
遠視	303
遠視 LASIK/PRK	51
円錐角膜	40, 53, 56, 135, 144, 155, 242, 268, 273, 278, 297
円錐曲面	45
円柱度数	201
遠方視優位眼	48
黄視症	288
黄斑円孔	353
黄斑低形成	263
黄斑変性症	164
オーダーメイド人工虹彩	262
オートケラトメータ	145
オーバーキル法	12
オピソート®	213, 224, 346
折り畳み形状復帰試験	10
折り曲げ痕	99

か行

カートリッジ	79, 84
ガーネット	349
概日リズム	121
回折	20, 192, 364
回折型多焦点 IOL	159, 184, 303
回転対称系	134
解剖学的安定性	238
ガウス光学	41
カウヒッチ法	314
架橋構造	64
過矯正	156
架橋密度	4
核硬化	37
核白内障	291
角膜	304
角膜圧平	35
角膜拡張症	273, 285
角膜球面収差	59, 104, 131
角膜曲率	47, 303
角膜曲率半径	31, 32, 34, 279, 382
角膜屈折矯正	50
角膜屈折矯正手術	246
角膜屈折力	39, 216, 269
角膜径	31, 32, 33
角膜形状	55
角膜形状異常眼	50
角膜形状解析	143, 165
角膜高	31, 45
角膜高次収差	56, 59
角膜サイズ	156
角膜収差量	93
角膜症	263
角膜創	378
角膜多焦点性	298
角膜トポグラファー	55
角膜トポグラフィー	285
角膜内インレイ	181
角膜内皮移植術	239
角膜内皮細胞障害	285
角膜内皮細胞数	278, 283
角膜内皮細胞密度	268
角膜内皮障害	252
角膜(内)リング	268, 275, 276
角膜白斑	297
角膜不正乱視	56, 59, 144, 164
角膜横径	33, 156
角膜乱視	47, 142, 145, 164, 177, 179

角膜輪部減張切開	170, 248	近軸焦点	133	虹彩支持型	340
核落下	209	近軸理論	30	虹彩支持型有水晶体眼内レンズ	277
ガスキン鑷子	235	近視性誤差	40	虹彩支持型 phakic IOL	277, 284
ガスタンポナーデ	345, 348	近視性乱視	282	虹彩・水晶体嚢固定型	340
カニ爪様のパターン	58	近視 LASIK/PRK	51	虹彩切開	268
カラーコードマップ	143	筋線維芽細胞	324, 331	虹彩捕捉	345
ガラス状態	15	近方視優位眼	48	虹彩面固定型	340
ガラス転移温度	15, 16, 65, 74, 104, 207, 368	近方瞳孔径	249	虹彩毛様体炎	278
		隅角支持型	340	虹彩リング	262, 263
ガラスビーズ	8	隅角離断	281	光軸	22, 30
カルシウム沈着	252, 375	隅角2面支持型	341	高次収差	55, 59, 155, 199, 201, 299, 309, 310
加齢黄斑変性	124, 195, 353	隅角4点支持型	341		
眼外通刺法	314	空間周波数	23, 293	光視症	269
眼球虚脱	222	空間周波数特性	10, 21, 24, 293	高次波面収差	299
眼鏡	22	屈折型多焦点 IOL	159, 171, 173	後焦線	151
眼軸長	30, 31, 32, 34, 36, 37, 44, 216, 217, 241, 243, 303, 320, 382	屈折矯正	323	光線追跡法	41, 45, 51
		屈折矯正白内障手術	302	高度管理医療機器	7
眼軸長算出法	35	屈折誤差	173	高度遠視	303
干渉現象	37	屈折性不同視	47	高度近視	303, 325, 351
眼精疲労	48, 246, 251	屈折度	269	高度乱視	303
感染性眼内炎	257	屈折度数	283	後嚢切開法	326
完全嚢外固定	212	屈折率	28, 30, 31, 104, 132	後嚢破損	208
完全嚢内固定	212	屈折力	28, 42	後嚢破裂	379
眼内通刺法	314	クラック	170, 205, 253, 326, 338, 352	後発白内障	18, 19, 168, 321, 322, 324
眼内レンズ承認基準	9	クリア IOL	115, 292	後部硝子体剝離	317
眼内レンズ定数	34	クリーンルーム	10	後部ぶどう腫	36
管理医療機器	7	グリコサミノグリカン	378	高分子ポリマー	368
灌流/吸引	201, 281	クリスタリン	332	後房型有水晶体眼内レンズ	245, 266, 275
基準点マーク法	145	グリスニング	4, 26, 27, 90, 92, 97, 101, 103, 362, 367, 372		
キシロカイン	281			後房レンズ	252
偽調節	298	グレア	27, 158, 167, 172, 184, 188, 191, 199, 261, 262, 293, 295, 296, 303, 326, 327	後面曲率半径	22
偽調節量	26			光輪症	296
逆瞳孔ブロック	228, 237			極小切開硝子体手術	222
キャストモールド法	20, 74, 98	クロスシリンダ	140	コマ収差	135, 204, 299, 300, 310
キャプチャー	220	傾斜	23, 131, 199, 214, 225, 230, 238, 308, 310, 352	コマ様収差	201, 299, 312
急性閉塞隅角緑内障	343			ゴム状態	15
球面眼内レンズ	43	外科的輪部	225	コラーゲン	266, 334
強角膜創	378	血圧	122, 123	混濁	376
球面収差	23, 41, 43, 45, 59, 99, 104, 127, 133, 201, 310	血液房水関門	329	コンタクトレンズ	22, 47, 52
		血管内皮増殖因子	126	コントラスト	15
球面収差量	93	結露	362	コントラスト閾値	293, 349, 350
球面様収差	299, 312	ケナコルト-A	214	コントラスト感度	129, 152, 158, 172, 200, 293, 295, 326, 350, 352, 370
球面レンズ	99	ケミカルインジケータ	12		
強主経線	141	眩感グレア	295	コントラスト感度曲線	293
矯正視力	296	眩輝	296	コンパウンド	8
強度近視	46, 144, 315	減能グレア	295	コンプレッション法	212
強膜圧迫	226	研磨	8	コンボリューション積分	21
強膜圧迫子	360	コアビトレクトミー	317		
強膜創	234	高圧蒸気滅菌バリデーションガイドライン	11	**さ** 行	
強膜内固定	215				
強膜半層切開	228	光学径	90	ザイデル	132
曲率半径	22, 28, 309	光学式眼軸長測定装置	37	再発性虹彩捕捉	348
虚血性視神経症	232	光学的安定性	238	細胞外マトリックス	335
虚血性心疾患	376	光学部キャプチャー	70	散瞳	260, 320
偽落屑症候群	314	光学部の素材	14	散瞳不良	144
近見外斜位角度	248	光学部捕獲	214	三平方の定理	32
近見視力	247	高眼圧	272	残余屈折異常	169
近見立体視	251	高屈折凸レンズ	356	残余乱視	151
近視	303	高血圧症患者	123	散乱	26, 296
近軸光学	30	虹彩炎	223, 327, 338, 342	散乱光	295
近軸光線追跡法	41, 42	虹彩欠損	260	紫外線	114

紫外線吸収レンズ	120	しわ	19	前部硝子体カッター	209, 211
自覚円柱	179	シングルピース IOL	78	前房眼内レンズ	340
色素散乱	223	人工虹彩	260	前方散乱	26
色素散乱症候群	245	人工心臓	375	前房深度	34, 44, 51, 269, 278, 279, 382
色素性緑内障	192, 214, 228	親水基	369		
軸上色収差	74, 133	親水性アクリル	91	前房蓄膿	337
軸ずれ	268	親水性アクリル IOL	375	前房レンズ	252
軸性不同視	47	シンスキーフック	207	前面曲率半径	22
軸マーク	141	水晶体	125	全乱視	179
刺激純度	104	水晶体厚	35, 44, 45	双眼倒像鏡	360
支持部	99	水晶体硬化度	36	像面弯曲	136
支持部脱出法	314	水晶体混濁	294	疎水性アクリル	91, 196
視性刺激遮断弱視	322	水晶体上皮細胞	324, 330	疎水性ポリマー	5
字ひとつ視	320	水晶体線維細胞塊	324		
視標コントラスト感度	293	水晶体乳化吸引術	108	**た 行**	
ジフェニルシロキサン	2	水晶体嚢拡張リング	262		
縞視標コントラスト感度	152	水晶体嚢破損	346	ダイアモックス®	282
シムコ針	222, 224	水晶体の分光透過特性	118	第 1 次硝子体過形成遺残	321
ジメチルシロキサン	2	水浸法	34	大光学径	93, 172
シャープエッジ	17, 18, 94, 101, 327	水平角膜径	269	対面通糸法	226
シャープカット	119	水疱性角膜症	220, 340, 342	ダイヤリング	66, 222, 223
弱視	322	睡眠	122	多焦点眼内レンズ	24, 46, 56, 158, 172, 174, 177, 181, 248, 302, 362, 364
弱主経線	141	スーパールミネッセントダイオード	37		
若年性特発性関節炎	322			多焦点性	298
射出成形法	7, 9	杉浦氏 CSP インジェクター	227	多焦点トーリック Add-On レンズ	190
惹起乱視	139, 169	スクエアエッジ	94		
斜乱視	153	スター・ジャパン	14, 108	脱臼	285, 306, 314, 316
収差	132, 327, 357, 366	スティープエリア	40	縦色収差	132, 133
収差量	93	ステロイド	327	縦倍率	358
十字切開法	326	ストレール比	299	樽	8
周辺虹彩切除	237, 281	ストレスフリーホール	93, 94	樽型	136
差ш	16, 326	スネルの法則	30, 42, 43	短眼軸長眼	36
術後残余角膜乱視	172, 173	スパイラルカット	257	単色収差	132, 133
術後残余屈折異常	165	スポンジビトレクトミー	210	弾性変形性	16, 17
術後前房深度	51, 52	スライディングスケール	217	タンブリング研磨	68
術後前房深度予測	44	正円瞳孔	213	タンブル研磨	8
術後予想前房深度	31, 32	青視症	288, 291	タンポナーデ	362
術後乱視	315	星状硝子体症	378	着色 IOL	291
術前前房深度	33, 34, 45	正の球面収差	127	着色眼内レンズ	117, 124, 289
主点	23	性別	33	注型鋳造	372
主点屈折力	28	赤外線	114	中心角膜厚	269
小眼球	315	赤視症	288, 292	超音波 A モード	35
硝子体カッター	235, 327	セグメント方式	35	超音波眼軸長測定	34
硝子体手術	315, 377, 378	切削研磨法	7	超音波水晶体乳化吸引術	203, 333
硝子体出血	344	接触法	34	超音波 B モード	228
硝子体鑷子	346	セッティング	101	調節眼内レンズ	193
小切開超音波乳化吸引術	312	線維性後嚢混濁	339	調節性 IOL	25, 26
焦線	151	線維性混濁	325, 330, 333, 335, 339	直接グレア	295
焦点眼内レンズ	190	遷延性虹彩炎	345	直乱視	144, 150, 153, 177
焦点距離	184	前眼部 3D-OCT	285	直立像観察法	356
上皮間葉系移行	324, 331	前眼部 OCT	147, 192, 271	追加型多焦点眼内レンズ	190
シリコーン	11, 14, 17, 19, 23, 108, 109, 194, 253, 254, 262, 327, 338, 339, 350, 362, 363, 367	前眼部光干渉断層計	51, 239	ティアドロップ瞳孔	214
		センサー	82, 383	低コントラスト視力	153, 293, 300
		前焦線	151	定数 C	31
シリコーン IOL	73, 375	線状像	19	ディスコビスク®	110
シリコーンオイル	327, 362, 363	先進医療	158	テクニス®（→TECNIS®）	99
シリコーンゲル	195	前置レンズ	358	テクニスアクリル	82
シリコーン製 foldable レンズ	277	前嚢亀裂	166	テクニス ワンピース	82
シリコーンレンズ	5	前嚢混濁	307	手持ちオートレフラクトメータ	320
視力	370	前嚢収縮	307, 325, 355	点状の傷	326
シロキサン結合	6	前嚢切開窓面積	350	点状表層角膜症	303, 304

点像強度分布	21, 299	
等価音速方式	34, 36	
等価球面屈折度数	283	
等価球面度数	52	
等価屈折率	38	
瞳孔括約筋麻痺	260	
瞳孔径	41, 43, 45, 56, 184, 247, 278, 298	
瞳孔変形	340, 341, 342	
瞳孔捕獲	238, 243, 245	
瞳孔捕捉	228, 229	
透析	376	
糖尿病	368	
糖尿病網膜症	325, 333, 334, 351, 376	
倒乱視	150, 153	
倒立像観察法	356	
トーリック ICL	266, 268	
トーリック IOL	23, 24, 58, 60, 302, 314	
トーリック IOL マーカー	148	
トーリック眼内レンズ	9, 46, 139, 154, 362, 366	
トーリックライン	186	
度数計算	382	
度数計算式	30	
度数ずれ	169, 213	
凸平型	22	
ドットカード	320	
トノペン®	320	
ドライアイ	168, 242, 285	
トリアムシノロン	365, 366	
トリアムシノロンアセトニド	317	
トロカール	231	
鈍的眼外傷	315	

な行

内部反射	16
軟質アクリル	11
二次挿入	220
日光曝露	124
ニデック	15
入射角	30
ネオジウム	326, 349
熱伝導角膜形成術	181
粘弾性物質	65, 204, 210, 212, 222, 243, 281, 306, 379
年齢	33
嚢外固定	216
嚢屈曲	328, 330, 331
嚢胞様黄斑浮腫	338, 344, 345

は行

ハーフサイクル法	12
パーフルオロカーボン	317
バイオバーデン	12
バイオロジカルインジケータ	12
バイクリル®	236, 237
バイコンベックス	109, 196
ハイドロヴュー™	375, 377
ハイドロジェル	375
ハイドロジェル IOL	376, 377
ハイブリッド	91
ハイブリッドモノビジョン法	176
バイマニュアル	156, 202, 212
倍率の色収差	133
破損	205
パックマン鑷子	269
パックマン法	207
パッド研磨	8, 68
パドル鑷子	76
波面収差	22, 137
波面収差解析	129, 165, 201, 309
波面センサ	295
刃物	7
バリアステップ構造	94
バレル	8
ハロー	158, 167, 172, 184, 191, 199, 262, 271, 296, 303, 327
反射	14
反射グレア	295
ヒアルロン酸	110, 210
ヒーロン®	199
ヒーロン® GV	110
ヒーロン® V	110, 379
ピオクタニン	316
光干渉断層計	147, 239
ピギーバック	190, 305
ピギーバック IOL	245
ピギーバック法	240, 305
非球面	109, 172
非球面眼内レンズ	23, 24, 43, 58, 99
非球面係数	42
非球面構造	92, 104
非球面タイプ	213
非球面デザイン	193
比視感度	119
比視感度曲線	119
ビスコエクストラクション	224
ビスコエクストラクションテクニック	223
ビスコエクストラクション法	209, 210
ビスコ針	209, 211, 223
ピタゴラスの定理	32
非着色 IOL	291
ピット	326, 338, 352
引張弾性率	92
非点収差	134
非トーリック IOL	23
ヒドロキシアパタイト	378
ヒドロキシエチルメタクリレート	2, 4
ヒドロキシフェニルベンゾトリアゾール	116
ヒドロキシベンゾフェノン	116
表示事項	10
標準色覚検査表第3部	119
表面散乱	101, 362, 371
表面プラズマ処理	16
平凸型	22
ピロカルピン	170, 281
フィブリン糊	233
フィブリン析出	322
フェイコフレックス II® PMMA	383
フェニルエチルアクリレート	73
フェニルエチルメタクリレート	73
フェニル基	6
フェムトセカンドレーザー	276
フェムトセカンドレーザー全層角膜移植	343
不快グレア	295
輻湊	195
不正角膜乱視	266
不正乱視	56, 58, 142, 155, 268, 276, 298, 303, 305
プッシュアンドプル鉤	236, 237, 379
不同視	47, 48, 241, 303
不等像視	49
ぶどう膜	260, 342
ぶどう膜炎	278, 321, 325, 334, 343, 351
ぶどう膜コロボーマ	314
負の球面収差	127
不満症例	167
プラズマ処理	16
プランジャー	66, 77, 83, 96, 104, 110, 203, 204, 205
プリセット IOL	207
プリロード方式	67
フリンジ	361
プレコンディショニング	11
プロテオグリカン	378
プロペラリング	343
プロリーン®	225
分光透過特性	118
分光透過率	125
分光透過率曲線	289
分散	74
分節型	263
分節状	183
平均角膜屈折力	30
平均中央角膜屈折力	52
米国食品医薬品局	193
閉塞隅角緑内障	351
ベクティス	209
ペルーシド角膜変性	54
偏位	245, 252, 285, 314, 352
偏心	23, 64, 131, 199, 214, 225, 230, 238, 308
縫合糸の露出	228
放射状角膜切開（術）	50, 54, 298
放射照度	26
放射線滅菌バリデーションガイドライン	11
房水	328
ボールティング	18, 19, 271
ホモシスチン尿症	314
ポリイミド	20
ポリフッ化ビニリデン	20, 92, 98
ポリプロピレン	20, 92
ポリマー	3, 5, 92, 367

索引

ポリメチルメタクリレート 3, 11, 17, 23, 64, 74, 92, 99, 115, 139, 190, 194, 213, 227, 238, 255, 260, 277, 362, 368
ホワイトニング 103, 315

ま行

マイケルソン干渉計 37
マキュエイド® 214
麻痺性散瞳 260
脈絡膜剝離 344
無菌性保証水準 12
無虹彩 260
霧視 167, 326, 349, 352, 377
メタクリル酸エステル 2
滅菌サイクル 11
滅菌バリデーションガイドライン 11
メドショット™ 98
メニスカス 65
メニスカス型 21
メラノプシン 117
網膜光毒性 122
網膜色素変性 314, 325, 351
網膜傷害 292
網膜像シミュレーション 21
網膜剝離 228, 338
毛様溝 225, 233
毛様溝固定 240
毛様溝縫着 215
毛様溝縫着術 225, 309, 347
毛様溝縫着法 208
毛様体 225
毛様体皺襞部 225
毛様体突起 225
毛様体扁平部 225, 233
毛様体扁平部縫着術 225, 230
モールド 8
文字コントラスト感度 152, 293, 300
モノビジョン（法） 46, 48, 176, 181, 246, 303
モノマー 8

や行

夜間ハロー 271
薬事法 10
ヤナーフ・ブラート鑷子 76
有効光学径 14
有効瞳孔径 359
有水晶体眼内レンズ 181, 266, 273, 277, 305, 340
癒着 307, 327, 334
翼状片 40, 144
横色収差 132, 133
横倍率 357
予想前房深度 32, 33, 44
予測屈折度数 302

ら行

落屑症候群 143, 325, 351, 352

ラフエッジ 94
乱視 47, 56, 134, 139, 152, 164, 298, 366
乱視眼 150
乱視矯正 23, 266, 302
ランドルト環 55
リアフィットファンクション 94
離心率 41
立体視 48, 153
リポフスチン 126
両眼抑制 49
両凸型 22
緑内障 164, 263, 323, 340, 342, 368, 376
緑内障発作 260, 314
リン酸カルシウム 375
輪帯 135
輪部減張切開術 154, 178
涙形瞳孔 214
レインボーカラー 20
レーザー屈折矯正角膜切除術 50, 298
レーザー虹彩切開（術） 269, 348
レーザー切糸術 284
レースマーク 7
レグレッション 283
レンズエッジ 98
レンズ定数 382
レンズフォルディング鑷子 76
連続円形切開 349
連続円形切囊 105, 225, 254, 257, 306, 323, 333
連続円形前囊切開 208
老化色素 126
老眼 298
老視 181
老視矯正方法 248
ローディング 110
ローディング鑷子 84

わ行

歪曲収差 135
ワイパリング 213
ワイピング 211

数字

1ピース型 205
3時・9時マーキング法 145
3次の収差 132
3ピース 212
3ピース型 203
3ピース型ループ 203
3面マーカー 234, 237
5収差 132
6時マーキング法 145

ギリシャ文字

ΔMR 51
ν 74

A–E

A定数 30, 34, 382
Aモード 35
Abbe数 15, 74, 104, 132
Abbott Medical Optics 82
ABCデザイン 64
ab externo（法） 225, 226, 232, 314
ab interno（法） 225, 226, 227, 231, 314
ACCP 52
ACD 269
ACD 31, 32
AC IOL 340
Acri.LISA® toric 186, 189
AcrySof® 4, 14, 15, 73, 198, 241, 371, 372, 373, 374, 383
AcrySof® IQ IOL 289
AcrySof® IQ ReSTOR® 25, 159, 162, 174, 364, 366, 383
AcrySof® IQ Toric 139, 186, 383
Add-On 190, 192
Add-On IOL 245, 305
Adjusted ACCP 52
adjusted average central corneal power 52
advantedge 95
AF-1™ 64, 65, 71, 383
AF-1™ iSii 159, 162
agerelated macular degeneration 124
Aktis SP 103
alizarin red 375
AL-Scan® 37
aluminum 326
AMD 124
American Society of Cataract and Refractive Surgery 51
AMO 25, 82
anatomical stability 238
Aniridia Lens II 261
anterior chamber depth 269
anterior chamber intraocular lens 340
anterior segment optical coherence tomography 51
A–P法 52
AQ-Ni 108
Aramberri 45
Array® 25
Arrhenius式 373
ARTIFLEX® 277
ARTIFLEX® Toric 285
ARTISAN® 277
ASCRS 51
AS-OCT 51
aspheric balanced curve 64
asteroid hyalosis 378
astigmatism 309
axis registration 法 146
Bacillus atrophaeus 13

balanced salt solution	374	Double-K	52	HumanOptics	245, 262, 305
barrel	8	double-knot transscleral suture	314	hybrid monovision	248
basic fibroblast growth factor	324, 331	Dr. Schmidt Intraocularinsen 社	262	hydroxyethyl methacrylate	4
bFGF	324, 331	DSAEK	239	I/A	112, 202, 224, 270, 281
BI	12	EDX	375	ICL	266, 305
bimanual phaco	178	effective lens position	41, 51, 52	ICL Power Calculation Form	268
Binkhorst 式	41	Ehlers-Danlos 症候群	314	ICRS	276
binocular inhibition	49	ELP	41, 51, 52	Image Science	25
biological indicator	12	Elschnig's pearls	324, 325, 329, 331, 332, 335, 339	iMics1	64, 68, 198, 289, 383
Black PMMA	260	Emery-Little 分類	37	implantable collamer lens	266, 305
blood-aqueous barrier	329	EMT	331	injection molding	9
Bowman 膜	274	enclavation	277, 279	Intacs®	276
BSS	374	energy dispersion x-ray spectroscopy	375	Intacs® SK	276
BSS PLUS®	363	envelope 法	308	inter-lenticular opacification	245
C カートリッジ	81	EO	13	intermittent touch syndrome	342
C ループ	74, 104, 183, 190	EOG	10, 11	interpenetrating polymer network	20
Camellin-Calossi	52	Epi-LASIK	274	in the bag	105
can opener 法	308	epinucleus	210	intrastromal corneal ring segments	276
capsular block syndrome	333	Epipolis LASIK	274	IOL 間膜形成	245
capsular tension ring	262, 351	epithelial mesenchymal transition	331	IOL 強膜内固定術用鑷子	237
cast molding	8, 372	ethylene oxide gas	10	IOL 混濁	376
CBS	333	exact ray tracing	41, 43, 45	IOL パワー	30
CCC	105, 165, 208, 225, 254, 257, 306, 308, 323, 328, 333, 349			IOL 偏位（→偏位）	168
CE マーク	182	**F—J**		IOL 落下	314
chemical indicator	12	false-positive calcification	377	IOLMaster®	34, 37, 38, 52, 147, 165, 382
CI	12	FDA	193	iridocapsular AC IOL	340
CK	181	Feiz-Mannis	52	iris bombé	343
Cliniecal history	52	Fleischer リング	273	iris capture	345
CNC 旋盤	7	FluidVision	195	Iris Claw®	277
co-axial phaco	178	Fonda	246	iris fixation AC IOL	340
Coleman	36	Food and Drug Administration	193	iris plane AC IOL	340
computer numerical control	7	four-points scleral fixation	314	irrigation and aspiration	112, 281
conductive keratoplasty	181	Fyodorov	30, 41	iSert®	64, 66, 67
conicoid	45	garnet	326	iSert® Micro	383
continuous curvilinear capsulorrhexis	105, 165, 208, 225, 254, 257, 306, 323, 328, 333, 349	glare（→グレア）	293, 296	iSert® Micro251	64, 69
		glass transition temperature	15, 368	ISO13485	7
continuous curvilinear capsulorrhexis 法	308	glistening(s)	92, 367, 372	J スコア	166
contrast sensitivity	293	Goldmann 三面鏡	356	J ループ型	18
contrast threshold	293	Gullstrand 模型眼	14, 27, 309	Jaeger スコア	166
conventional monovision	246	Haigis	38		
Corneal Bypass	52	Haigis 式	34, 41, 382	**K—O**	
corneal height	31, 32	Haigis-L 式	52, 303	K 値	39, 51, 304
cowhitch knot	314	halo	296	KCl	274
cpd	293	haptic externalization	314, 318	Kelman 型	341
crack	326, 352	HCL	304	keratectasia	273, 276
Crystalens®	193	Helmholtz	196	keratoconus index	274
Crystalens AO™	193	HEMA	4, 266	keratoconus severity index	274
Crystalens® Aspheric Optic	193	HEPA フィルタ	10	KR-1W	55
CTR	262, 352	high efficiency particulate air filter	10	Kraff	30
cycles/deg	293	historical method	51	KSI	274
cycles/mm	293	Hoffer	37	KS-Ni	108
decentration	318	Hoffer Q 式	33, 34, 41, 382	KS-SP	108
defocus	309	hole-in-the-card	249	Landolt 環	55, 150, 299, 311
Descemet 膜	253	Holladay	37, 244	Landolt 環イメージ	300
Descemet's stripping automated endothelial keratoplasty	239	Holladay 式	33, 34, 382	Landolt 環像	311
		Holladay I 式	41	laser in situ keratomileusis	40, 50, 56, 169, 181, 268, 273, 278, 303
DIGITAL 1.0×®	358	Holladay II 式	33	laser iridotomy	269
		Hruby 型前置レンズ	356		

Laser suturelysis	284	
LASIK	40, 50, 51, 56, 58, 59, 169, 180, 181, 268, 271, 273, 278, 285, 303, 304	
lathe cutting	8	
lathe cutting and polish	7	
learning curve	239	
LEC	324	
lens epithelial cell	324	
LENSTAR LS900®	37	
LENTIS®	185, 383	
LENTIS® Mplus	182	
LI	269	
light streak	20	
limbal relaxing incision	154, 170, 178, 189, 248	
Liou & Brennan	24	
logMAR	167	
LRI	154, 156, 170, 177, 189, 248	
M.Q.A.®	210	
Marfan 症候群	314	
Masket	52	
Medical Quick Absorber	210	
Merchesani 症候群	314	
Michelson 干渉計	37	
micro-incision vitrectomy surgery	222	
Mie 散乱	26	
mild monovision	247	
MIVS	222	
mix & match	189	
Miyake-Apple view	100	
modified haptic externalization	314	
modified monovision	183	
modulation transfer function	10, 21, 24, 131, 293, 370	
MONARCH® II	82, 85	
MONARCH® IIA	76	
MONARCH® IIB	76, 79	
MONARCH® IIC	79	
Morcher	260	
MTF	10, 21, 24, 131, 293, 370	
Nd	326	
Nd：YAG レーザー	324, 326, 329, 338, 349, 352, 377	
Nd：YAG レーザー後囊切開（術）	221, 327, 333	
neodymium：yttrium-aluminum-garnet	324, 329	
Nex-Acri® AA	103	
Nex-IJ	106	
non historical method	51	
Norrby	41	
NS-60YG	108	
nterlenticular opacification	241	
OA-1000	37	
OCT	147, 239, 271, 285	
OCULUS	57	
offset	31, 32	
－OH	369	
OKULIX®	41, 44, 51	
Olsen	41, 44, 45	
OPAL Vector System	25	
OPD-Scan	274	
OPHTEC	340	
ophthalmic viscosurgical device	204	
optical coherence tomography	147	
optical path length difference	186	
optical stability	238	
optical zone	40	
optic capture	208, 214	
Orbscan	274, 275	
OVD	204	
OZ	40	

P−T

pACD	33, 382	
pad polish	8	
path length effect	188	
PAX 6	263	
PCD	12	
PEA	108, 203, 333	
Pellucid 角膜変性	54, 56, 57, 276	
Pentacam® HR	57, 58	
perfluorocarbon liquid	317, 364	
peripheral irdectomy	237	
personal Anterior Chamber Depth	382	
Peters 異常	263	
PFCL	317, 364	
phacoemulsification and aspiration	108, 203, 333	
PhacoOptics®	41, 44, 45	
phakic IOL	181, 245, 266, 271, 277, 341	
photic phenomena	158, 167	
photorefractive keratectomy	40, 50, 274, 298	
PI	237	
piggyback	190, 240	
pigmentary glaucoma	228	
pigment dispersion	223	
pigment dispersion syndrome	245	
pit	326, 352	
PKP	343	
Platinum 1 Series Implantation	83	
PLE	188	
PMMA	3, 11, 17, 20, 23, 74, 92, 99, 115, 117, 139, 190, 194, 213, 227, 238, 255, 260, 277, 338, 350, 362, 368	
point spread function	21, 135, 299	
polish	8	
poly（2-hydroxyethyl methacrylate）	254	
poly-HEMA	254	
polyimide	20	
polymethylmethacrylate	3, 17, 23, 64, 74, 92, 99, 115, 117, 139, 190, 194, 213, 227, 238, 255, 277, 338, 350, 368	
polypropylene	20, 92	
polyvinylidene difluoride	20, 92, 98	
posterior vitreous detachment	317	
power factor	22	
PP	20, 92	
pre-loaded foldable IOL system	108	
pre-loaded IOL	108, 207	
premium IOL	194	
Preussner	41, 44	
primary	240	
primary calcification	376, 377	
PRK	40, 50, 51, 274, 298	
process challenge device	12	
PSF	21, 135, 299	
pupillary capture	243, 245	
Purkinje 像	308	
Purkinje-Sanson 像	149	
push and pull hook technique	236	
PVD	317	
PVDF	20, 92, 98	
Q 値	42	
QMS	7	
Quality Management System	7	
radial keratotomy	50, 54, 303	
real ray tracing	43	
refractive cataract surgery	302	
refractive surprise	51	
Retzlaff	30	
ReZoom®	25, 159	
risk ratio	166	
RK	50, 54, 303	
RMS	309, 310	
root mean square	309, 310	
RR	166	
RTEC 法	41	
SAL	12	
Sanders	30	
scattering	296	
Scheimpflug 像	200, 308, 371	
Schlemm 管	225	
scleral fixation	314	
SE	52	
secondary	240	
secondary calcification	377	
segmental	183	
Seidel	132	
Seidel の 5 収差	137	
Seiler	273	
SF	33, 382	
Shammas-PL 式	52	
shape factor	22	
SIA	139	
sighting dominance	249	
Simcoe 型	341	
Simple linear scaling approach	44	
Sinskey フック	207	
Si−O 結合	6	
SLD	37	
SmartIOL	196	
Snell の法則	30, 42, 43	
Soemmering's ring	221, 222, 223, 241, 324, 325, 329, 331, 332, 334, 339, 379	
spatial frequency	293	

spherical equivalent	52	
SPK	303, 304	
SPP3	119	
SRK	30	
SRK II 式	30, 34, 39	
SRK/T 式	30, 31, 32, 34, 41, 46, 51, 216, 382, 384	
SSNG	26, 101, 362, 371, 372	
sterility assurance level	12	
Strehl ratio	299	
striae	19	
sub-phase zone	188	
sub-surface nano glistening	26, 101, 362, 372	
Sulcoflex®	245	
superficial punctate keratopathy	303, 304	
Super Field®	360	
super lumi-nescencediode	37	
SuperPupil®	360	
surface ablation	274	
Surgeon Factor	33, 382	
surgically induced astigmatism	139	
Synchrony	194	
Synchrony Vu	194	
SZ-1	104	
TA	317	
TECNIS®	82, 99, 383	
TECNIS® ワンピース	198	
TECNIS® Multifocal	25, 159, 162, 191, 364, 383	
TECNIS® OptiBlue	82, 289	
Tenon 囊	228	
Tenon 囊（下）麻酔	234, 243	
Tg	15	
TGF-β	324, 331	
The IOL Calculator	51	
tilt	318	
Titmus stereo test	249	
TMS	52, 274	
topographic modeling system	52	
transforming growth factor-β	324, 331	
trefoil 収差	310	
triamcinolone acetonide	317	
triangular astigmatism	299	
TST	249	
tumble polish	8	

U–Z

U フック	237	
UGH 症候群	344	
ULIB	34, 383	
ultraviolet	114	
UNFOLDER® Emerald	87, 161	
UNFOLDER® Platinum	161	
User Group for Laser Interference Biometry	34, 383	
U-shaped hook technique	236	
UV	114	
UV カット IOL	292	
UV-cut IOL	120	
uveitis-glaucoma-hyphem	344	
UVIOL	115	
V-ランス	224	
VacuFix™	281	
vascular endothelial growth factor	126	
vaulting	18, 271	
VEGF	126	
Vergence の式	27	
Veriflex®	277	
Verisyse®	277	
viscoadaptive	204	
visual acuity	350	
Vogt 線条	274	
void	368, 372	
von Kossa 染色	375	
VX-10	290	
waxy	188	
white to white	147, 156, 269	
wide viewing system	317	
Wilms 腫瘍	263	
Worst	277	
wound assisted 法	83	
WTW	147, 156, 269	
Y マーカー	234, 237	
YAG レーザー	307	
YAG レーザー後囊切開術	170	
Y-fixation tenchnique	233	
yttrium	326	
ZEMAX	14, 246	
Zernike 多項式	137, 299	
Zinn 小帯	85, 131, 193, 194, 199, 225, 229, 241, 263, 305, 307, 351	
Zinn 小帯脆弱	143, 314, 351, 353	
Zinn 小帯断裂	164, 220, 242, 254, 256, 262, 346, 379	

中山書店の出版物に関する情報は，小社サポートページをご覧ください．
http://www.nakayamashoten.co.jp/bookss/define/support/support.html

---

専門医のための眼科診療クオリファイ　20
眼内レンズの使いかた

2014年1月30日　初版第1刷発行 ©〔検印省略〕

シリーズ総編集……大鹿哲郎
　　　　　　　　　大橋裕一

編集…………大鹿哲郎

発行者…………平田　直

発行所…………株式会社　中山書店
　　　　　　〒113-8666　東京都文京区白山 1-25-14
　　　　　　TEL 03-3813-1100（代表）　振替 00130-5-196565
　　　　　　http://www.nakayamashoten.co.jp/

本文デザイン・装丁……藤岡雅史（プロジェクト・エス）

印刷・製本…………中央印刷株式会社

ISBN978-4-521-73478-1
Published by Nakayama Shoten Co., Ltd.　　　　　　　　Printed in Japan
落丁・乱丁の場合はお取り替えいたします

・本書の複製権・上映権・譲渡権・公衆送信権（送信可能化権を含む）は株式会社中山書店が保有します．

・ JCOPY ＜（社）出版者著作権管理機構 委託出版物＞
本書の無断複写は著作権法上での例外を除き禁じられています．複写される場合は，そのつど事前に，（株）日本著作出版権管理システム（電話 03-3817-5670，FAX 03-3815-8199，e-mail: info@jcls.co.jp）の許諾を得てください．

本書をスキャン・デジタルデータ化するなどの複製を無許諾で行う行為は，著作権法上での限られた例外（「私的使用のための複製」など）を除き著作権法違反となります．なお，大学・病院・企業などにおいて，内部的に業務上使用する目的で上記の行為を行うことは，私的使用には該当せず違法です．また私的使用のためであっても，代行業者等の第三者に依頼して使用する本人以外の者が上記の行為を行うことは違法です．

Frontiers in Dry Eye

涙液から見た オキュラーサーフェス

2013 VOL.8 秋号 NO.2

- **Interview**
  鈴木　亜久里さん

- **座談会（Dry Eye Discussion）**
  ドライアイ患者は何を求めているか？～ドライアイと視機能～

- **総説**
  基礎科学および医学的見地からみたLipiFlow®

- **トピックス**
  ①角膜カンファランス2013
  ②ARVO 2013[The Association for Research in Vision and Ophthalmology]

- **Dry Eye Specialists' Roundtable Meeting in Seattle**
  日本と米国におけるドライアイ治療

- **ドライアイ基本講座**
  基本手技シリーズ　DEQSの使い方

- **ドライアイと関連疾患**
  眼精疲労とドライアイ症状

- **ドライアイリサーチアワード受賞論文解説**
  ドライアイリサーチアワード第8回受賞者　オサマ・イブラヒム

- **ドライアイ外来最前線**
  愛媛大学医学部附属病院眼科　ドライアイ外来

- **眼科医が訊く─目の乾燥が気になる仕事**
  Vol.4 音楽家

- **おすぎの映画と涙**
  第7回「目からこぼれ落ちる"涙"、心に重く沈む"涙"」

- **目の乾燥対策商品紹介**
  目もとエステ EH-SW50

- **第7回 箱根ドライアイクラブ in 小田原　開催レポート**

- **第7回 箱根ドライアイクラブレポート**
  シンポジウム「Tear Film Oriented Diagnosis」「Tear Film Oriented Therapy」

年2回（4・10月）発行
定価：1,890円
　　（本体1,800円＋税）／送料実費
年間購読：3,780円
　　（本体3,600円＋税）／送料当社負担

メディカルレビュー社

〒541-0046 大阪市中央区平野町3-2-8 淀屋橋MIビル　TEL 06-6223-1469 FAX 06-6223-1245
〒113-0034 東京都文京区湯島3-19-11 湯島ファーストビル　TEL 03-3835-3049 FAX 03-3835-3075
http://www.m-review.co.jp

■東京都眼科医会監修■
インフォームドコンセント支援システム

iCeye
アイシーアイ

白内障・緑内障・加齢黄斑変性

標準価格 ¥79,800
WindowsXP/Vista/7対応

「何度も同じ説明をするのが大変」
「いくら説明してもわかってもらえない」

☞ 病気説明の負担を軽減する3つのツール

病気解説ツール
患者様の待ち時間を利用して
病気を知っていただく解説動画

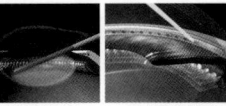

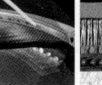

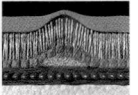

超音波乳化吸引術　レーザー線維柱帯形成術　滲出型加齢黄斑変性

眼球描画ツール
患部説明の書き込みが可能な
3次元CG眼球模型

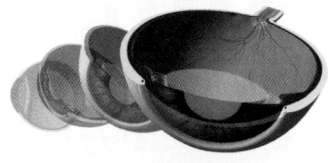

CG描画ツール
書き込み可能なCG動画で
資料作成の時間短縮

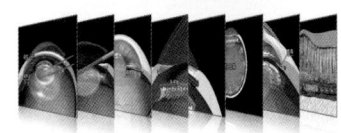

ご注文
お問合せ　Mimir Sun-Bow
有限会社ミミル山房

TEL 042-577-3299
（平日 10:00～20:00）

FAX　042-577-3705
E-mail　iceye@mimir.ne.jp
Web　http://iceye.mimir.ne.jp

〒186-0004
東京都国立市中1-9-4 国立ビル506

iCeyeはミミル山房の登録商標です。

詳細はWebで　http://iceye.mimir.ne.jp　　デモ版無料貸出 ※製品の全内容をご確認の上ご購入いただけます

年間予約購読ご案内

眼における現在から未来への情報を提供！

あたらしい眼科
2014　Vol.31

月刊／毎月30日発行　A4変形判　総140頁
定価／通常号2,415円（本体2,300円＋税5％）
　　　増刊号6,300円（本体6,000円＋税5％）
年間予約購読料32,382円（増刊1冊含13冊）
　（本体30,840円＋税5％）（年間予約購読の場合は送料弊社負担）
　　　消費税変更の場合，上記定価は税率の差額分変更になります

■毎号の構成■

【特　集】毎号特集テーマと編集者を定め，基本的
事項と境界領域についての解説記事を掲載．
【原　著】眼科の未来を切り開く原著論文を医学・
薬学・理学・工学など多方面から募って掲載．

【連　載】セミナー（写真・コンタクトレンズ・眼内レ
ンズ・屈折矯正手術・緑内障・抗VEGF治療 など）／新し
い治療と検査／眼科医のための先端医療／My boom 他
【その他】トピックス・ニュース 他

最新情報を，整理された総説として提供！

眼科手術
2014　Vol.27　日本眼科手術学会誌

季刊／1・4・7・10月発行　A4変形判　総140頁
定価 2,520円（本体2,400円＋税5％）
年間予約購読料10,080円（本体9,600円＋税5％）
　　　（年間予約購読の場合は送料弊社負担）
　　　消費税変更の場合，上記定価は税率の差額分変更になります

■毎号の構成■

【特　集】あらゆる眼科手術のそれぞれの時点における
最も新しい考え方を総説の形で読者に伝達．

【原　著】査読に合格した質の高い原著論文を掲載．
【その他】トピックス・手術手技のコツ 他

http://www.medical-aoi.co.jp

お申込方法：おとりつけの書店、また、その便宜のない場合は直接弊社あてご注文ください．

株式会社 **メディカル葵出版**

〒113-0033 東京都文京区本郷2-39-5 片岡ビル5F
振替 00100-5-69315　　電話（03）3811-0544

創意にみちたクリニカルガイド
眼科診療のコツと落とし穴

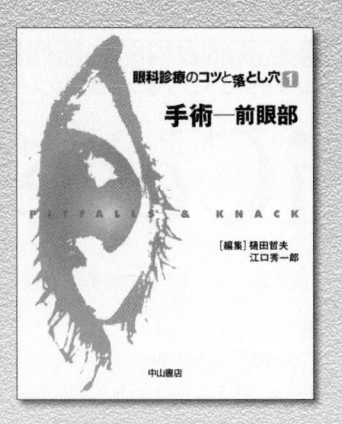

AB判／並製／平均240頁

編集●樋田哲夫（杏林大学前教授）　江口秀一郎（江口眼科病院院長）

眼科臨床の最前線で活躍する医師らが，めざましく進歩する診療技術を日常臨床のなかでいかに取り入れ，どのように工夫しているか，そのコツと落とし穴を開示．

① 手術―前眼部

CONTENTS
- 1章　手術器具・材料
- 2章　眼瞼
- 3章　結膜・角膜・強膜
- 4章　白内障
- 5章　緑内障
- 6章　屈折

AB判／並製／236頁
定価10,500円（本体10,000円＋税）　ISBN978-4-521-73053-0

③ 検査・診断

CONTENTS
- 1章　眼瞼
- 2章　結膜・角膜・強膜
- 3章　虹彩・毛様体
- 4章　白内障
- 5章　緑内障
- 6章　網膜・脈絡膜・硝子体
- 7章　眼腫瘍・眼窩・外傷
- 8章　斜視・弱視
- 9章　神経眼科
- 10章　遺伝性疾患
- 11章　屈折
- 12章　その他

AB判／並製／280頁
定価11,550円（本体11,000円＋税）　ISBN978-4-521-73069-1

② 手術―後眼部・眼窩・付属器

CONTENTS
- 1章　手術器具・材料
- 2章　網膜・硝子体
- 3章　レーザー
- 4章　眼窩
- 5章　付属器（斜視）
- 6章　付属器（涙道）
- 7章　その他

AB判／並製／236頁
定価10,500円（本体10,000円＋税）　ISBN978-4-521-73068-4

④ 薬物療法

CONTENTS
- 1章　結膜・角膜・強膜疾患
- 2章　白内障
- 3章　緑内障
- 4章　ぶどう膜疾患
- 5章　網膜・脈絡膜・硝子体疾患
- 6章　眼精疲労
- 7章　その他

AB判／並製／184頁
定価9,450円（本体9,000円＋税）　ISBN978-4-521-73062-2

中山書店　〒113-8666　東京都文京区白山1-25-14　TEL 03-3813-1100　FAX 03-3816-1015
http://www.nakayamashoten.co.jp/

起きてからでは間に合わない！
"万一"のための戦略集！

動画DVD付

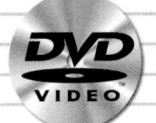

白内障
術中トラブルとリカバリーの基本

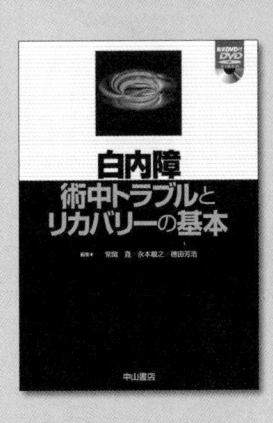

編集●常岡　寛（東京慈恵会医科大学眼科学講座）
　　　永本敏之（杏林大学医学部眼科学）
　　　徳田芳浩（井上眼科病院）

白内障手術に関わる医師必携．もしも！が起こる前に必読の一冊．白内障手術でのトラブルや合併症などのリカバリー法を図，写真，動画などで分かりやすく解説．各項の座談会では，現場での対応法や手技についての率直な意見も収載．

B5判／並製／200頁／DVD（約130分）／定価12,600円（本体12,000円+税）　ISBN978-4-521-73120-9

CONTENTS
- 疼痛制御でのトラブル
- 切開時のトラブル
- CCC作製時のトラブル
- チン小帯脆弱例でのトラブル
- hydrodissection時のトラブル
- 核処理時のトラブル
- 後嚢のトラブル
- 核落下のトラブル
- IOLのトラブル
- IOL縫着時のトラブル

付属DVD収録項目（74症例より抜粋）
- 一面目の強角膜半層切開で早期穿孔をした場合の対処法
- 虹彩スピンデクトミー
- CCCが周辺に流れてしまったとき
- CTRを挿入しても水晶体偏位がなおせない症例
- インジェクターを使用したCTRの挿入
- 縫着リングによる対処法
- ICCEへのコンバートによる対処法
- CCCに亀裂が発生したとき
- hydrodissectionで後嚢破損が疑われたとき
- 後嚢破損時の破嚢処理
- エピヌクレウス処理中に後嚢破損した症例
- 核片除去後に後嚢破損に気づいた症例
- 皮質吸引中に小さく後嚢破損した症例
- 後嚢上の皮質を除去しているときに小さく後嚢破損した症例
- アクリソフシングルピースのロケット発射で後嚢破損した症例
- 核落下したら─水晶体摘出法

中山書店　〒113-8666 東京都文京区白山1-25-14　TEL 03-3813-1100　FAX 03-3816-1015
http://www.nakayamashoten.co.jp/

著者40年の歩みのまさに『集大成』!
白内障手術が完璧にマスターできる!

[動画+本文PDF] DVD付

連続写真と動画で学ぶ
白内障手術パーフェクトマスター
基本から難症例への対処法まで

入局以来40年を白内障手術とともに歩んできた著者が,12年間1万5千件の手術に基づき,白内障手術の基本から難症例への対処法までを,多数の連続写真と動画によって詳細に解説.

特徴
- 写真中に手技のポイントが直接記載されており,非常にわかりやすい.
- 患者さんへの手術説明やインフォームド・コンセントにも役立つ内容.
- DVDには本文全頁のPDFファイルと計4時間40分に及ぶ動画188本を収載.

著●谷口重雄
(昭和大学教授)

B5版/上製/4色刷/344頁
定価(本体23,000円+税)
ISBN978-4-521-73910-6

専門医認定をめざす,専門医の資格を更新する眼科医必携!
変化の速い眼科領域の知見をプラクティカルに解説

専門医のための 眼科診療クオリファイ

第Ⅱ期(全10巻)

シリーズ総編集● 大鹿哲郎(筑波大学)
大橋裕一(愛媛大学)

●各巻の構成と編集

⑪	緑内障薬物治療ガイド	相原 一(四谷しらと眼科) 定価(本体14,000円+税)
⑫	角膜内皮障害 to the Rescue	大橋裕一(愛媛大学) 定価(本体14,500円+税)
⑬	ぶどう膜炎を斬る!	園田康平(山口大学) 定価(本体14,500円+税)
⑭	網膜機能検査 A to Z	近藤峰生(三重大学) 定価(本体14,500円+税)
⑮	メディカルオフサルモロジー 眼薬物治療のすべて	村田敏規(信州大学) 定価(本体21,000円+税)
⑯	糖尿病眼合併症の新展開	白神史雄(岡山大学) 定価(本体14,000円+税)
⑰	裂孔原性網膜剥離─How to treat	瓶井資弘(大阪大学) 定価(本体14,500円+税)
⑱	眼底OCTのすべて	飯田知弘(東京女子医科大学) 定価(本体14,000円+税)
⑲	ドライアイ スペシャリストへの道	横井則彦(京都府立医大学) 定価(本体14,500円+税)
⑳	眼内レンズの使いかた	大鹿哲郎(筑波大学) 定価(本体14,500円+税)

※配本順,タイトルは諸事情により変更する場合がございます.
※白抜き数字は既刊.

パンフレットございます!

おトク!!
第Ⅱ期(全10冊)セット価格
本体予価合計
~~150,000円~~+税
30,000円 off!!
↓セット価格
120,000円+税

※送料サービス
※お支払は前金制
※お申し込みはお出入りの書店または直接中山書店までお願いします

2014年2月第Ⅲ期(21～30巻)刊行開始

●第Ⅲ期 | 各巻の構成

㉑	眼救急疾患スクランブル	㉖	ロービジョンケアの実際
㉒	弱視・斜視の診療	㉗	視野検査とその評価
㉓	眼科診療と関連法規	㉘	近視の病態とマネジメント
㉔	前眼部の画像診断	㉙	眼形成手術
㉕	角膜混濁のすべて	㉚	眼の発生と解剖・機能

※配本順,タイトルなど諸事情により変更する場合がございます.　※各巻本体予価13,500円

おトクで確実です!!
第Ⅲ期 購読申込受付中!!
第Ⅲ期(全10冊)本体予価合計
~~135,000円~~+税
15,000円 off!!
↓セット価格
120,000円+税

中山書店　〒113-8666 東京都文京区白山1-25-14　TEL 03-3813-1100　FAX 03-3816-1015
http://www.nakayamashoten.co.jp/